ANN HECHT

WEBKUNST
AUS VERSCHIEDENEN KULTUREN

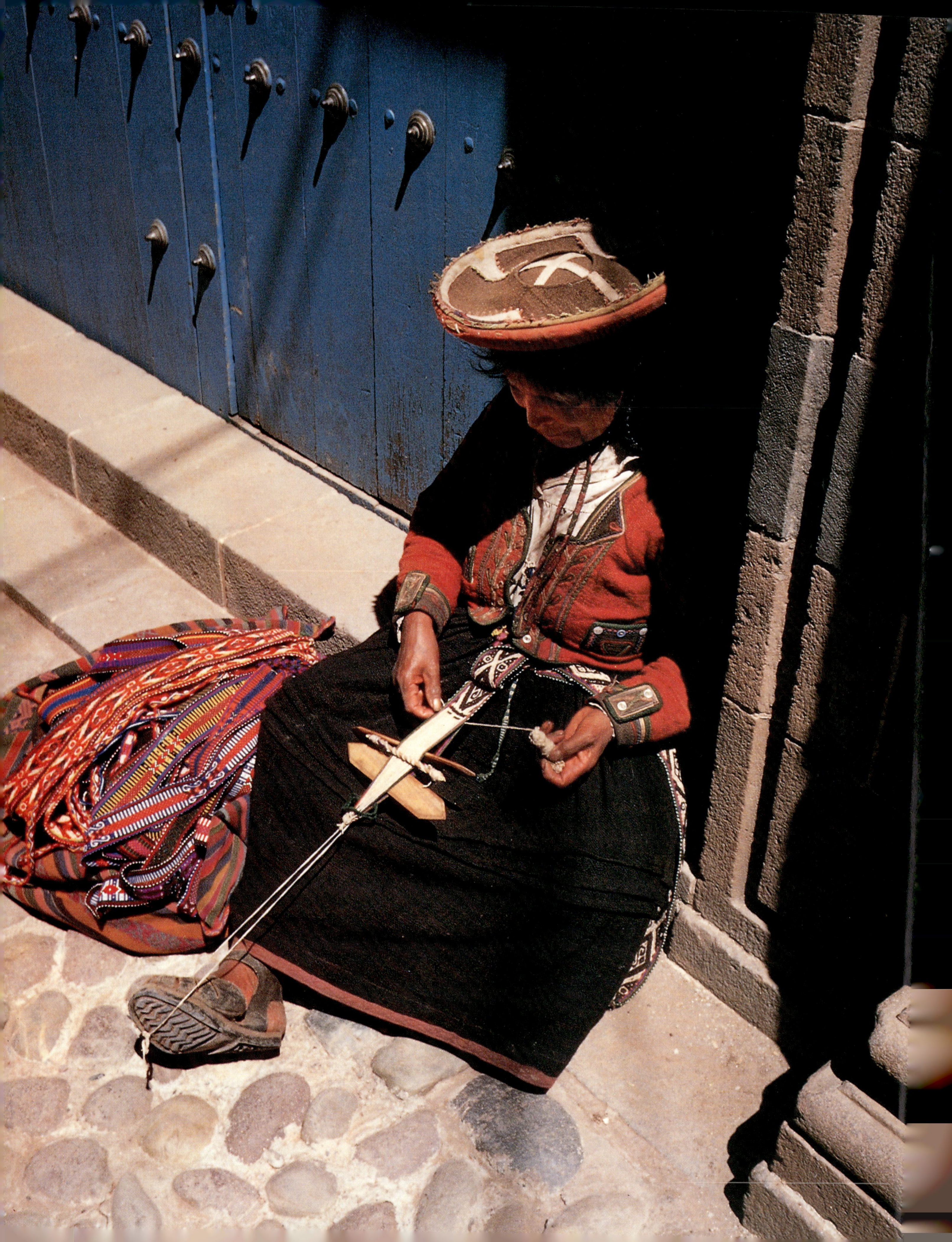

ANN HECHT

WEBKUNST AUS VERSCHIEDENEN KULTUREN

Färben, Spinnen, Weben – ein Querschnitt durch Techniken, Geräte und Material

VERLAG PAUL HAUPT BERN UND STUTTGART

Für Hermann

Frontispiz
Eine Peruanerin sitzt vor ihrer Tür und webt auf dem einfachsten Webstuhl, den es gibt. Die Kettfäden sind zwischen ihrer Taille und ihrem Fuss gespannt. Neben ihr liegen Gürtel in Kettlancierung zum Verkauf.

Übersetzt aus dem Englischen: Claudia Kölling,
D-5600 Wuppertal
Redaktion des deutschen Textes: Ursina Arn-Grischott,
Handweberin, CH-8832 Wollerau
Titel der englischen Originalausgabe: The Art of the Loom
British Museum Publications Ltd
46 Bloomsbury Street, London WC1B 3QQ

CIP-Titelaufnahme der Deutschen Bibliothek

Hecht, Ann:
Webkunst aus verschiedenen Kulturen : Weben, Färben, Spinnen – ein Querschnitt durch Techniken, Geräte und Materialien / Ann Hecht. [Übers. aus dem Engl.: Claudia Kölling]. – Bern ; Stuttgart : Haupt, 1991
Einheitssacht.: The art of the loom <dt.>
ISBN 3-258-04451-1

INHALT

VORWORT 7

DANK 8

EINLEITUNG *Der Webstuhl* 9

Spinnen 16

Färben 22

Weben 32

1 NORDAMERIKA *Die Navajos* 41

2 DER NAHE OSTEN *Die Beduinen* 58

3 WESTAFRIKA *Die Schmalbandweberei* 80

4 SÜDOSTASIEN *Indonesische Textilien* 100

5 OSTASIEN, DIE JAPANISCHEN INSELN *Kasuri – eine Reservetechnik* 123

6 SÜDASIEN *Einlegegewebe aus Nepal* 142

7 MITTELAMERIKA *Broschierte Motive aus Guatemala* 159

8 SÜDAMERIKA *Peruanische Tapisserien* 180

BIBLIOGRAFIE
UND WEITERFÜHRENDE
LITERATUR 198

ABBILDUNGSNACHWEIS 204

REGISTER 205

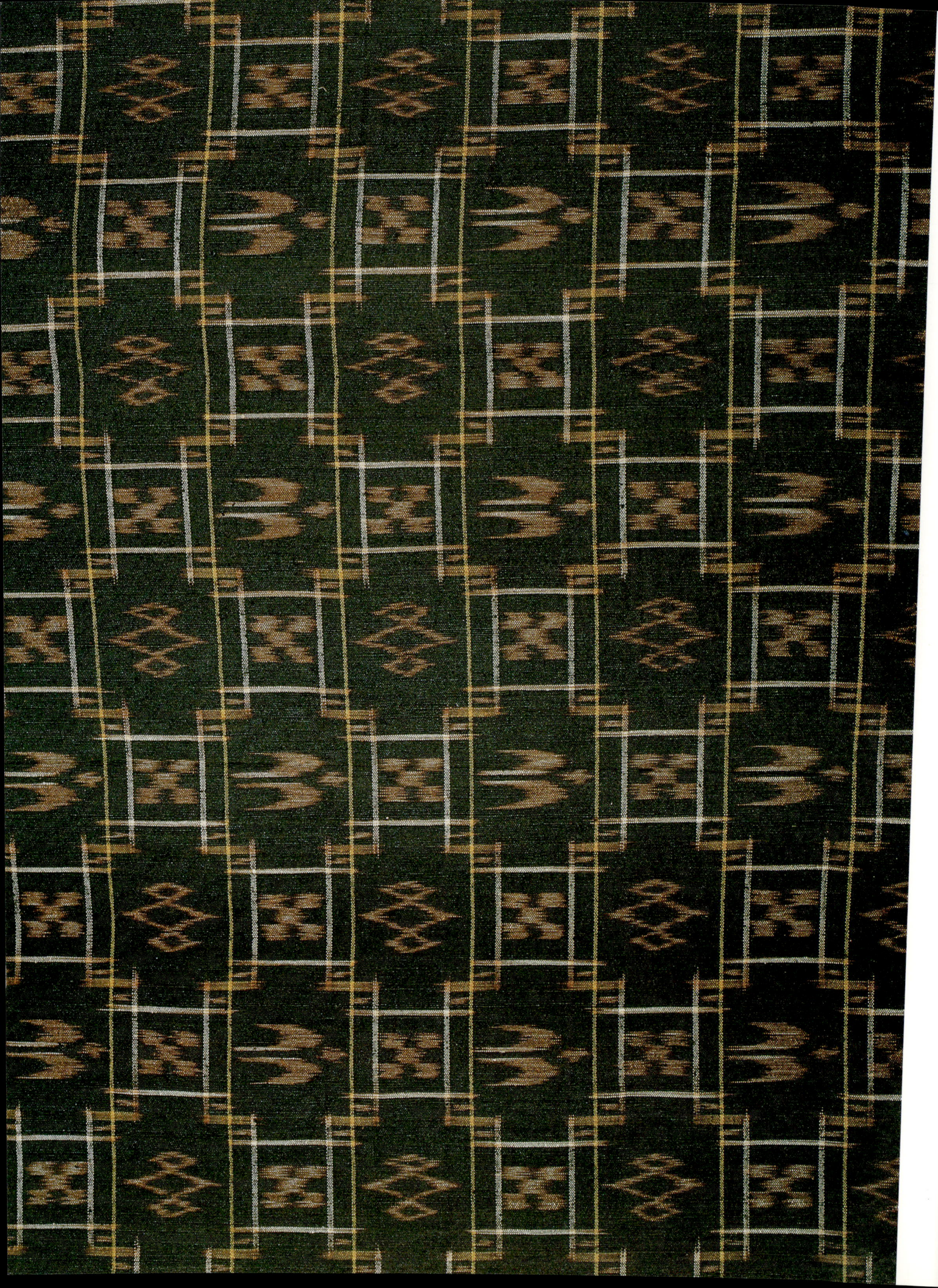

VORWORT

In diesem Buch geht es um traditionelle Web-, Spinn- und Färbetechniken, die heute noch praktiziert werden, aber schon vor Hunderten von Jahren entwickelt und von Generation zu Generation weitergegeben wurden. Die Geräte, die für diese Techniken gebraucht werden, sind nicht kompliziert, die Muster jedoch, die entweder während des Färbprozesses oder während des Webens entstehen, sind mitunter ausgesprochen raffiniert. Diese Textilien werden von Menschen angefertigt, die in kleinen Dörfern weitab von städtischen Einflüssen leben. Ursprünglich für den eigenen Bedarf gewebt, werden sie heute von Sammlern gekauft, die ihren Wert kennen und zu schätzen wissen.

Die acht Gebiete, die ich ausgewählt habe, schienen mir besonders interessant: in Nordamerika die Gewebe der Navajo-Indianer, in Arabien die Arbeiten der Beduinen, in Westafrika die Schmalbandweberei, in Nepal die Einlegearbeiten, in Indonesien vor allem Gewebe mit Schuss- und Kettlancierungen. In Japan interessiert uns primär die Reservetechnik *(Kasuri)*, und schliesslich widmen wir uns den dekorativen Geweben Guatemalas und der peruanischen Tapisserie.

Die Einführung soll dem Leser die wichtigsten Grundlagen der unmittelbar zusammengehörigen Fertigkeiten Weben, Spinnen und Färben vermitteln, die er braucht, um die folgenden, mehr ins Detail gehenden Darstellungen zu verstehen.

Jedem Kapitel ist ein kurzer Abriss über Geografie und Geschichte der jeweiligen Region vorangestellt, der den adäquaten Hintergrund vermitteln soll. Es folgen einzelne Abschnitte, die beschreiben, wie die gebräuchlichen Fasern gesponnen werden, welche Färberpflanzen verwendet werden und wie gefärbt wird, auf welchen Webstühlen und in welcher Webtechnik gearbeitet wird (nur im Kapitel über Japan konzentrieren wir uns ausschliesslich auf die Reservemustertechniken).

Seidenstoff in Kasuri-*Technik von den japanischen Ryukyu-Inseln; ein Musterrapport von Vögeln und Lampions innerhalb einer geometrischen Form.*

DANK

Ganz besonders danken möchte ich den Mitarbeitern der ethnografischen Abteilung des British Museum (Museum of Mankind), die es mir möglich machten, immer wieder die Textilien ihrer Sammlung zu studieren und die mir unermüdlich zur Seite standen. Danken möchte ich auch dem Kuratorium des British Museum für die Erlaubnis, seine Fotos zu reproduzieren. Ebenso haben mir viele andere Museen erlaubt, ihre Sammlungen zu studieren, allen voran das Museum für Völkerkunde und das Gewerbemuseum in Basel, das Museum für Völkerkunde in Berlin, das Königliche Tropeninstitut in Amsterdam, das Victoria and Albert Museum in London, das Horniman Museum in London, das Royal Scottish Museum Edinburg, die Whitworth Art Gallery in Manchester und das American Museum in Bath.

Besonderen Dank schulde ich Krystyna Deuss, die mich ihre umfangreiche Textilsammlung aus Guatemala studieren und fotografieren liess, sowie Marianne Straub, die ebenfalls das Kapitel über Guatemala las, mir wertvolle Anregungen gab und deren Fotos ich verwenden durfte.

Jederzeit konnte ich bei der Arbeit über die Beduinen auch auf Gigi Crocker und bei derjenigen über Nepal auf Susi Dunsmore zählen, die den Text lasen, kommentierten und viele Fotos einbrachten. Danken möchte ich auch Alison Mitchell, von der ich viele Bilder aus Japan übernehmen durfte. Mein Dank gilt zudem Nancy Stanfield für ihre Fotos aus Nigeria, Jenny Balfour-Paul für ihre Fotos über die Indigo-Färberei in Oman, Veronica Johnston für ihre Bilder über das Spinnen und Weben in Nepal sowie Tony Tompson für die Bilder von den Vorbereitungen zum Färben und Weben in Indonesien.

Ich danke auch James Reid aus New York, von dem ich ein Bild von einem Huari-Hemd bekam; Pauline Bottrill, Kate Olver, Rodrick Owen, Tony Shuffrey, Margaret Sowden und Mary Wharlow, die alle ebenfalls einen Beitrag zu den Illustrationen leisteten. Das vollständige Verzeichnis über die Herkunft der Abbildungen ist am Schluss des Buches zu finden.

Und schliesslich möchte ich den vielen Freunden danken, die mich in unterschiedlichster Weise beim Schreiben dieses Buches unterstützt haben, vor allem Eva Wilson, deren Zeichnungen ich auf Seite 11 und Seite 64 übernehmen durfte, Margaret Cannon, die die botanischen Namen prüfte und mir half, das Register zusammenzustellen, Olga Olver, die jedes Kapitel las, sobald ich es geschrieben hatte, und es als Laie kommentierte, sowie Michael Seagroatt, der mir bei der Zusammenstellung der bibliografischen Quellen half.

EINLEITUNG

Der Webstuhl

Beim Weben werden zwei Fadensysteme, Kette und Schuss, so miteinander verflochten, dass die Fäden im rechten Winkel zueinander liegen.

Die Kettfäden liegen auf dem Webstuhl geordnet nebeneinander und sind straff gespannt. Den Webstuhl braucht man, um die Fäden im rechten Winkel zueinander zu bringen, was den entscheidenden Unterschied zwischen der Weberei und allen anderen textilen Techniken wie Stricken, Knüpfen oder Häkeln ausmacht.

Um möglichst verständlich zu erklären, wie ein Webstuhl funktioniert, werden wir verschiedene Webstühle aus aller Welt beschreiben, Webgeräte, welche eine einfache Konstruktion und wenig Material erfordern, andere, wie zum Beispiel vierschäftige Webstühle mit Tritten, welche eine kompliziertere Konstruktion erfordern. Es ist aber nicht so, dass der vierschäftige Webstuhl seinen einfacheren Vorgängern überlegen wäre. Ganz im Gegenteil, paradoxerweise lassen sich auf den einfachsten Webrahmen die kompliziertesten Arbeiten ausführen. Meist waren zwei Gründe ausschlaggebend, einen Webstuhl zu verbessern: einerseits wollte man die Arbeit erleichtern und andererseits wollte man sie beschleunigen.

Die Weberei hat sich vermutlich aus der Korb- und Mattenflechterei entwickelt, die relativ feste pflanzliche Materialien ohne Zuhilfenahme irgendwelcher Gerätschaften miteinander verflicht. Möglicherweise waren aber auch schon beim Mattenflechten, wenn die Pflanzenfasern parallel nebeneinander auf dem Boden lagen, um mit anderen Faserbändern kreuzweise verflochten zu werden, die Faserbänder, die in einer Richtung lagen, zwischen zwei parallelen Stangen befestigt, damit sie sich nicht verschieben konnten. Wurde mit dünneren Fasern für Kleidungszwecke gearbeitet, war es noch viel notwendiger, das Material zwischen zwei Stangen aufzuspannen (Bühler, 1940).

Die früheste Darstellung eines horizontalen Flachwebstuhles erscheint auf einer flachen
1 Schale aus der Zeit von 4000 v.Chr., die in Badari in Zentral-Ägypten gefunden wurde und sich
jetzt im Petrie Museum des University College von London befindet. Sie veranschaulicht eine

Beachte: Die Nummern am Rand verweisen auf die zugehörigen Illustrationen.

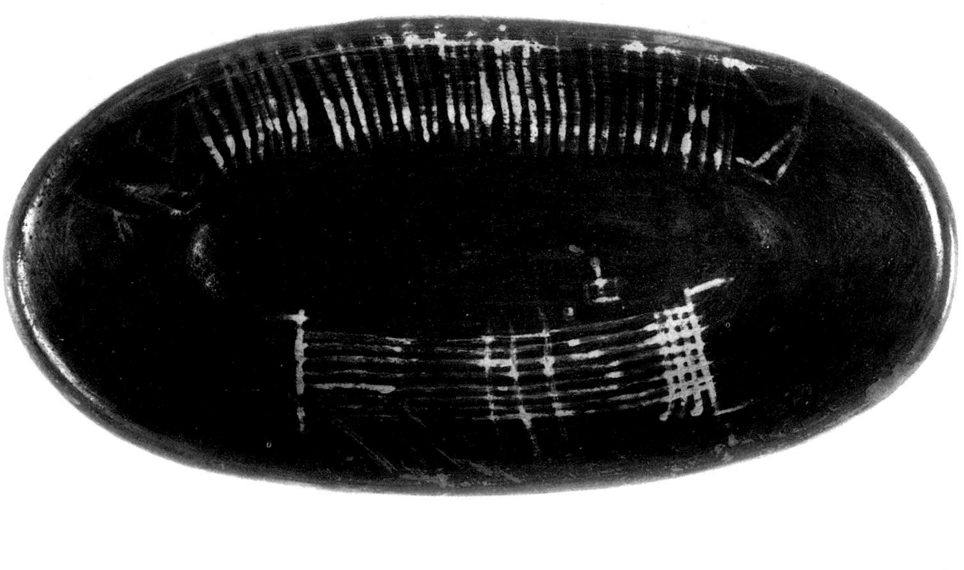

1 Horizontaler Flachwebstuhl, abgebildet auf einer Schale aus Badari, Ägypten, etwa 4000 v.Chr., London, Petrie Museum, University College.

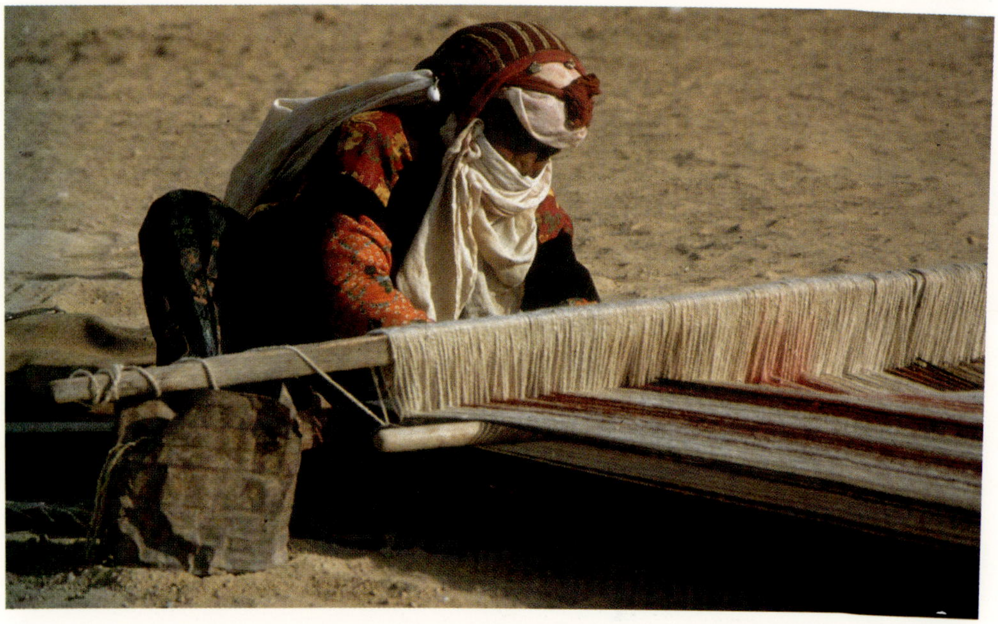

2 Eine Beduinenfrau bei der Arbeit an einem horizontalen Flachwebstuhl. Israel.

Kette, welche zwischen zwei Balken ausgespannt ist. Die Balken werden durch je zwei Pfähle, welche im Boden verankert sind, in ihrer Position gehalten. Ein ähnlicher Webstuhl ist auf einem Wandgemälde aus der 11. Dynastie im Mittleren Reich, also 2000 Jahre später, dargestellt. Dieser einfache Flachwebstuhl wird heute noch überall auf der Welt verwendet, vor 2
allem in den von den Beduinen bevölkerten Gebieten (siehe Kapitel 2).

Man kann die Kettfäden auch senkrecht unter Spannung halten, indem seitlich je ein vertikaler Pfosten mit einer Astgabel die Kette trägt oder der Kettbalken mit Schnüren an die Pfosten gebunden wird. Zum Spannen werden jeweils mehrere Kettfäden zusammen mit einem Gewicht beschwert, das knapp über dem Boden hängt. Diese Art von Webstuhl nennen wir Gewichtwebgerät. Dargestellt findet man ihn auf griechischen Vasen aus dem 6. bis 4. 3
Jahrhundert v.Chr. Auch in Nordeuropa wurde mit diesem Webstuhl gearbeitet, der in Skandinavien noch bis zu Beginn dieses Jahrhunderts verbreitet war.

Archäologische Ausgrabungen in Ägypten brachten Reste zutage, die zu Gewichtwebgeräten gehört haben könnten, weitere Hinweise auf die Existenz dieser Webstühle in alter Zeit gibt es aber nicht.

Die alten Ägypter kannten jedoch den Hochwebstuhl, bei dem an die Stelle der Gewichte ein zweiter Querbalken trat. Dieser Webstuhl ist auf vielen Wandbildern der 12. Dynastie (etwa 1900 v.Chr.) zu sehen, die den Weber vor einem Webstuhl sitzend zeigen, der wie unser 4
Teppichwebstuhl oder Hochwebstuhl aussieht. Die nordamerikanischen Navajo-Indianer arbeiten heute noch mit einem einfachen senkrechten Rahmen, der aus zwei senkrechten Pfosten besteht, an die oben und unten ein Querbalken geknüpft ist (siehe Kapitel 1). Die alten griechischen und ägyptischen Webstühle sind ausführlich in einem Buch von H. Ling Roth (1913, *Ancient Egyptian and Greek Looms*) beschrieben.

Der einfachste Webstuhl, der beiderseits des Pazifiks weit verbreitet ist, steht weder senkrecht noch liegt er waagrecht – er ist ein Mittelding. Bei diesem sogenannten Rückenband- 5
oder Gurtwebstuhl werden die Kettfäden um zwei Balken gewickelt. Der eine wird mit einer Schnur an einem Baum oder einem Pfosten aufgehängt, der andere mit einem bequemen Gurt an den Hüften des Webers befestigt. Die Kette läuft schräg in einem Winkel von etwa 40 Grad zum Boden, und die Weber können die Spannung der Fäden durch ihre Körperbewegungen genauestens kontrollieren.

3 Gewichtwebgerät, das auf einem schwarz verzierten Skyphos *(einem tiefen Becher) aus Böotien, Griechenland, dargestellt ist; etwa 450–430 v.Chr.*

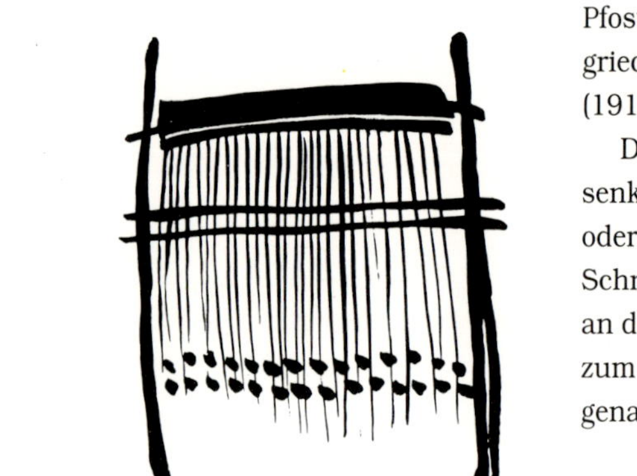

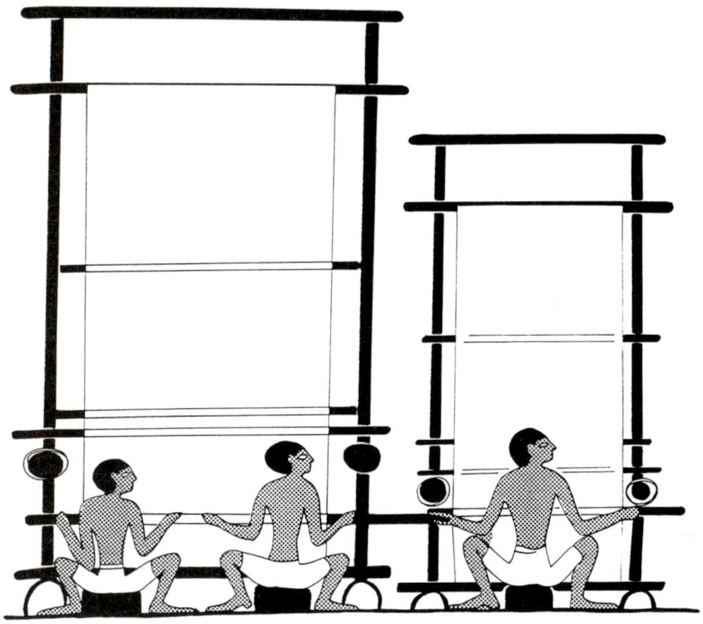

4 *Hochwebstuhl, dargestellt auf den Wänden des Grabes Nr. 104 in Theben, Ägypten, 18. Dynastie, etwa 1450–1425 v.Chr.*

5 *Frau bei der Arbeit am Rückenbandwebstuhl, Guatemala.*

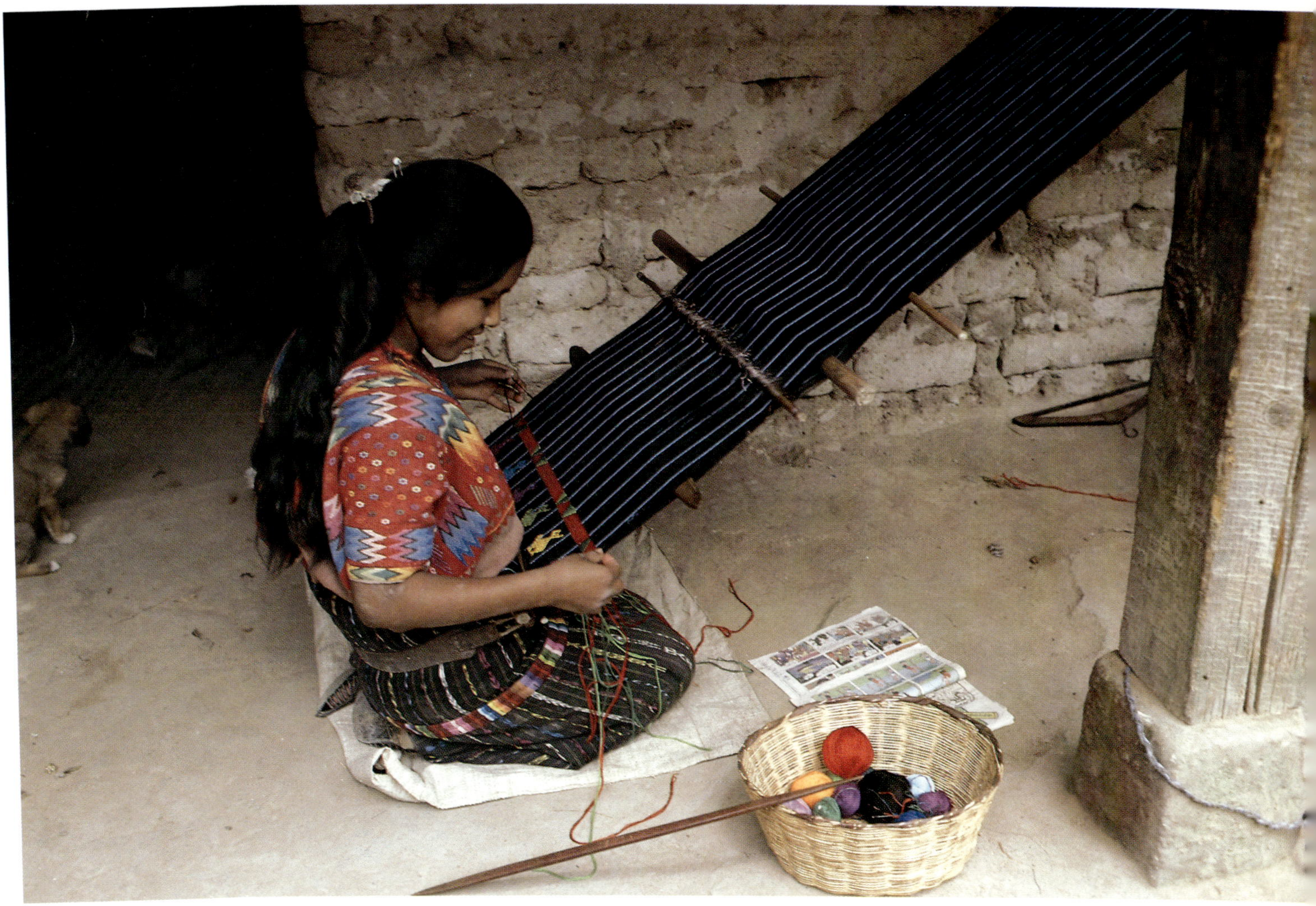

Bevor wir uns damit befassen, wie ein Webstuhl funktioniert, müssen wir noch darauf eingehen, wie die Kettfäden in der richtigen Reihenfolge auf den Webstuhl gelangen. Das 6
Schären, wie man die Herstellung einer Kette nennt, kann entweder direkt auf dem Webstuhl passieren, oder die Fäden werden erst um kurze Holzpflöcke gewunden und anschliessend auf den Webstuhl gebracht. Beim einfachen horizontalen Webgerät der Beduinen oder dem Hochwebstuhl der Navajos wird die Kette beispielsweise direkt über die beiden parallelen Querbalken des Webstuhls gewickelt, wobei der Abstand der Querbalken zueinander identisch ist mit der Länge des Gewebes. Am vorderen und hinteren Ende des Flachwebstuhls sitzt je eine Person mit einem Garnknäuel in der Hand. Das Garn wird an den Querbalken geknüpft und dann der Person gegenüber zugeworfen, welche das Knäuel um den Balken führt und es wieder auf die andere Seite zurückwirft. So geht das immer hin und her, wobei die Fäden zwischen den beiden Balken die Form der Zahl 8 bilden, das sogenannte Fadenkreuz. Dieses Fadenkreuz ist von eminenter Bedeutung, denn wenn die Fäden durcheinander geraten, zeigt das Fadenkreuz, in welcher Reihenfolge sie abgewickelt werden müssen.

Längere Ketten werden um in die Erde geschlagene Pflöcke gewunden oder um Balken, die 74
aus einer Wand vorstehen. Der Abstand zwischen den Pflöcken kann beliebig gross sein. Normalerweise werden sie so gesetzt, dass man an beiden Enden ein Fadenkreuz bilden kann. Wenn man genug Fäden geschärt hat, werden die Schlingen, die sich an den Wendepunkten gebildet haben, sowie die Fadenkreuze mit einem kurzen Faden abgebunden, wonach man die Kette gefahrlos abnehmen und auf einen Stock wickeln oder zu einem Häkelzopf von handlicher Länge flechten kann. Durch die beiderseits abgebundenen Fadenkreuze bleiben die Kettfäden in der richtigen Reihenfolge, wenn sie auf den Webstuhl gebracht werden. Zum Schären kann man auch ein Brett benutzen, welches mit vielen Stiften bestückt ist, die so angeordnet sind, dass sich selbst auf kleinster Fläche lange Ketten schären lassen.

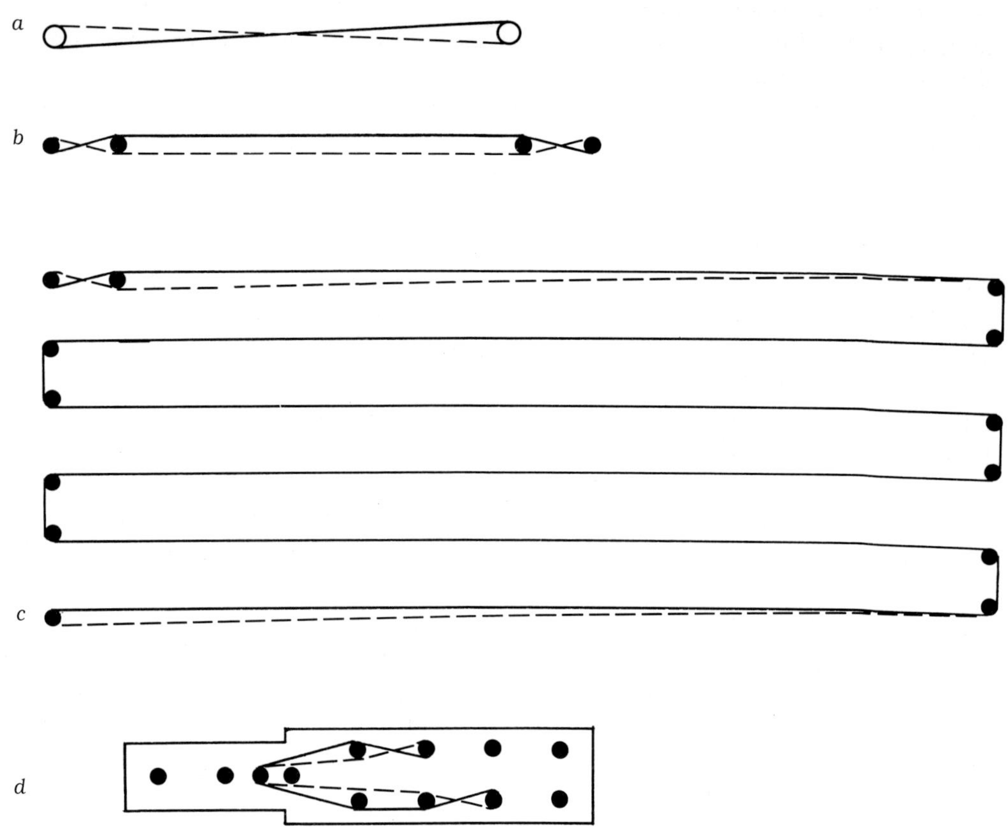

6 *Verschiedene Methoden, die Kette zu schären:*
a) Die Kette wird um zwei Pflöcke gelegt (Seitenansicht).
b) Die Kette wird über vier Pflöcke geführt und bildet an beiden Enden ein Fadenkreuz.
c) Eine sehr lange Kette (wie sie zum Beispiel in Westafrika üblich ist) wird über viele Pflöcke quer über einen freien Platz geführt und bildet nur an einem Ende ein Fadenkreuz.
d) Die Anordnung der Pflöcke auf dem guatemaltekischen Schärbrett, die das Schären von Ketten vollkommen unterschiedlicher Längen ermöglicht.

Bislang haben wir nur darüber gesprochen, wie die Kettfäden geschärt und dass sie auf dem Webstuhl einer neben dem andern straff gespannt werden. Der Webstuhl hat aber noch andere wichtige Funktionen. Wie wird denn nun zum Beispiel der Schussfaden mit dem Kettfaden verflochten? In frühester Zeit wurde der Schussfaden wahrscheinlich mit den Fingern mühsam über und unter den Kettfaden gelegt. In der folgenden Reihe legt man den Schussfaden dort über den Kettfaden, wo er vorher darunter lief und umgekehrt – in der Tat eine mühselige Arbeit.

Angenommen, der Schussfaden wurde auf einen langen, spitz zulaufenden Stab oder eine Webnadel (ein langer, flacher Stab mit Kerben an den Enden) gewickelt oder in eine lange Nadel gefädelt, die man über oder unter mehrere Kettfäden auf einmal führen konnte, so stellte man möglicherweise fest, dass eine flache Leiste oder ein Stock auch auf Dauer in der Kette belassen werden konnte, mit denen sich quer über die ganze Kette jeder zweite Kettfaden anheben liess. Stellte man diese Leiste hochkant, bildete sich in der Kette ein Dreieck (die Weber nennen dies das Fach), durch welches der Schussfaden leicht durchzuführen war.

Wenn aber so ein Fachstab alle geraden Fäden anheben konnte, warum sollte dann nicht ein anderer Stab alle ungeraden Fäden anheben können? Leider geht das nicht, denn wenn der zweite Fachstab vor dem ersten liegt, lassen sich mit dem ersten keine Fäden mehr anheben. Deshalb wird allgemein angenommen, dass die Webstuhltechnik lange Zeit in diesem Entwicklungsstadium blieb, in dem die eine Hälfte der Fäden zusammen mit Hilfe eines Stabes und die andere Hälfte einzeln mit den Fingern angehoben wurde, bevor wieder eine weitreichende Entdeckung gemacht wurde.

Man legte einzelne Schlingen um die Kettfäden, die unter dem Fachstab lagen und fasste sie bündelweise so zusammen, dass man sie ungehindert zwischen den anderen Kettfäden durch nach oben ziehen und so ein Gegenfach bilden konnte. Weiter legte man dann quer über die ganze Kette eine fortlaufende Schnur jeweils unter einen ungeraden Kettfaden und auf einen Litzenstock, so dass sich, wenn man den Litzenstock anhob, quer über die ganze Breite das Gegenfach bildete. Der Litzenstock liegt vor dem Fachstab auf der Kette, und wenn man abwechselnd den Fachstab und den Litzenstock anhebt, bildet sich Fach und Gegenfach, in die der Schussfaden eingelegt werden kann, wodurch sich der Webvorgang wesentlich beschleunigt. Hat man diesen grundlegenden Entwicklungsschritt im Webstuhlbau erfasst, werden die weiteren Entwicklungen, Feinheiten oder Unterschiede, über die wir des weiteren in diesem Buch noch sprechen werden, einfacher zu verstehen sein.

Auf dieser Entwicklungsstufe gab es verschiedene Verfahren, die Kettfäden zu spannen und ordentlich nebeneinander zu halten. Flache Leisten wurden in die Kette eingelesen. Ein Stab liegt direkt vor dem hinteren Querbalken oder Kettbaum über den geraden Kettfäden und ein zweiter über den ungeraden. Zwischen diesen beiden Stäben spannen sich die Fäden und legen sich dementsprechend ordentlich nebeneinander. Manchmal trat an die Stelle der Stäbe auch eine Schnur, oder es wurde mit einem Faden jeweils um ein paar Kettfäden gezwirnt, oder in die Kette wurden hinten, also am Kettbaum, ein paar Reihen Leinenbindung gewebt, um die Kette zu ordnen, bevor man vorne zu weben begann.

In manchen Gegenden wurde eine Vorrichtung entwickelt, um die Kettfäden gleichmässig zu spreizen. Ursprünglich war das ein kammartiges Gerät, eine Holzlatte, in die man in Abständen von 1 bis 1,5 cm Stifte geschlagen hatte. Später wurden dann dünne Riete – bis zu 8 Riete pro Zentimeter – senkrecht in einen Holzrahmen gesetzt. Das Gerät nannte man Blatt. Es kam aber erst richtig zur Geltung, als es in die Lade eingesetzt wurde, die zum Trittwebstuhl gehört, den wir noch nicht beschrieben haben.

Bei manchen einfachen Webrahmen sind die Funktionen von Litzenstock und Blatt oder Kamm miteinander im Webgitter kombiniert. Bei solchen Webkämmen sind die Zähne des Kamms, die Riete, die die Fäden auseinander halten, in der Mitte durchbohrt. Die Kettfäden werden dann abwechselnd durch eine Lücke *zwischen* den Rieten und durch ein Loch *in* den

Rieten gefädelt. Drückt man den Webkamm nach unten, senken sich die Kettfäden in den Löchern, während sich die Lage der Kettfäden in den Schlitzen nicht verändert. Zieht man den Kamm hoch, passiert das Gegenteil; dieser Kamm bildet also durch Hinunterdrücken und Anheben Fach und Gegenfach.

Die eigentlich bedeutsamen Weiterentwicklungen stehen noch aus: Die eine machte es möglich, längere Stoffbahnen zu weben, durch die andere erhöhte sich die Webgeschwindigkeit. Bis dahin bestimmte die Grösse eines Webstuhls, wie lang ein Stoff werden konnte. Beim Flachwebstuhl lässt sich die Kette zwar oft viele Meter weit spannen, aber man konnte unmöglich endlos hohe Hochwebstühle bauen. Deshalb wurden die zwei Querbalken, die man bislang verwendete, durch drehbare Bäume ersetzt. Die gesamte Länge der Kette wurde nun auf den Kettbaum gewickelt, und den fertigen Stoff konnte man anschliessend auf den Warenbaum wickeln. Man webte ein Stück und drehte den Stoff ein Stück weiter auf den Warenbaum, so dass zwischen den beiden Bäumen die Kette immer straff gespannt blieb.

Der zweite wichtige Fortschritt war die Einführung von Tritten, mit denen sich die Litzen 7
heben liessen: Der Trittwebstuhl wurde aus der Taufe gehoben. Man stelle sich einen Hochwebstuhl mit seinen zwei Bäumen vor, der waagrecht auf vier hüfthohe Beine gestellt wird, die ihn an den vier Ecken tragen und die am Boden durch Querstreben verstärkt sind. Statt des einen Litzenstocks, der bisher das Fach bildete, gibt es jetzt zwei Litzenstöcke über

7 Horizontaler Flachwebstuhl mit Tritten, wie ihn die Sherpa/Bhote in Nepal benutzen.

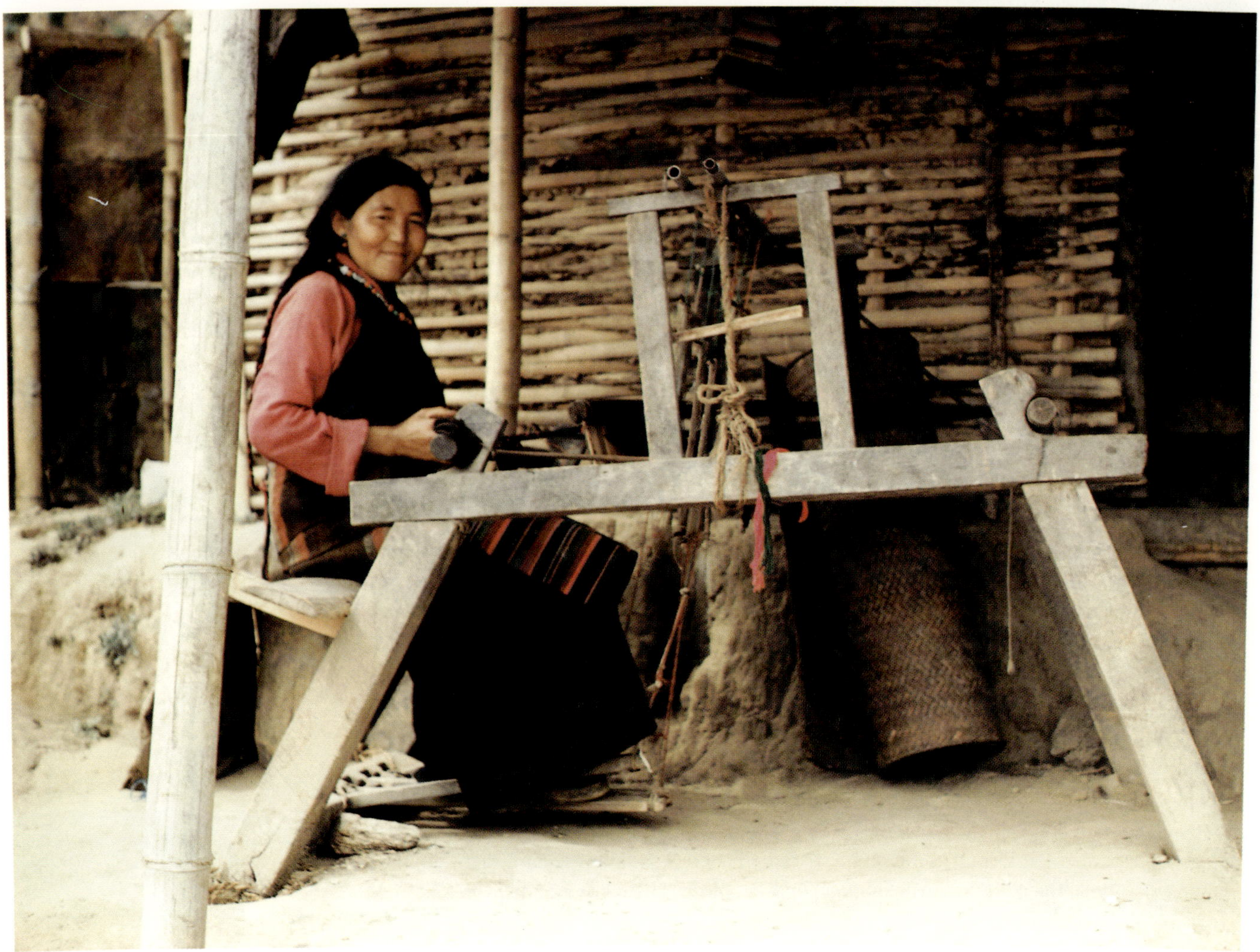

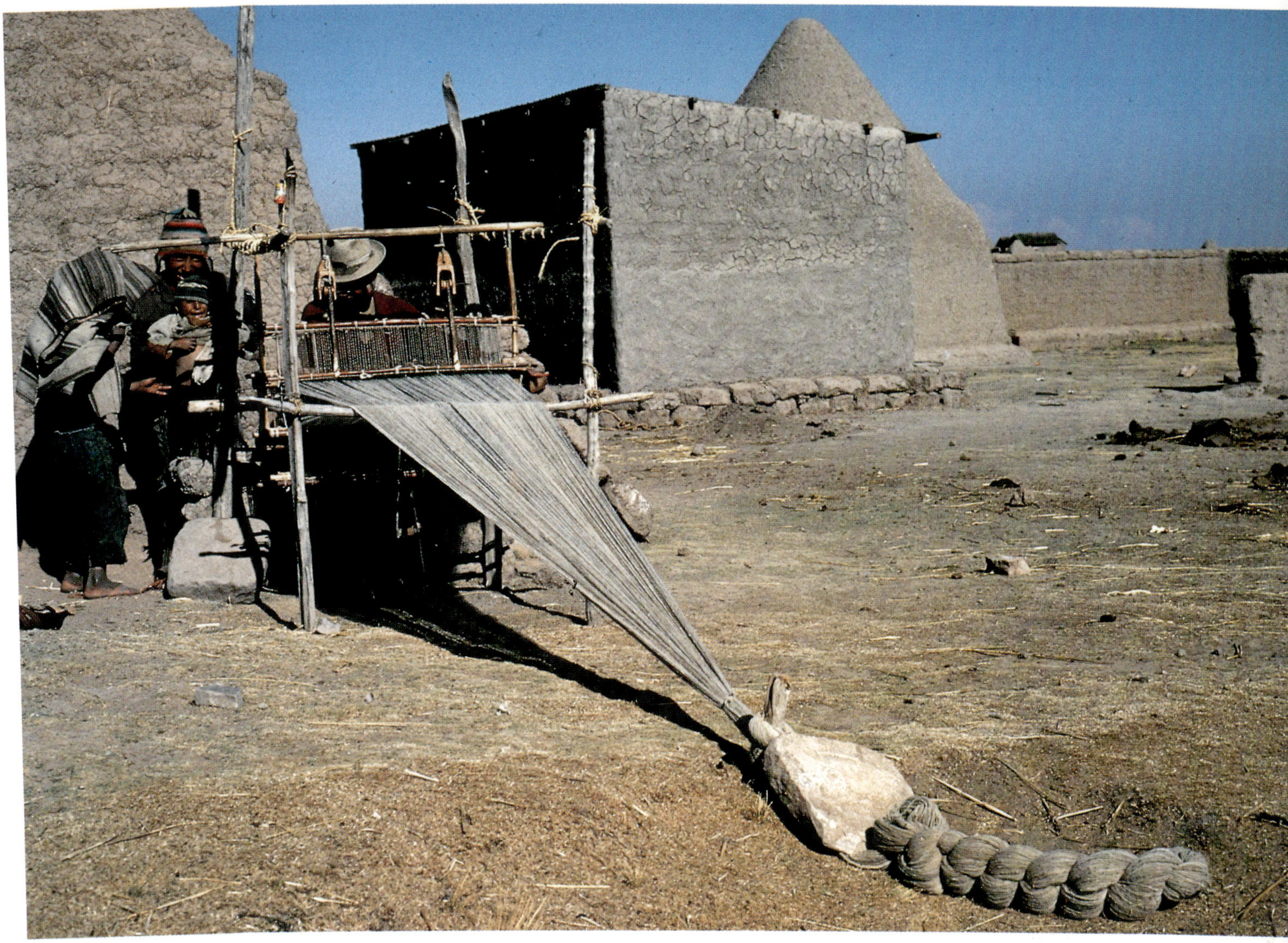

und zwei Litzenstöcke unter den Kettfäden. Zusammen bilden sie je einen Schaft und können hoch- oder runtergezogen werden. Die oberen Schaftstäbe sind mit einer Zugvorrichtung verbunden, die über ihnen an einem Querbalken hängt, und die unteren Schaftstäbe sind mit Schnüren an unten liegende Pedale oder Tritte geknüpft. Aus dem einfachen Hochwebstuhl
8 ist nun ein Flachwebstuhl mit Tritten geworden, bei dem sich die Kettfäden heben und senken, wenn man mit den Füssen abwechselnd die Tritte betätigt. Die Hände bleiben frei zum Durchschiessen des Webschiffchens. Auch die einfache Webnadel hat sich verändert, um mit dem neuen Tempo Schritt halten zu können. Der Schussfaden wird jetzt auf ein Schilf- oder Papierröhrchen gewickelt, das, auf einen Draht gesteckt, in den Hohlraum eines Schiffchens gesetzt wird und durch das Fach schiessen kann.

Beim Trittwebstuhl wird das Blatt oder der Webkamm, über den wir schon gesprochen haben, in eine Lade gesetzt, die entweder an einem Aufbau über dem Webstuhl hängt oder unten an den Querstreben befestigt ist und frei schwingt. Diese sogenannte Lade (oder Schlagbaum) mit Blatt oder Webkamm hat ausserdem den Vorteil, dass man damit gleichzeitig den Schussfaden anschlagen, d.h. ihn dicht an den vorhergehenden Schuss schieben kann, wozu man vorher einen flachen glatten Holzstab, das sogenannte Schwert, gebraucht hat.

8 *Weber am Flachwebstuhl mit Tritten, nordwestlich des Titicaca-Sees in Peru. Die Kette ist mit einem Stein beschwert, ähnlich wie der Schlitten in Westafrika.*

Mit dem Trittwebstuhl arbeiten heute noch die Handweber in vielen Teilen der Welt. In der Industrie braucht man allerdings schon längst keine menschliche Arbeitskraft mehr, um das Schiffchen durchzuschiessen oder die Tritte zu treten. Im unaufhaltsamen Bemühen um eine Beschleunigung der Produktionsprozesse wurde der Mensch durch viele alternative Energieformen ersetzt. Aber um Geschwindigkeit geht es in diesem Buch nicht. Im Gegenteil, wir werden hier Produktionstechniken mit einfachster Ausrüstung vorstellen, die fast unverändert von einer Generation zur nächsten überliefert wurden. Die Klärung der interessanten Fragen, wie sich die verschiedenen Webstuhltypen verbreiteten, ob die Erfindungen gleichzeitig und unabhängig voneinander auf verschiedenen Kontinenten gemacht wurden, oder ob die neuen Ideen von einem Kontinent zum anderen gewandert sind, wird den Anthropologen überlassen.

Spinnen

Das Rohmaterial der Stoffe sind die Garne, aus denen sie gewebt sind, und das Rohmaterial der Garne sind die Fasern, aus denen sie gesponnen sind. Die meisten Garne – mit Ausnahme gehaspelter Seide und bestimmter Blattfasern wie Raffia – bestehen aus vielen einzelnen, zu einem fortlaufenden Faden zusammengedrehten Fasern. Die gängigen Naturfasern lassen sich im wesentlichen zwei verschiedenen Gruppen zuordnen: den tierischen und den pflanzlichen Fasern. Es gibt noch eine unbedeutendere dritte Gruppe, die mineralischen Fasern, wozu Gold, Silber, Bronze und Asbest gehören. Zu den tierischen Fasern gehören zum einen alle Haare, wie auch die Wolle, und zum anderen der Endlosfaden der Seide. Pflanzenfasern stammen aus verschiedenen Teilen der Pflanze: der Frucht, dem Stengel, den Blättern oder den Samen.

Beim Spinnen wird auf ein bestimmtes Quantum sich überlappender Fasern eine Drehung übertragen, so dass ein fortlaufender Faden entsteht. Nur wenn die Fasermenge, die miteinander verdreht wird, gleich gross bleibt, lässt sich ein gleichmässiger Faden spinnen. Die Fasern müssen dafür sorgfältig vorbereitet werden. Pflanzenfasern müssen zuerst einmal aus der Pflanze herausgelöst werden. Die Bastfasern Flachs, Hanf, Jute, Ramie und Nessel werden aus dem Innern der Stengel gewonnen, wo sie in Lagen unter der äusseren Rinde liegen. Um sie zu extrahieren, muss das restliche Pflanzenmaterial wegfaulen, ein Vorgang, den man Rösten oder Rotten nennt. Die Pflanzen werden gebündelt und solange in Wasser getaucht, bis sie zu fermentieren beginnen. Dann lässt man sie trocknen. Wenn das Stroh durch und durch trocken ist, werden die unbrauchbaren Teile durch Brechen, Schwingen und Hecheln entfernt, d.h. die äussere Rinde wird gebrochen, entfernt und die Fasern ausgekämmt. Wie in Kapitel 7 über Guatemala beschrieben, werden die Blattfasern der Agaven, wie die Magueyfaser, auf die gleiche Weise behandelt. Und selbst die Kokosnuss, aus der das Kokosfasergarn (Coir) gewonnen wird, lässt man erst einige Monate in Meerwasser verrotten.

Baumwolle, die bekannteste und vielseitigste Pflanzenfaser, besteht aus den Samenhaaren verschiedener Arten von *Gossypium*, einem Malvengewächs. Die Baumwollpflanze wächst als mehrjähriger Baum oder Strauch oder häufiger noch als Jährling in subtropischem Klima. Die Pflanzen blühen einen Tag lang, dann fallen die Blüten ab und enthüllen die Samenkapseln, die voll ausgereift aufplatzen und eine Masse weisser Fasern entfalten, die dicht an den Samen haftet. Die Kapseln, wie man die Samenhülsen nennt, müssen nach dem Aufplatzen so bald als möglich geerntet werden, da die Faser sonst rasch verdirbt. Nach der Ernte müssen Samen und Fasermasse getrennt und die Baumwollfasern zum Spinnen aufbereitet werden. Das geschieht von Land zu Land auf etwas unterschiedliche Weise, wie im folgenden in den Einzeldarstellungen deutlich werden wird.

Zu den tierischen Fasern, von denen Wolle die bekannteste ist, gehören alle Tierhaare. Es gibt unterschiedliche Ansichten darüber, ob Wolle nur die Haare der Hausschafe bezeichnet oder ob der Begriff alle Haare umfasst, die weich und elastisch sind und über die charakteristische Eigenschaft verfügen, unter bestimmten Bedingungen zu filzen. Strittig ist dies vor allem in bezug auf das weiche Unterfell der Ziegen, wie zum Beispiel Kaschmir, der Lamas, Alpakas und Vikuñas in Südamerika, deren Felle eher die charakteristischen Merkmale von Wolle als von Haaren aufweisen.

Vor ihrer Domestizierung trugen die Wildschafe ein Oberfell aus harten Grannenhaaren und darunter weiches, wollenes Haar. Durch jahrhundertelange systematische Züchtung wächst dem Schaf nur noch Wolle, obgleich an einigen bestimmten Stellen die Haare immer härter sind. Kamel und Ziege haben heute noch die zwei verschiedenen Haarqualitäten.

Die Schafwolle, das sogenannte Vlies, wird im Frühling geschoren, wobei der Fellmantel komplett in einem Stück abgenommen wird. Die anderen Tiere werden teils wie die Schafe geschoren, teils wird die Wolle beim Haarwechsel gepflückt oder herausgekämmt.

Alle bisher genannten Fasern weisen unter dem Mikroskop eine unregelmässige Oberfläche auf. Wollfasern haben sich überlappende Schuppen, der Anordnung von Dachziegeln vergleichbar; Flachsfasern haben in bestimmten Abständen Knoten, und Baumwollfasern drehen und krümmen sich infolge von Zellverfallsprozessen. Diese Eigenschaften sind unabdingbar für das Verdrehen der Fasern zu einem Faden, da sie für eine ausreichende Haftung sorgen. Bevor wir aber auf das Spinnen selbst zu sprechen kommen, müssen wir noch auf jene ganz besondere Tierfaser eingehen, den glatten endlosen Faden der Seide.

Seide, die edelste aller Fasern, stammt aus dem Kokon der Raupe *Bombyx mori*. Morus steht lateinisch für Maulbeere, und die Seidenraupen ernähren sich mit ihrem unstillbaren Hunger von den Blättern des Maulbeerbaums. Wenn die Raupe voll ausgewachsen ist und bereit ist, sich in einen Kokon einzuspinnen, sondert sie aus zwei Öffnungen in ihrer Unterlippe Seide in Form von zwei endlosen Fäden ab, die sich durch eine gallertartige Masse namens Serizin verbinden. Im Innern des Kokons vollzieht die Puppe ihre Metamorphose in einen Falter. In der freien Natur würde sie dann durch den Kokon brechen und den Kokon dabei zerstören. In der Seidenraupenzucht wird die Puppe erstickt, bevor sie ihren Kokon durchstösst, damit der Seidenfaden unverletzt bleibt und von mehreren Kokons gleichzeitig abgewickelt, d.h. abgehaspelt werden kann; ein einzelner Seidenfaden wäre viel zu dünn. Die gummiartige Substanz
9 löst sich, wenn man die Kokons in heisses Wasser gibt. Die abgehaspelte Seide wird manchmal

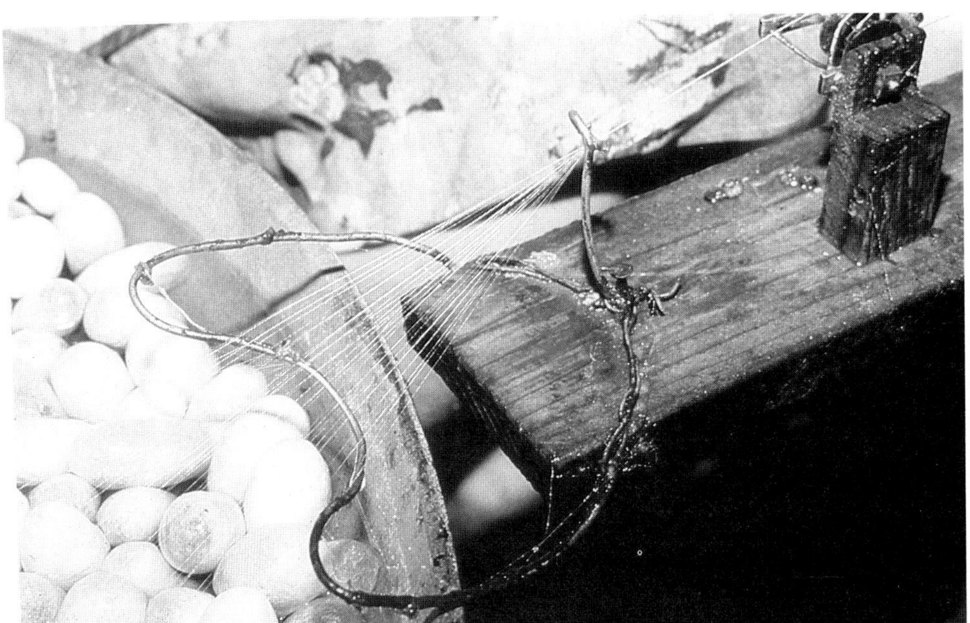

9 *Der Seidenfaden wird vor dem Moulinieren aus mehreren Kokons abgehaspelt.*

gezwirnt oder muliniert, wie das Verdrehen von Seidenfäden im Fachjargon lautet. Die kurzen Fasern der Abfallseide und die Seide wilder Seidenraupen, wie die Tussahseide, werden ähnlich gesponnen wie Wolle und Baumwolle und liefern ein leichtes, warmes, aber nicht glänzendes Garn. Genauer beschrieben wird die Seidenherstellung in Kapitel 5.

Wie beim Zurückverfolgen der Webgeräte sind wir auch für die Anfänge der Spinnerei auf gewisse Vermutungen angewiesen. Die Eigenschaften der Pflanzenfasern wurden möglicherweise entdeckt, als aus Flachs oder ähnlichen Pflanzenstengeln geflochtene Körbe so verfaulten oder anfaulten, dass unter den Stengeln die Fasern blossgelegt wurden, die offensichtlich viel feiner waren und besser für Kleidungszwecke verwendet werden konnten (Ryder, 1968, S. 77). Aber diese dünnen Fasern waren schwach, wenn sie nicht gedreht wurden. Was die Wollfasern betrifft, so vermutet derselbe Autor, dass sich die Locken, die sich natürlich im Vlies bildeten, strähnenweise verdrehten, wenn sie länger wurden – die Idee des Spinnens war naheliegend.

Wenn man ein paar Fasern lose in die Hand nimmt, sie mit der anderen Hand langsam auseinander zieht und dabei zwischen Daumen und Zeigefinger dreht, entsteht ein rudimen-

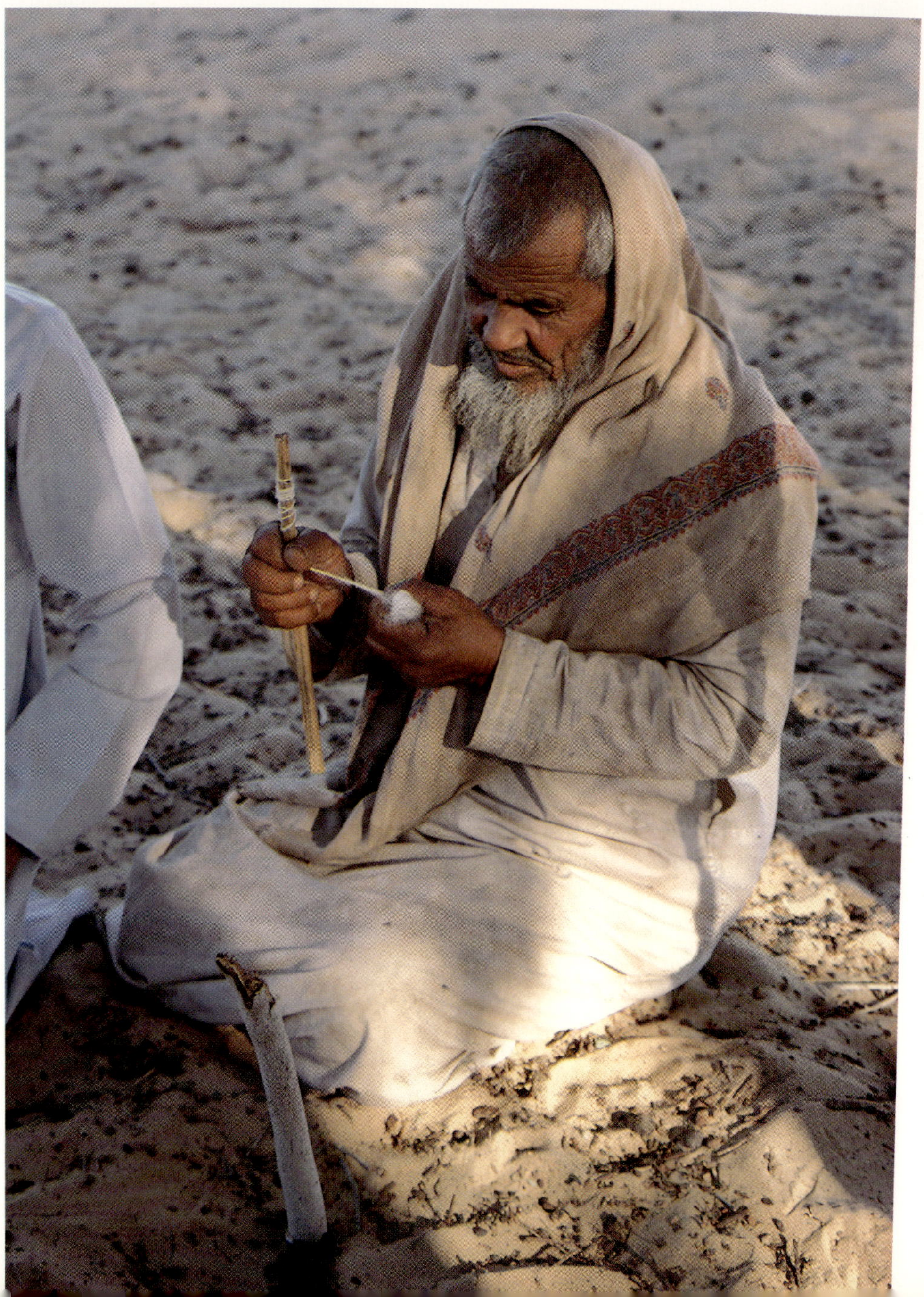

10 *Ein Beduine spinnt die Wollfasern mit den Fingern und wickelt den Faden anschliessend auf den Stock. Oman.*

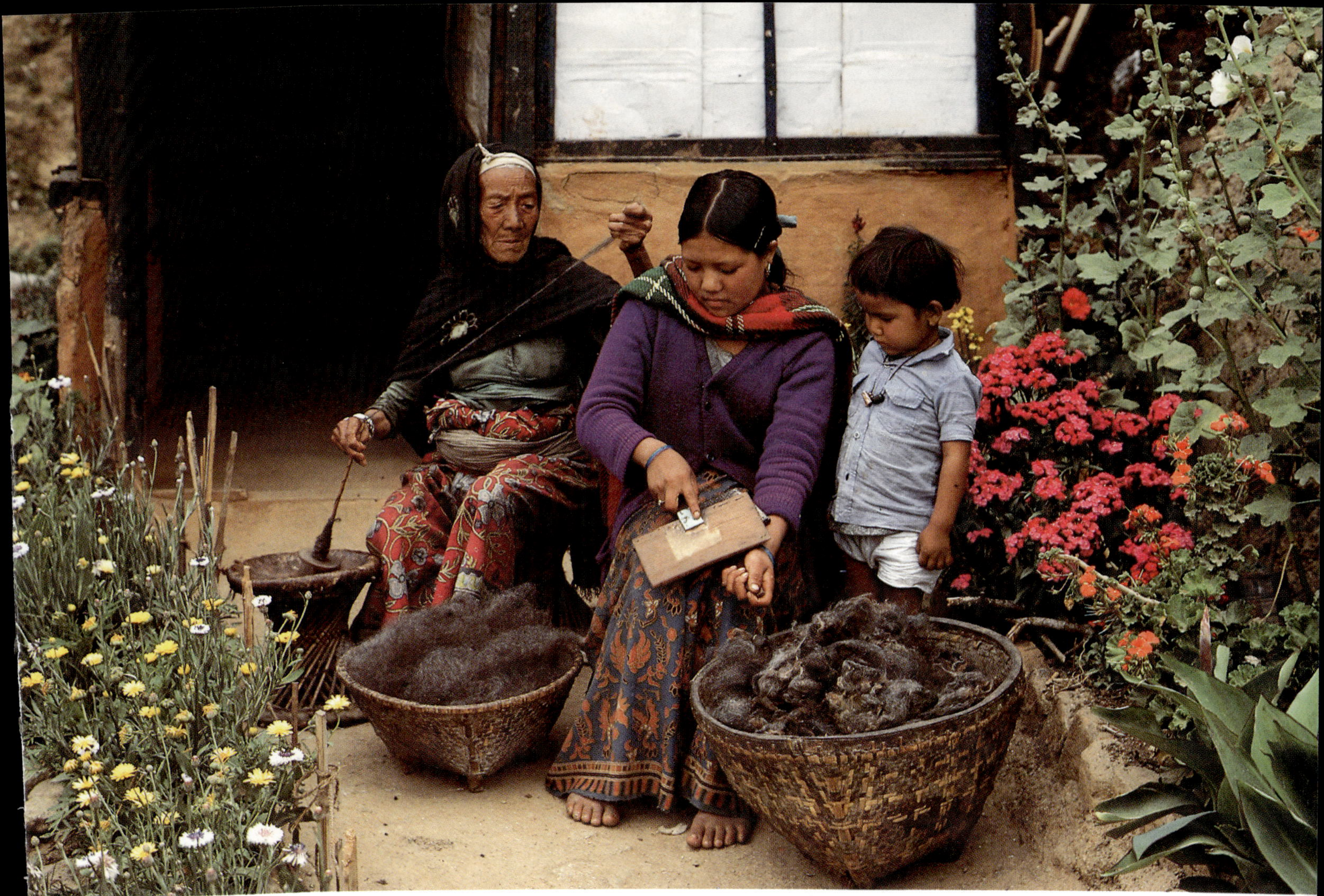

tärer Faden. Lässt man diesen Faden dann los, dreht er sich sofort wieder auf. Deshalb muss man ihn gleich nach dem Verdrehen auf einen Stock wickeln. Dieser Stock wurde später zu
10 einem Werkzeug, welches den Spinnprozess unterstützte, als man herausfand, dass man den Stock auf dem Oberschenkel rollen und das Garn spiralförmig in einem schrägen Winkel zur Stockspitze laufen lassen konnte, um die Drehung vom Stock in die ausgezogenen Fasern überspringen zu lassen. Der Spinner zog dann gleichzeitig aus der Fasermenge, die er in der Hand hielt, so viele Fasern heraus, wie er für seine beabsichtigte Garnstärke brauchte. Der eigentliche Durchbruch kam dann, als man den Stock mit einem Gewicht beschwerte, einer durchbohrten Scheibe aus Stein, Holz oder Ton, die als Schwungscheibe diente und das Drehmoment des Stocks verstärkte, wodurch beide Hände zum Ausziehen der Fasern frei wurden. Mit diesem Spinnwirtel auf der Spindel kann der Spinner oder die Spinnerin gehen oder stehen und diese sogenannte Fallspindel sich frei drehen lassen, oder man kann im Sitzen spinnen und die Spindel auf einer Schale absetzen, was hauptsächlich bei den dünnen und recht kurzen Baumwollfasern geschieht.

Die Spindel war jahrtausendelang das wichtigste Spinnwerkzeug und wird auch heute noch
11 in vielen Teilen der Welt verwendet. Spindeln gibt es in ganz unterschiedlicher Grösse: Kurze, dünne, empfindliche Fasern werden mit einer leichten Spindel mit einem etwa 3 mm dicken und 15 bis 20 cm langen Schaft und einem winzigen Wirtel aus Ton gesponnen. Das andere Extrem wäre die grosse Holzspindel mit einem 45 cm langen Schaft und einem Holzwirtel, mit welcher die Navajos Wolle spinnen. Unterschiedlich ist auch die Position des Wirtels: mal oben, mal unten und mal in der Mitte des Schafts. Der Wirtel ist auch nicht immer rund: Im Nahen

11 *Die Wolle wird kardiert und gesponnen: drei Generationen vor ihrem Haus in Pakhribas, Koshi, Nepal.*

Osten beispielsweise sitzen an Stelle des Wirtels oben auf dem Spindelschaft zwei gekreuzte Stäbe. Der Schaft selbst hat meist ein spitzes und ein stumpfes Ende. Oft ist er auch am oberen Ende mit einer Kerbe versehen, in der man den Faden mit einer einfachen Schlaufe fixieren und die Spindel somit senkrecht halten kann. Die Spindel mit den Kreuzstäben hat stattdessen oben einen Haken. Auf einer alten ägyptischen Holzspindel windet sich eine lange Kerbe spiralförmig nach oben, die den Faden an der richtigen Stelle hält.

Bevor man mit dem Spinnen beginnt, wird ein Faden direkt beim Wirtel an die Spindel geknüpft, der spiralförmig um den Schaft nach oben geführt wird. Dann nimmt man die vorbereiteten Fasern locker in die linke Hand. Die rechte Hand hält die Spindel, setzt sie mit einer Drehung zwischen Daumen und Zeigefinger in Schwung und lässt sie anschliessend los. Während die linke Hand die Fasern nach oben zieht, kontrolliert die rechte Hand an der Spitze des Auszugs (das Dreieck zwischen Fasermenge und Faden, wo die Fasern herausgezogen werden und sich zum Faden verdrehen), wie stark die einlaufende Drehung ist. Das Gewicht der frei hängenden Spindel hilft sowohl beim Verziehen als auch beim Eindrehen der Fasern. Wenn der gesponnene Faden so lang ist, dass die Spindel den Boden berührt, löst man den Faden vom Spindelschaft und wickelt ihn sorgfältig wie eine Kone auf die Spindel. Die Kone ist am Wirtel breit und verjüngt sich nach oben zu. Wenn der Faden aufgewickelt ist, beginnt das Aus- und Verziehen der Fasern, Drehen, Aufwickeln usw. wieder von vorne.

12

Es wird allgemein angenommen, dass das erste Spinnrad zwischen 500 und 1000 n.Chr. in Indien entwickelt wurde (Born, 1939, S. 989). Die Spindel mit einem Wirtel in Form einer flachen Scheibe mit einer Nut im Rand liegt waagrecht zwischen zwei senkrechten Achsstützen, die möglichst nah am Wirtel sitzen. Die Achsstützen sind auf einer Platte befestigt. Am anderen Ende der Platte sind zwei wesentlich höhere Radstützen angebracht, die die Achse eines grossen Rads tragen, die wiederum auf der einen Seite zum Griff verlängert ist. Wie viele Spinnräder im Fernen Osten war das indische Rad randlos, mit zwei sich gegenüberliegenden Speichenpaaren, welche an ihren Spitzen mit einem Netz von Schnüren, über das die Antriebsschnur lief, verbunden waren. Diese Antriebsschnur lief auch über die Nut im Spinnwirtel, so dass sich die Spindel aufgrund des unterschiedlich grossen Durchmessers der

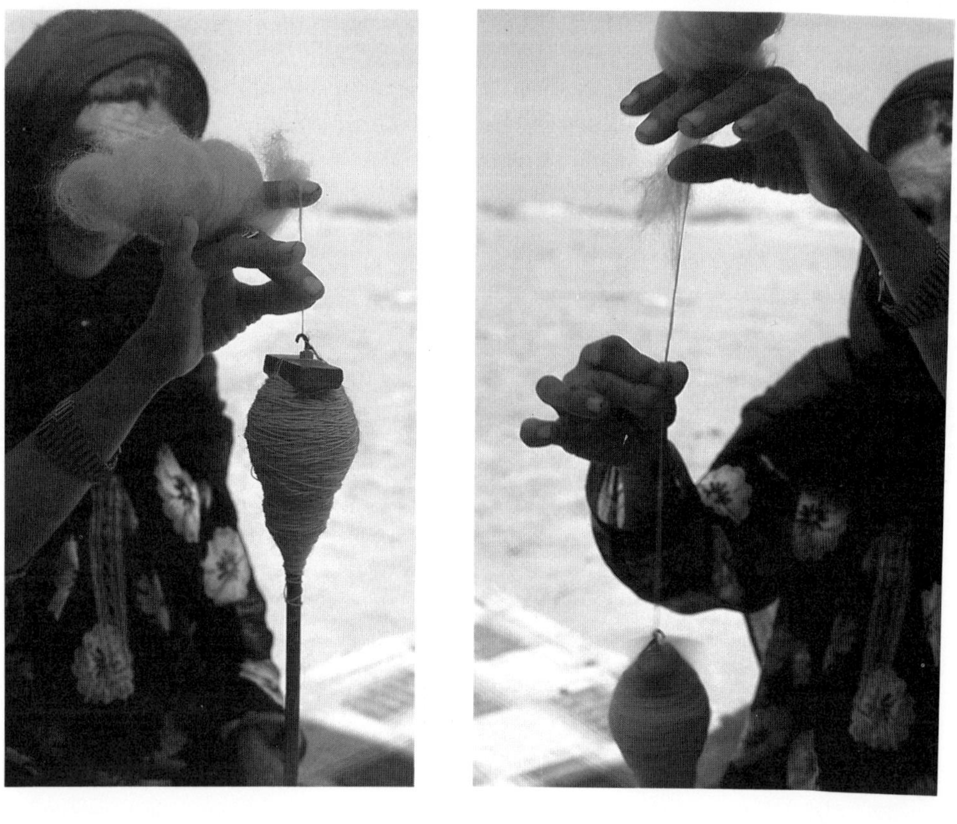

12 *Eine Beduinenfrau spinnt mit einer Fallspindel* (links) *und zieht die Fasern mit der linken Hand nach oben aus* (rechts).

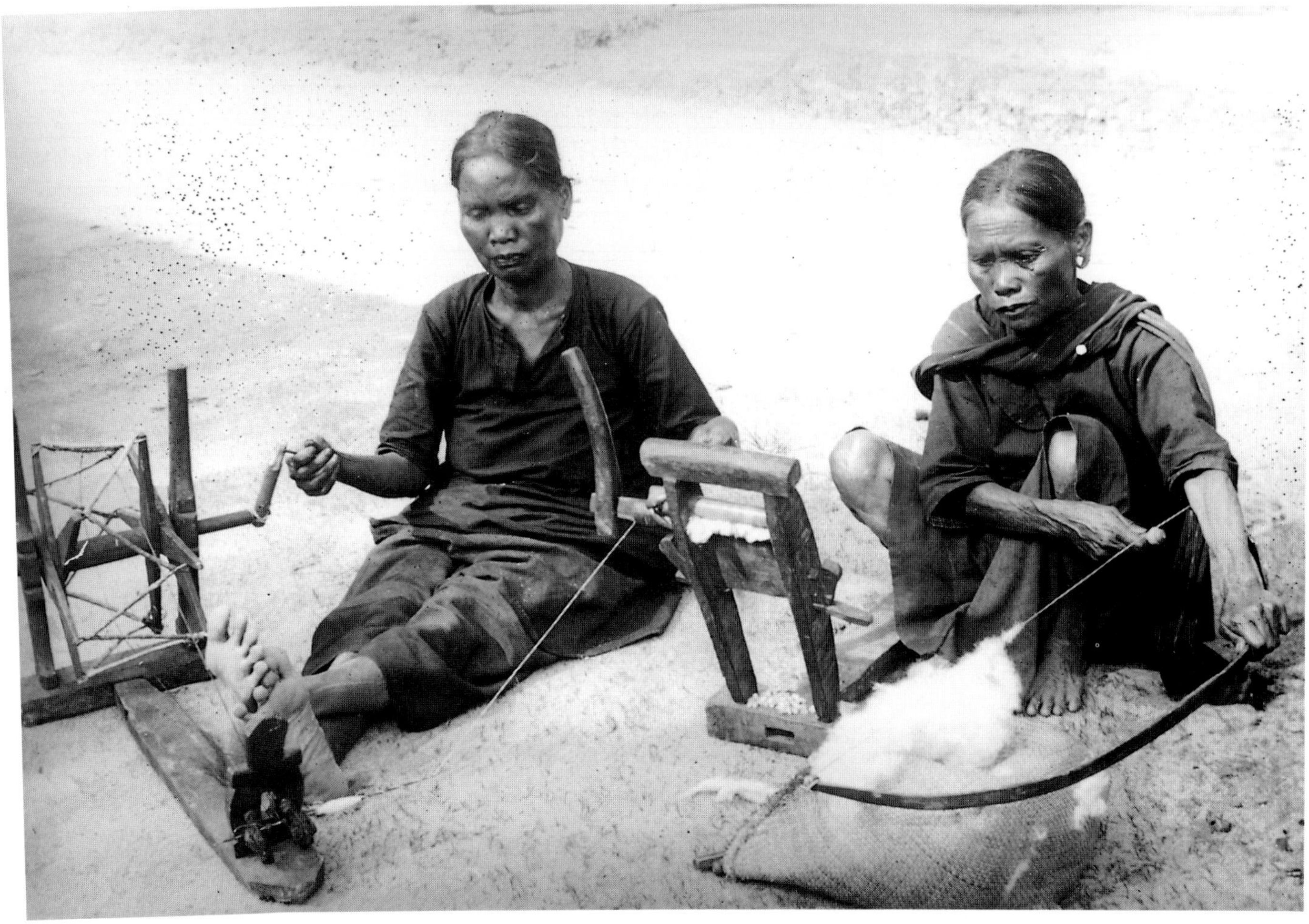

13 *Die Frau links spinnt Baumwolle auf einem Spinnrad mit sechs Speichen, während die Frau rechts die Baumwollfasern mit dem Bogen schlägt; zwischen den beiden steht das Entkörnungsgerät, das die Fasern von den Samen trennt. Indonesien.*

13 beiden Räder in grosser Geschwindigkeit drehte, wenn man die Achse ankurbelte. Dieses Spinnrad bedeutete nicht den grossen Durchbruch, da das Spinnen immer noch die einzelnen Arbeitsschritte Verziehen, Eindrehen und Aufwickeln beinhaltete. Etwas konnte es allerdings weitaus schneller als dies von Hand möglich war: das gesponnene Garn aufspulen.

Erst mit der Erfindung des Spinnflügels, der auf die Spindel gesetzt wurde (ein U-förmiges Holzstück mit Haken, das sich um eine unabhängig sich drehende Spule auf der Spindel drehte), und des Trittes, womit man das Spinnrad mit dem Fuss antreiben konnte, wurde es möglich, das Garn ohne Unterbrechung gleichzeitig zu spinnen und aufzuwickeln. Im Hinblick auf die Geschwindigkeit war das ein entscheidender Fortschritt gegenüber Handspindel und Spindelrad. In Europa wurde das Spinnrad vom Mittelalter bis zur Industriellen Revolution von Arm und Reich verwendet. In anderen Teilen der Welt wurde die Handspindel indes nicht vom Spinnrad verdrängt: Ein einfaches Gerät, das man mit auf Reisen nehmen und mit anderen Tätigkeiten verbinden kann, ist einem relativ komplizierten Apparat mit vielen beweglichen Teilen, der einen sesshaften Lebensstil wie auch erheblichen finanziellen Einsatz verlangt, vorzuziehen.

Färben

Naturfasern, aus denen Garn gesponnen werden kann, verfügen selbst schon über ein gewisses Spektrum an Farbtönen. Für den Alltagsbedarf genügen diese natürlich, aber der Mensch liebte immer schon leuchtende und kräftige Farben, und die Suche nach Stoffen, die andere Farben ergeben als die Naturfarben der Fasern, begann schon in früher Vorzeit und hält bis zum heutigen Tage an, wie die riesigen Chemiefarbwerke unübersehbar zeigen. Bereits vor der Entdeckung des ersten chemischen Farbstoffes im Jahre 1858 stand den Färbern eine grosse Farbpalette zur Verfügung, wie es uns Stoffe zeigen, welche vor dieser Zeit entstanden sind.

Die Naturvölker entdeckten Säfte in Pflanzen und Farbstoffe in der Erde und bemalten damit ihren Körper oder ihre Lendenschurze mit Stöcken. Allerdings war die Farbe nicht haltbar und liess sich leicht wieder abreiben. Insofern war das kein Färben, da die Farbe beim Färben eine dauerhafte Verbindung mit der Faser eingeht, was gewöhnlich mit Wasser in einem vorbereiteten Farbbad geschieht. Dieses etwas anspruchsvollere Verfahren wurde in den antiken Kulturzentren der Welt – Indien, China, Ägypten, Mexiko, Peru, Griechenland und Rom – entwickelt, wo sich die Färberei zu einem spezialisierten Gewerbe herausbildete. Von diesen kulturellen Zentren aus verbreiteten sich die Färbemethoden weiter. Vielfach übernahmen die Frauen das Färben neben den vielen anderen häuslichen Aktivitäten.

Die moderne Wissenschaft teilt die Färbeverfahren in drei verschiedene Kategorien, je nachdem, ob das natürliche Färbematerial direkt färbt (substantive Farbstoffe) oder ob ein zusätzlicher Stoff nötig ist, um den Farbstoff mit den Fasern zu verbinden (Küpen- und Beizenfarbstoffe) (Bühler, 1948, S. 2488).

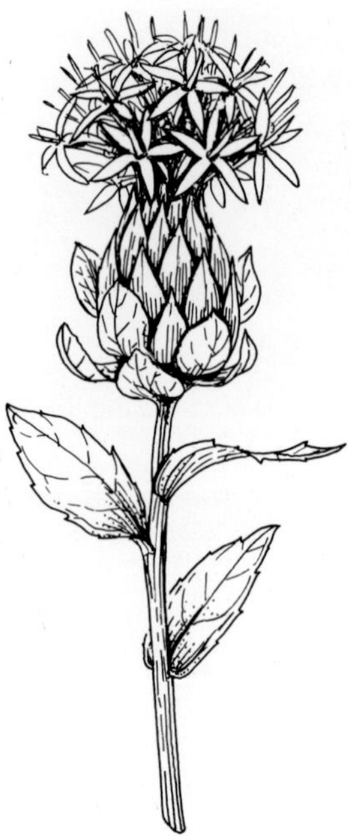

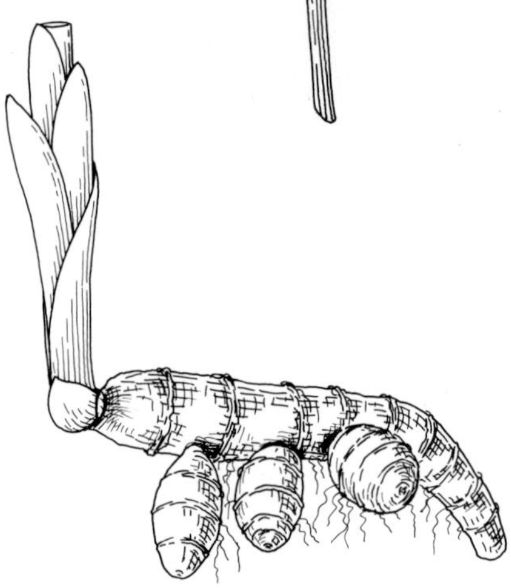

14 (oben) *Färberdistel* (Carthamus tinctorius).

15 (unten) *Gelbwurz, die Wurzel von* Kurkuma.

Substantive oder Direktfarbstoffe

Direktfärbungen sind am einfachsten, denn sie arbeiten mit löslichen Stoffen, die den Farbstoff bereitwillig ins Färbebad abgeben und direkt färben, ohne dass sie irgendwelche andere Zusätze erfordern. Bei einigen dieser Farbstoffe absorbieren die Fasern einfach die Farbe, die dann auch nicht besonders reib-, licht- oder waschfest ist. Bei anderen hingegen findet eine chemische Reaktion zwischen Farbstoff und Faser statt, so dass die Farbe haltbar wird.

Die substantiven Farbstoffe stellen nur eine kleine Gruppe dar, umfassen aber Blumen,
Wurzeln, Früchte und Flechten. Die Färberdistel *(Carthamus tinctorius)* ist sowohl in Persien 14
als auch im Fernen Osten schon seit vielen Jahrhunderten vor Christi Geburt bekannt. Die Blüten enthalten zwei verschiedene Farbstoffe, ein wasserlösliches Gelb und ein unlösliches Rot. Das Gelb löst sich in weichem Wasser und wurde zum Färben der gelben Gewänder der buddhistischen Mönche verwendet. Die verbliebene unlösliche rote Substanz wird in einem alkalischen Bad extrahiert und anschliessend mit Säure neutralisiert.

Gelbwurz stammt aus der Wurzel von Kurkuma. Zerstampft zu einem feinen Pulver löst sich 15
Kurkuma in Wasser und färbt selbst Baumwollstoffe satt gelb. Die Farbe ist allerdings nicht wasch- oder lichtecht. In Indien, einem der ältesten Färbezentren der Welt, wird damit seit altersher gefärbt. Von dort aus fand der Farbstoff über Handelsstrassen seinen Weg nach Ost und West.

Annatto heisst der Farbstoff des mittel- und südamerikanischen Orleansbaums, den man
aus dem fleischigen Fruchtfleisch gewinnt, das die Samen der *Bixa orellana* umschliesst. Man 16
färbte damit Seide leuchtend orange, aber wie beim Gelbwurz ist die Färbung flüchtig und bleicht im Licht aus.

Vielleicht sollte man in diesem Zusammenhang darauf hinweisen, dass uns heute die Vergänglichkeit der Farben zwar als eindeutiger Nachteil erscheinen mag, bei den Naturvölkern das Färben mit substantiven Farbstoffen aber nicht mühsamer war als Wäsche zu waschen. Besonders vor festlichen oder anderen besonderen Anlässen konnten die Kleidungsstücke einfach wieder ins Färbebad gelegt werden.

Aus gemässigteren Klimazonen stammen verschiedene Hölzer oder Rinden, die tierische Fasern gelb oder braun färben. Berberitze *(Berberis vulgaris)* färbt gelb, und Eichenrinde (*Quercus*-Arten) liefert einen dunkelbraunen Ton, wobei der in der Rinde enthaltene Gerbstoff die Färbung beständig macht. Mit Walnüssen sowie anderen Arten aus der Familie der *Juglans* wird in vielen Teilen der Welt braun gefärbt.

Eine grosse Gruppe substantiver Farbstoffe stellen die Flechten dar. Flechten unterscheiden sich von anderen Pflanzen dadurch, dass sie aus zwei ungleichen Organismen bestehen, einem Pilz und einer Alge, die in einer gegenseitig befriedigenden Nachbarschaft symbiotisch zusammenleben. Sie werden nach ihrer Form in Krusten-, Laub- und Fadenflechten unterschieden und wachsen auf Felsen, Mauern oder Bäumen. Die Luftverschmutzung macht ihnen schwer zu schaffen, und da sie ausserdem ausgesprochen langsam wachsen, schreckt heutzutage jeder, der seine heimischen Pflanzen schützen möchte, davor zurück, sie zum Färben zu verwenden. Früher war das noch anders; sie wurden massenhaft im Norden der Britischen Inseln, in Island, Skandinavien und Nordamerika sowie an den Küsten der Mittelmeerinseln und der Kanaren gesammelt.

Flechten enthalten Farbstoffe in Form farbloser Säuren. In manchen Fällen genügt es, trockene Flechten aufzubrechen oder frische Flechten zu zerdrücken und in Wasser auszukochen, um Farbe ins Färbebad zu bringen. Man kann die zu färbende Wolle entweder lagenweise mit den Flechten ins Färbebad legen oder die Farbe erst aus der Pflanze extrahieren, den Sud absieben und damit färben. Solche Flechten, die man nur auszukochen braucht, sind sehr einfach zu verwenden. Cudbear und Orseille sind substantive Farbstoffe, die früher kommerziell aus verschiedenen Flechtenarten hergestellt wurden. Cudbear wurde aus der *Rocella tinctoria* und anderen, auf den Kanaren und Azoren wachsenden Flechten hergestellt. Das Pflanzenmaterial wird mit Wasser und Ammoniak zu einem Pflanzenbrei ausgekocht, den man zwei bis drei Wochen lang fermentieren lässt (Mairet, 1952, S. 18). Orseille machte man aus *Ochrolechia tartarea* und anderen Flechten der Shetland-Inseln und des westlichen Hochlands von Schottland.

Flechten sind ein faszinierendes Forschungsgebiet, und Referenzen und Rezepte sind in vielen Färbebüchern zu finden; *Lichens for Vegetable Dyeing* von Eileen Bolton beschäftigt sich ausschliesslich mit diesem Thema.

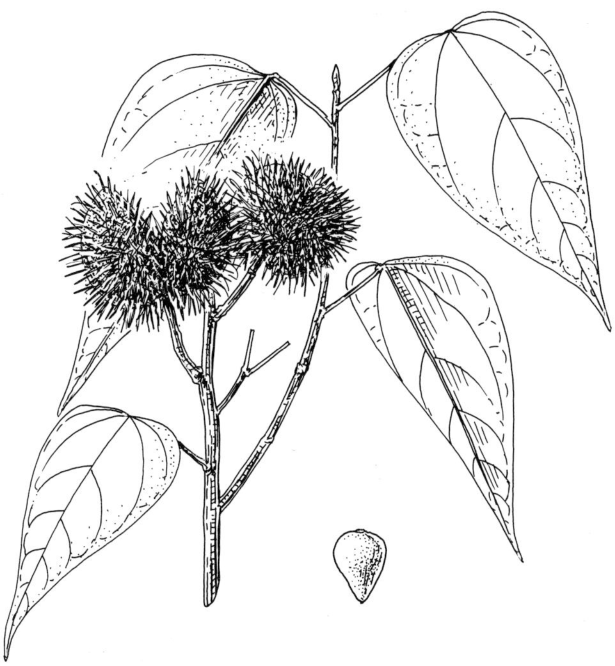

16 Bixa orellana. *Der Farbstoff Annatto wird aus dem fleischigen Fruchtfleisch gewonnen, das die Samen umschliesst.*

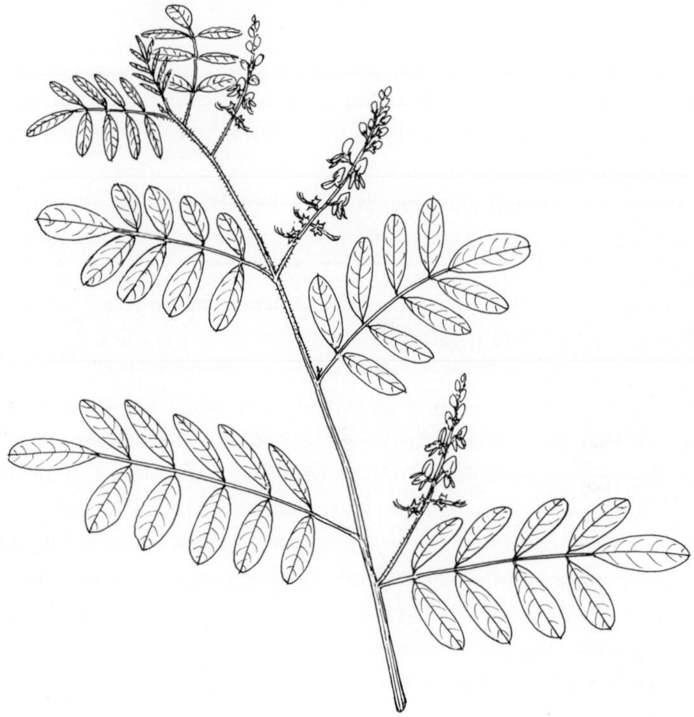

17 Indigofera tinctoria, *aus der Indigo gewonnen wird.*

Küpenfarbstoffe

Bestimmte Farbstoffe lösen sich nicht in Wasser, werden aber in einer alkalischen Lösung oder Lauge in wasserlösliche Bestandteile umgewandelt. Bei diesem Vorgang entweicht der Sauerstoff, so dass der Farbstoff auf die Fasern aufziehen kann. Die Färbung wird dauerhaft durch die anschliessende Oxidation an der Luft.

Das Indigo, das man in Indien, Indonesien, China, Japan, Afrika, Mittel- und Südamerika
kennt, ist ein solcher Farbstoff. Indigo ist der Name des Farbstoffs und nicht etwa der Pflanze.
Der Farbstoff wird aus etwa 50 verschiedenen Pflanzen gewonnen, darunter auch der 17
Indigofera tinctoria. Er ist in den Blättern der Pflanzen in Form eines farblosen Glykosids
namens Indican enthalten und wird durch die Gärung der Pflanze gewonnen. 19

*Wenn die Pflanzen reif sind, werden sie geerntet, gestampft und vergoren; dann wird die
Lösung Indican abgeseiht und die Pflanzenreste beseitigt. Das Indican wird weiterverarbeitet.
Die Lösung wird mit Waschbleueln geschlagen, um Luft hineinzubringen und die Oxidation zu
beschleunigen. Wenn die Oxidation abgeschlossen ist, wird das Indigo gepresst, geschnitten* 18
und getrocknet und kommt auf den Markt (Adrosko, 1968, S. 17).

Wenn man mit dem so gewonnenen Indigo färben will, muss man es noch einmal in einer Lauge reduzieren und gären lassen, deren Zusätze sich von Land zu Land, wenn nicht gar von Dorf zu Dorf, unterscheiden, je nachdem, was vor Ort zu finden ist. Als Gärzusätze kommen Krapp und andere Pflanzen, Honig, Datteln, Trauben oder Kleie und als alkalische Stoffe Kalk oder Pottasche dazu. Jill Goodwin (1982, S. 69) nennt abgestandenen Urin das beste Reduktionsmittel:

Die Bakterien im Urin brauchen Sauerstoff zum Leben, den sie aus der Harnsäure ziehen. Im Laufe ihres Lebens geben sie Wasserstoff ab, wodurch das Indigo weiss wird. In diesem Stadium liefert das Ammoniak in der Harnsäure das notwendige alkalische Salz, um das weisse Indigo aufzulösen. Nach mindestens zwei Wochen der Fermentation kann das Garn in das Färbebad getaucht und anschliessend an die Luft gebracht werden. Auf diese Weise zieht lichtechtes Indigoblau auf die Fasern.

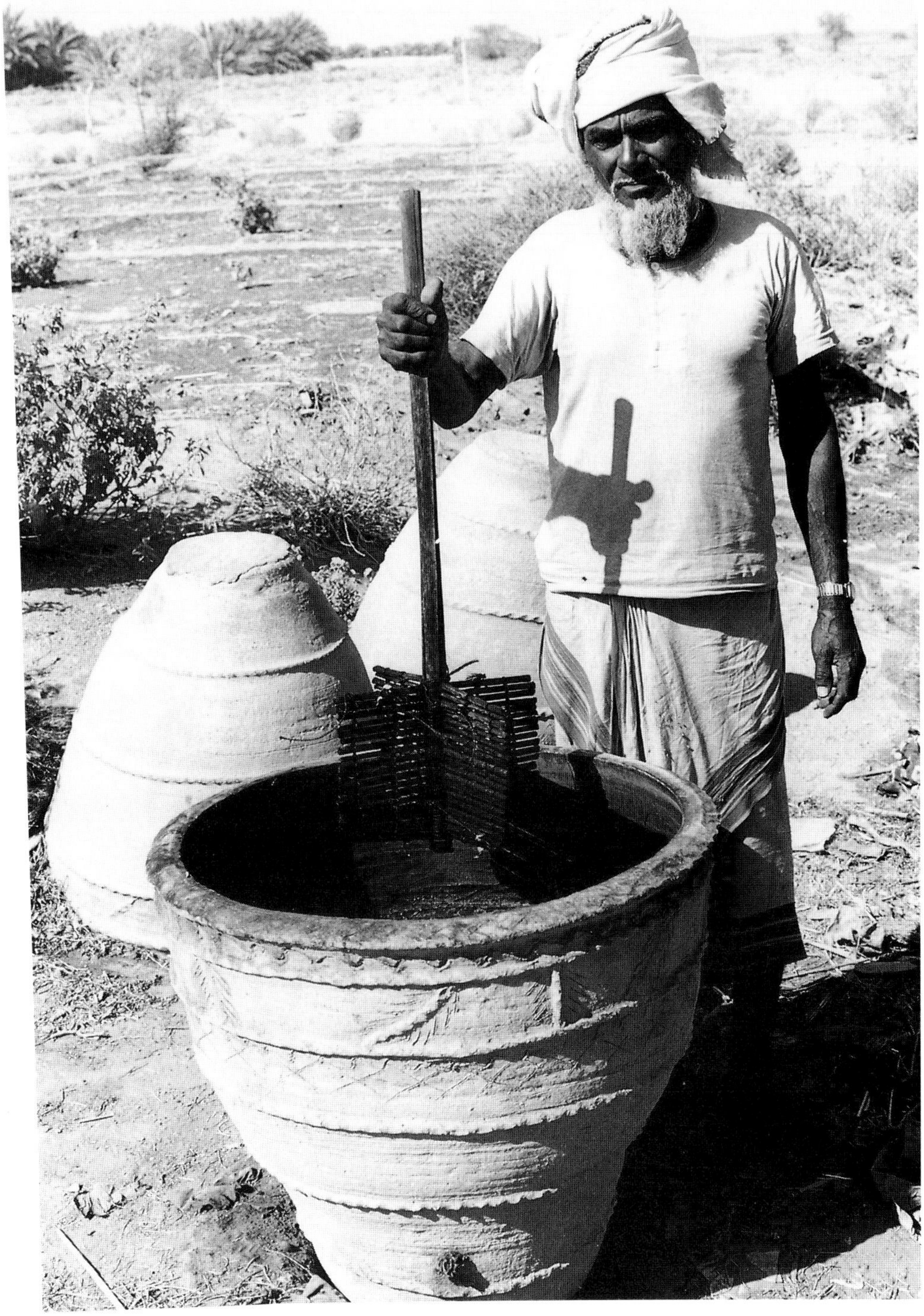

18 *Mit einem Waschbleuel wird Sauerstoff in die Indigoküpe geschlagen. Ibri, Oman.*

Heutzutage wird synthetisches Indigo, das 1897 erstmals auf den Markt kam und der Struktur nach identisch ist mit dem natürlichen Indigo (abgesehen von den im Pflanzenmaterial enthaltenen Spurenstoffen), in grossen Mengen hergestellt. Auch gibt es heute leicht zu verarbeitende und lichtechte Reduktionsmittel – nur so ist es möglich, die weltweite Nachfrage nach Blue Jeans und Arbeitsanzügen in einer Farbe zu befriedigen, die scheinbar den universellen Geschmack trifft und gleichzeitig licht- und waschfest, allerdings nur eingeschränkt reibfest ist.

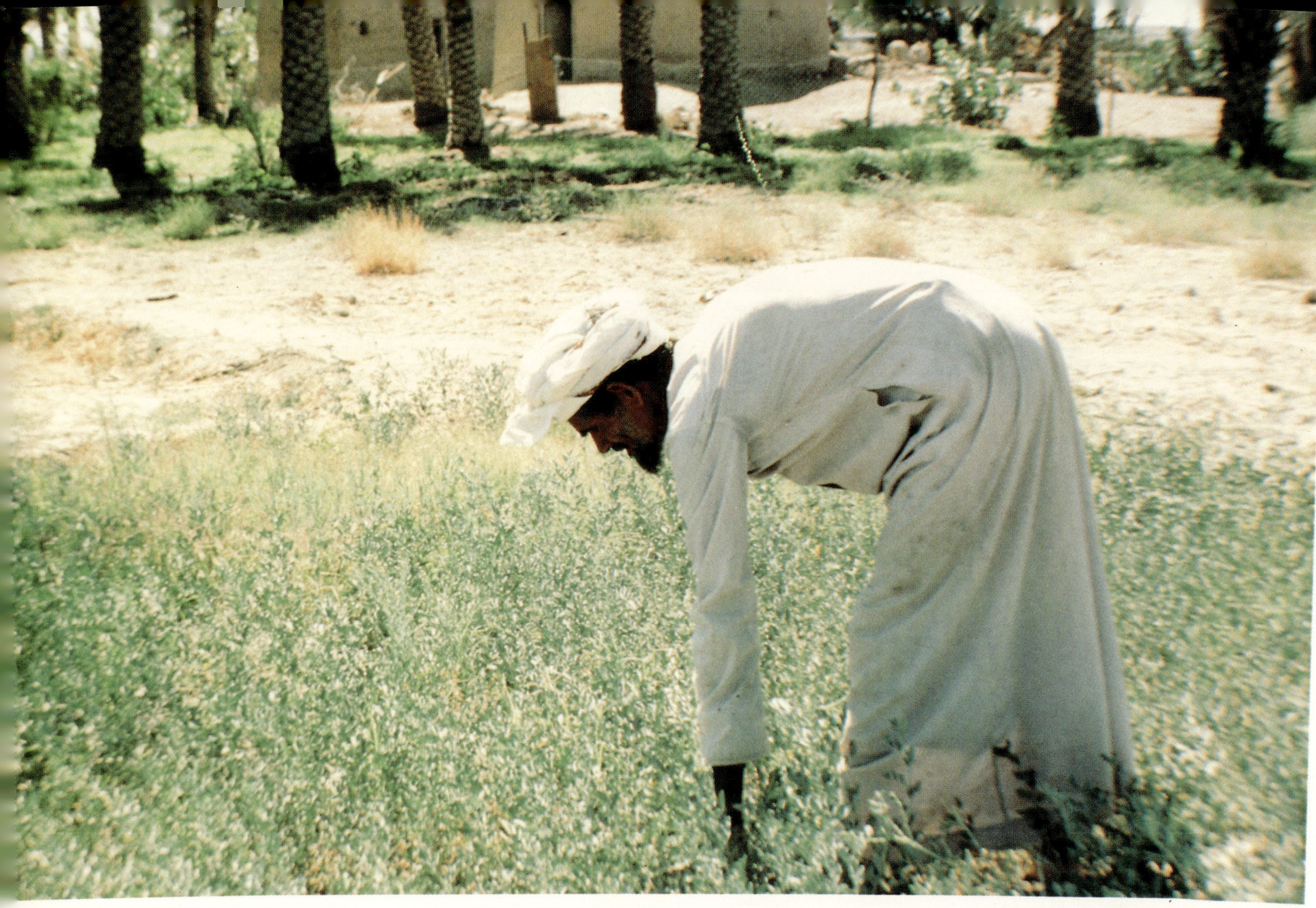

19 *Indigofelder in Ibri, Oman.*

In Nordeuropa war die Färberwaid, *Isatis tinctoria*, die Quelle für Indigo. Sie enthielt dieselbe färbende Substanz wie das *Indigofera*, allerdings nur in wesentlich geringerer Konzentration, so dass man viel mehr Pflanzenmaterial brauchte, um dieselbe Menge Indigo zu erzeugen. Trotzdem war es im Mittelalter ein wichtiger Farbstoff, der zwar mit der Zeit durch das neue Indigo aus dem Osten verdrängt, aber doch bis ins frühe 20. Jahrhundert hinein weiterverwendet wurde, manchmal auch als Zusatz zu den neuen Indigoküpen.

Ein anderer farbloser Stoff, der Sauerstoff und zudem noch Sonnenlicht braucht, um farbig zu werden, ist das antike tyrrhenische oder römisch-kaiserliche Purpur. Der Farbstoff ist in flüssiger Form in der Drüse der Purpurschnecke enthalten. Wie allseits bekannt, war Purpur bei den Römern hoch geschätzt, die ursprünglich nur den höchsten Beamten erlaubten, ihre Roben mit diesem Farbstoff zu färben. Weniger bekannt ist, wie verbreitet die Purpurschneckenfischerei und Purpurfärberei nicht nur in vielen anderen Mittelmeerländern, sondern auch jenseits des Atlantiks in Mexiko, Guatemala und Peru waren. In den Küstenregionen am Mittelmeer verraten Berge von aufgebrochenen Schneckenhäusern, wo sich die grossen Färbezentren befanden; in Mittel- und Südamerika hingegen gewann man den Saft, indem man die Drüse anblies oder zwei Schnecken aneinander rieb. Auf beide Arten wird die Drüse angeregt, Farbstoff abzusondern. Die Quelle des Farbstoffs selbst wird dabei nicht zerstört.

Vollständig abgehandelt wird das Thema Purpur in K. G. Pontings *A Dictionary of Dyes and Dyeing*, der sich auf die Nummer 3/1936 der Ciba-Rundschau stützt, die dem Thema Purpur gewidmet ist.

Beizenfarbstoffe

20 Die Beizenfarbstoffe sind bei weitem die grösste Gruppe. Beizen fungieren als Bindeglied zwischen den Molekülen der Fasern und der Farbstoffe; sie schlagen eine Brücke zwischen ihnen, so dass Farbstoffe, die ohne Beizmittel blass oder farblos färben, kräftige und mehr oder weniger wasch- und lichtechte Farben hervorbringen.

Beizmittel sind Metallsalze, die sich in der Natur im Boden, gelöst in Schlamm oder als lösliche Bestandteile in bestimmten Pflanzen ablagern. Die Salze werden in Wasser gelöst und Fasern, Garn oder Stoff in dieser Lösung vor dem Färben gekocht. Man kann das Beizmittel aber auch direkt in das Farbbad geben, so dass in einem Arbeitsgang gleichzeitig gebeizt und gefärbt wird. Als dritte Möglichkeit kann man das Beizmittel auch nach dem Färben in ein eigenes Beizbad oder gegen Ende des Färbevorgangs ins Farbbad geben. Die Navajos und die Beduinen beispielsweise, für die das Wasser eine rare Kostbarkeit ist, geben alles zusammen in ein Farbbad; wo das Wasser dagegen nicht knapp ist, wird das Färbematerial meist vorgebeizt. Dunkle Farben kann man nach dem Färben beizen, die Farben werden dabei gedämpft. Will man verschiedene Farbtöne derselben Farbe haben, kann man unterschiedlich gebeizte Garne zusammen in denselben Farbtopf geben. Wenn man das Garn herausnimmt, sieht man die feinen Farbnuancen, die durch die unterschiedlichen Beizmittel entstehen.

20 *Die mit Beizmitteln gefärbten Garne hängen zum Trocknen an der Luft.* Von links: *Kiefernzapfen, Zwiebelschalen, Krapp, Koschenille und Färberwau.*

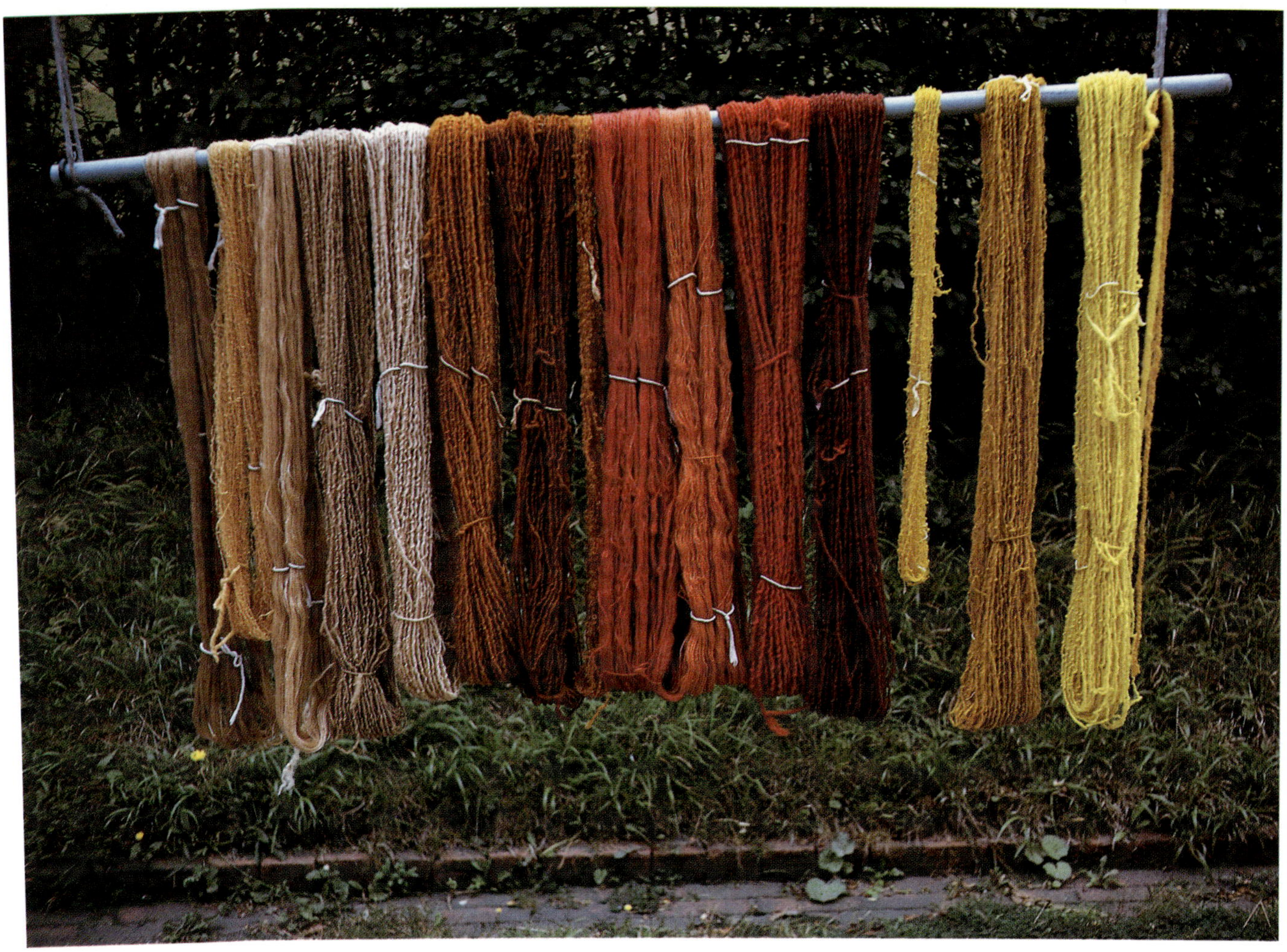

PRICES CURRENT OF DRYS

ARTICLES.	PRICES.	PER.	OBSERVATIONS.
ASHES, Montreal, Pot	23s 0d @ 24 0	Cwt.	About 200 brls. Montreal Pot **ASHES** have disposed of this week at lower rates, viz. 24s new and 23s for old ; also 100 brls. Pearl at We reduce our quotations accordingly.
Pearl....	31 0 , 32 0	,,	
ANNATTO, Flag.........	1 4 , 1 6	lb.	10 casks Annatto sold at 1s 5d @ 1s 7d ; the la price now demanded for good quality.
ARGOL,			
Red, Oporto, Naples, &c ..	33 0 , 40 0	Cwt.	No actual sales have occurred in Argol, but sev parcels of importance have been forwarded into interior.
Florence, Bologna, &c.	42 0 , 46 0	,,	
White..do. ......do......	43 0 , 52 0	,,	
Naples, French, &c .	36 0 , 44 0	,,	
BARK, Quercitron, N.York &c.	18 0 , 20 0	,,	Only small lots of Quercitron Bark have been sol 18s @ 20s.
Philadel ..	20 0 , 21 0	,,	
BERRIES, Persian, good ..£	21 0 , 22 0	,,	No sales reported in Yellow Berries.
ord. & mid.	17 0 , 19 0	,,	
Turkey	6 15 , 7 5	,,	Brimstone has been in good demand, and upwar 1300 tons have changed hands, viz. about 200 ordinary third quality at £9 12s 6d from the q 1100 tons second quality at £10 10s @ £10 12s and 50 tons first quality, in small lots, at £11.
BRIMSTONE, Sicily, Rough	10 10 , 11 5	Ton.	
Tuscan	11 10 , 12 0	,,	
COCHINEAL, Black, *dty.pd.*	6s 3 , 6 6	lb.	Dull.
Silver	5 7 , 6 0	,,	
CREAM TARTAR, Venetian	70 0 , 72 0	Cwt.	A few casks Cream Tartar sold at 70s @ 72s.
French .	*None.*	,,	
Brown .	52 0 , ——	,,	
Yellow .	60 0 , ——	,,	
DYEWOODS,			
BARWOOD, Angola......£	8 10 , 10 0	Ton	Logwood this week has experienced a further de of 15s @ 20s per ton, 100 tons Campeachy ha been sold at £9 10s @ £10, and 120 tons Jan at £7 @ £7 12s 6d. The transactions in c descriptions of **DYEWOODS** consist chief about 60 tons Fustic,—Jamaica £13 5s and T pico £12 @ £13.
Gaboon	5 10 , 7 10	,,	
CAMWOOD	19 10 , 24 0	,,	
FUSTIC, Spanish	12 10 , 13 0	,,	
Ceara	12 15 , 13 0	,,	
Tampico	12 0 , 13 0	,,	
Cuba	16 0 , ——	,,	
LOGWOOD, Jamaica	7 0 , 7 10	,,	
Honduras	8 0 , 8 10	,,	
Campeachy ..	9 10 , ——	,,	
NICARAGUA WOOD, Solid.	11 0 , 14 0	,,	
Small	7 0 , 8 0	,,	
LIMA, middling to good ..	15 10 , 16 10	,,	
inferior	11 0 , 14 0	,,	
GUM, Senegal.... *duty paid*	67 0 , 68 0	Cwt.	No sales reported in Gum. Sales of East India damaged Senegal are advertised for Wednes next.
Gedda	58 0 , 60 0	,,	
E.I. good & fine, *in bd.*	50 0 , 54 0	,,	
ordinary & mid..	20 0 , 45 0	,,	
OIL, OLIVE, Gallipoli, direct	52 10 , 53 0	*Tun of 252 Imprl. gallons*	Not more than 20 tuns Olive **OIL** have been so Portugal £46 10s @ £48 10s, Trieste £5 Small parcels of Palm Oil sold at £39.
Trieste	50 0 , 51 0		
Sicily	50 0 , ——		
Malaga	43 0 , ——		
Portugal & Seville	47 0 , 48 0	,,	
Levant	47 0 , 49 0	,,	
PALM................	39 0 , ——	Ton	
TALLOW, Russian........	48s 0 , 49 0	Cwt.	Not much doing in Tallow. Some P. Y. C. sol 48s 6d ex ship, and 49s required in store.
Buenos Ayres, &c	43 0 , 46 0	,,	
SHUMAC, Malaga, new....	*None.*	,,	The sales in Shumac consist of 250 bags Palerm 12s 9d @ 13s, and 94 bags Messina, dama at 8s.
Sicily	12 0 , 13 0	,,	
Verona	9 0 , 9 6	,,	
Trieste	9 6 , 10 0	,,	
GALLS, Turkey, white .. £	3 3 , 3 5	,,	In Galls no transactions are reported.
mixed	3 10 , ——	,,	
blue......	3 15 , 4 0	,,	
LAC DYE, middling to good.	1s 2 , 4 0	lb.	A few chests Lac Dye sold at 11d.
ordin. & inferior.	0 9 , 1 1	,,	
SHELL LAC, Orange, *in bd.*	85 0 , 120 0	Cwt.	No sales reported in Shell Lac. 150 chests t offered by auction next week.
Liver & Block	55 0 , 70 0	,,	The business done in Saltpetre has been confin small parcels at previous rates. 500 bags Ni of Soda have been disposed of at 14s 6d @ 15
SALTPETRE, E. India, *d. p.*	26 0 , 30 0	,,	
Peruvian	15 6 , 16 0	,,	

Imports of **DRYSALTERIES, WOOL, &c** *from 21st to 27th June inclusive.*

56 casks Annatto	139 casks Trieste Oil	38 chests East India Indigo
81 , Argol	15 , Malaga do.	100 serons Spanish do.
91 , New York Bark	15 , Portugal do.	22 casks Dutch Madder
205 tons Brimstone	443 , Palm do.	70 bales Naples Roots
334 serons Cochineal	681 , Russian Tallow	622 bags Spanish Madder
17 casks Cream Tartar	136 , Monte Video do.	123 , Scotch Wool
126 tons Fustic	730 bags Sicily Shumac	43 , English do.
62 , Jamaica Logwood	2350 , Trieste do.	113 , Irish do.
19 , St. Domingo do.	11 chests Lac Dye	56 , German do.
558 , Campeachy do.	225 , Shell Lac	108 , Italian do.
1398 bags Gum Senegal	1953 bags Saltpetre	919 , N. S. Wales do.
26 chests do. Arabic		

Import
1s

Foreig
Scotch
Irish .
Englis

21 *Eine Preisliste gibt Aufschluss über den Handel mit Farbstoffen in der ersten Hälfte des 19. Jahrhunderts.*

IES, WOOL, &c. *Liverpool, 29th June,* 1839.

ARTICLES.	PRICES.	PER.	OBSERVATIONS.
GO, *in bond*,			
le, ord. & mid.	3s 9 @ 5s 0	*lb.*	The very limited supply of **INDIGO** on the market prevents transactions worthy of notice.
good & fine	5 6 , 6 3	,,	
gal, ord. & mid. consg copper & violet	6 6 , 7 9	,,	
good and fine ditto	8 0 , 8 6	,,	
do. vio. & purp. vio.	8 9 , 9 3	,,	
do. purple and blue	9 3 , 9 6	,,	
dras	*None.*		
timala, Cortes, *in bond*	3 6 , 5 0	,,	
Sobres	5 3 , 6 9	,,	
Flora	7 0 , 7 6	,,	
acca, Cortes	4 3 , 5 6	,,	
Sobres	5 9 , 6 9	,,	
Flora	7 0 , 7 6	,,	
DER, Dutch. Crop	70 0 , 80 0	*Cwt.*	There is rather more inquiry for **MADDER**, without any business of importance having been done.
Ombro	58 0 , 68 0	,,	
Gamene	40 0 , 50 0	,,	
Mull	10 0 , 25 0	,,	
ench, E X F F	68 0 , ——	,,	
E S F & E S F F	62 0 , 64 0	,,	
S F F	52 0 , 56 0	,,	
S F	48 0 , 50 0	,,	
nish	*None.*	,,	
DER ROOTS, Turkey	45 0 , 47 0	,,	No transactions in any description of Madder Roots reported in the general market.
French	47 0 , ——	,,	
Naples, Syrian, &c.	36 0 , 38 0	,,	
LOWER, Bengal, *in bd.*			
ood and fine £	7 0 , 7 0	,,	A few bales Bengal Safflower sold at 90s per cwt.
rdinary and middling	2 10 , 4 10	,,	
bay, *duty paid*	1 5 , 2 0	,,	
L, Highland Laid	12 0 , ——	*Stone.*	The attention of the Trade being directed to the London sale of **WOOL** to take place at the end of next week, and to the collection of the English clip, the business doing in the article here is on a very limited scale, and only trifling parcels find buyers as wanted for immediate consumption. The "Laura" arrived from Sydney, N. S. Wales on Wednesday last, with 919 bales. Other vessels are shortly expected, when a sale will be announced in about a month.
White	14 6 , 15 0	*of*	
oway, Laid & fine cross.	14 0 , 16 6	*24 lbs.*	
viot White	30 0 , 34 0	,,	
Washed	20 0 , 28 0	,,	
Laid and cross	14 0 , 18 0	,,	
tch, Skin	0 4½ , 1 0	*lb.*	
lish Fleeces, Dorset, Wilts, &c.	1 6 , 1 8	,,	
kin, old, combing	1 4 , ——	,,	
Do. short	0 10 , 1 6	,,	
h Fleeces, combg Hoggett	1 6 , 1 7	,,	
Wedder	1 4½ , 1 6	,,	
man Fleeces	2 2 , 3 0	,,	
Lambs'	2 0 , 2 9	,,	
Skin	1 4 , 2 0	,,	
sian Zegay	1 1½ , 1 3½	,,	
Donsky	0 9 , 0 9½	,,	
Lambs'	0 7½ , 0 9½	,,	
ssa, fine	2 0 , 3 6	,,	
can, Smyrna, & Italian.			
nwashed	0 6 , 0 6½	,,	
Washed	0 9 , 0 11	,,	
nish R and R R	2 3 , 2 9	,,	
F S A	1 6 , 2 0	,,	
tugal R and R R	1 4 , 1 8	,,	
F A S	0 10 , 1 4	,,	
South Wales Fleece	1 6 , 2 6	,,	
Lamb	1 8 , 2 3	,,	
t India	0 4½ , 0 10	,,	
nos Ayres	0 7 , ——	,,	
key Goats' Mohair	1 4 , 1 6	,,	
yrna Black	0 4 , 0 7	,,	
key White	0 8½ , 0 11	,,	

ool, from *June.*	
38.	1839.
ags	Bags
07	38521
24	3497
15	2153
80	737

SALES ADVERTISED.

Saturday, 29th June.
40 tons Jamaica Logwood
Wednesday, 3d July.
333 chests Gum Arabic
27 , do. Animi
158 , Shell Lac

134 chests Lac Dye
214 bags Seed Lac
45 casks Dutch and French Madder
800 bags Messina Shumac
490 , Sicily do.

26 serons Guatimala Indigo
4 chests Bengal do.
13 serons Cochineal
149 casks Argol
553 bags damag'd Gum Senegal
100 bales do. Madder Roots.

EDWARDS, DANSON & CO.
Brokers.

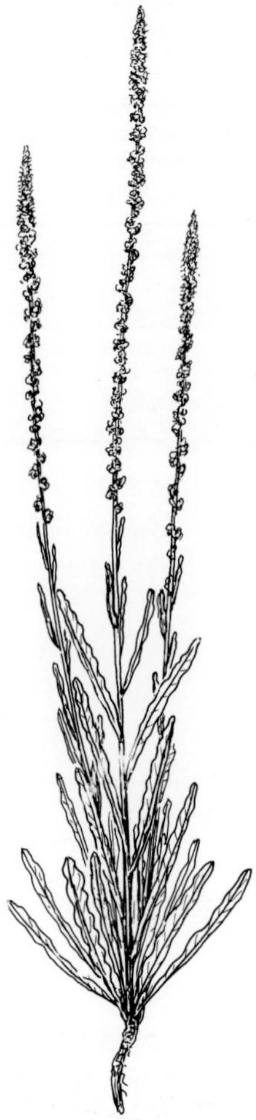

Jahrhundertelang war der Handel mit Beizmitteln ebenso wichtig wie der Handel mit Farbstoffen; kein Wunder, wenn man an die Unbeständigkeit der bereits besprochenen substantiven Farbstoffe denkt. 21

Alaun, eines der ältesten Beizmittel, ermöglichte es, eine ganze Skala wasch- und lichtechter Rot- und Gelbtöne zu färben. Koschenille und Krapp, die beiden von alters her bekannten roten Farbstoffe, sind in vielen der in den folgenden Kapiteln beschriebenen Regionen zuhause. Vor allem gilt das für Krapp, das nicht nur in seiner angebauten Form als *Rubia tinctoria*, sondern auch in vielen anderen, auf allen Kontinenten weit verbreiteten *Rubia*- 23
Arten heute noch verwendet wird.

Es gibt unzählige Pflanzen, die einen gelben Farbstoff liefern, und jede Gegend der Welt hat ihre besonderen Vorlieben. Das wichtigste Gelb der nördlichen Hemisphäre liefert der Färberwau, *Reseda luteola*, der mit Alaun (Kaliumaluminiumsulfat) ein kräftiges Gelb, mit 22
Chrom (Kaliumdichromat) einen alten Goldton, mit Zinnsalz (Zinnchlorid) ein grelles Gelb und mit Eisen (Eisensulfat) ein dunkles Oliv bis Braun färbt.

Diese Mineralsalze, die in den Industrieländern problemlos zu kaufen sind, muss man in manchen Gegenden der Welt in der Natur suchen. Natürliche Alaunablagerungen gibt es vielerorts auf der Welt, vielfach werden auch eisenhaltige Quellen und Schlamm genutzt. Manche Pflanzen enthalten Aluminium als lösliche Bestandteile; andere enthalten Gerbstoffe, die ebenso als Beizen funktionieren können. Essig oder Zitrusfrüchte, Salz, abgestandener Urin und Laugen (Wasser wird alkalisch, wenn man darin die Asche verbrannter Pflanzen einweicht) sind weitere Beizmittel, die höchstwahrscheinlich überall verfügbar sind.

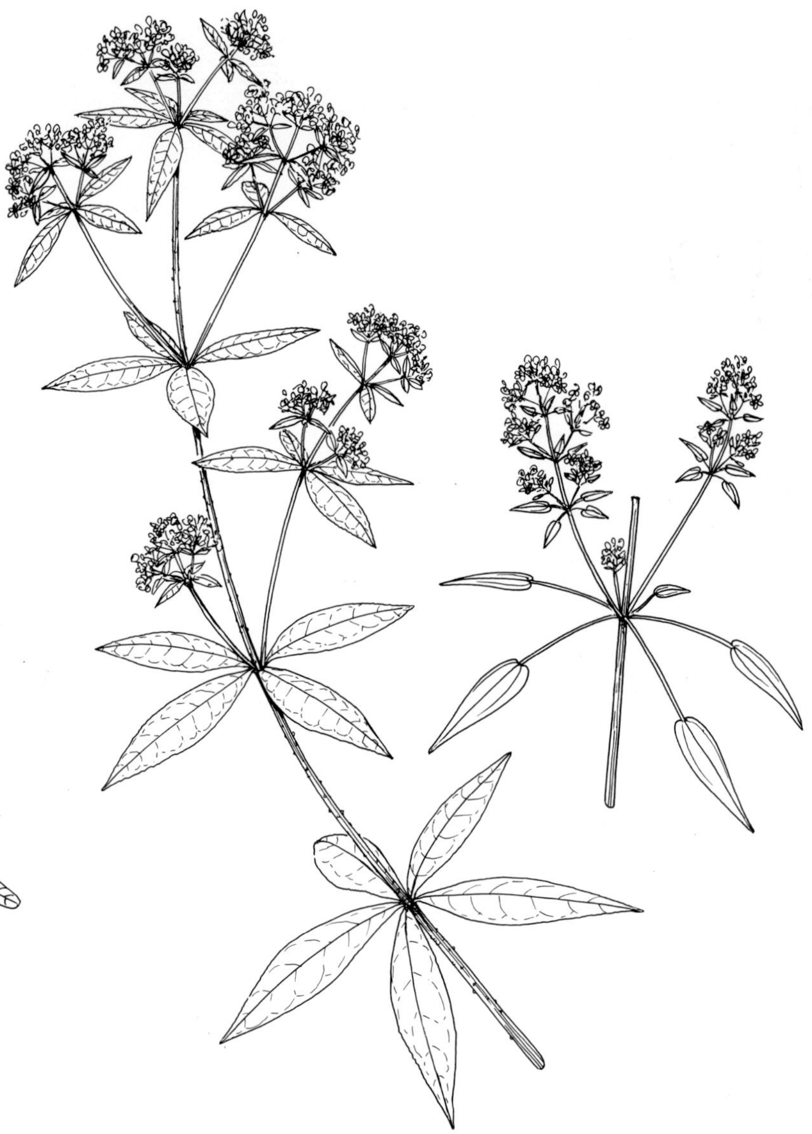

22 (oben) *Färberwau* (Reseda luteola).

23 (rechts) *Krapp:* Rubia tinctoria *(links) und* Rubia cordifolia *(rechts).*

24 (unten) *Brasilholz* (Caesalpinia echinata).

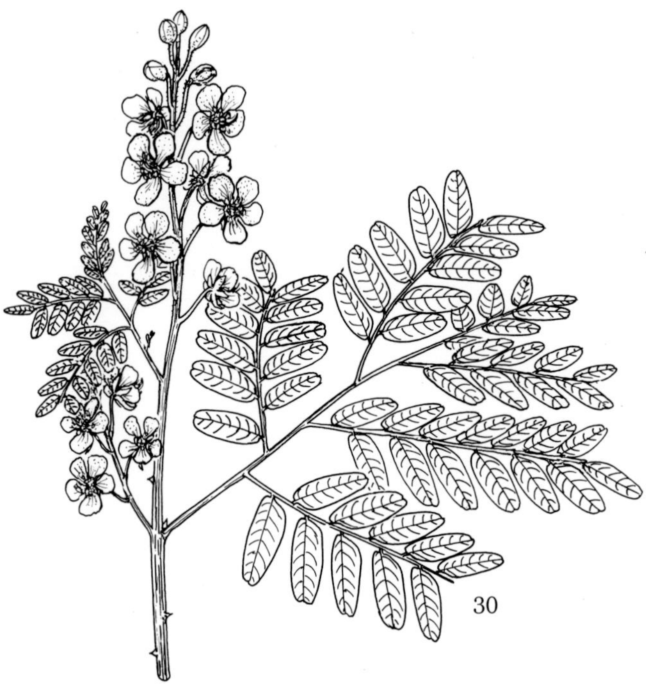

Viele der vor allem aus Südamerika stammenden Färbehölzer, die in Form von Holzsplittern oder Klötzen im Handel sind, sind Beizenfarbstoffe. Fustic oder Gelbholz *(Chlorophora tinctoria)* und Querzitron *(Quercus velutina)* für Gelb; Blauholz *(Haematoxylon campechianum)* für
24 Blauviolett, Grau und Schwarz; Brasilholz (*Caesalpinia echinata* und andere) für helle Rottöne. Der Name Brasilien ist von Brasilholz abgeleitet (und nicht umgekehrt, wie man vielleicht erwarten könnte), da das Brasilholz als Färbemittel lange Zeit, bevor man verwandte Arten auf dem südamerikanischen Kontinent entdeckte, im Osten verwendet worden war.

In diesem kurzen Überblick können wir nur auf einige wenige natürliche Färbemittel aufmerksam machen. Die in der Mitte des 19. Jahrhunderts entdeckten synthetischen Farbstoffe fanden ihren Weg bis in die entlegendsten Regionen und verdrängten bald die
25 natürlichen Farbstoffe. Das überrascht nicht, wenn man bedenkt, dass sich mit ein paar Gramm Farbpulver aus einer winzigen Schachtel oder Dose umgehend ein Farbbad herstellen lässt, indem man einfach kochendes Wasser darüber giesst. Ein Vorgang, für den man früher Stunden oder Tage brauchte, ist jetzt in ein paar Minuten abgeschlossen.

In einigen Gegenden der Welt, wie zum Beispiel in Indonesien, sind die alten Färbetechniken, wie sie von Generation zu Generation weiter vermittelt wurden, nach wie vor von grösster Bedeutung und Teil eines Rituals, bei dem die Frage nach der dafür aufgewendeten Zeit keine Rolle spielt. Dort färbt man noch immer in derselben zeitraubenden Weise.

In anderen Ländern, wie beispielsweise in Peru, wo das Indigoblau, das Rot und Rosa der Koschenille und die Gelb-, Braun- und Schwarztöne von Pflanzen und Bäumen vom grellen Orange, Violett, Türkis, Rot und von anderen synthetischen Farben verdrängt worden sind,

25 *Anwendung von synthetischen Farben in einem Umhängetuch für Männer; Vorder- und Rückseite des kompliziert gemusterten Stücks aus Guatemala, Privatsammlung.*

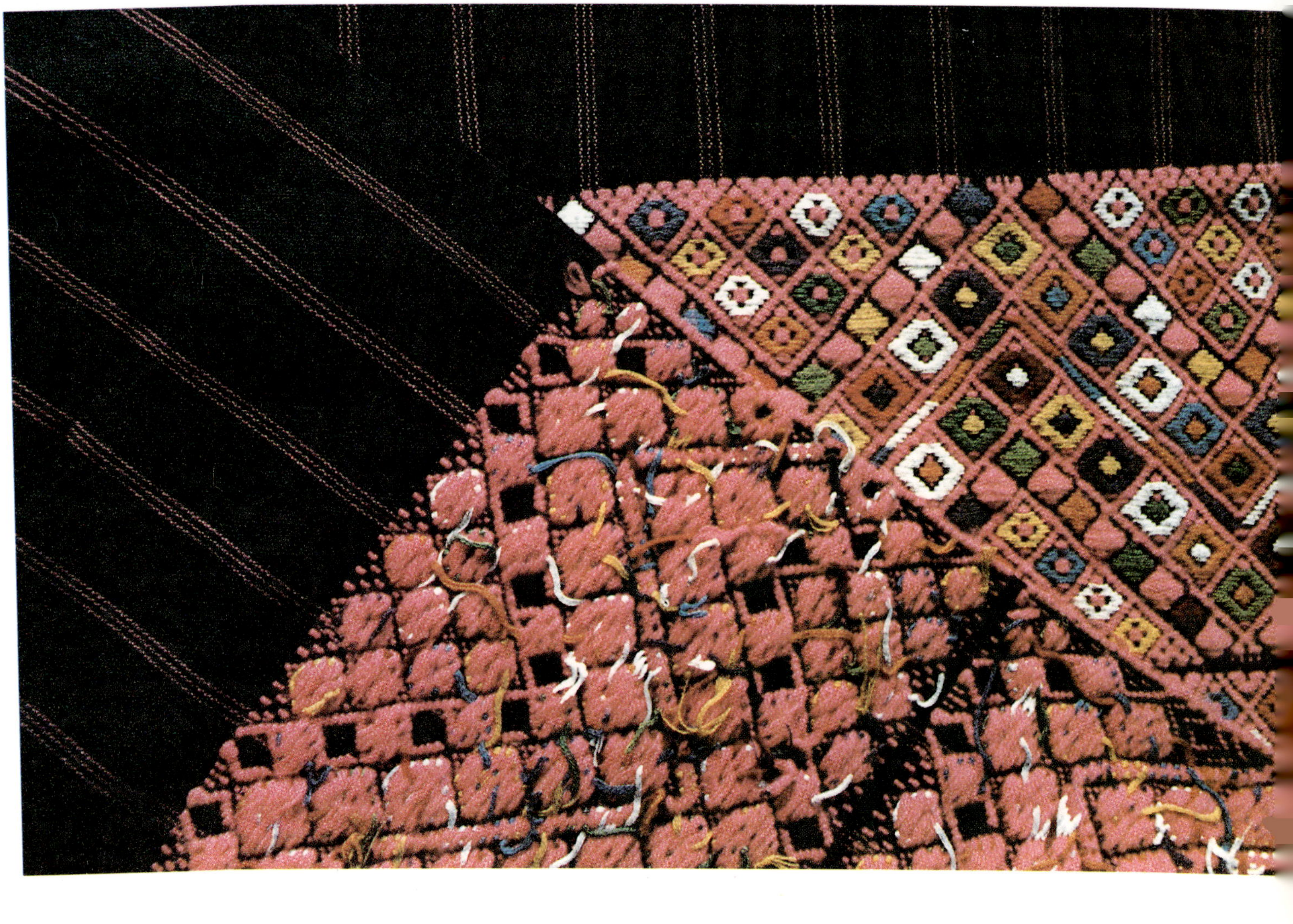

gibt es Anzeichen für eine Umkehr dieses Prozesses. Dieser Wandel ist zum einen begründet in der veränderten Nachfrage anspruchsvoller Touristen, die die grellen Farben nicht schätzen und Textilien suchen, die aus pflanzengefärbten Garnen gewebt sind, zum andern aber auch in einem veränderten Bewusstsein der Indianer gegenüber ihrem historischen Erbe. Sie lernen heute wiederum, ihre heimischen Pflanzen zu nutzen.

Weben

Weben heisst, einen Stoff herzustellen, indem man zwei verschiedene Fadensysteme miteinander verbindet. Der bewegliche, aktive Teil der Fäden, der Schuss, wird Reihe für Reihe durch den unbeweglichen, fest auf den Webstuhl gespannten Teil, die Kette, gezogen, bis das Gewebe fertig ist. Wie der Webstuhl funktioniert und welche Vorrichtungen dazu dienen, die Kettfäden auf verschiedene Weise zu teilen, so dass der Schussfaden leicht von einer Webkante zur anderen durch die Kette gelangt, haben wir bereits beschrieben. Wir sind aber noch nicht darauf eingegangen, *wie* diese Fadensysteme sich verkreuzen. In diesem Abschnitt beschreiben wir die verschiedenen Mustermöglichkeiten, die Bindungen, und zeigen, für welche Zwecke sich die eine oder andere Bindung am besten eignet.

Die Leinenbindung ist die einfachste und häufigste Bindung. Der Schussfaden läuft in der 26
ersten Reihe abwechselnd über und unter einen Kettfaden, und in der nächsten Reihe umgekehrt. Anders gesagt: in Reihe 1, 3, 5 usw. werden alle ungeraden und in den Reihen 2, 4 und 6 alle geraden Kettfäden angehoben.

So einfach diese Bindung ist, so unterschiedlich erscheinen die damit gewebten Stoffe. Natürlich sieht jedes Gewebe anders aus und fühlt sich anders an, je nachdem, welche Fasern und Garne verwendet wurden. Vor allem verändert ein Gewebe aber seinen Charakter dadurch, wie weit die Kettfäden im Verhältnis zu den Schussfäden auseinander liegen.

Wenn man für Kette und Schuss dasselbe Garn und gleich viele Fäden pro cm^2 verwendet, handelt es sich um ein ausgewogenes leinenbindiges Gewebe. Sind aber die Kettfäden so dicht
nebeneinander angebracht, dass der Schuss kaum oder gar nicht mehr sichtbar ist, erhält 27
man einen Kettrips. Und wenn man umgekehrt die Kettfäden so weit auseinandersetzt, dass die aufeinanderfolgenden Schussfäden nicht voneinander getrennt sind, sondern sich dicht
zusammenschieben, bis die Kette nicht mehr zu sehen ist, erhält man einen Schussrips. In 28
dieser Abwandlung der Leinenbindung sind die meisten Teppiche und Tapisserien gewebt. 29

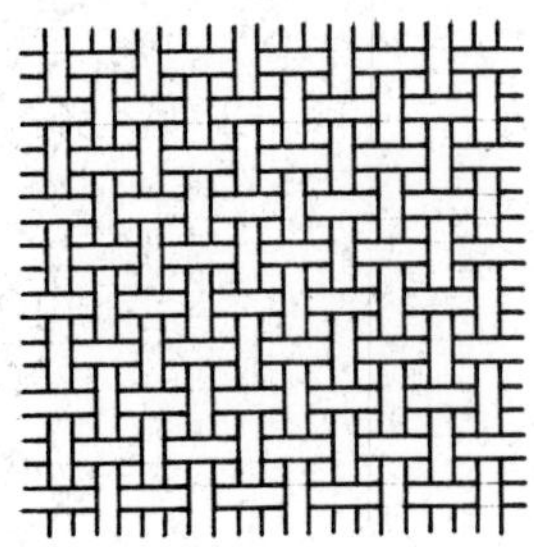

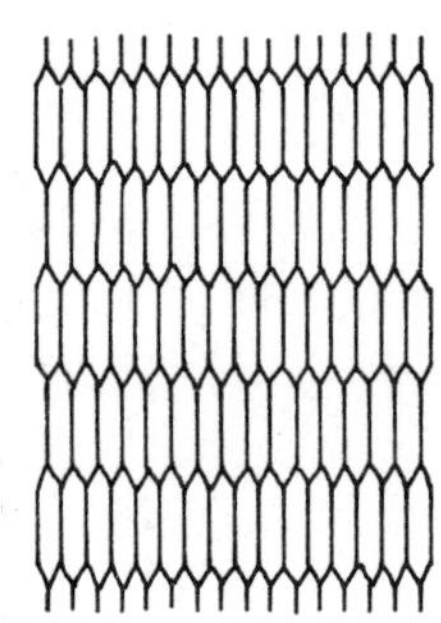

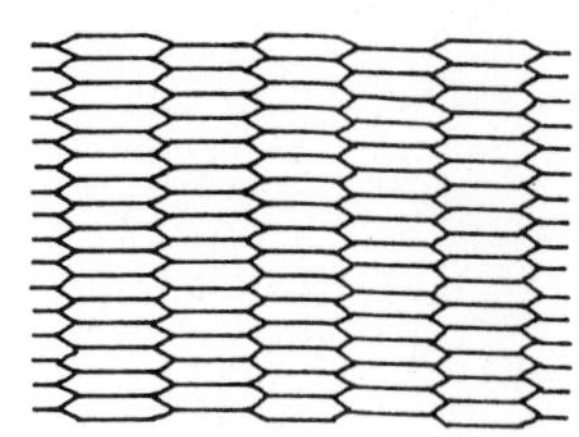

26 (links) *Ausgewogene Leinenbindung.*

27 (Mitte) *Kettrips.*

28 (rechts) *Schussrips.*

Die Wahl des Garns und die Kettdichte wirken sich nicht nur auf die Oberflächenstruktur des Gewebes aus, sondern bei farbigem Garn auch auf die Farbwirkung. Um leinenbindige Gewebe farbig zu gestalten, werden häufig Kette oder Schuss oder beide mit farbigen Streifen versehen. Lässt man in einem ausgewogenen leinenbindigen Gewebe dieselben Farben in
31 Kette und Schuss aufeinander folgen, zum Beispiel gleich breite schwarze und weisse Streifen, entsteht ein schwarz-weiss-grau kariertes Gewebe, wobei Grau dort entsteht, wo ein weisser Streifen im Schuss sich mit einem schwarzen Streifen in der Kette oder ein schwarzer Schuss sich mit einer weissen Kette kreuzt. Wenn man also in einem ausgewogenen leinenbindigen Gewebe eine weisse Kette mit schwarzen Streifen hat und diese mit einem weissen Schussfaden webt, erhält man nicht schwarze, sondern graue Streifen auf weissem Grund. (Und nimmt man an Stelle von Weiss Schwarz für den Schuss, bekommt man schwarze Streifen auf grauem Grund.) In keinem Fall gibt es letztlich Schwarz auf Weiss.

Wenn man dagegen in einem Kett- oder Schussrips mit Farben arbeitet, kann man die Farben in voller Leuchtkraft verwenden, ohne sie mit den Farben von Kette bzw. Schuss zu mischen. Viele längsgestreifte Gewebe sind deshalb Kettripsgewebe, während die Tapisserie mit ihren unendlichen Musterungsmöglichkeiten sowie quer gestreifte Gewebe als Schussrips
30 gearbeitet sind.

In einer weiteren Abwandlung der Leinenbindung werden die Anzahl der Fäden pro Einheit variiert, zum Beispiel indem mit dem Schuss über und unter je zwei Kettfäden gewoben wird. Werden auch die Kettfäden verdoppelt, so dass nicht nur die Schussfäden, sondern auch die

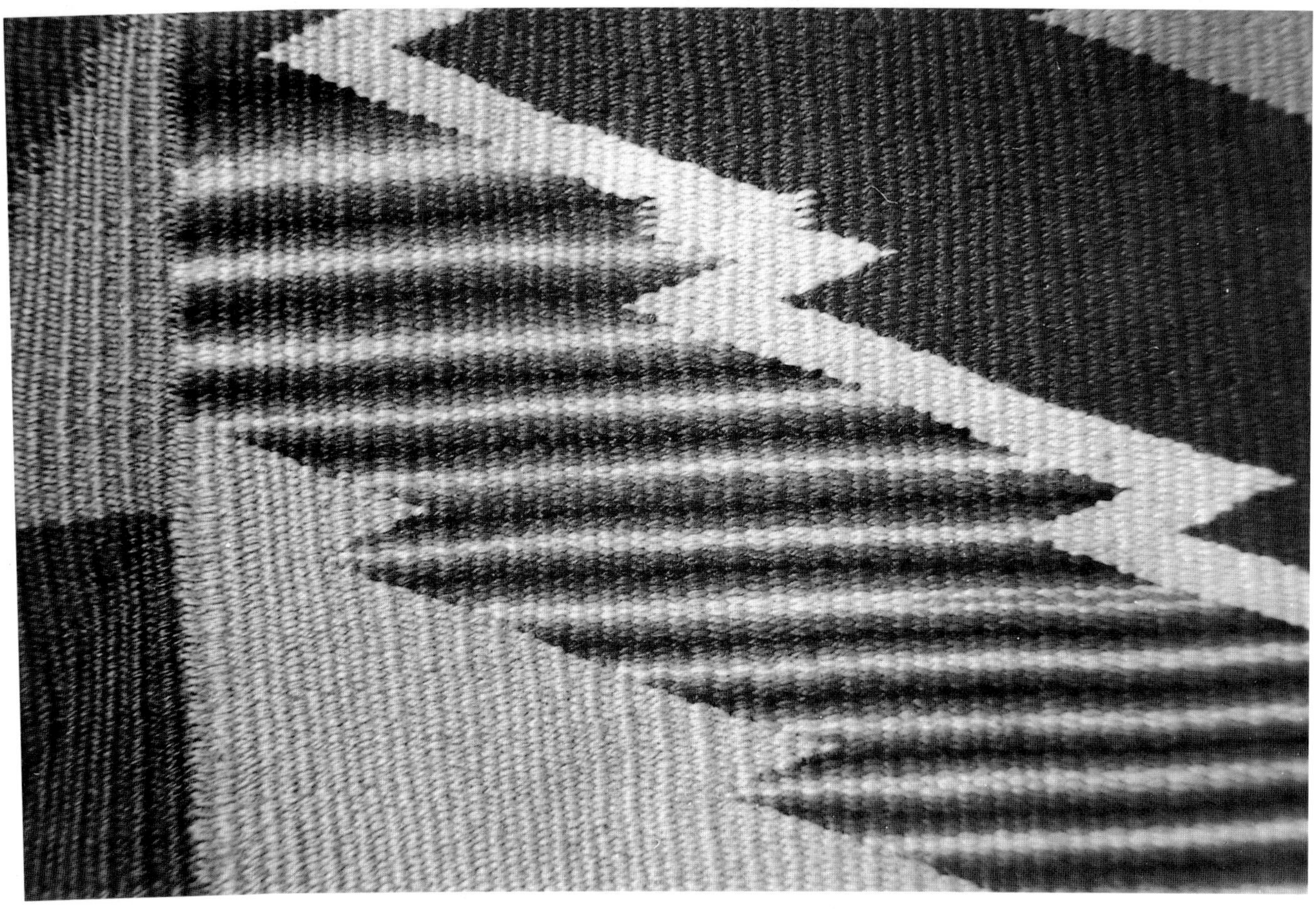

29 *Schussrips: Navajo-Decke in Nahaufnahme. London, British Museum.*

30 *Ein baumwollenes Schussrips-gewebe aus Niger, Westafrika. London, British Museum.*

31 (gegenüberliegende Seite) *Westafrikanisches Schmalbandgewebe aus Nigeria: Einfarbige, gestreifte und karierte Bänder wurden zusammengenäht. London, British Museum.*

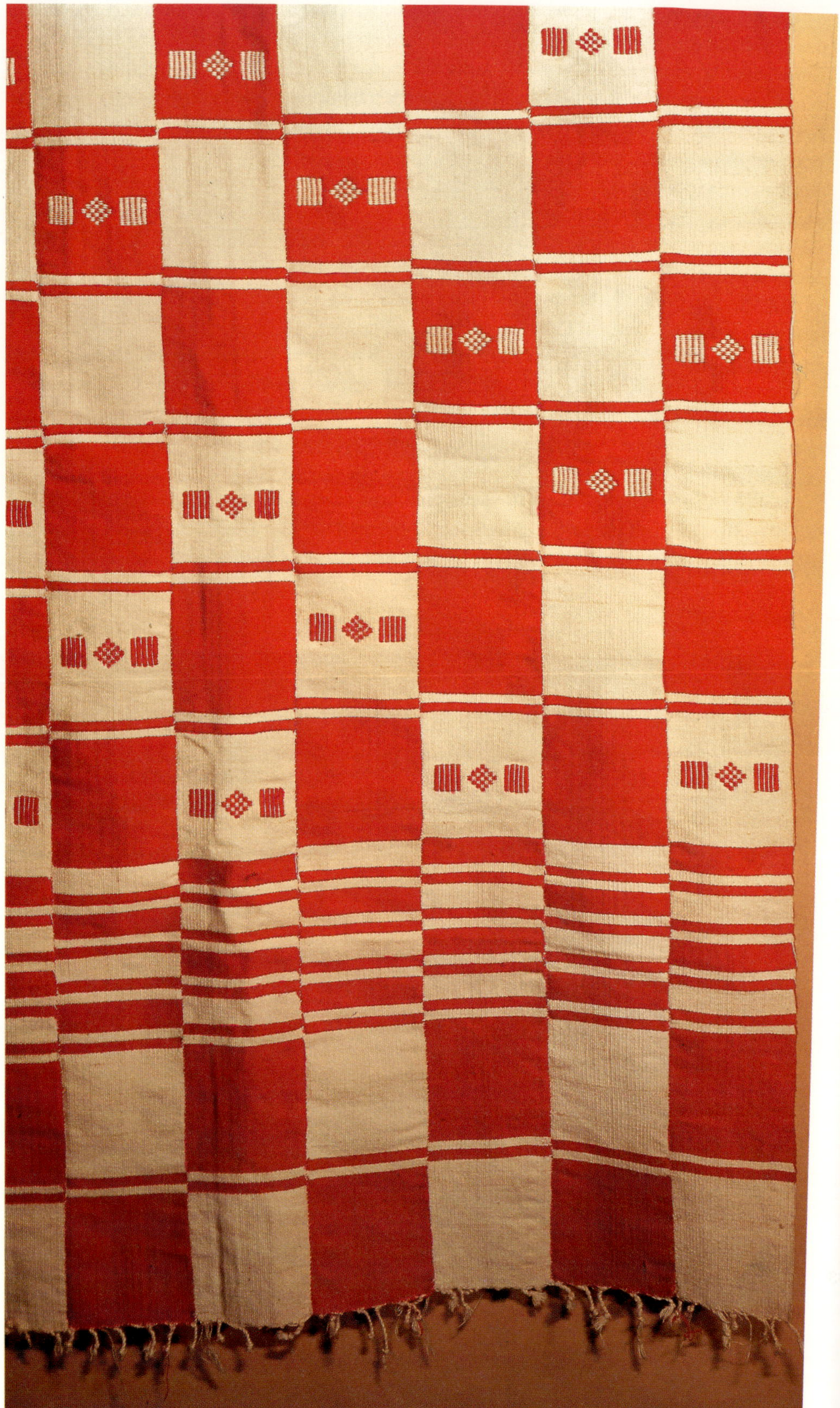

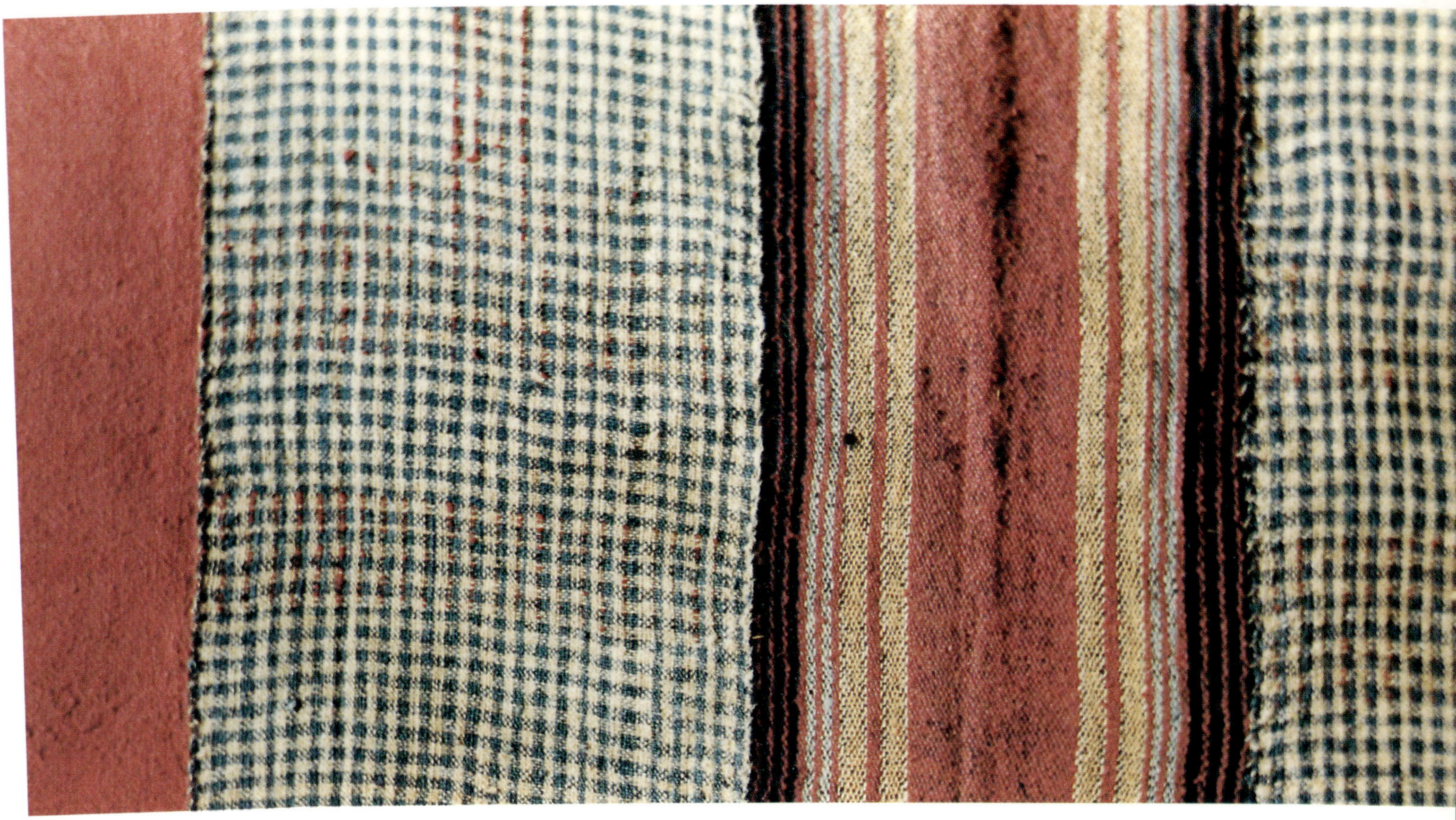

32 Kettfäden sich paarweise kreuzen, entsteht ein ausgewogenes Gewebe, welches unter dem Namen Panama bekannt ist. Es gibt noch weitere Abwandlungen der Leinenbindung, unterschiedlich viele Kett- und Schussfäden zu verkreuzen, aber solange es beim Prinzip Einsdrüber-eins-drunter bleibt, auch wenn eins eine Gruppe von Fäden darstellt, handelt es sich um ein leinenbindiges Gewebe, das auf jedem Webstuhl mit zwei Hebevorrichtungen, je eine zum Heben der ungeraden und der geraden Kettfäden, gewebt werden kann.

Bei Köpergeweben, die leicht am Diagonalgrat zu erkennen sind, kreuzt der Schuss ebenfalls über und unter ein oder zwei Kettfäden, nur verschiebt sich der Schnittpunkt in jeder Reihe um einen Kettfaden nach rechts oder links, weshalb die Kettfäden so in die Litzen eingezogen sein müssen, dass man sie nacheinander abrufen kann. Für einen Köper, bei dem der Schuss über einen Kettfaden und unter zwei Kettfäden läuft (man schreibt das als 1/2), braucht man drei Litzenstöcke oder Schäfte, wobei der erste Kettfaden auf den ersten Schaft, der zweite Kettfaden auf den zweiten und der dritte Faden auf den dritten Schaft eingezogen werden. Diese Einzugsfolge gilt über die ganze Breite der Kette.

Für einen Köper 2/2 braucht man vier Schäfte, und die Fäden werden in der Reihenfolge 1, 2, 3, 4 usw. in die Schäfte gezogen. Will man nach dem letzten Beispiel einen gleichseitigen Köper weben, werden die Schäfte der Reihe nach paarweise angehoben: erst der 1. und 2.
33 Schaft, dann der 2. und 3., der 3. und 4. und schliesslich der 4. und 1. Schaft, wobei die Fäden sowohl in Kett- als auch in Schussrichtung immer über zwei Fäden kreuzen. Zieht man die Kettfäden in umgekehrter Reihenfolge in die Schäfte oder hebt die Schäfte in umgekehrter Reihenfolge, läuft der Diagonalgrat in die andere Richtung. Und wenn man in regelmässigen Abständen die Richtung der Diagonale im Gewebe ändert, erhält man die bekannten Spitzköperbindungen wie Fischgrat oder Rautenköper.

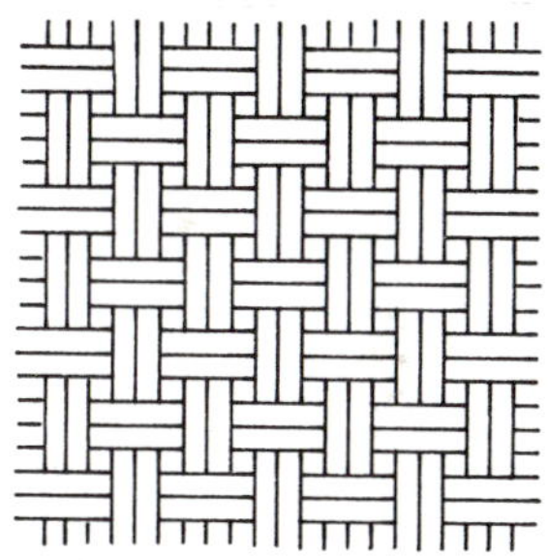

32 (oben) *Panamabindung, eine Ableitung der Leinenbindung.*

33 (unten) *Eine ausgewogene Köperbindung: Schuss- und Kettfäden laufen jeweils über und unter zwei Fäden.*

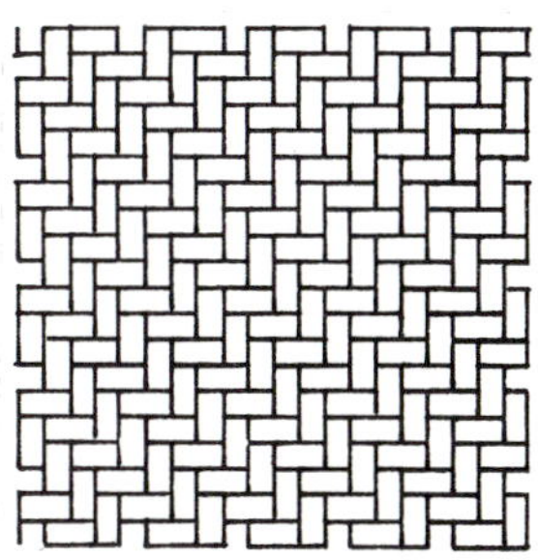

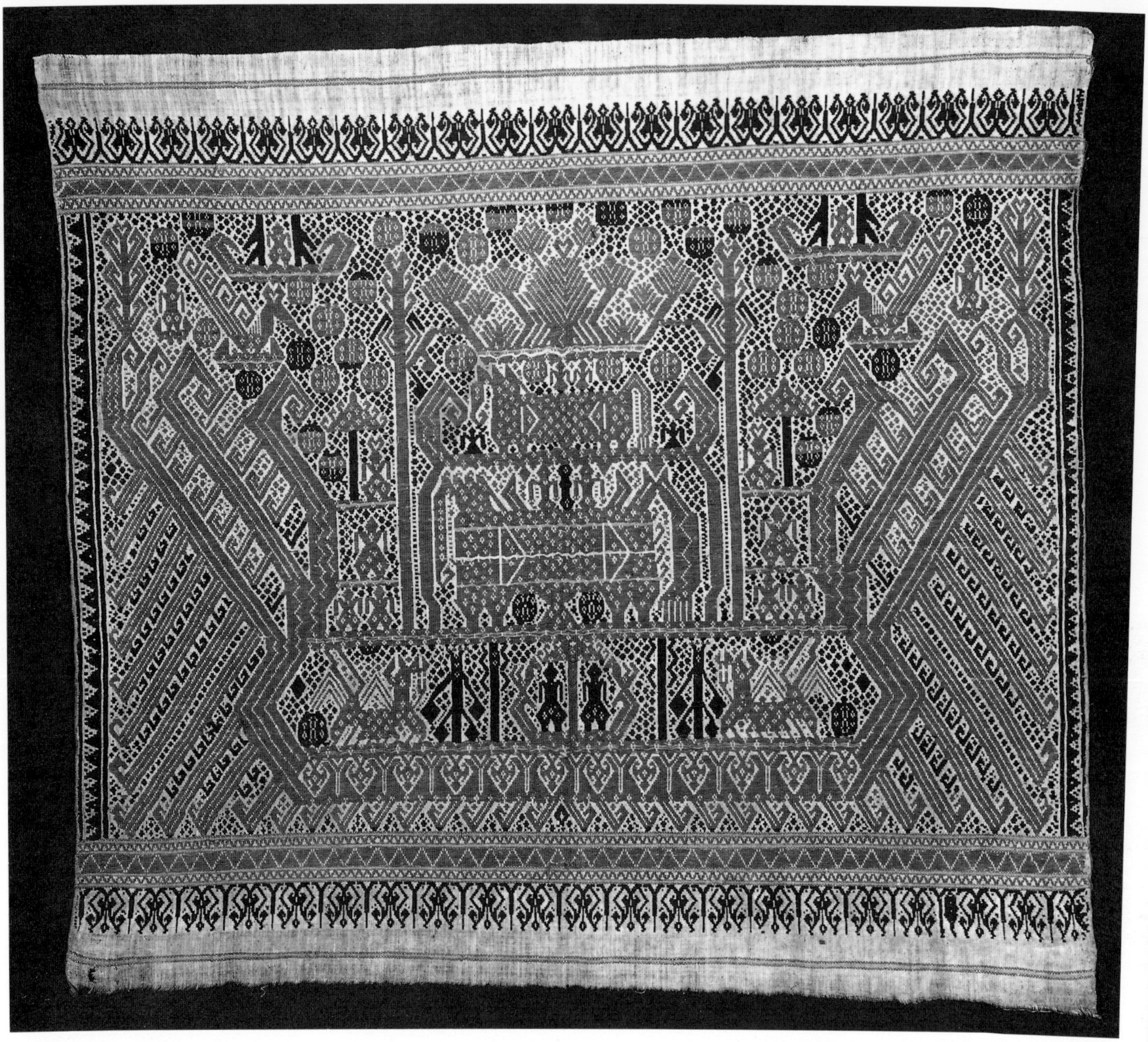

34 *Indonesischer* Tampan. *Dieses Zeremonialtuch aus Kroë, Südsumatra, ist ein schönes Beispiel für einen Schusslancé. London, Victoria and Albert Museum.*

In den in diesem Buch behandelten Ländern sind viele gängige Bindungen mit zusätzlichen Fadensystemen gearbeitet: In ein einfaches Grundgewebe in Leinenbindung wird ein zusätzliches Schuss- oder Kettfadensystem als dekoratives Element eingefügt.

Mit zusätzlichen Schussfäden (Lancierschüsse/Broschierschüsse) lässt sich auf einfachste Weise ein dekoratives Motiv in ein ansonsten glattes Gewebe einarbeiten. Das zusätzliche, meist bunte und häufig auch dickere Schussgarn, das sich somit gut vom dünneren Gewebegrund abhebt, flottiert über mehrere Kettfäden, was ohne Grundgewebe viel zu locker und nicht haltbar genug wäre. Der dekorative Schussfaden kann quer über die ganze Kette oder nur über bestimmte Musterblöcke im Gewebe laufen. Wo der Musterfaden von bestimmten Kettfäden gehalten wird, befinden sich die Bindepunkte, die manchmal so angeordnet sind, dass sie ein zusätzliches Muster bilden.

Charakteristisch für kunstvolle Arbeiten mit zusätzlichen Schussfäden, wie zum Beispiel für den indonesischen *Tampan*, sind die Negativ- und Positivbilder von Rück- und Vorderseite des Gewebes, die auf der einen Seite ein dunkles Motiv auf hellem Grund und auf der anderen Seite ein helles Motiv auf dunklem Grund zeigen. Dies ist ein ganz natürlicher Effekt, wenn man bedenkt, dass der Lancierschuss auf der Rückseite flottet, wenn er auf der Vorderseite des Gewebes nicht zu sehen ist.

Kettlancés sind relativ selten, da diese Technik lange nicht so vielseitig ist. Die Kettlancie-
35 rungen müssen nicht nur im voraus geplant und beim Schären schon berücksichtigt werden,
sondern werfen auch noch zusätzliche Probleme mit der Kettspannung auf, da die Musterfäden nicht so oft eingebunden werden wie die Kettfäden für das Grundgewebe und infolgedessen mit der Zeit durchhängen. Diese Kettfäden müssen beim Weben ständig nachgespannt werden.

Da beim Schusslancé die lancierten Schussfäden nicht unter Spannung sind, entsteht dieses Problem hier gar nicht erst. Allerdings ist bei komplizierten Mustern mit lanciertem Schuss noch viel Vorarbeit zu leisten, nachdem die Kette auf den Webstuhl gebracht ist. Die Kettfäden, die für das Muster angehoben werden sollen, müssen auf Kettstäbe aufgelesen werden, und zwar für jede einzelne Reihe des gesamten Musterrapports. In manchen Fällen werden die Stäbe anschliessend noch durch Litzen ersetzt. Ausführlicher werden diese und andere Webtechniken mit Lancierschüssen in den entsprechenden nachfolgenden Kapiteln besprochen.

35 *Dekoratives Tuch aus Sumba, Indonesien, das als Kettlancé gewebt ist. London, Victoria and Albert Museum.*

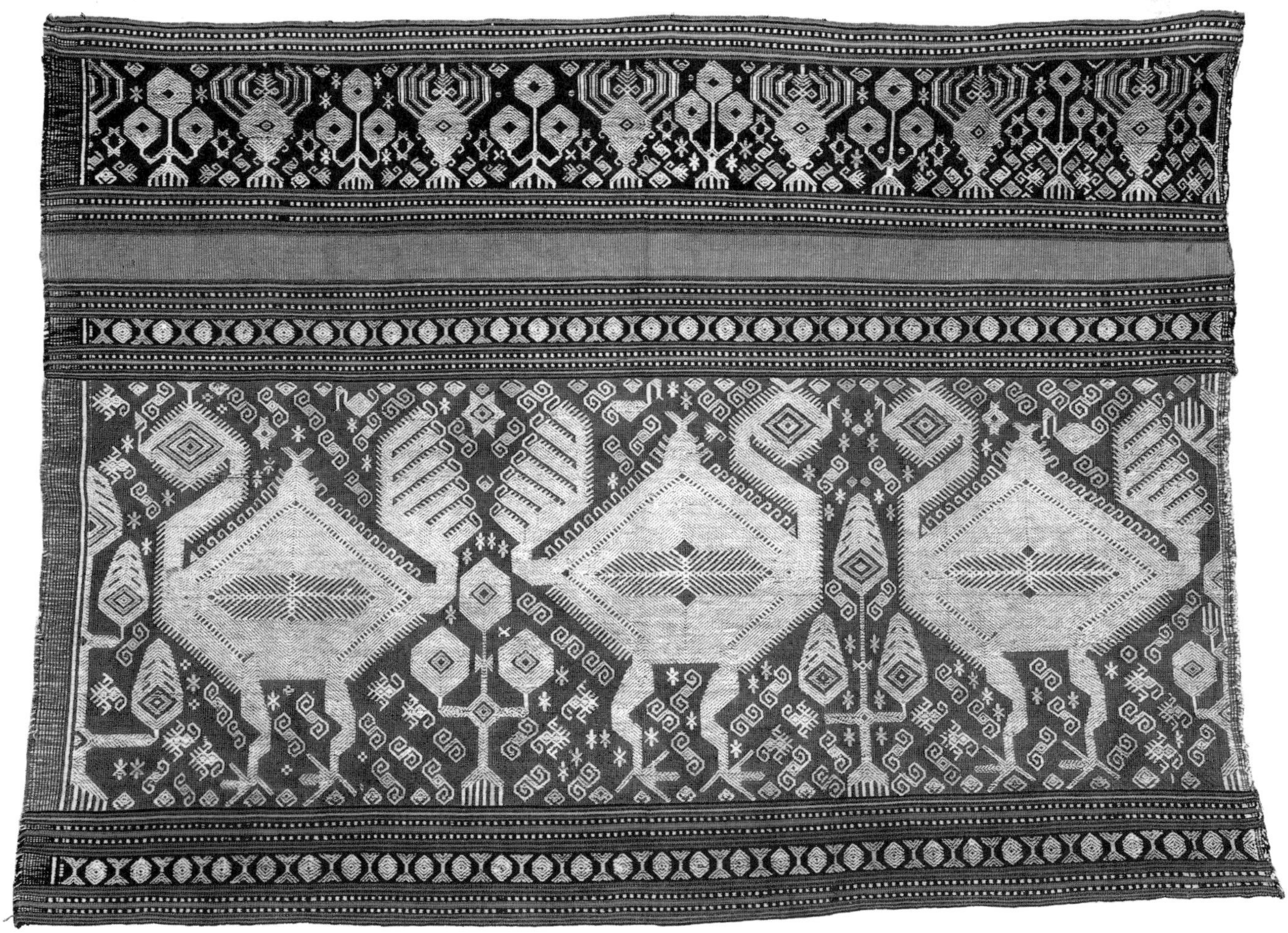

Weitere komplexe Bindungen sind solche mit mehr als zwei Fadensystemen, die zwei oder mehr Ketten oder mehrere Kett- und Schussfadensysteme aufweisen, wie die Doppel- und Dreifachgewebe, sowie diejenigen, bei denen sich die Ketten kreuzen wie in Drehergeweben. Wir wollen uns aber hier auf die Bindungen beschränken, die für dieses Buch relevant sind.

Im Zusammenhang mit den Bindungen wäre noch eine weitere Technik zu erwähnen, mit 36
der bei vielen Geweben Webanfang und Webende gesichert werden. Es handelt sich um die Technik des Zwirnens, in der auch ganze Teppiche gemacht werden. Streng genommen ist das Zwirnen keine Webtechnik, nachdem das Gewebe aber ebenfalls auf zwei rechtwinklig zueinander liegenden Fadensystemen aufbaut und gezwirnte Partien häufig an einem gewobenen Stück vorkommen, wollen wir es hier noch vorstellen. Beim Zwirnen wird nicht nur mit einem, sondern mit zwei oder mehreren Fäden gearbeitet, indem sie miteinander verdreht werden und gleichzeitig den Kettfaden umschliessen. Offensichtlich eignet sich diese Technik besonders gut, um Körbe zu machen, und es ist sehr wohl denkbar, dass das Zwirnen zu den ältesten textilen Techniken gehört, die der Mensch beherrscht. Man braucht dazu einen Webstuhl oder zumindest einen Querbalken, von dem die Kettfäden gerade herunterhängen können, aber keine fachbildenden Vorrichtungen, da die Kette beim Zwirnen nicht bewegt wird. Auch ein Webschiffchen brauchen wir nicht, da die Schussfäden mit den Fingern eingelegt werden.

Gezwirnte Geweberänder, die manchmal nur aus zwei Reihen mit umgekehrter Verdrehung bestehen, sind nicht nur dekorativ, sondern haben auch die wichtige Funktion, die Kettfäden gleichmässig zu spreizen. Die Drehung zwischen den Kettfäden hält diese fest, wobei die Garnstärke der beiden Zwirnfäden bestimmt, wie weit die einzelnen Kettfäden auseinander liegen.

Fest gezwirnte, grossflächige Gewebe, wie zum Beispiel die Zwirnteppiche, die die Beduinen 37
auf ihren horizontalen Webgeräten erstellen, kann man leicht mit Tapisserien verwechseln, die im eigentlichen Sinn gewebt sind. Man merkt den Unterschied nur daran, dass die Schussfäden leicht schräg zu den Kettfäden liegen, was daher kommt, dass sie hinter den Kettfäden verdreht werden. In leinenbindigen Tapisserien liegt der Schussfaden rechtwinklig zu den Kettfäden.

Diese einführenden Abschnitte über Spinnen, Färben und Weben sollten einige Grundkenntnisse darüber vermitteln, wie ein Gewebe entsteht und wie viele Entscheidungen dabei zu fällen sind: Welche Fasern nimmt man, und wie werden sie gesponnen? Welche Farben gibt

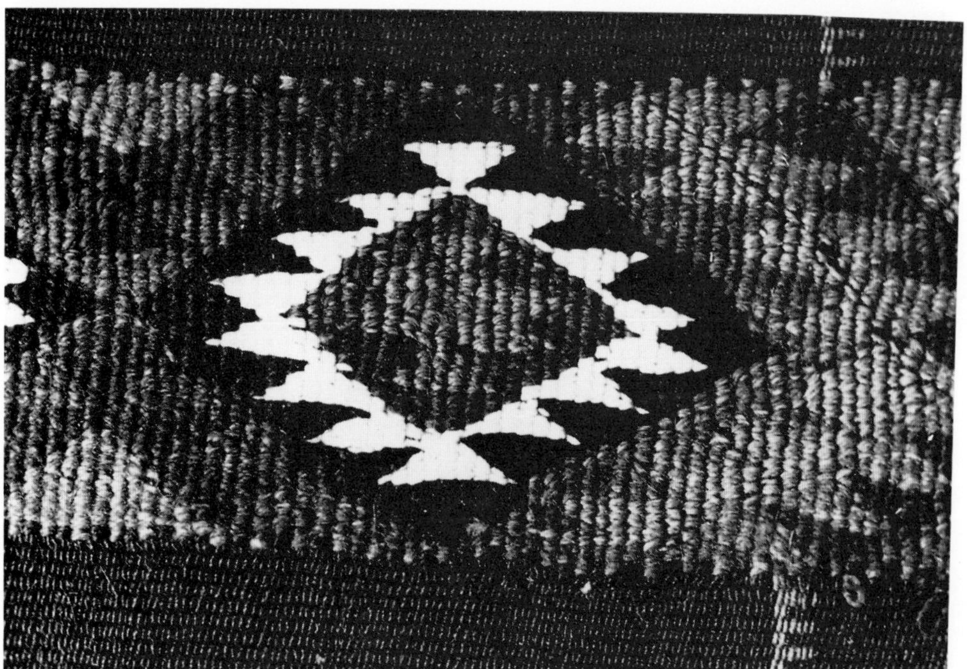

36 *Gezwirntes Motiv in einem Kettripsgewebe; Ausschnitt aus einem Raumteiler in einem Beduinenzelt.*

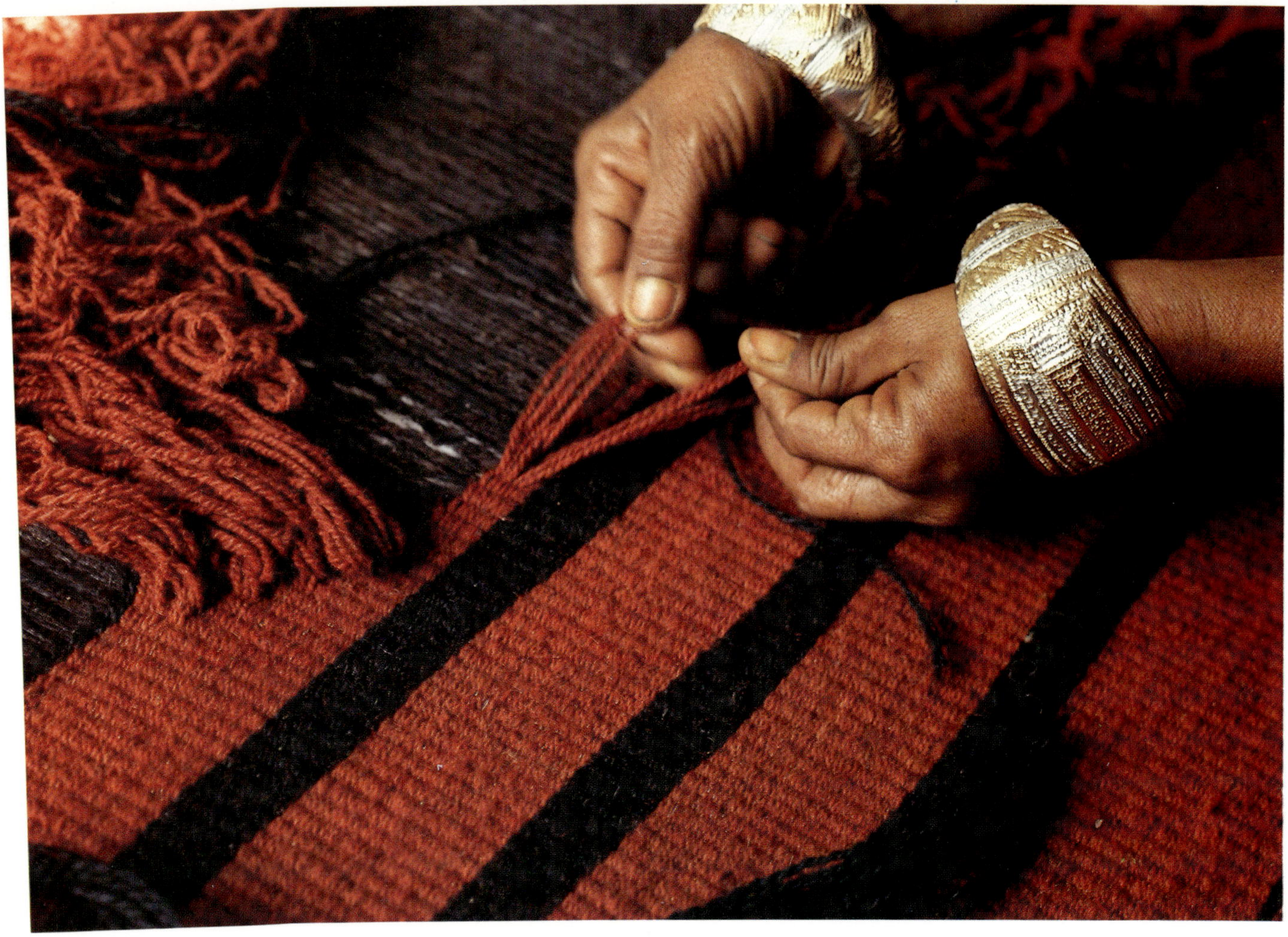

37 *Kompakt gezwirnter Schuss, Sandwüste von Wahiba, Oman.*

es, und wie gewinnt man sie? Welche Bindungen gibt es, und wie webt man sie? Bei dieser Vielfalt von Möglichkeiten mag es überraschen, wie ähnlich sich die Textilien einer bestimmten Landschaft sind. Beispielsweise kann man ein lanciertes Gewebe oder ein *Ikat* aus Indonesien kaum mit einem ebensolchen Gewebe aus Guatemala oder einem *Kasuri*-Gewebe aus Japan verwechseln. Die Techniken mögen vielleicht sogar die gleichen sein, und doch könnten die Gewebe im Ergebnis nicht unterschiedlicher ausfallen.

Nach welchen Kriterien wird entschieden? Da ist zum einen die Macht der Tradition, die, abgestützt auf die Materialien, die das Land bereithielt, sich ständig an veränderte Bedingungen anpasste. Zum andern lernen die Kinder von ihren Eltern, die ihnen ihre Fertigkeiten vermitteln. Es entstehen Vorbilder, die der gestalterischen Freiheit unsichtbare Grenzen setzen und doch immer auch noch beträchtliche individuelle Spielräume zulassen. Auf diese Sicherheit kann man in der sogenannten zivilisierten westlichen Welt nur neidvoll blicken, wo die Maschinen die textilen Traditionen der Tuchmacherei fortführen, die so für den Handweber bedeutungslos geworden sind.

Aber an die Stelle der Traditionen treten hierzulande neue Herausforderungen. Manche Weber im Westen arbeiten Hand in Hand mit der Industrie und entwerfen auf dem Handwebstuhl Textilien, die später auf Textilmaschinen produziert werden. Andere arbeiten mit Garn als Mittel künstlerischen Ausdrucks und betrachten die Weberei als Kunst, was heute auch auf viele in diesem Buch beschriebene Textilien zutrifft.

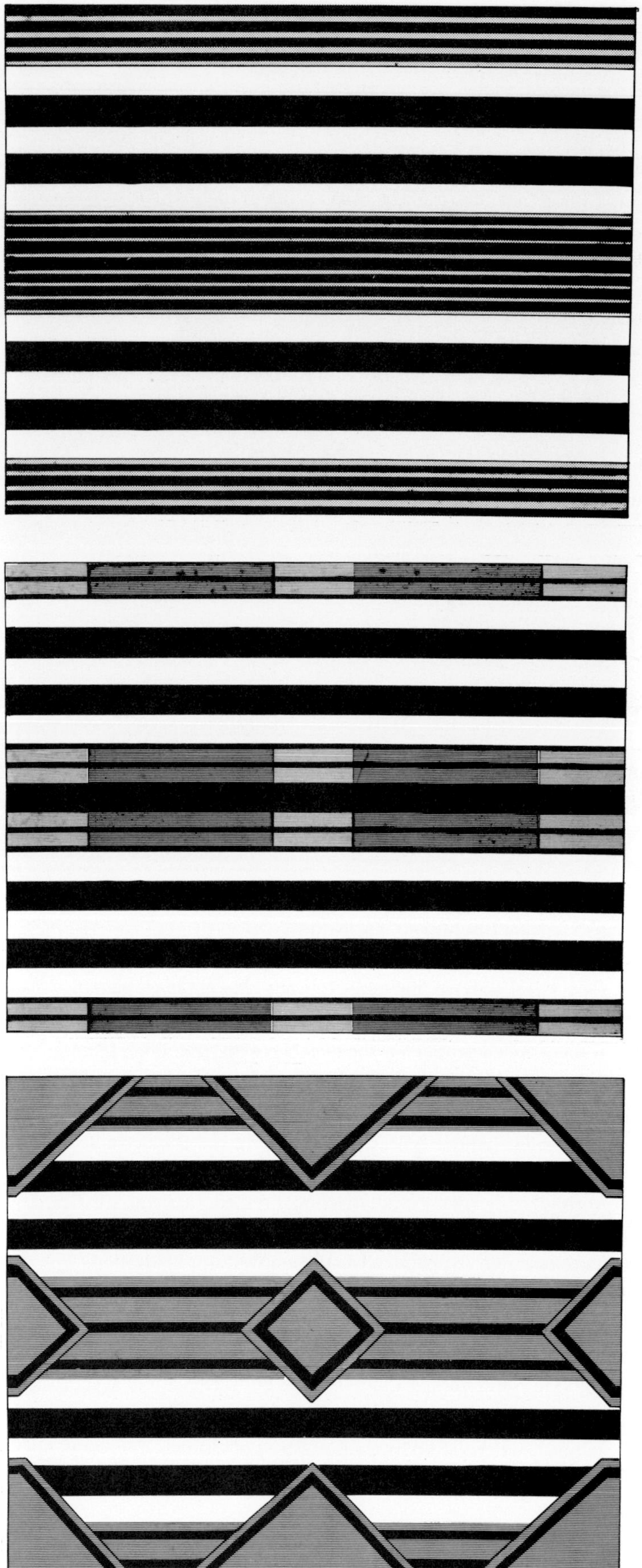
a
b
c

38 Chief blankets *(Häuptlingsdecken). Die wichtigsten Merkmale der ersten drei Phasen: a) erste Phase; b) zweite Phase; c) dritte Phase.*

1 NORDAMERIKA

Die Navajos

Die Navajos leben im Norden von Arizona und New Mexico, bis an die Grenze von Utah und Colorado. Die zwei grossen Zuflüsse zum Colorado, der Little Colorado und der San Juan, bilden mehr oder weniger die Nord- und Westgrenzen ihres Gebiets. Auf allen Seiten ist das Gebiet durch Gebirge und weite Landstriche vom Ozean abgeschnitten und somit die meiste Zeit des Jahres ohne Regen.

Unter diesen Bedingungen entstand eine einzigartige Webtradition. Überall auf der Welt werden Teppiche gewebt, aber die Teppiche der Navajo-Indianer unterscheiden sich von den übrigen im Muster wie in der Technik. Die Muster entstanden aus schlichten Anfängen im 18. Jahrhundert, verfeinerten sich gemäss veränderter Nachfrage in der zweiten Hälfte des 19. Jahrhunderts und finden schliesslich heute zurück zu neu entdeckter Einfachheit. Die eigentliche Webtechnik blieb in all dieser Zeit praktisch unverändert.

Bevor wir uns diese Teppiche genauer ansehen, müssen wir mehr über die Navajos erfahren. Die Spanier brachten in der zweiten Hälfte des 16. Jahrhunderts Schafe in den Südwesten, und die Navajos begannen damals auf ihren zahllosen Streifzügen über die Grenzen grosse Herden zu erwerben. Schafe zu hüten, passte zu ihrem Nomadenleben und bildete bald ihre ökonomische Basis; die Schafe lieferten Nahrung, Wolle und Kleidung. In der zweiten Hälfte des 19. Jahrhunderts sollen die Navajos über eine halbe Million Schafe besessen haben, obwohl ihr Volk selbst nicht mehr als 10 000 Menschen zählte (Dockstader, 1978).

In den ersten Anfängen um 1700 webten die Navajos nur für den eigenen Bedarf: leichte Tücher, die man um die Schulter trug, Satteldecken und Bettdecken. Es ist möglich, dass sie die Decken nach dem Vorbild der mexikanischen *Serape* webten: Navajo-Frauen, die in Mexiko als Sklavinnen gehalten wurden, mussten dort weben, und man kann annehmen, dass sie nach ihrer Rückkehr breite Schultertücher mit einfachen Streifen webten. Ausserdem nahmen sich die Navajo-Männer Pueblo-Indianerinnen zur Frau, die ihre Webkenntnisse an die andern Frauen weitergaben. Die Navajos, die um 1860 im Bosque Redondo interniert waren, hatten nach ihrer Freilassung Tausende mexikanischer Decken für die US-amerikanische Armee zu weben. All diese Faktoren erklären gewisse Gemeinsamkeiten. Aber einen grundlegenden Unterschied gab es zwischen den Geweben der Mexikaner und der Navajos: Während die Mexikaner mit Baumwolle webten, verwebten die Navajos Wolle.

Zur sogenannten Klassischen Periode der Weberei von 1850 bis 1875 gehören die vier Phasen der *Chief Blankets* (Häuptlingsdecken), die entgegen ihrem Namen nicht nur von Häuptlingen getragen, sondern auch mit anderen Indianerstämmen gehandelt wurden. Die vier Phasen sind eine Klassifizierungshilfe für die Muster der Decken, die wesentlich breiter als lang gewebt waren.

38 In die erste Phase gehören die schlichtesten Decken, meist mit schwarzen oder kräftig indigogefärbten blauschwarzen Streifen auf weissem Grund. In der zweiten Phase sind in die breiten Streifen verschiedenfarbige Rechtecke eingewebt worden. In der dritten Phase sind die Streifen bunt, und die kleinen Rechtecke, die vorher nur innerhalb der breiten Farbstreifen auftauchten, überschreiten diesen Rahmen und entwickeln sich zu terrassierten Rautenmustern. Die vierte Phase ist das Bindeglied zwischen den mehr breiten als langen Formen der Decken aus den ersten drei Phasen und der konventionelleren Teppichform, in der die Kette in der Längsrichtung und nicht mehr entlang der Breite, wie bisher, verläuft, einer Form, die

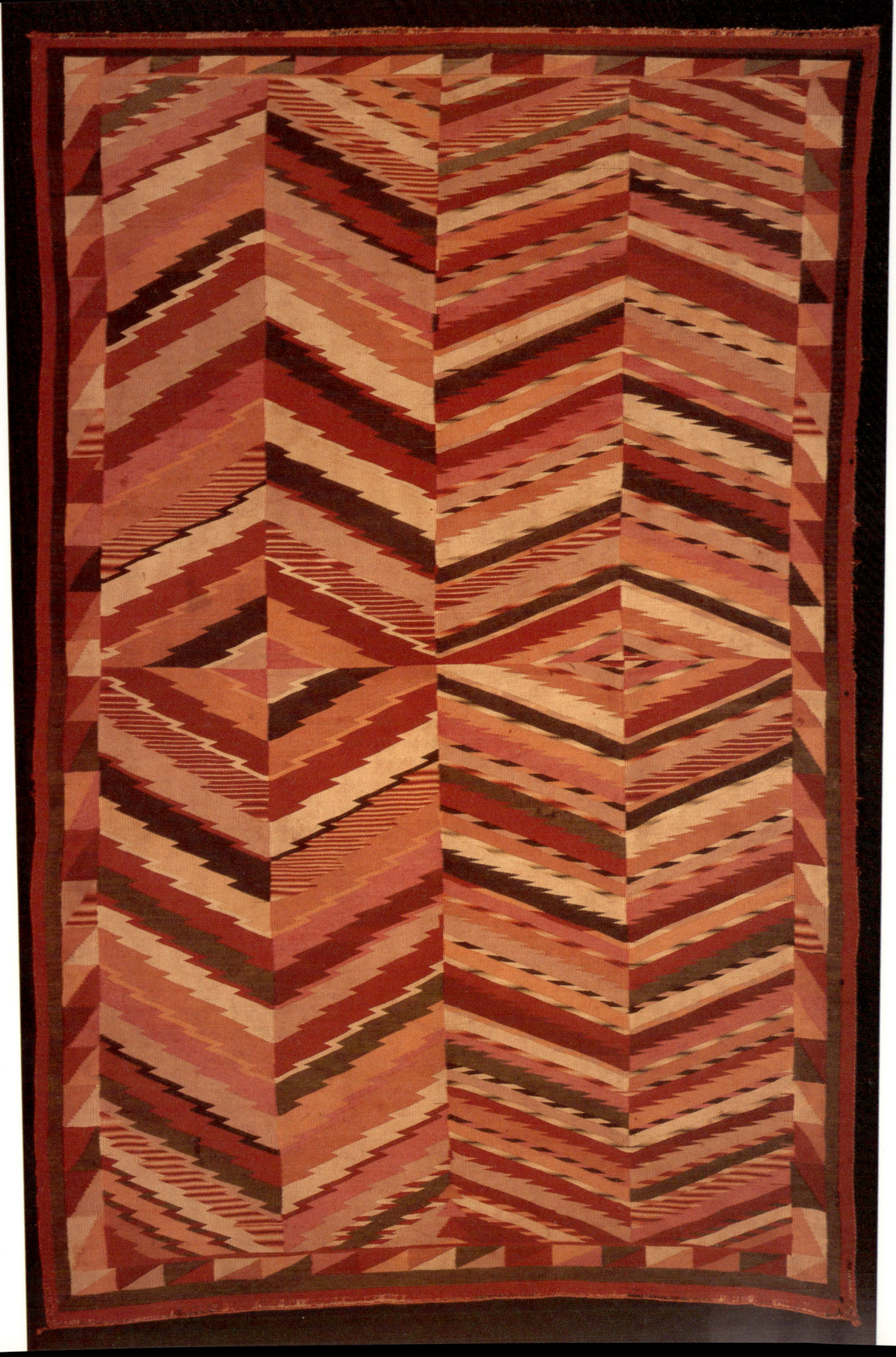

in Zukunft beibehalten wird. Die Rauten, die in der dritten Phase ansatzweise aus den Streifen ausbrachen, sind nun zum vorherrschenden Muster geworden, und um diese neuen gestalterischen Elemente unterbringen zu können, mussten die Masse geändert werden.

Diese frühen Decken wurden bereits teilweise mit pflanzengefärbter Wolle gewebt, aber die Farben, die die Navajos aus ihrer natürlichen Umgebung gewinnen konnten, gaben nicht die kräftigen, lebhaften Töne, die wir aus der klassischen Periode ihrer Weberei kennen. Man konnte in den Pueblos zu einem vernünftigen Preis amerikanische Koschenille und von den Mexikanern aus Europa importiertes Indigo kaufen, aber seltsamerweise war die gängigste Quelle für buntes Garn das hellrote *Bayeta*. *Bayeta* ist das spanische Wort für Boi, einen leichten, flanellartigen Wollstoff, der in diesem Fall mit Koschenille rot gefärbt und von den Spaniern nach Mexiko exportiert worden war, um daraus Militäruniformen zu machen. Die Navajos kauften diesen Stoff, trennten ihn mühsam auf, verspannen die Fasern von Hand neu und machten daraus das typische, hochgedrehte Garn, an das sie gewöhnt waren.

Im letzten Viertel des 19. Jahrhunderts bahnte sich die Eisenbahn ihren Weg von Ost nach West und brachte die ersten weissen Touristen ins Landesinnere. Händler erkannten bald die Möglichkeit, die einheimische Webkunst an die Touristen zu verkaufen, und die Navajos sahen die Chance, ihren Lebensstandard zu verbessern und waren auch dazu bereit, die Form der Decken zu ändern. Von nun an webten sie in Längsrichtung rechteckige Decken in lebhaften
39 Farben mit verwirrenden Mustern, sogenannte *Eye-dazzlers* (Augenblender), und ersetzten
42 das *Bayeta*-Rot durch die sogenannten Germantown-Garne, glänzende, maschinengesponnene Vierfachgarne aus Amerika, die in vielen Farben zu haben waren.

Dieser Höhepunkt der Weberei war zwar unübertroffen bezüglich Quantität, unglücklicherweise aber nicht von gleichbleibender Qualität. Viele verschiedene Umstände trugen zu diesem Niveauzerfall bei. Die Grösse der Herden, die neue Nachfrage nicht nur nach Decken, sondern auch nach Teppichen, ganz abgesehen von den neuerdings erhältlichen Anilinfarben, die das Färben so einfach machten – all das brachte die Navajos dazu, lieber ihre eigenen Vliese zu verspinnen und zu färben, und nicht mehr *Bayeta*-Stoff oder Germantown-Garne zu kaufen. Das allein war noch nicht der Grund für den Niedergang, da zudem aber die Nachfrage nach ihren Geweben enorm stieg, musste das im Endergebnis zu einem Niveauzerfall führen. Man nahm gröberes Garn: Je gröber das Garn, desto weniger Reihen pro cm; je weniger Reihen pro cm, desto schneller ist ein Teppich gewebt.

Im Gefolge dieses Niedergangs wuchs der Einfluss der einzelnen Händler. Sie waren jetzt in der Lage, entweder auf höchstem Niveau zu bestehen und dem Käufer entsprechend hohe Preise abzuverlangen, um dem Weber einen angemessenen Preis zahlen zu können, oder die Teppiche unbesehen ihrer Qualität nach dem Gewicht zu kaufen und die Ware so an den Touristen weiterzuverkaufen. Das Ergebnis war und ist interessant, denn es entstand daraus eine Situation, die für andere Gegenden der Teppichweberei ungewöhnlich ist: Einerseits gibt es hier eine Weberelite, bekannte und anerkannte Namen, deren Teppiche gefragt sind und die hohe Preise bringen, und andererseits die unbekannten Weber, die kaum genug verdienen, um für die langen Stunden, Tage und Wochen, die sie zum Spinnen, Färben und Weben eines Teppichs brauchen, entschädigt zu werden. Heute führt nur noch die ältere Generation die Webtradition fort; die jüngeren Frauen suchen nach anderen Einkommensquellen.

39 *Navajo-Decke, ein sogenannter* Eye-dazzler *(Augenblender). London, British Museum.*

Der Webstuhl

Der Webstuhl der Navajos besteht aus einem festen, hochstehenden Rahmen, der auf einem geeigneten Platz im oder vor dem Haus aufgerichtet wird, und an dem die fertig vorbereitete und bereits an Stäben geknüpfte Kette festgemacht wird. Die zwei kräftigen senkrechten Pfosten für den Rahmen können auch zwei Bäume sein, die draussen zufällig an der richtigen Stelle wachsen. Die Wahrscheinlichkeit ist allerdings grösser, dass es speziell zu diesem Zweck ausgesuchte Pfosten, eventuell auch ausrangierte Telegrafenstangen sind, die auf die richtige Länge gekürzt und tief in den Boden getrieben wurden. Gegebenenfalls werden sie noch am Boden durch schräge Stützen verstärkt. Die Querbalken werden oben und unten mit einer Schnur an der richtigen Stelle befestigt. Diese einfache Konstruktion bildet den Hochwebrahmen – das Skelett des Webstuhls. 40 41

Es lohnt sich, sich genau anzusehen, wie die Navajos schären und zwirnen, da diese Vorarbeiten den Navajo-Teppichen ihren aussergewöhnlichen Charakter verleihen. Auch der Schärrahmen besteht aus zwei mal zwei parallelen Stangen, die in rechtem Winkel zusammengebunden sind, nur liegt dieser Rahmen jetzt knapp über dem Boden auf grossen Steinen oder kleinen Felsbrocken. Die zwei Querstangen des Schärrahmens müssen genau so weit auseinander liegen, wie der Teppich lang werden soll. Wie lang sie sind, hängt von der gewünschten Breite des Teppichs ab.

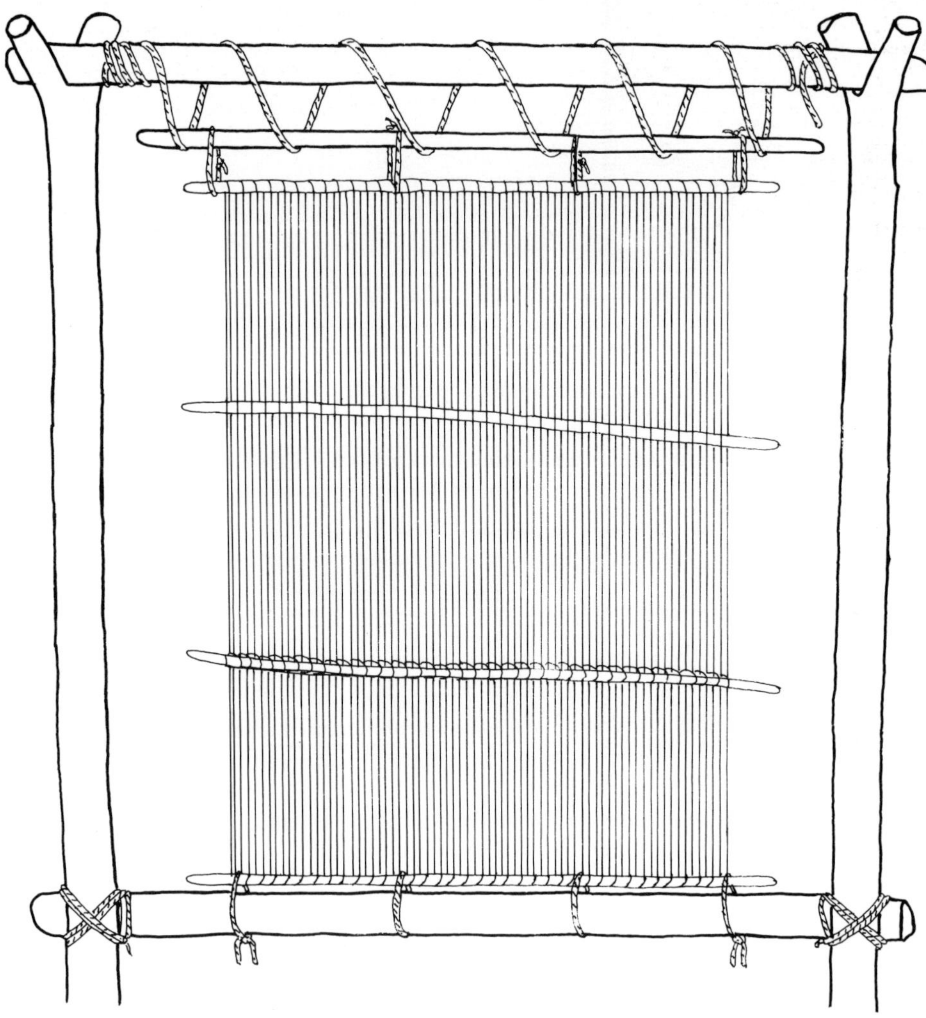

40 *Navajo-Webstuhl. Nach einer Illustration in G. Reichard,* Navaho Shepherd and Weaver, *1936.*

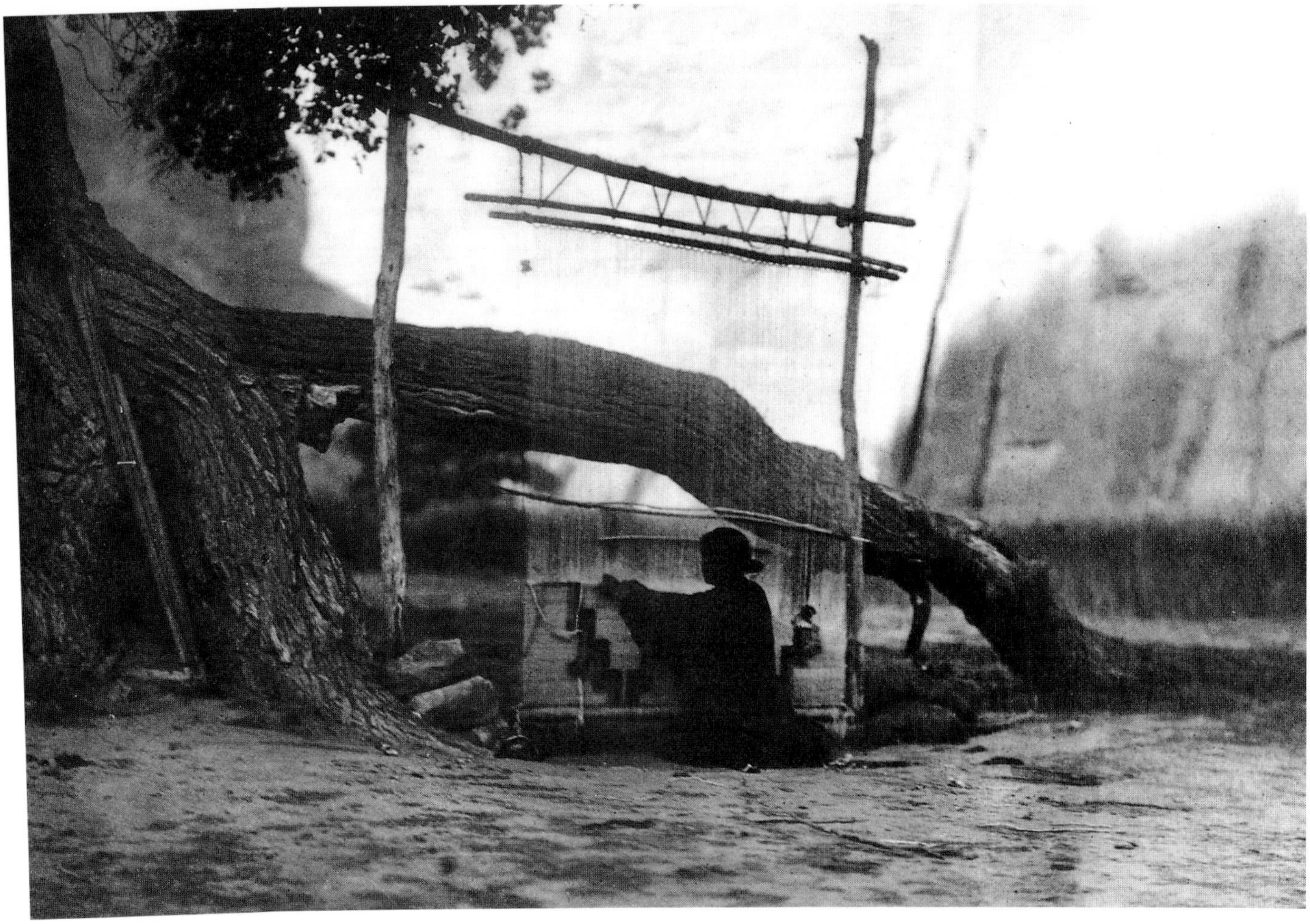

41 *Navajo-Weber: «Der Deckenmacher» aus* The North American Indian, *geschrieben und herausgegeben von Edward Sherriff Curtis zwischen 1907 und 1930.*

Der Kettfaden, ein stark gedrehtes Wollgarn, das auf ein handliches Knäuel gewickelt ist, wird an der Querstange, die das obere Ende der Kette darstellt, befestigt und unter der unteren Querstange herum wieder nach oben, über die obere Stange herum geführt und so fort, wobei die von oben und von unten kommenden Fäden sich in Form einer Acht kreuzen, so dass sich am Schnittpunkt in der Mitte der Kette ein Fadenkreuz bildet. Wenn die Kette länger werden soll als eine Frau, die am Rand zwischen den beiden Querstangen sitzt, reichen kann, müssen zwei Frauen zusammen schären; jede sitzt dann vor einer Querstange und rollt der anderen das Knäuel zu. Wenn bei einer Kettdichte von acht Fäden pro cm genügend Fäden für die beabsichtigte Breite der Decke aufgespannt sind, wird der Faden schräg gegenüber der Stelle, wo er angebunden worden war, verknotet und abgeschnitten.

Nachdem das Fadenkreuz in der Mitte gesichert ist, indem beidseits je ein Birkenreis oder ein dünner Stecken durch die Öffnung in der Kette gesteckt und festgebunden ist, wird ein langer, ziemlich dicker doppelter Faden in der Grundfarbe der Decke vorbereitet. Damit wird oben und unten, wo die Kettfäden um die Stange laufen, über die ganze Kettbreite gezwirnt. Der Faden hat die doppelte Funktion, die Kettfäden gleichmässig zu spreizen und einen festen Rand zu bilden, der sich wiederum an andere Querstäbe binden lässt, bevor das Ganze auf den eigentlichen Webstuhl übertragen wird.

Nachdem die Ränder gezwirnt sind, kann man die beiden Querstangen lösen und vorsichtig aus der Kette ziehen: Wenn man nicht aufpasst, geraten die Kettfäden dabei durcheinander. Dann wird die Kette an beiden Enden mit festem Baumwollzwirn oder Paketschnur an einen

Stock gebunden. Dabei wird die Schnur *zwischen* die Kettfadenpaare (d.h. *durch* die Schlingen) über den Zwirnrand weg über den Stock geführt, so dass die Kette ganz dicht am Stock sitzt. Ist die Decke sehr breit, kann die Schnur auch durch jede zweite Kettfadenschlinge gezogen sein.

Schliesslich werden noch vier bis sechs einzelne feste Schlaufen in gleichmässigen Abständen an die beiden Stöcke geknüpft, um die Kette an der richtigen Stelle im Hochwebstuhl aufhängen zu können. Der untere Stock wird direkt am unteren Querbalken auf dem Webstuhl befestigt, der obere dagegen wird an einer festen Stange aufgehängt, die wiederum mit Schnur oder Draht an den oberen Querbalken gebunden wird. Wenn alles an Ort und Stelle ist, wird diese Schnur von links nach rechts quer über die ganze Kettbreite so nachgezogen, dass die Kette an keiner Stelle mehr durchhängt, und schliesslich wieder auf der anderen Seite angeknotet. Saubere Arbeit an dieser Stelle ist entscheidend für das gute Gelingen des Teppichs.

Bei dieser ungewöhnlichen Technik, die Kette im Webstuhl zu befestigen, die vielleicht aus der Notwendigkeit geboren ist, sparsam mit dem Garn umzugehen, entsteht keinerlei Abfall in der Kette. Bei den handgemachten Teppichen aus dem Nahen Osten oder den Dhurries aus Indien bleibt immer an beiden Enden ein Fransenrand stehen, und wo keine Fransen zu sehen sind, sind die Kettfäden, die stehen bleiben, wenn man das Gewebe vom Webstuhl nimmt, auf irgendeine andere sichtbare Weise verarbeitet. Der Navajo-Teppich dagegen ist fertig, wenn er vom Webstuhl abgenommen wird. Kein Quentchen Garn ist verschwendet worden oder muss zusätzlich berechnet werden.

Die Garne

Als sich die Navajos damals ihre grossen Schafherden zugelegt hatten, spannen sie Garn aus eigenem Vlies. Heute wird es wieder so gemacht, aber dazwischen gab es eine Zeit, in der sie ihre Garne kauften. Die Garne, die es in der zweiten Hälfte des 19. Jahrhunderts zu kaufen gab, hatten den Vorteil, leuchtend bunt gefärbt zu sein, und die Farbauswahl war viel grösser als die Auswahl an natürlichen Farben, die man kannte. Man konnte die Garne auch sofort verarbeiten und sparte somit viel Zeit, wie die folgende Darstellung über das Spinnen zeigt.

Vor dem Spinnen muss die Wolle gesäubert, jedoch nicht gewaschen werden, es sei denn, sie wird anschliessend gefärbt. Es spricht einiges dafür, die Wolle nur zu säubern und nicht zu waschen: Zum einen ist das Wasser knapp; wichtiger aber ist zum andern die Tatsache, dass das im Vlies enthaltene natürliche Wollfett das gesponnene Garn nicht nur stärkt, sondern auch schmutzabstossend und wasserfest macht, denn das Fett lässt auch das Wasser abperlen. Das Vlies kann man trockenreinigen, indem man es in der Sonne ausbreitet und mit Kalk oder Gips bestreut. Wenn man das Pulver später ausschüttelt, wird auch der Schmutz entfernt. Danach werden die Fasern auseinander gezogen, Schmutzklumpen und kleine Gras- und Strohstückchen, die sich im Schaffell verfangen haben, fallen heraus.

Dann werden die Fasern kardiert. Die Karden sind das einzige Zubehör, das die Navajos für die ganze Teppichweberei kaufen müssen und nicht selber herstellen oder improvisieren. Karden, die man immer paarweise braucht, sind etwa 24 x 30 cm grosse, rechteckige Holzbretter mit einem Griff an der Breitseite. Die Bretter sind innen mit einem Nageltuch bezogen, d.h. einem Leder- oder Tuchrücken, der dicht mit spitzen, abgebogenen Drähten besetzt ist. Man legt eine Handvoll Vlies auf eine Karde und bürstet es leicht mit der anderen Karde, so dass die Fasern entwirrt, in die gleiche Richtung gekämmt und weiter gesäubert werden. Die Fasern werden so lange von einer Karde auf die andere übertragen, bis alle parallel liegen. Dann kann man sie von der Karde nehmen und direkt verspinnen.

42 Eye-dazzler *aus Germantown-Garnen. Bath, American Museum.*

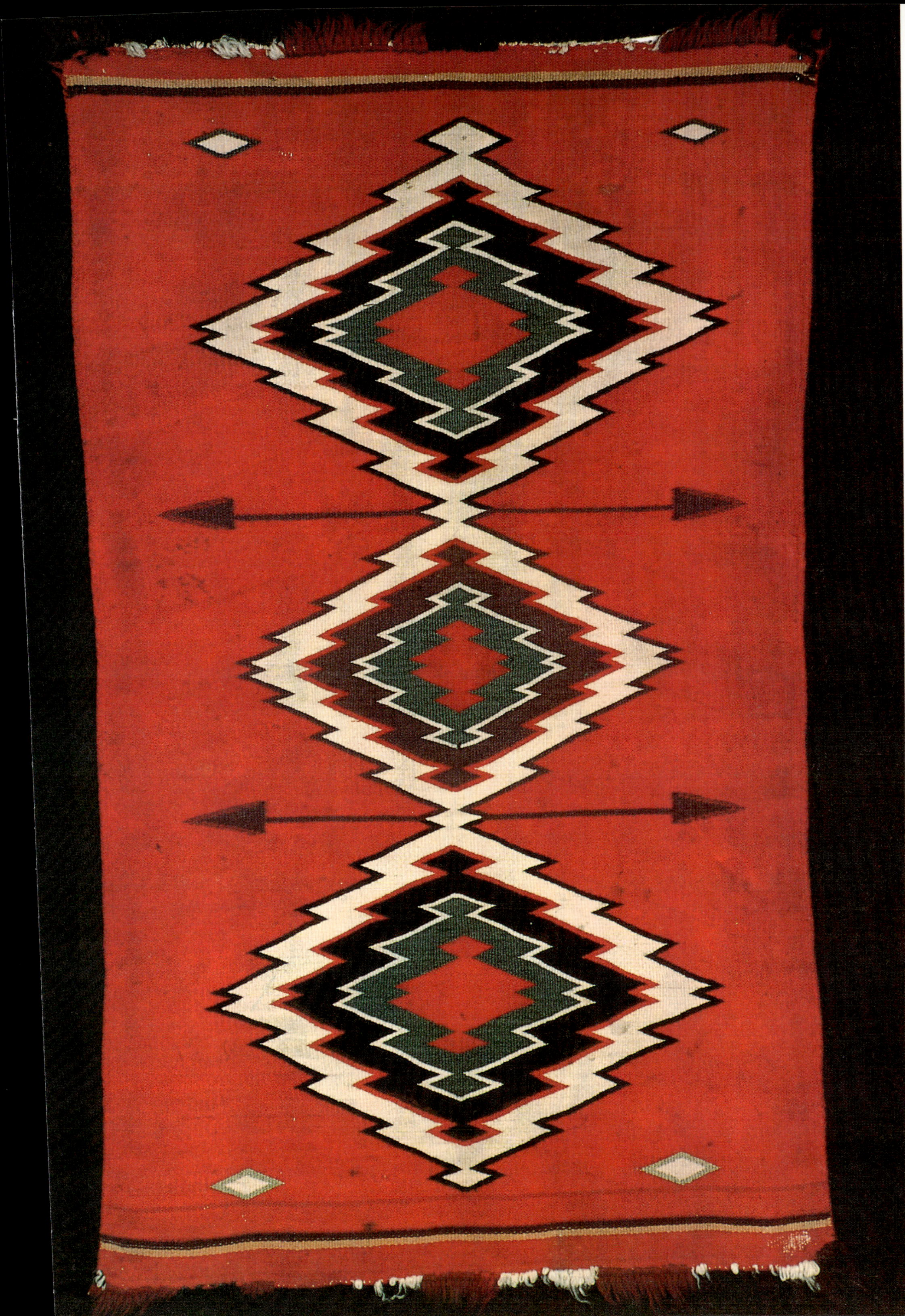

Gesponnen wird mit einer hölzernen Standspindel mit einem etwa 45 cm langen Schaft und einem breiten, flachen Spinnwirtel, der ziemlich weit unten auf dem Schaft sitzt. Die Spinnerin sitzt auf dem Boden, lehnt die Spindel mit einem Winkel von etwa 45 Grad leicht an den rechten Oberschenkel. Mit der rechten Hand dreht sie die Spindel, in der linken Hand hält sie die kardierten Fasern und zieht sie von der Spindelspitze weg, von der die Drehung auf die ausgezogenen Fasern überspringt. Beim ersten Spinnvorgang wird der Faden nur wenig gedreht, so dass ein weiches, locker gedrehtes Vorgarn etwa von der Stärke des Mittelfingers entsteht. Das Vorgarn wird dann noch einmal so gesponnen, dass es länger und dünner wird und ein weiches Schussgarn ergibt. Für das Kettgarn, das auf dem Webstuhl ständig unter Spannung steht und auch beim Weben einiges an Reibung auszuhalten hat, muss das Vorgarn noch ein drittes und manchmal sogar noch ein viertes Mal gesponnen werden, bis es durch die stärkere Drehung fest genug ist. Man kann einen Faden auch dadurch stärken, dass man zwei Fäden zusammen verzwirnt, was die Navajos jedoch nicht anwenden. Eine Ausnahme sind die Fäden, die sie brauchen, um die vier Gewebekanten einzubinden.

Nicht alle Navajo-Schafe sind weiss, es gibt auch schwarze und graue Vliese, die man separat kardieren und spinnen kann, um schwarzes oder graues Garn zu erhalten. Weitere feine Abstufungsmöglichkeiten gibt es, wenn man verschiedene Anteile schwarzer und weisser Wolle zusammen verspinnt, je nachdem, ob man einen helleren oder dunkleren Ton wünscht, und wenn man die zwei Farben schon beim Kardieren mischt, erhält man ein ganz neues Spektrum von Grautönen. Diese feinen Grauschattierungen sind zusammen mit den pflanzengefärbten Braun- und Gelbtönen charakteristisch für die Decken vom Handelsposten von Two Grey Hills. Pastellfarbene Garne lassen sich beim Kardieren aus weissen und gefärbten Fasern mischen. Man findet sie in den Yei-Teppichen mit ihren typischen fleischfarbenen Figuren auf hellem Grund wieder, die die übernatürlichen Wesen darstellen, die zwischen den Navajos und ihren Göttern vermitteln.

Die handelsüblichen Garne, die die Navajos in ihrer Klassischen Periode der Weberei verarbeiteten, waren das weiche, glänzende Dreifachgarn aus Sachsen in Deutschland und die Germantown-Garne, amerikanische Vierfachgarne aus Wolle, die nach der Stadt benannt waren, in der sie hergestellt wurden. Und es gab natürlich das bereits erwähnte *Bayeta*-Rot, das für die frühen, von den Sammlern heute sehr begehrten Decken verwendet worden war.-

Die Farbstoffe

Bevor die Anilinfarben aufkamen, waren die Decken farblich auf Weiss, Braun, Beige, Grau und Schwarz, die natürlichen Farben der Vliese, beschränkt, die teilweise beim Kardieren miteinander gemischt wurden. Von den Spaniern eingeführt wurde im 17. Jahrhundert mit Indigo gefärbtes Dunkelblau sowie das Karminrot der getrennten *Bayetas*. Von 1870 an kamen ständig neue Farben dazu, entweder weil man kommerziell gefärbtes Garn verarbeitete oder weil die Vliese oder gesponnenen Garne mit den neuen synthetischen Farben gefärbt wurden. Die einfachen Streifenmuster in Pflanzenfarben, die in der Zeit von 1920 bis 1930 vorherrschten, bedeuteten einen tiefgreifenden Wandel, den man fälschlicherweise als Rückbesinnung bezeichnete. Heute arbeiten die Navajo-Indianer mit etwa 150 verschiedenen Farben (Kent, 1985a, S. 18–19).

Die Navajo-Indianer verwenden Pflanzen- und Mineralstoffe aus ihrer natürlichen Umgebung. Die Vegetation reicht von Flechten bis Kakteen, zum Beispiel vom in der Wüste 44
wachsenden stachligen Feigenkaktus über Wildkirsche, Eiche, Sumach und Pinon, die in den höher gelegenen Gebieten auf den Gebirgshängen wachsen, bis hin zu kleineren Bäumen und Sträuchern, die an Bächen und Rinnsalen überall dort zu finden sind, wo es Wasser gibt.

Vor dem Färben muss das Garn gründlich gewaschen werden, da der Farbstoff nicht auf die Fasern aufzieht, wenn an der Wolle noch Schmutz oder Fett haften, die wie eine Blockade wirken. Heutzutage bekommt man natürlich überall Seife zum Waschen, aber früher verwendeten die Navajos dazu zwei Arten von Seifenpflanzen mit schwertförmigen Blättern, die beide zur Familie der Yucca gehören: Die eine wächst an niedrig gelegenen Hängen, die andere an höher gelegenen. Die frische oder getrocknete Yucca-Wurzel wurde zerstossen und in kaltem Wasser zwischen den Händen zerrieben, bis sie schäumte. Dann gab man warmes Wasser dazu und tauchte das Garn hinein, um es anschliessend gründlich zu spülen und zum Trocknen aufzuhängen.

Der zweite Stoff, der benötigt wird, um erfolgreich zu färben, ist das Beizmittel. Nur die Flechten als substantive Farbstoffe brauchen keine Beizen. Alaun, eines der wichtigsten Mineralsalze, die zum Beizen verwendet werden, gewinnt man aus natürlichen Ablagerungen, speziell um die Schwefelquellen in New Mexico. Alaun ist ein weisses, kristallines Salz und dort zu finden, wo vor nicht allzu langer Zeit Wasser verdunstet ist. Manchmal verbrennen die Navajos den Alaun vor Gebrauch, oder sie verwenden ihn, wie er ist. Ein anderes Beizmittel, mit dem die Navajos arbeiten, ist eingeweichte Wacholderasche. Sie halten dazu einen Wacholderzweig über einen Topf und zünden die grünen Nadeln an. Die Asche fängt sich im Topf (Bryan, 1978, S. 17).

In anderen Teilen der Welt, wo das Wasser weniger knapp ist oder für unerschöpflich gehalten wird, wird die Wolle meist in einem separaten Arbeitsgang vor dem Färben gebeizt, aber bei den Navajos, wo Wasser sehr kostbar ist, wird das Beizmittel nach der Hälfte der Zeit mit ins Farbbad gegeben, so dass Beizen und Färben in einem Vorgang abgeschlossen werden. Wenn das Färbemittel aus Zweigen, Rinden oder Wurzeln besteht, muss das Material aufgebrochen oder in kleine Stücke geschnitten und in einem Topf mit Wasser ein paar Stunden lang ausgekocht werden. Dann wird die Flüssigkeit abgeseiht, das Beizmittel zugegeben und aufgelöst, das nasse und abgetropfte Garn eingelegt und das Ganze allmählich zum Kochen gebracht. Man lässt es so lange köcheln, bis der gewünschte Farbton erreicht ist. Dann kann man es über Nacht stehen lassen, am nächsten Tag das Garn ausspülen und zum Trocknen aufhängen.

Rezepte, die vielfach von Generation zu Generation überliefert sind, gibt es unzählige. Wer sich dafür interessiert und sie eventuell auch ausprobieren will, kann in *Navaho Native Dyes: Their Preparation and Use* die Rezepte nachlesen, die von dem Navajo Nonabah G. Bryan formuliert und von Stella Young zusammengestellt sind. Dort findet man auch eine sehr
43 interessante Beschreibung, wie die frische Frucht des Feigenkaktus für die hellen und dunklen Rosatöne, die in den Navajo-Teppichen sehr häufig vorkommen, verwendet wird. Die Frucht wird in diesem Fall nicht wie oben beschrieben ausgekocht, sondern während ein bis zwei Wochen vergoren, je nachdem, wie intensiv der gewünschte Farbton sein soll.

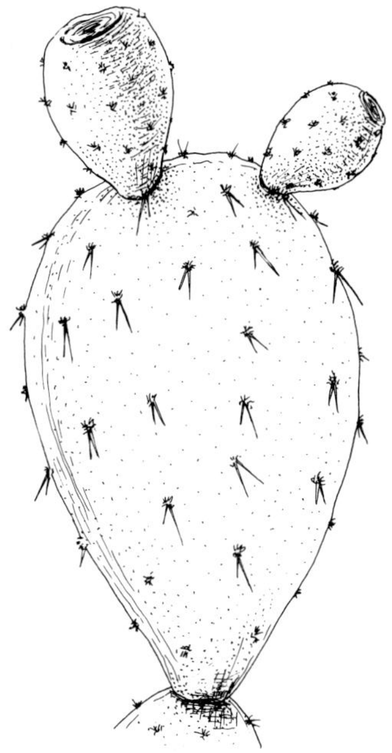

43 *Die stachlige Kakteenfrucht* (Opuntia), *die zum Färben verwendet wird.*

Ansonsten verwenden die Navajo-Indianer als natürliche Farbstoffe noch Indigo und Koschenille, die sie aber nicht aus heimischen Pflanzen oder Tieren gewinnen, sondern von Händlern oder Pueblo-Indianern kaufen. Auf diese beiden Farbstoffe sind wir an anderer Stelle bereits eingegangen. Wie gesagt, vor 1870, als die Anilinfarben aufkamen, wurden tatsächlich nur wenige natürliche Farbstoffe verwendet. Die neuen Farbstoffe waren billig, einfach zu handhaben und in vielen bunten Farben erhältlich. Jetzt explodierten die Teppiche förmlich vor Farbenfreude, und Hand in Hand damit kamen neue gestalterische Ideen. Die einfachen Streifen-, Rechteck- oder Rautenmuster wurden überlagert von neuen Mustern, die auf der Diagonale aufbauten, aggressiven Zickzacklinien, die die gesamte Breite von einer Ecke zur andern ausfüllten und als *Eye-dazzler* (Augenblender) für diese Zeit typisch waren. Die späteren Teppiche aus naturgefärbten Garnen kehrten dann wieder zurück zu schlichteren Streifen, die noch von Zacken oder anderen abstrakten Mustern durchzogen waren.

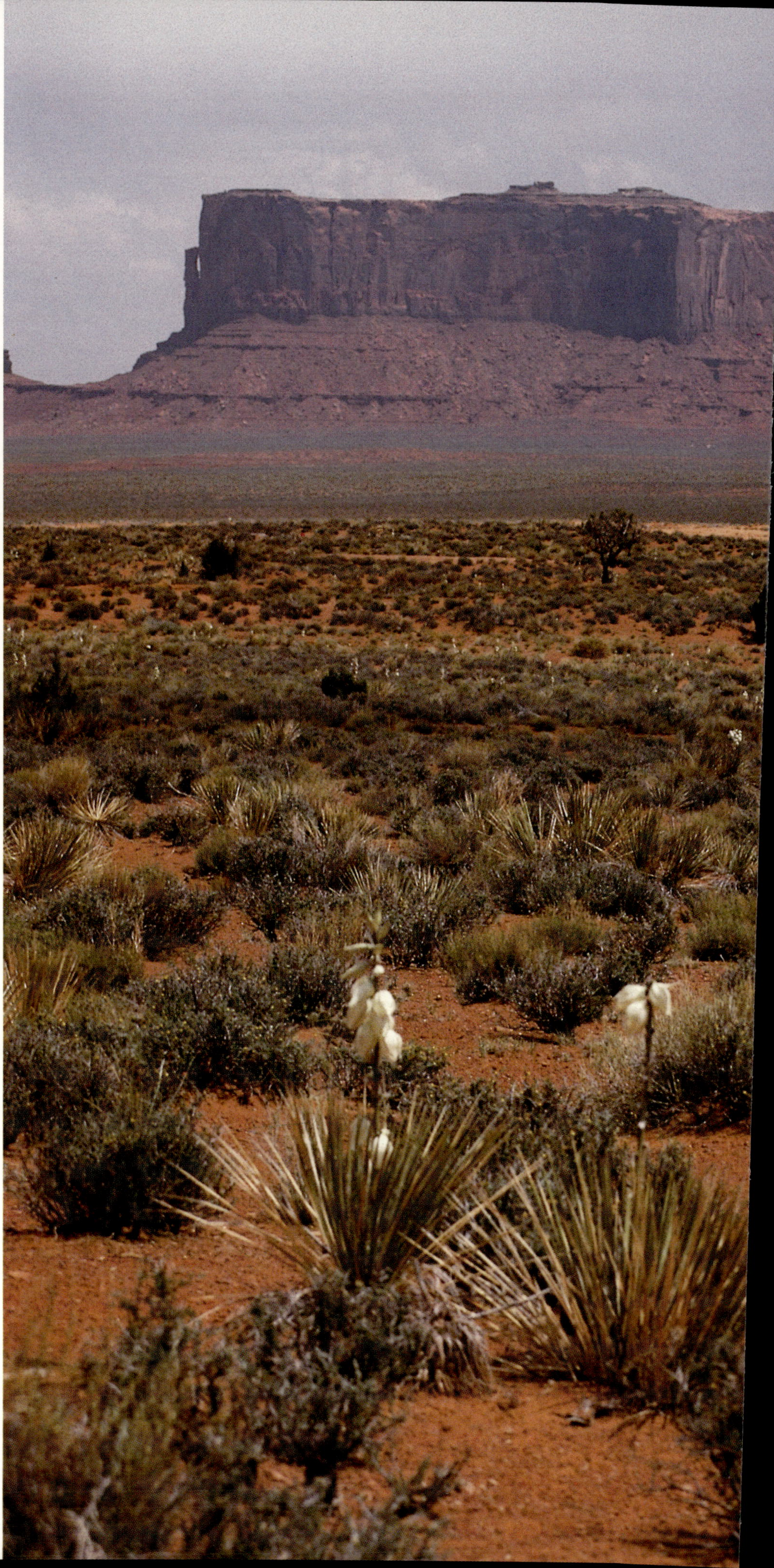

44 *Färbepflanzen, die im Monument Valley an der Grenze zwischen Utah und Arizona wachsen. Links im Vordergrund blüht die Yucca; dahinter sind die niedrigen nordamerikanischen Beifussgewächse zu sehen. Die dunkleren Bäume im Hintergrund sind Wacholderbüsche.*

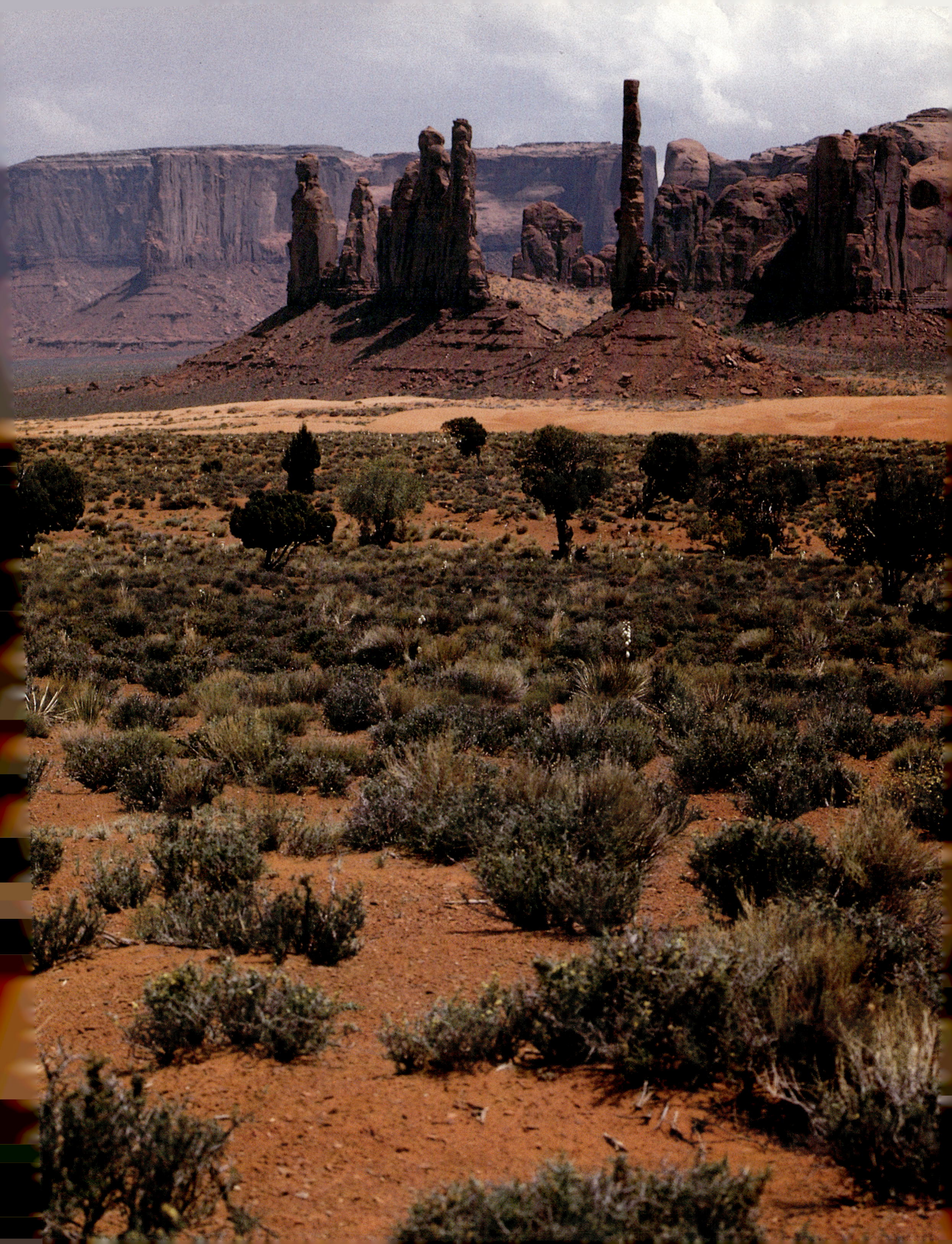

Heute sind Farbgebung und Gestaltung eher flexibel. Es wird aus vielen Traditionen geschöpft, und derselbe Teppich kann sowohl aus pflanzen- als auch anilingefärbtem Garn bestehen, je nachdem welche spezifische Farbwirkung dem Teppich verliehen werden soll.

Die Gewebe

Die meisten Navajo-Teppiche sind Schussripsgewebe, obwohl die Navajos auch Doppelgewebe und Köperbindungen kennen. 45

Für den Schussrips braucht man nur zwei Fächer, das eine wird durch den Fachstab gebildet, der in der Kette bleibt und unter jedem zweiten Kettfaden liegt. Das andere Fach, das sogenannte Gegenfach, bildet sich, wenn man den Litzenstock hochzieht, der die Kettfäden anhebt, die nicht auf dem Fachstab liegen (siehe Abb. 40). Doppelseitige Gewebe, Doppelgewebe und Köper, für die man vier Fächer und insofern vier Litzenstöcke (oder drei Litzenstöcke und einen Fachstab) benötigt, werden dementsprechend weniger oft gewebt.

Für den Schussrips, bei dem die Kette vom Schussfaden vollständig überdeckt wird, braucht man ein ausgesprochen festes, strapazierfähiges Kettgarn, zwischen das sich das weiche Schussgarn gut und locker genug einbetten kann. Es gibt zwei Verfahren, die gewährleisten, dass das Schussgarn die Kettfäden verdeckt, und die gleichzeitig verhindern, dass das Gewebe beim Weben allmählich schmaler wird: Beim einen legt man den Schussfaden bogenförmig ins Fach, bevor man ihn in voller Länge mit der Holzgabel anschlägt. Beim anderen Verfahren wird der Schussfaden ebenfalls nicht rechtwinklig, sondern diesmal

45 *Vier Navajo-Teppiche. Teppich (a) mit gelben, grünen, weissen und schwarzen gezackten Rauten auf rotem Grund stammt etwa aus dem Jahre 1900. Die Teppiche (b), (c) und (d) sind aus hellbrauner und grauer Wolle, die beim Kardieren gemischt wurde, und in Kontrast zu Schwarz, Weiss und Rot gesetzt ist. Vgl. auch Abb. 46 und 48. London, British Museum.*

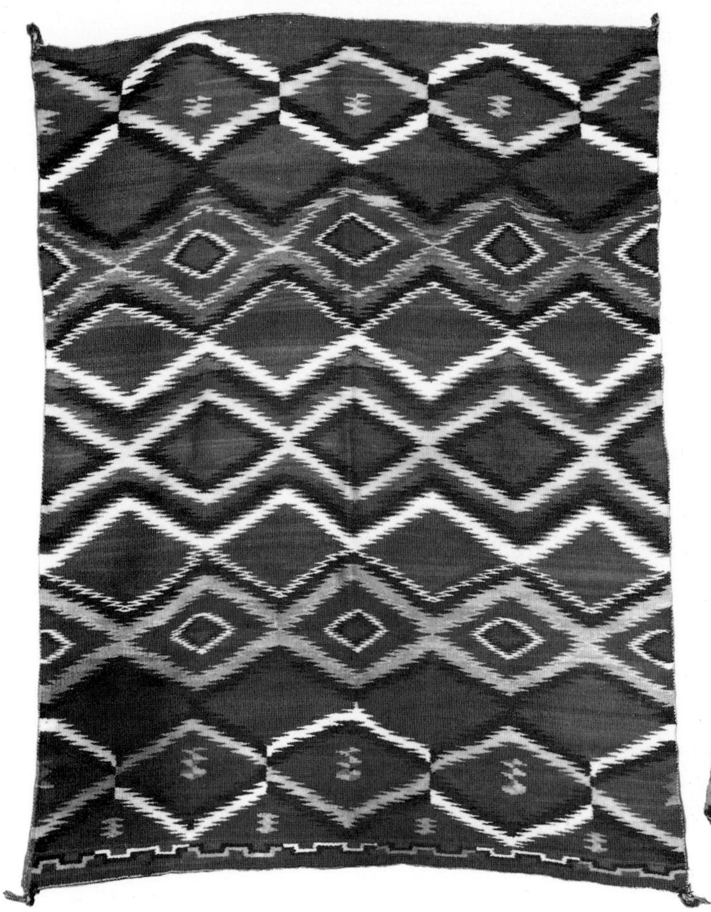

a

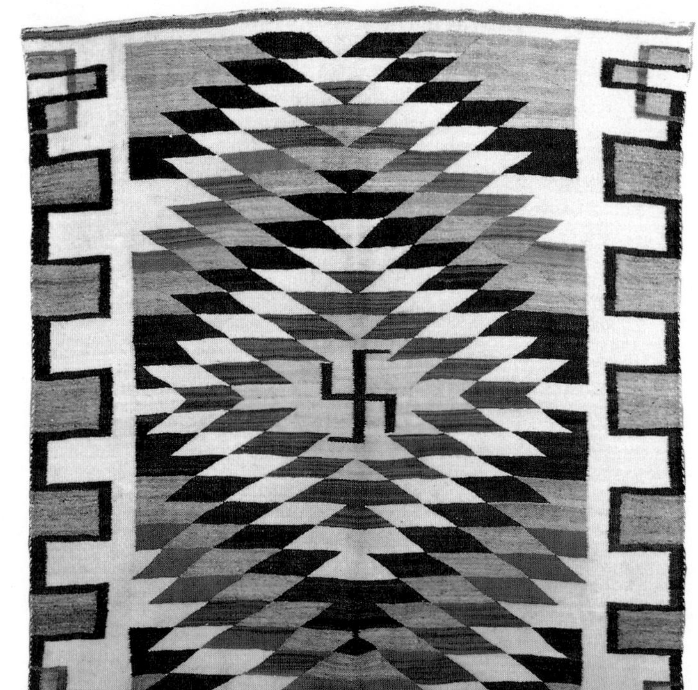

b

schräg in das Fach gelegt, so dass der Faden genug Spiel hat, wenn man ihn von der Webkante aus, von der aus er in das Fach eingelegt wurde, anschlägt. Zum Anschlagen werden verschiedene Holzgabeln benutzt.

Das einfachste Muster in einem Schussrips sind bunte Querstreifen. Dieses erste Stilelement der Navajos könnte jemandem als Vorbild dienen, der sich an seinen ersten Navajo-Teppich wagt. Man kann sich dabei voll auf die primären Techniken konzentrieren und den Schussfaden quer durch die ganze Kette führen, bevor man sich an die schwierigeren schrägen und senkrechten Farbblöcke wagt, die für die späteren Teppiche typisch sind. Ein weiteres Charakteristikum, das man auch schon in diesem Stadium angehen kann, sind die mit
46 Flechträndern verstärkten Webkanten, die wir nur von Navajo-Teppichen kennen. So wie die Kette oben und unten gezwirnt wird, bevor sie auf den Webstuhl kommt, werden die Webkanten beim Weben gezwirnt. Die Enden der vier Zwirnfäden werden zum Schluss, wenn der Teppich vom Webstuhl genommen ist, an den vier Ecken zu den typischen kurzen Quasten zusammengeknotet.

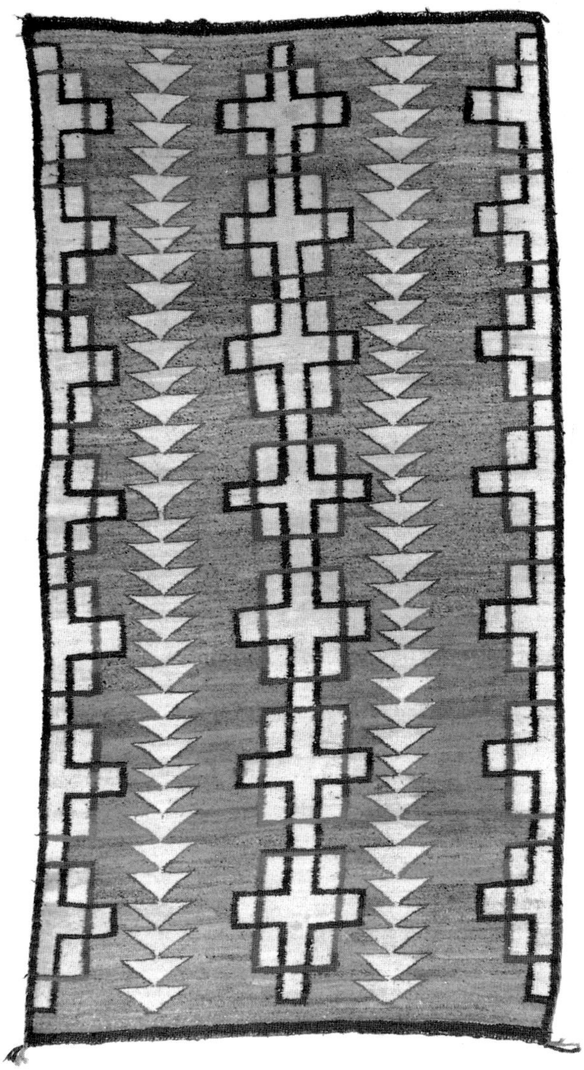

c

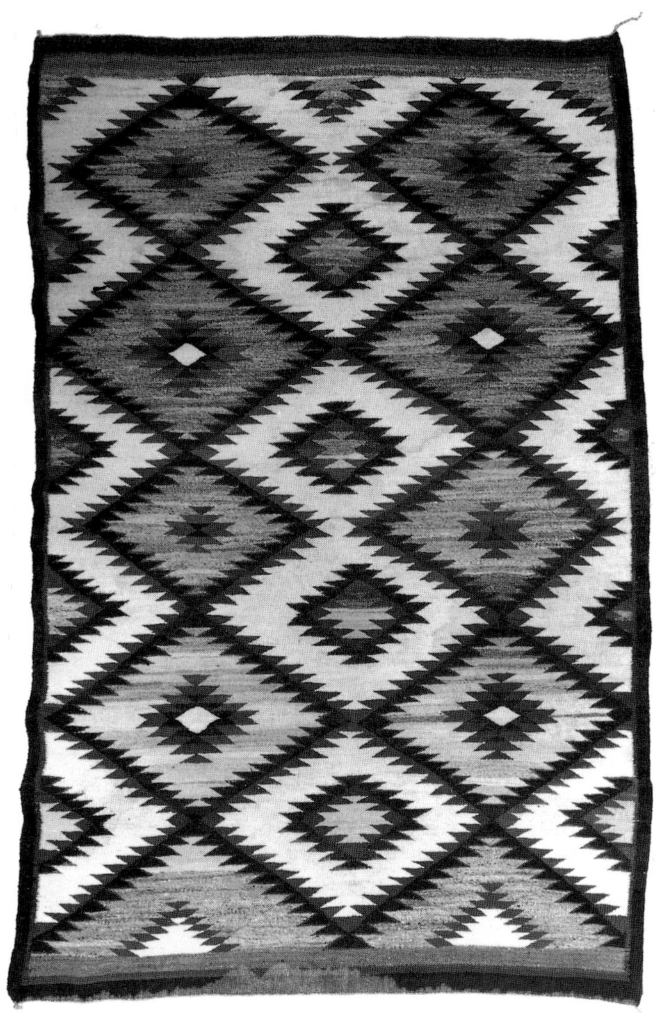

d

47 (gegenüberliegende Seite, oben) *Zentrales Motiv auf einer Häuptlingsdecke (dritte Phase). Man sieht, wie die beiden Farbflächen in der Vertikalen miteinander verzahnt sind. Gut zu sehen sind auch die* Lazy lines, *die Unterbrechungen in den weissen Flächen. London, British Museum.*

48 (gegenüberliegende Seite, unten) *Ausschnitt aus dem Teppich von Abb. 45d, der das Rhombenmotiv mit den Zackenrändern zeigt, die teilweise andersfarbig konturiert sind.*

Für jeden Rand braucht man einen Zwirnfaden, der dreimal so lang ist wie der Teppich. Jeder Faden wird doppelt genommen und unten an der Querstange an der Webkante befestigt. Die anderen Enden werden provisorisch oben an den Querbalken gebunden. Dann nimmt man die beiden so entstandenen Randfäden auseinander und legt den einen vor und den anderen hinter den Fachstab. Etwa sechs Reihen lang gilt der Faden vor dem Fachstab als äusserster Kettfaden, danach werden die beiden Fäden ausgetauscht, der hintere wird jetzt vor und der vordere hinter den Fachstab gelegt. Da die beiden Fäden ständig in der gleichen Richtung gezwirnt oder ausgetauscht werden, entsteht am Rand allmählich ein Zopf. Durch das Verzwirnen drehen sich die beiden Fäden oben stark ein, so dass man sie ab und zu oben losbinden muss, um sie wieder aufzudrehen.

Tapisserien werden gewöhnlich mit mehreren Schussfarben gewebt, die *nicht* von Webkante zu Webkante eingelegt werden, sondern nur über begrenzte Flächen laufen. Die meisten Teppiche und Decken der Navajos (ausgenommen die Schussripsgewebe aus der ersten Phase der Häuptlingsdecken) sind in dieser Technik gefertigt. Man kann mit der Tapisserietechnik auf verschiedene Weise arbeiten. Eine Möglichkeit wäre, die jeweilige Farbe an der richtigen Stelle, zum Beispiel von rechts nach links, einzulegen und zum Schluss alle Schussfäden zusammen anzuschlagen. Dann öffnet man das Gegenfach und legt die einzelnen Farben von links nach rechts an der gleichen Stelle oder, wenn es das Muster verlangt, versetzt darüber ein. Bei einer anderen, vor allem bei grossen Teppichen angewandten Technik sitzt die Weberin vor einem Teil der Kette und webt erst einen Farbblock zu Ende, zum Beispiel eine Raute, und füllt anschliessend den Hintergrund auf. (Dabei muss sich das Musterelement aber nach oben verjüngen, sonst geht der Anschlag der neuen Reihe quasi ins Leere; wenn die Form nach oben breiter wird, muss man umgekehrt erst den Hintergrund arbeiten und dann das Musterelement einfüllen.) Dann setzt sich die Weberin an eine andere Stelle und webt auf dieselbe Weise ein anderes Musterelement. Selbst wenn sie grössere Farbflächen zu weben hat, ist es wahrscheinlich, dass sie sie stückweise webt, teils, um in Reichweite arbeiten zu können, teils aber auch, um auf den gemusterten und ungemusterten Flächen eine gleichbleibende Schussspannung zu erhalten. Solche Trennlinien in einfarbigen Flächen werden als *lazy lines* bezeichnet.

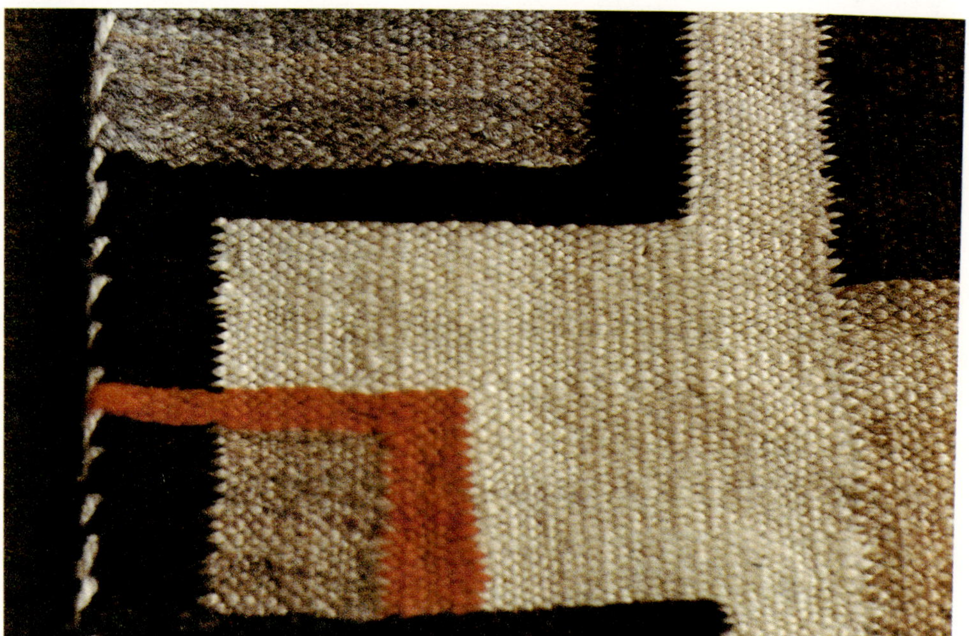

46 *Ausschnitt aus dem Teppich von Abb. 45b, der die Verzahnung der Farbflächen und die geflochtene Webkante zeigt.*

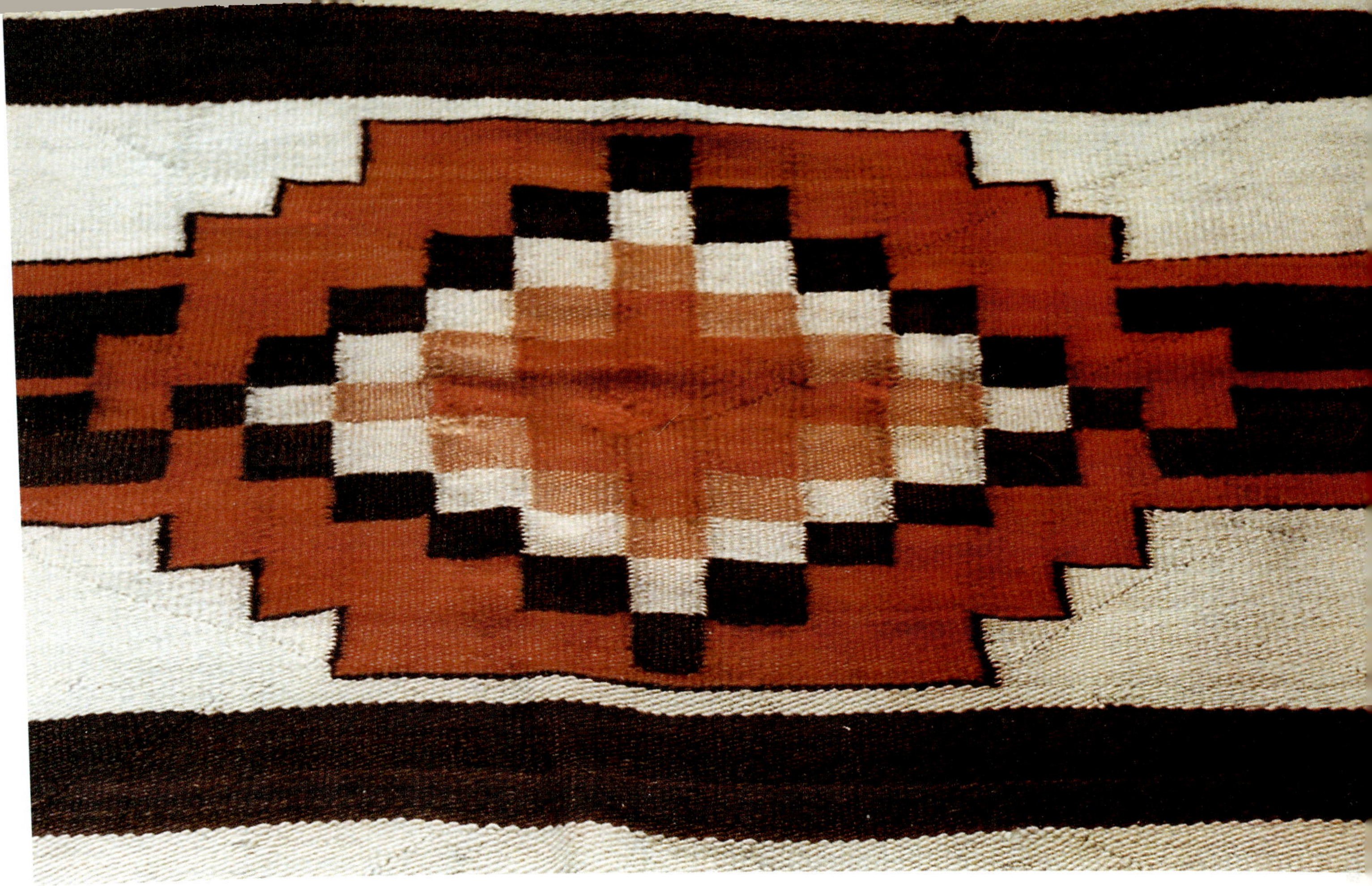

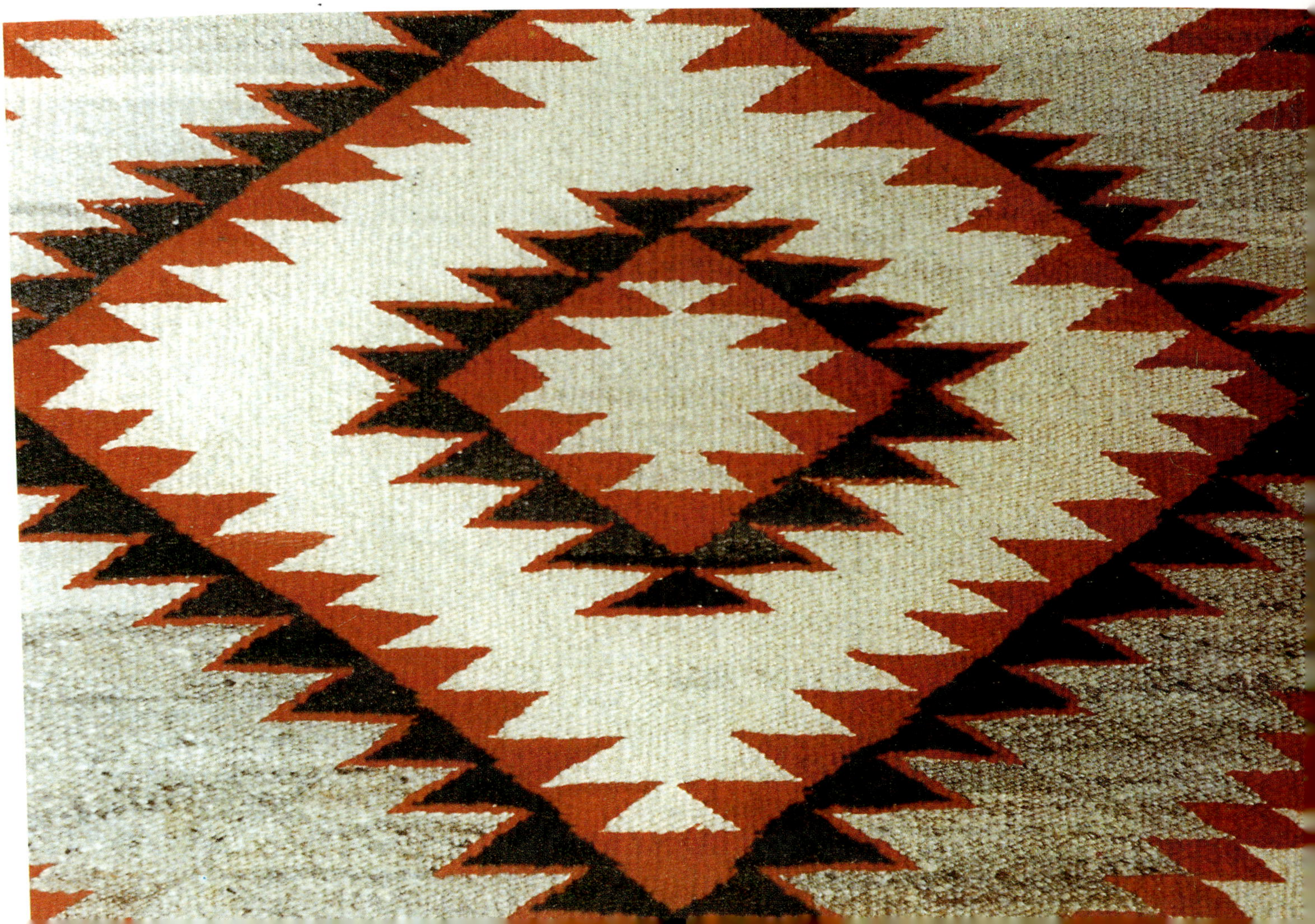

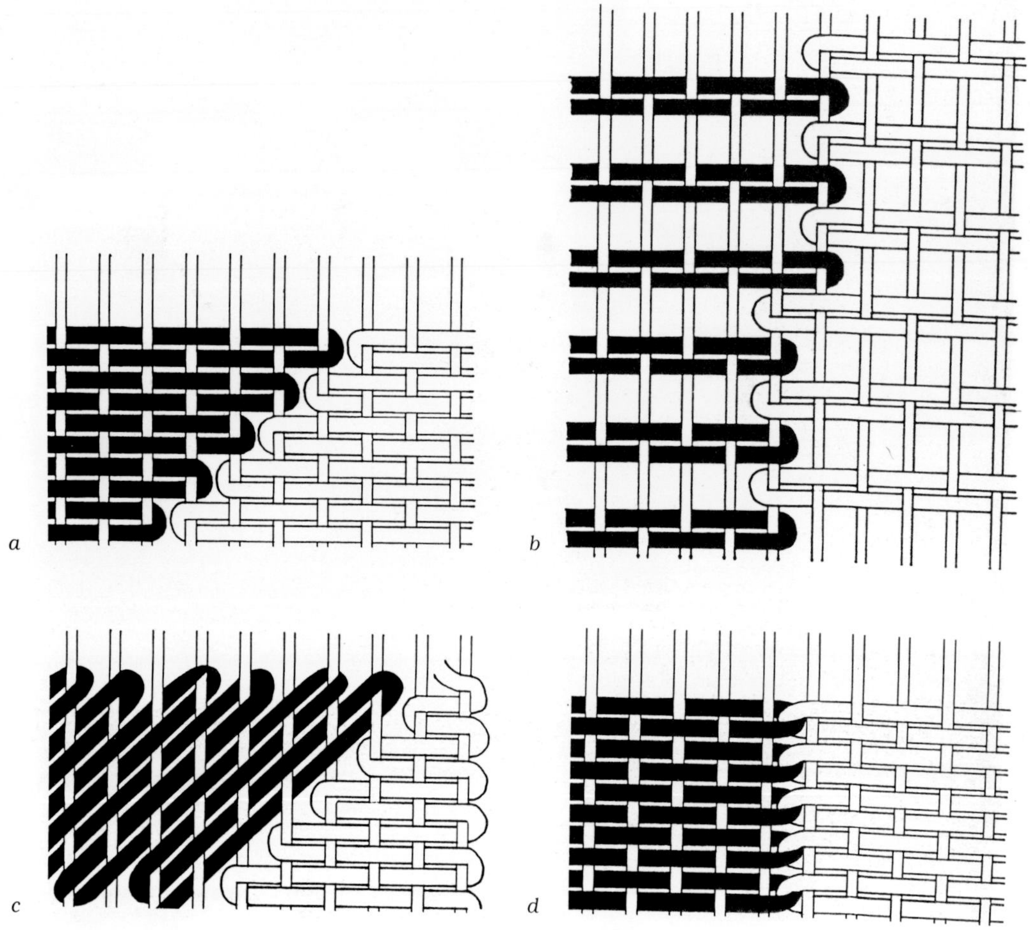

49 *Tapisserie-Techniken:*
a) Der dunkle Schussfaden liegt in jeder Reihe einen Kettfaden weiter rechts.
b) Eine steile Dreiecksform wird stufenförmig aufgebaut (vergrösserte Sicht, siehe auch Abb. 50).
c) Der Schussfaden liegt schräg zum Kettfaden.
d) Die Schussfäden sind ineinandergeschlungen.

Typisch für die Klassische Periode sind die aus Diagonalen aufgebauten farbigen Zacken, 48
Blitze und spitzen Dreiecksformen. Flache Dreiecke entstehen, wenn der Faden auf einer oder beiden Seiten, je nachdem, wie flach das Dreieck werden soll, in jeder Reihe über einen Kettfaden weniger läuft.

Zickzacklinien oder Blitze kann man Reihe für Reihe arbeiten oder einkeilen. Dafür baut man am äusseren Rand des Musters in der üblichen Weise die Seite eines Dreiecks auf, an das sich dann alle folgenden Streifen quer über die Kette anlehnen, d. h. diese Schussfäden 49
werden nicht mehr im rechten Winkel, sondern schräg zu den Kettfäden eingelegt. Wenn man an der linken Webkante angekommen ist, wiederholt man das gleiche in umgekehrter Richtung.

Spitze Dreiecke müssen terrassiert gearbeitet werden, d. h. der Neigungswinkel des 50
Dreiecks muss durch eine Reihe eckiger Stufen aufgebaut werden. Über sechs oder acht Reihen geht der Schussfaden immer zum selben Kettfaden.

Lange senkrechte Farbblöcke kann man ebenfalls auf diese Weise arbeiten, obwohl es hier auch noch andere Möglichkeiten gibt (siehe Grafik). Die langen, vertikalen Linien kamen erst 46
auf, als sich die Touristen mehr für Bodenteppiche als für Decken interessierten, denn bei Teppichen bietet es sich an, das Muster einzurahmen, während für Decken flächendeckende Muster geeigneter sind. In der Tat finden sich nun bei manchen Mustern Anklänge an Teppiche aus dem Orient.

Die Navajo-Teppiche sind keineswegs alle abstrakt gemustert. Es gibt bildhafte Teppiche, die auf einem einfarbigen Hintergrund Gegenstände des täglichen Lebens darstellen, Züge,

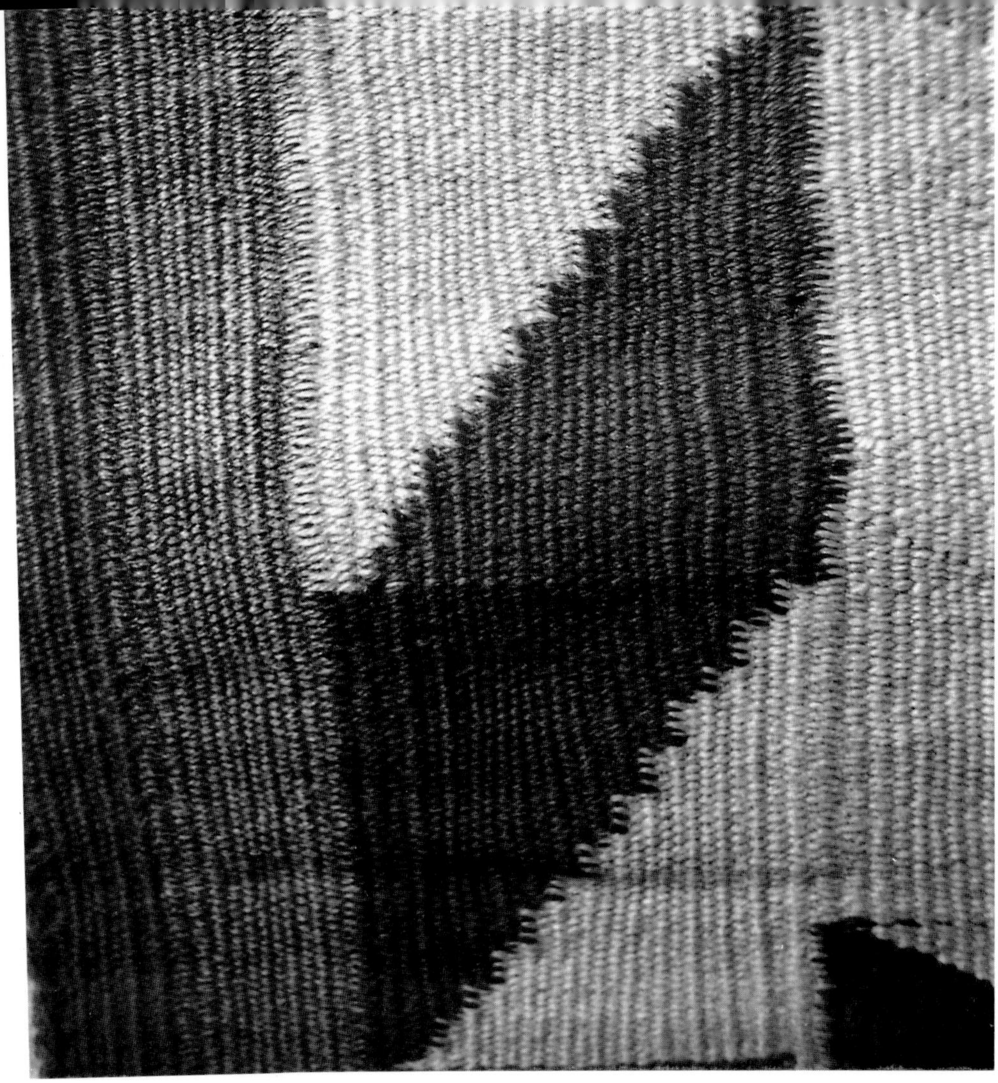

50 *Ausschnitt aus der Decke von Abb. 39, der zeigt, wie aus einer Reihe von Stufen die steile Dreiecksform entsteht.*

Lastwagen, die amerikanische Flagge oder sogar Snoopy. Andere Themen des 20. Jahrhunderts sind Muster, die die *Yei* darstellen. Bilder, die bis dato von den Medizinmännern mit farbigem Sand auf den Boden gezeichnet und nach dem Ritual wieder ausgelöscht wurden, werden jetzt in Wandbehänge verwebt und rufen gemischte Gefühle hervor. «Textilien, die nach Sandmalereien entworfen sind, werden von den Navajos zwar nicht als rituelle Gegenstände betrachtet, aber konservative Mitglieder des Stammes missbilligen es, wenn solche Motive gewebt werden» (Kent, 1985a, S. 17). Es gibt auch *Yeibichai*-Teppiche, die Navajo-Tänzer als
51 *Yei*, als Geister, darstellen.

Geister spielen eine wichtige Rolle in der Welt der Navajo-Indianer, selbst beim Weben: So bewohnen Geister zum Beispiel Schwert und Kamm, mit denen der Schussfaden angeschlagen wird, und es gibt bestimmte Tabus, was man mit diesen Gegenständen machen darf und was nicht.

Die Frauen spinnen, färben, schären und weben neben ihren anderen Pflichten im Haus und bei den Schafen. Sie unterrichten sich gegenseitig und manchmal auch privilegierte Aussenseiter, indem sie sich bei der Arbeit zuschauen lassen. Gesprochen wird nicht, es gibt keine langen verbalen Erklärungen, nur einfach sehen und machen. Sie haben ein paar Fremden erlaubt, mit ihnen zu leben, die später ausserhalb der Reservate von ihren Erfahrungen erzählten. Wir können von diesen Erfahrungen profitieren, die sich in Büchern niedergeschlagen haben, die wir in der Bibliografie im Anhang aufführen.

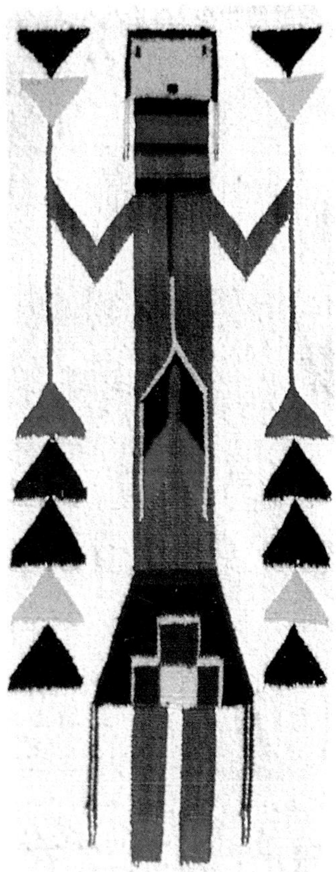

51 *Das* Yeibichai-*Motiv aus einem von Irene Williams gewebten Teppich. Aus der Gegend von Shiprock, New Mexico. London, Horniman Museum.*

2 DER NAHE OSTEN

Die Beduinen

Die Beduinen sind die Nomadenstämme der arabischen Halbinsel, die auf der Suche nach Weidefläche und Wasser für ihre Tiere ständig unterwegs sind. Sie durchqueren Tausende von Kilometern von der syrischen Wüste im Norden bis Oman im Süden, von der jordanischen Wüste im Westen bis zur Grenze des Irak im Osten.

Die Lebensbedingungen in der Wüste sind extrem rauh. Die Durchschnittstemperatur liegt am Tag bei 30 Grad Celsius und kann bis auf 49 Grad steigen, während sie in der Nacht auf 4 Grad oder darunter fällt. Das ganze Jahr über regnet es kaum, und Weideland ist schwer zu finden. Stürme erheben sich und blasen den Sand hoch, der alles bedeckt und Spuren auslöscht.

Lebensunterhalt und Quelle des Reichtums des Beduinen sind seine Tiere. Man sagt: Ein echter Beduine muss Kamele halten. Beduinen, die Kamele haben, können weiter ziehen als andere, da die Kamele grosse Entfernungen überwinden, ohne Nahrung oder Wasser aufnehmen zu müssen. Die schafzüchtenden Beduinen bleiben näher am Rand der Sandwüste, wo sie eher Weideflächen finden können und mehr Kontakt mit den festen Ansiedlungen haben.

52 *Beduinenzelt in Oman, aus handgewebten Stoffbahnen.*

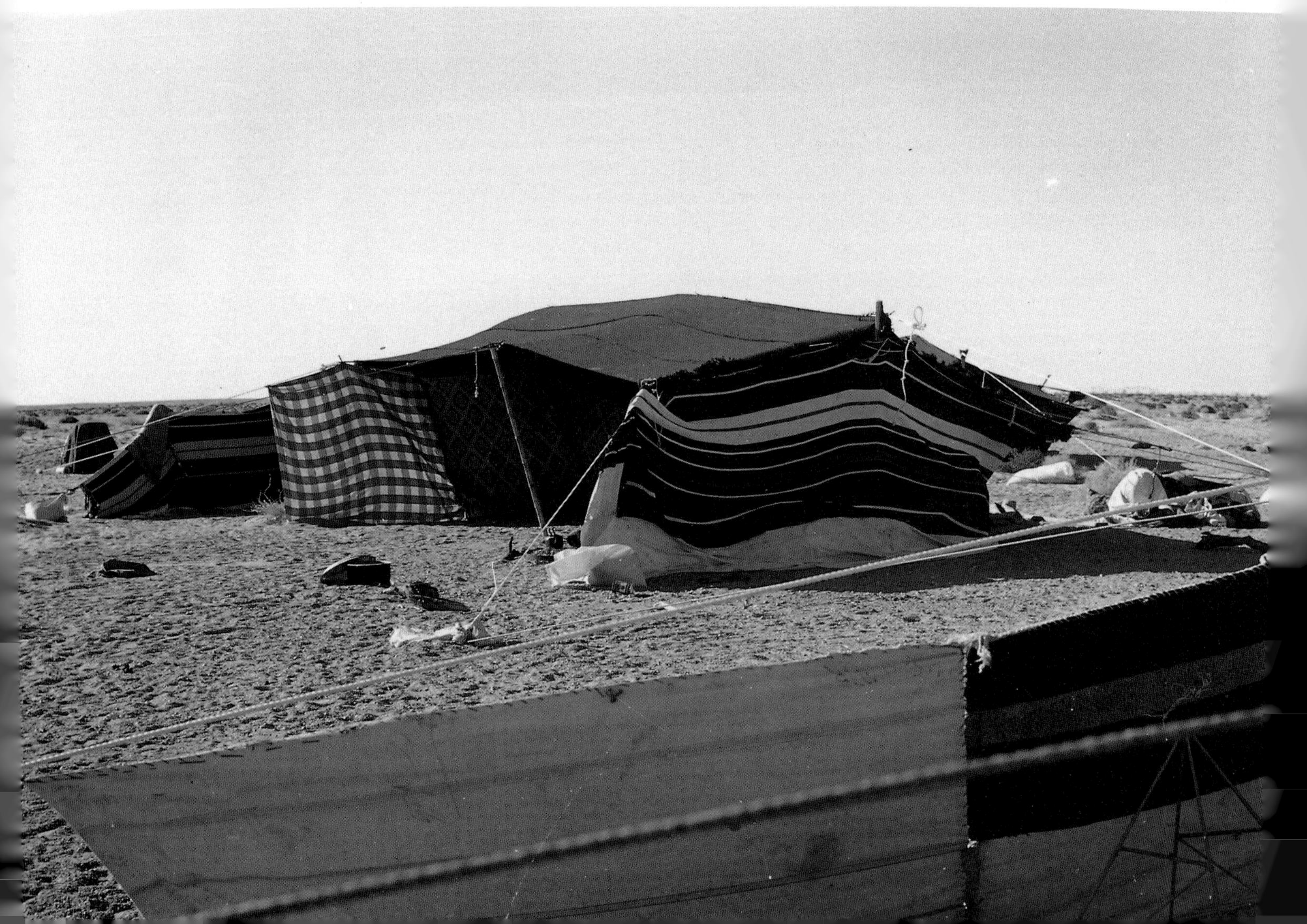

Beduinen sind Araber und Moslems. «Die Araber sind das älteste Volk auf Erden, sie stammen aus der Sintflut!!» Gertrude Bell zitiert hier *(Selected Letters of Gertrude Bell)* die Eingangszeilen eines Essays ihres Arabischlehrers über die Sitten der Araber, die sie offensichtlich mit leichter Ironie übernommen hat (deshalb die Ausrufzeichen). Nichtsdestotrotz sollen die Beduinen ihre Ursprünge tatsächlich bis auf den biblischen Patriarchen Abraham zurückverfolgen können, der selbst ein Nomade war. Das Alte Testament ist voll von Hinweisen auf eine nomadische Lebensführung, so dass man sich nach dem Studium der Beduinen die Geschichten aus der Bibel besser vorstellen kann. Die Reisenden des 19. und 20. Jahrhunderts haben viel über das Leben der Beduinen geschrieben. Aus Reiseberichten, Tagebüchern und Briefen entsteht ein Bild ihrer physischen und psychischen Zähigkeit, der Einfachheit ihres Lebens mit den spärlichen weltlichen Gütern, die mit dem ganzen Haus in kürzester Zeit zusammengepackt und gesattelt werden können, ihrer legendären Gastfreundschaft, die auch dann noch gilt, wenn die Nahrung knapp wird, und der Tatsache, dass sie sich, weitab von jeglicher Zivilisation, voll aufeinander verlassen können.

Natürlich ist es heute nicht mehr richtig, weitab von jeder Zivilisation zu sagen, denn seit der Entdeckung des Erdöls, als in der ersten Euphorie Strassen und Luftwege geschaffen wurden, haben solch umwälzende Veränderungen stattgefunden, dass sich auch das Leben der Beduinen verändern musste. Schon sitzen auf den Zelten die Fernsehantennen; wo früher die Kamele lagerten, stehen heute Lastwagen, und Wasser wird in Wassertanks statt in den traditionellen Ziegenhäuten mitgeführt.

52 Noch gibt es aber die Heimstatt der Beduinen, das gewebte Zelt. Es kann zwischen 3 m und 12 m lang sein, wobei es um so grösser ist, je bedeutender sein Besitzer ist. Das von Moses im Buch Exodus beschriebene Zelt war sogar noch grösser, wie die folgende Bibelstelle zeigt (eine Elle entspricht der Länge eines Unterarms):

Ferner machte er Teppiche aus Ziegenhaar als Zeltdach über der Wohnung; elf solche Teppiche machte er. Die Länge jedes Teppichs war dreissig Ellen und die Breite jedes Teppichs vier Ellen; die elf Teppiche hatten alle dasselbe Mass. Und er fügte fünf der Teppiche für sich aneinander und ebenso die sechs andern für sich. Und er brachte am Saume des Teppichs zuäusserst an dem einen Stück fünfzig Schleifen an und ebenso fünfzig Schleifen am Saume des äussersten Teppichs an dem andern Stück. Dann machte er fünfzig eherne Haken, um das Zeltdach zusammenzufügen, damit es ein Ganzes würde. Endlich machte er für das Zeltdach eine Decke aus rotgefärbten Widderfellen und oben darüber eine Decke aus Seehundsfellen (2. Buch Mose 36, 14–19).

Nach dieser Darstellung hat das Beduinenzelt ein rechteckiges Dach aus mehreren zusammengenähten Stoffbahnen. Das Tuch ist ein Kettrips aus handgesponnenem Ziegenhaar von schwarzen Ziegen. Das schwarze Ziegenhaar ist fester als Wolle, ein wichtiger Aspekt bei einem Zelt. Reicht das Ziegenhaar nicht aus, reserviert man es für die Kette und nimmt Wolle für den Schuss. Schmale gemusterte Bänder werden auf die grossen Stücke genäht, um die Stellen zu verstärken, wo die Spannseile befestigt sind. Dieses rechteckige Dach wird in der Mitte auf 190 cm hohe und an den Seiten auf 140 cm lange Stangen gehisst. Zwischen die Stangenspitzen und den Stoff werden Holzkappen oder Lappen gelegt. Das Dach wird so aufgestellt, dass eine lange Seite gegen den Wind steht; die flache Wand bietet den geringsten Widerstand. Für die Seiten wird eine lange Stoffbahn am Dach befestigt und mit dicken Holzstiften verankert. Das Dach kann auf den kurzen Seiten auch bis zum Boden reichen, dann braucht es nicht für alle Seiten Wände, sondern nur ein langes Seitenteil für hinten. Die Seitenwände sind, wie das Dach, aus mehreren zusammengenähten Stoffbahnen gemacht: Die oberen und unteren Bahnen verschleissen dabei schneller als die mittlere: die obere, weil

53 *Schären:* (rechts) *Der Kettfaden wird genau an die richtige Stelle auf den Stock gelegt, bevor das Knäuel der Frau gegenüber zugeworfen wird.* (unten) *Die fortlaufende Litzenschnur wird eingelegt. Oman.*

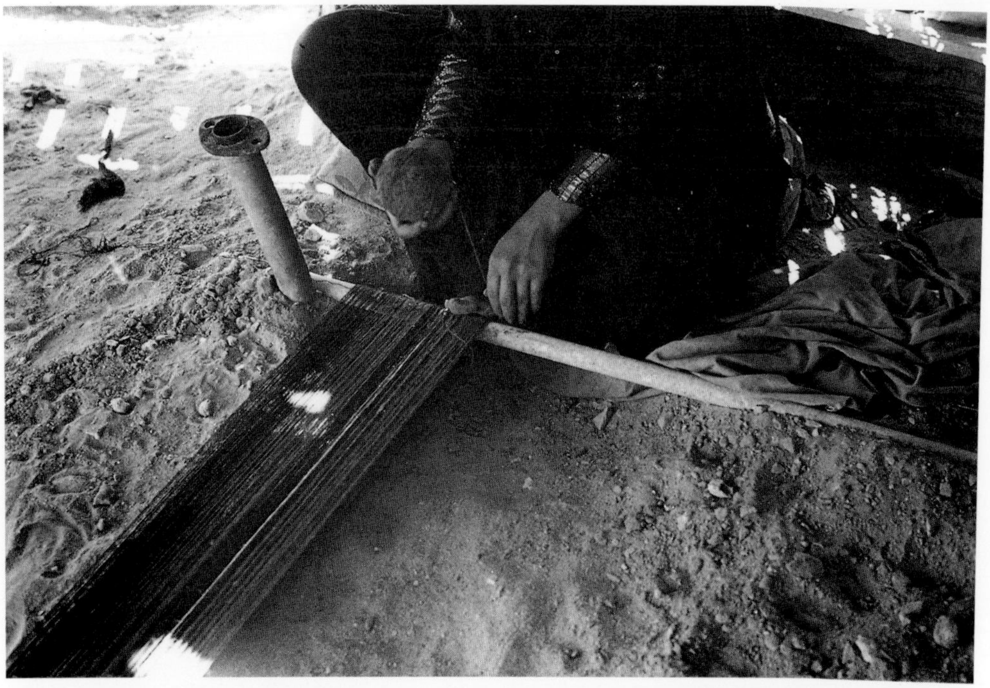

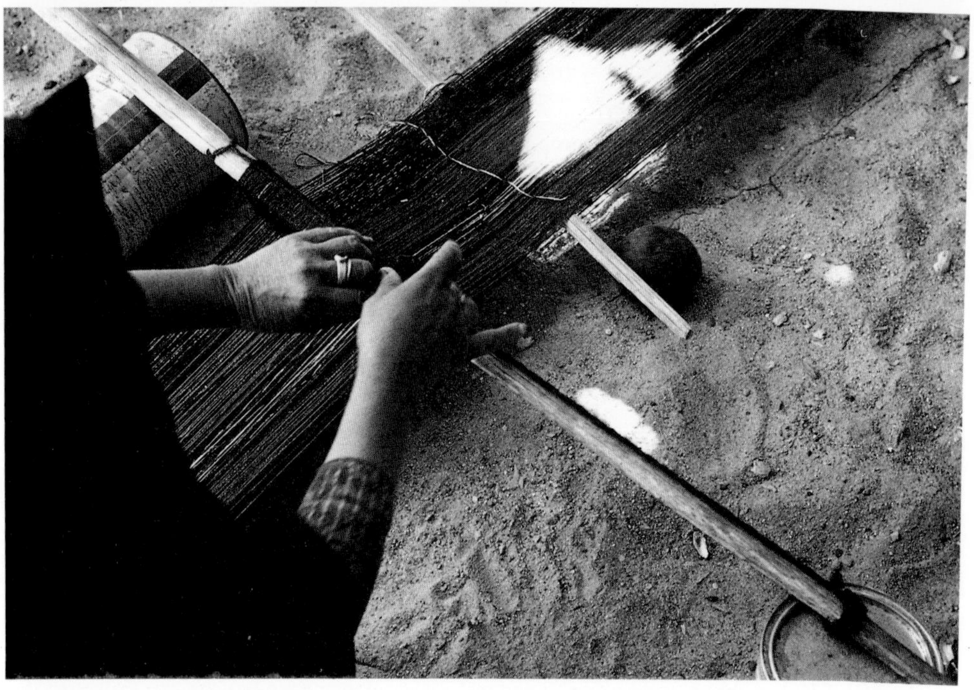

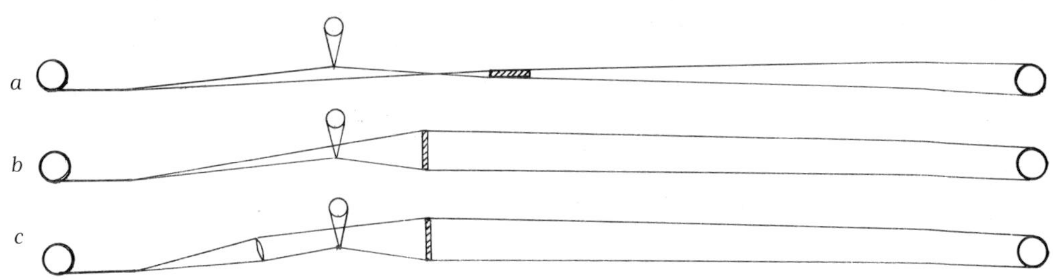

54 *Das Fach (a) und das Gegenfach (b); (c) zeigt das hochkant gestellte Schwert, das das Fach vergrössert.*

sie ständig wieder losgemacht oder festgesteckt wird; die untere, weil sie mit Sand beschwert wird, damit der Wind nicht durchzieht. Wenn eine Gewebebahn verschlissen ist, wird in der Mitte eine neue Bahn angebracht und die frühere Mittelbahn an den Rand verlegt. Das verschlissene Tuch wird entfernt. Wenn die verschlissenen Stücke immer wieder erneuert werden, hält so ein Familienzelt ein Leben lang.

Das Zelt bleibt vorne offen, ausser wenn es kalt ist, aber ein langes, oft reich gemustertes Tuch, der *Saha*, teilt die rechte (östliche) Zelthälfte als Bereich für Männer und Gäste vom restlichen Zelt ab. Dieses Tuch ist länger als das Dach und kann bei kaltem Wetter so umgeschlagen werden, dass es die offene Seite schliesst. In grossen Zelten wird die linke Hälfte nochmals unterteilt, um einen Kochbereich abzugrenzen. Der Mittelraum enthält alles, was die Familie besitzt: das Bettzeug, die Kissen und Tragetaschen, die Hängematte für das Kind, den Webstuhl und den Baldachin, unter dem die reicheren Frauen auf der Wanderung sitzen.

Die Mitglieder einer Grossfamilie stellen ihre Zelte dicht beisammen auf: Die langen Halteseile laufen über Kreuz und bilden ein Netzwerk aus Seilen, über das man leicht stolpern kann, das den Zeltbewohnern aber auch Schutz bietet (Faegre, 1979, S. 20). Wenn jedoch Wasser und Futter für die Tiere knapp sind, reisen die Familien einzeln und stellen ihre Zelte gesondert auf, um leichter ausreichend Weidefläche zu finden.

Mit ihren Kamel-, Ziegen- und Schafherden sind die Beduinen wirtschaftlich nahezu autark. Die Tiere liefern Fleisch und Fett, Milch für Käse und Butter, Wolle und Haare zum Weben von Zeltbahnen, Vorratstaschen, Kissen, Teppichen, Gurten und Zügeln; und der Verkauf eines Tieres bringt genug Bargeld ein, um Kaffee, Reis, Salz, Datteln, Kochgeräte oder sogar einen Fernseher zu kaufen.

Der Flachwebstuhl

56 Der bodennahe Flachwebstuhl mit gestütztem Litzenstock der Beduinen ist eine ganz einfache Angelegenheit. Die zwei Balken, die die Kette spannen, werden jeweils von Pflöcken in der Erde gehalten, an denen sie festgebunden sind. Der Litzenstock liegt rechts und links der aufgespannten Kette auf zwei gleich grossen Felsbrocken (oder auch hohen Konservendosen, je nachdem, was zur Hand ist). Die fortlaufende Litzenschnur, die über den Litzenstock läuft, hebt jeden zweiten Kettfaden an und erzeugt so ein Fach für den Schussfaden. Die Fäden für das Gegenfach laufen über einen breiten, flachen Stab, welcher hinter dem Litzenstock liegt. Wenn man diesen Stab dicht an den Litzenstock bringt und hochkant stellt, schiebt er die
54 darauf liegenden Kettfäden über die andern Kettfäden nach oben und erzeugt so das Gegenfach. Komplett wird die Ausrüstung mit ein paar weiteren Stäben – einem sorgfältig
55 geschliffenen Schwert, einigen Stäben zum Auslesen von Musterkettfäden, ein paar Webnadeln für das Schussgarn – und einem Metallhaken oder Gazellenhorn, um den Schussfaden festzuklopfen.

Wir im Westen mit unseren vier-, acht- oder sechzehnschäftigen Webstühlen können uns kaum vorstellen, dass man auf solch einfachen Webstühlen diese üppigen Muster und komplizierten Gewebe weben kann. Das Weben ist hier Frauensache und nur eine der vielen Aufgaben, die die Frauen zu erledigen haben.

Wie weit die beiden Querbalken voneinander entfernt sind und ihre Breite hangen davon ab, wie lang und breit das fertige Gewebe werden soll. In der Länge muss die Einarbeitung beim Weben berücksichtigt sein, die bei Kettripsgeweben erheblich ist. Geschärt wird *in situ*. Zwei
53 Frauen sitzen sich an den beiden Enden gegenüber, und zwischen den beiden läuft ein Kind mit dem Kettfadenknäuel hin und her. Die Kette wird normalerweise nicht direkt auf die beiden Querbalken gewickelt, weshalb jede Frau eine feste Stange in der Hand hält, über die sie die

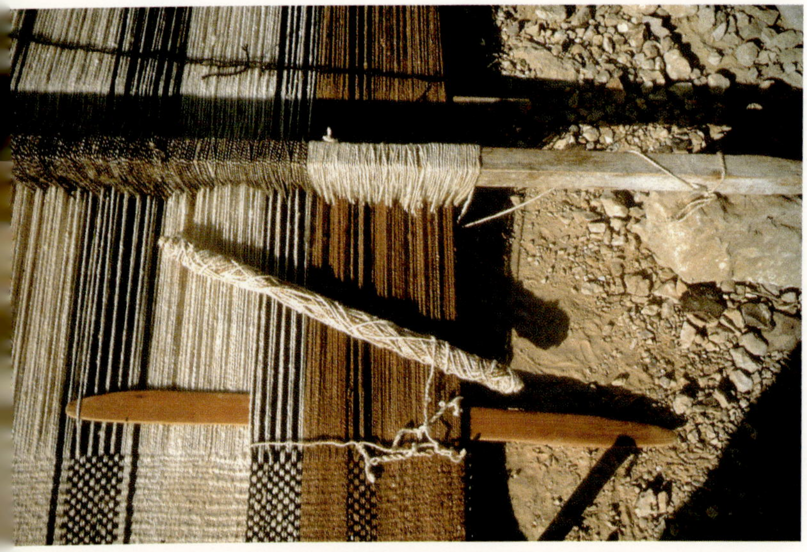

55 *Der Ausschnitt aus dem in Abb. 56 gezeigten Webstuhl zeigt das Schwert, das zum Öffnen des Fachs eingeführt wird. Zu sehen sind auch Webnadel und Litzenstab.*

56 *Flachwebstuhl in Israel. Der Litzenstab liegt beidseits der Kette auf Felsbrocken.*

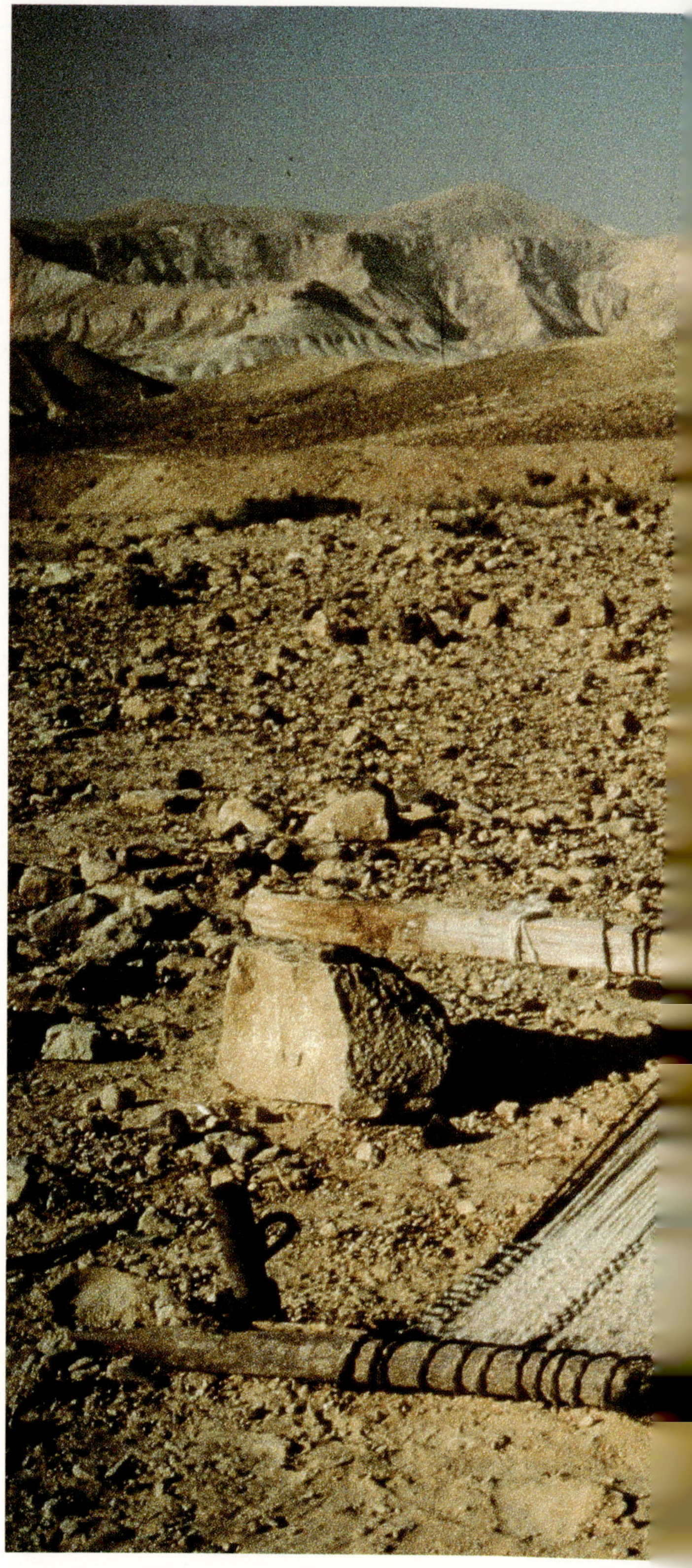

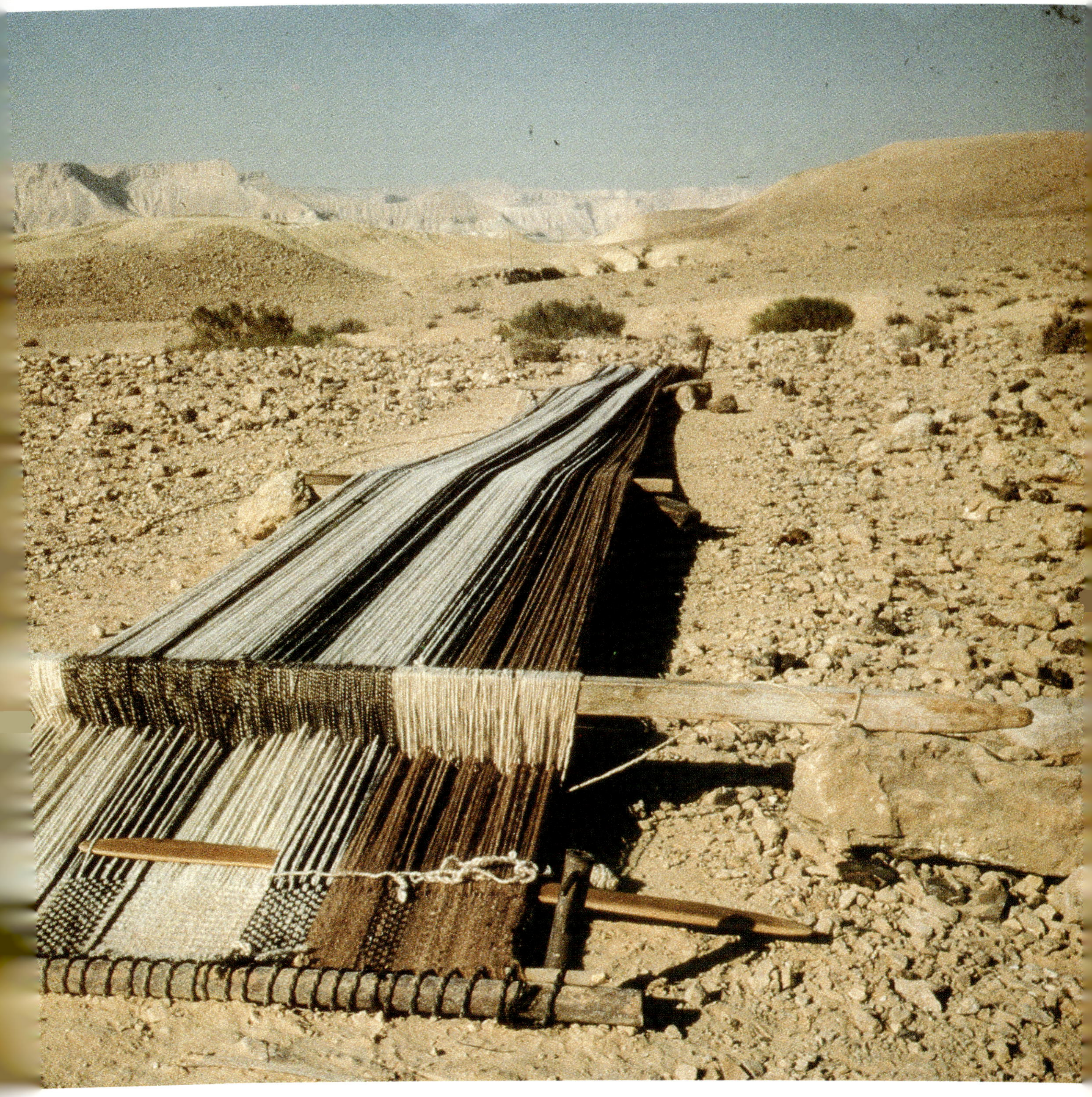

Garnschlinge legt. Jeweils nach zehn bis zwölf geschärten Kettfäden wird der Stock mit einer Schnur, die die Frauen zwischenzeitlich mit den Zehen festhalten, an den Balken gebunden (Grace Crowfoot, *The Tent Beautiful*).

Grace Crowfoot erwähnt auch, dass die Kettfäden nicht, wie üblich, in Form einer Acht, sondern ohne Umwege direkt über die Stangen gelegt werden, dafür aber schon die fortlaufende Litzenschnur unter jeden zweiten geschärten Kettfaden eingezogen wird. Violetta Thurstan schreibt hingegen: «Die auf dem Boden sitzende Weberin macht das Fadenkreuz, bevor sie den Faden über den Stab legt, der als Warenbaum dient» (*A Short History of Decorative Textiles and Tapestries*, 1934, S. 92). Wahrscheinlich wurde mit beiden Verfahren gearbeitet: Der Vorteil der Acht beim Schären ist, dass die Fäden in der richtigen Reihenfolge bleiben und am Schnittpunkt auf einer Ebene liegen. Wenn die Fäden von einer Stange zur andern geführt werden, ohne sich in der Mitte zu kreuzen, bekommt man zwei Fadenlagen, die so weit auseinanderliegen, wie die Stangen dick sind, und man tut sich schwer, die richtige Reihenfolge zu erkennen.

Wenn die fortlaufende Litzenschnur zum Anheben jedes zweiten Kettfadens nicht während des Schärens eingelegt wird, kann sie auch im Anschluss daran eingelesen werden. Die Fäden, die nicht vom Litzenstock angehoben werden, liegen auf dem Flachstab dahinter. Die
Zeichnung zeigt, wie weit sich Fach und Gegenfach öffnen lassen. Das sieht einfach aus, ist 54
aber im Gegenteil sehr schwierig, weil zum einen die Kettfäden in einem Kettrips dicht beisammenliegen und Wolle und Haare sich gern verhaken oder aneinander kleben, was die Arbeit körperlich sehr anstrengend macht. Es ist nicht übertrieben zu sagen, dass die Weberin mit jeder Reihe kämpft, wenn sie die Fäden Stück für Stück nach oben oder unten ziehen muss, je nachdem, in welchem Fach sie gerade arbeitet.

Wenn sie so weit gewebt hat, dass sie kaum noch an die Kettfäden kommt, um das Fach zu öffnen, wickelt die Weberin das gewebte Stück nicht auf den Warenbaum, sondern rückt ganz einfach etwas näher heran und setzt sich auf das fertig gewebte Stück. Sie muss dann gleichzeitig auch den Litzenstab und die Stützen, auf denen er liegt, weiter nach hinten schieben. So arbeitet sie sich immer weiter vor, bis sie an den Kettbaum hinten kommt. Arbeitsplatz und Litzenstock wandern immer mit. Wenn das Lager verlassen werden muss, bevor das Gewebe fertig ist, wird das ganze Ding Stock an Stock zusammengewickelt und, ausser den Felsbrocken natürlich, auf ein Kamel geladen. Der Webstuhl der Beduinen weist grosse Ähnlichkeit auf mit dem Webstuhl, der im Felsengrab von Khety im ägyptischen
Benihasan (etwa 2020 v. Chr.) dargestellt ist, auch wenn das ausgeprägte Schachbrettmuster 57
und die beiden Webekanten eher auf das Weben einer Schilfmatte als eines Stoffes hinweisen.

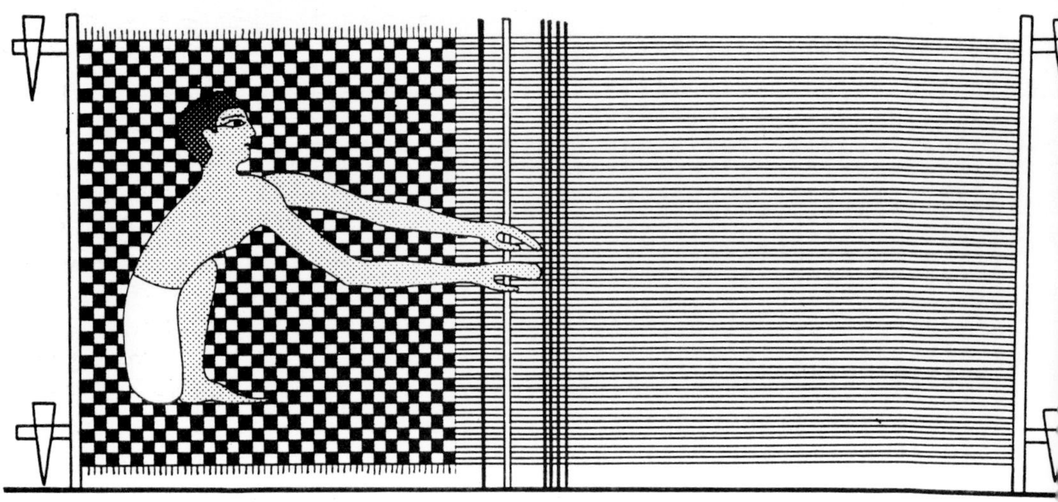

57 *Ein Flachwebstuhl, im Grab Nr. 17 von Khety in Benihasan, Ägypten, abgebildet. Mittleres Reich, 11. Dynastie, etwa 2020 v.Chr.*

H.L. Roth analysiert in *Ancient Egyptian and Greek Looms* recht ausführlich die sechs verschiedenen Auslegungen, die es über die Darstellung eines Flachwebstuhls im Grab von Khnumhotpe in Benihasan (etwa 1900 v.Chr.) gibt. Unter anderem befasst er sich mit der in diesem Kapitel bereits aufgeworfenen Frage, ob die Kettfäden direkt um die Balken gespannt wurden oder zuerst um zwei dünne Stangen, welche dann an die Balken gebunden wurden. Er liefert ausserdem eine Beschreibung des ägyptischen Hochwebstuhls jener Zeit, der sich demnach nicht vom Webstuhl unterscheidet, den die sesshaften Menschen im Nahen Osten heute noch benutzen. Da die nomadischen Beduinen aber weder an diesem noch am Grubenwebstuhl arbeiten, sparen wir diese Themen hier aus.

Das Spinnen

Die Beduinen verweben Ziegenhaar, Kamelhaar, Schafwolle und Baumwolle. Haare und Wolle stammen von ihren eigenen Tieren, nur die Baumwolle ist importiert und wird auf dem Markt gekauft.

Die Schafe werden mit einer gewöhnlichen oder speziellen Schafschere (einer Handschere, die schon die Römer kannten) geschoren. Ziegenhaar wird von oben nach unten mit dem Messer geschnitten. Wolle und Haar der Kamele werden vom Tier abgepflückt oder ausgekämmt, oder jemand, der hinter der Karawane hergeht, sammelt sie vom Boden auf, wenn den Tieren gegen Ende des Sommers die Haare ausfallen.

Die Garne werden meist von Frauen und Kindern mit einer Handspindel gesponnen, eine Beschäftigung, der jederzeit, besonders beim Hüten der Herde oder während der Wanderzüge, nachgegangen werden kann. Manchmal sieht man auch Männer, die das Kamelhaar, aus dem die Eutertaschen gewebt werden, von Hand verdrehen und auf einen Stock wickeln.

Die Haare und Wollfasern werden weder gekämmt noch kardiert, sondern nur zu einem Vorgarn verzogen, einem weichen Docht parallel nebeneinander liegender Fasern, die nur leicht in die Richtung verdreht sind, in der sie anschliessend versponnen werden. Diesen Docht kann man zum Strang wickeln und wie ein Armband um das linke Handgelenk legen oder einfach so, wie er ist, über der linken Schulter tragen, so dass er beim Spinnen nicht hinderlich ist.

In manchen Gegenden Omans werden die Fasern erst auseinandergebreitet, damit Schmutz und Staub herausfallen, und dann seitlich über das Knie gezogen und zu einer weichen Rolle gedreht. Diese wird dann in die Länge gezogen und so aufgewickelt, dass man sie an einer Schlinge auf einem Finger halten kann. In vielen Ländern der Erde werden die Fasern nach ihrer Aufbereitung auf einen Spinnrocken gebunden, der bei den Beduinen allerdings völlig unbekannt ist. Es muss auf jeden Fall verhindert werden, dass die Fasern beim Spinnen in den Faden hineingezogen werden, und sei es nur, dass man sie auf einen Haufen legt und mit einem Stein beschwert.

Die Spindeln sind unterschiedlich gross und verschieden gearbeitet. Manche haben den Spinnwirtel oben, andere unten, und der Spindelschaft ist zwischen 36 und 48 cm lang. Meist befindet sich bei den Spindeln der Beduinen der Wirtel oben, der aus einem einzelnen oder zwei überkreuzten Stäben besteht; darüber haben sie einen Haken.

Die Spindel wird im Knien oder Sitzen zwischen den Händen oder an den Oberschenkeln gedreht. Im Stehen wird sie mit Daumen und Zeigefinger angedreht oder durch eine schnelle Drehung auf dem Oberschenkel in Bewegung versetzt, wonach sie losgelassen wird, damit sie sich frei drehen kann. Wenn die Spindel vom Knie aus über den Oberschenkel gerollt wird, setzt sie sich im Uhrzeigersinn in Bewegung und spinnt ein Garn mit Z-Drehung.

Das Garn, das zum Färben bestimmt ist, wird zum Strang, das übrige Garn auf Knäuel gewickelt. Gezwirnt wird das Garn in der entgegengesetzten Richtung der einfachen Fäden, die

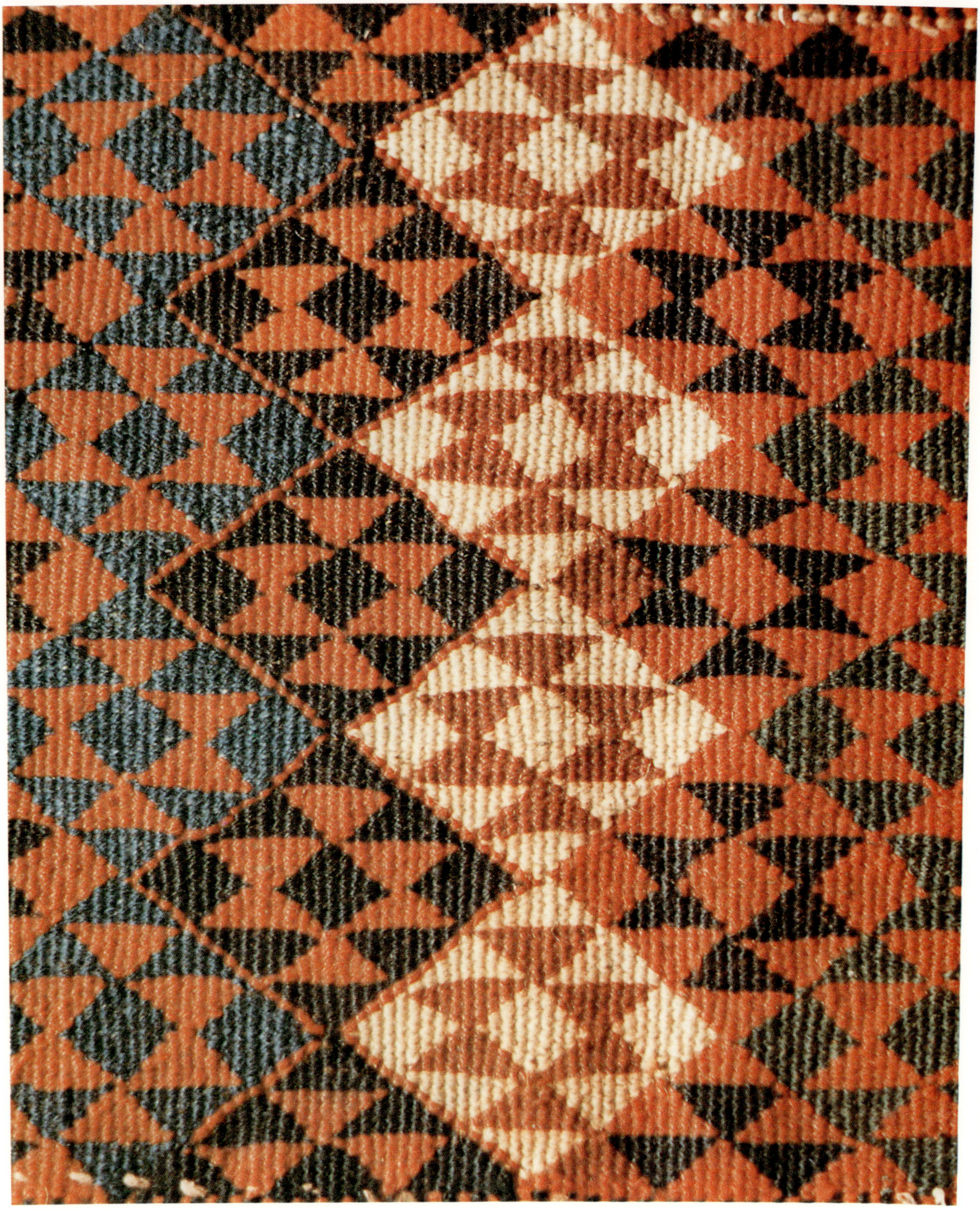

entweder auf zwei Garnknäuel oder auf ein grosses Knäuel aus zwei Fäden zusammen aufgewickelt sind. Man kann zum Zwirnen die gleiche Spindel wie zum Spinnen nehmen, aber eine grössere Spindel fasst mehr Garn, was bei der grösseren Menge nützlich ist. Eine interessante Darstellung, wie gezwirnt wird, findet sich in einem Bericht von Gigi Crocker aus dem Jahre 1982 über das Weben in Oman:

Sie zwirnte das Garn auf ihrem rechten Bein in der üblichen Weise, nämlich von einem Knäuel mit zwei Fäden. Das Garn wird überdreht und dreht sich wieder ganz auf, wenn keine Spannung mehr da ist. Für etwa 70 cm Garn (die Länge, die gezwirnt wird, bevor die Spindel wieder in Schwung versetzt wird) drehte sie den Spindelschaft im Durchschnitt 21mal auf dem Schenkel! Da das Garn aber von der Spindel zu einem festen, straffen Knäuel gewickelt wird, bleibt die Drehung erhalten.

Das Garn muss nicht überall so stark gedreht sein. Es gibt so viele verschiedene Arten zu spinnen und zu zwirnen, wie es Spinner und Spinnerinnen gibt. Die regionalen und geografischen Unterschiede sind ausführlicher in den Schriften von Grace Crowfoot, Shelagh Weir und Gigi Crocker beschrieben.

Die Farbstoffe

58 Eine Vielzahl von Rot- und Orangetönen mit Tupfen von Blau ergänzen die schwarzen, braunen, beigen und weissen Naturfarben der ungefärbten, handgesponnenen Garne der Beduinen. Früher hat man diese Töne mit Pflanzenfarben gefärbt, aber heute ist die Wahrscheinlichkeit grösser, dass es sich um chemische Farbstoffe handelt. Die natürlichen Farbstoffe sind zwar noch in der Natur oder auf dem Markt zu finden, aber mit den chemischen Farbstoffen färbt es sich schneller und leichter.

Schon 1932 bemängelten Grace Crowfoot und Louise Baldensperger in ihrem Buch *From Cedar to Hyssop: A Study in the Folklore of Plants in Palestine*, dass die Färber die grellen Anilinfarben für ihre Kunden benutzen. Die Anilinfarben sind wiederum von den synthetischen Farbstoffen verdrängt worden, die dieselbe Molekularstruktur wie die natürlichen Farbstoffe aufweisen. Ihr Bericht enthält Färberezepte mit Krapp für Rot und Indigo für Blau, die sie dort erfahren haben. Von vielen anderen Pflanzen, die sie in Palästina gefunden haben, weiss man, dass sie Farbstoffe enthalten, aber mit welchen die Beduinen oder die Berufsfärber in den Städten und Dörfern, denen sie ihre Garne brachten, tatsächlich färbten, wird nicht gesagt.

Ausdrücklich erwähnt sind die Blätter des Mandelbaums, mit denen gelb, und die Rinde des Granatapfelbaums, mit der schwarz gefärbt wurde. Gefunden haben die Autorinnen ausserdem Alkanna, Ginster, Färberdistel, Kamille, Holunder, Knöterich, Sumach und Henna – alles bekannte Namen für Leute, die sich für die Pflanzenfärberei interessieren. Einige dieser Pflanzen sind sicherlich in der Vergangenheit auch zum Färben benutzt worden.

Die natürlichen Farbstoffe für Rot und Orange waren entweder Krapp, dessen Wurzel getrocknet und pulverisiert wird, oder Kermes, ein Farbstoff, den man aus dem getrockneten Körper einer Schildlaus gewinnt, die nur auf der an der östlichen Mittelmeerküste heimischen Kermeseiche lebt. Kermes ist einer der ältesten echten Farbstoffe, das Scharlachrot der Bibel. Im Mittelalter lernte man ihn auch im Westen kennen. Der Farbstoff wird von den weiblichen Schildläusen produziert, die – kurz bevor sie ihre Eier ablegen – gesammelt und getrocknet werden.

Die Krappwurzel enthält den Farbstoff Alizarin, der im späten 19. Jahrhundert synthetisiert worden ist. Man kann dieselbe Farbe also sowohl mit dem chemischen als auch mit dem natürlichen Farbstoff erzeugen. Wie es in dem bereits zitierten Bericht über die Weberei in Oman heisst:

58 *Detail eines Kissenbezugs in Zwirntechnik aus dem Nordwesten Jordaniens. Das Rot stammt von der Krappwurzel, das Blau vom Indigo, und Weiss und Schwarz sind die natürlichen Faserfarben – eine typische Farbkombination für die Textilien der Beduinen. London, British Museum.*

Krapp wird immer noch in der natürlich vorkommenden Form verwendet, obwohl es häufiger ersetzt wird durch ein chemisches Pulver, das denselben Namen trägt und auch auf den Märkten erstanden werden kann. Natürliches Krapp ist eine Wurzelpflanze, die im Nahen Osten, in Ostindien und neuerdings in Europa wächst. Diese Wurzeln, die am besten mindestens drei Jahre oder älter sind, werden zu feinem Pulver gemahlen und mit dem Sud von zwei Jahre alten, getrockneten Limonen gemischt. Die Wolle wird mit Alaun vorgebeizt. Um einen kräftigen Farbton zu erzeugen, muss man das Garn dreimal eintauchen und jedesmal trocknen lassen. Dieses Verfahren dauert einschliesslich Beizen etwa eine Woche. Mit den Chemiefarben braucht man dagegen nur ein paar Stunden (Crocker, 1982).

Indigofera tinctoria und andere Arten derselben Familie, die natürlichen Lieferanten des blauen Farbstoffs Indigo, wachsen immer noch in einigen Gegenden auf der arabischen Halbinsel, aber auch Indigo ist synthetisiert worden, und das Blau ist in Form eines Pulvers leicht erhältlich.

Interessant zu lesen ist der Bericht von Jenni Balfour-Paul über die Färberei in den Gebieten Südjemens und Omans, wo indigohaltige Pflanzen wachsen, über die sie zusammen mit Gigi Crocker erst kürzlich eine Feldstudie durchgeführt hat. Die Feldstudie ist als wertvolle und gerade noch rechtzeitige Bestandsaufnahme von Fertigkeiten zu werten, die über kurz oder lang wohl vergessen sein werden.

Das Weben

Auf dem Flachwebstuhl weben die Frauen das Zelt, die Vorratssäcke, Satteltaschen, Kissenbezüge sowie Teppiche und decken damit also einen Grossteil der Grundbedürfnisse der Beduinen für ihr Nomadenleben ab. Feine Materialien für Bekleidungsstoffe werden auf diesem Webstuhl nicht gewebt; diese werden von Männern auf den Grubenwebstühlen in den Dörfern angefertigt.

Die Artikel, die auf dem Flachwebstuhl entstehen, reichen von den schlichten, einfarbig schwarzen Stoffbahnen für das Zeltdach und der farbigen Kette der *Sahas*, mit denen das Zelt unterteilt wird, bis hin zu komplizierten Strukturen in Kettdoubleface, aus denen die Sattelgurte der Kamele gemacht sind. Ausserdem gibt es die bunten Zwirngewebe, welche in Kissen, Decken und Satteltaschen Anwendung finden.

Das rechteckige Zeltdach, das aus mehreren Stoffbahnen zusammengenäht wird, ist als schlichter Kettrips aus schwarzem Ziegenhaar gewebt. Die Zeltwände, die ebenfalls aus mehreren Stoffbahnen bestehen, sind in Schwarz und anderen Naturfarben gehalten. Entweder werden verschiedenfarbige Stoffbahnen aneinandergenäht oder breite und schmale Streifen, Tupfen oder Würfel in die Bahnen eingewebt. Es gibt viele Variationsmöglichkeiten, einen einfachen Kettrips mit zwei Farben zu gestalten, nur müssen die Muster vorgeplant sein, da sie durch die Farbfolge beim Schären der Kette entstehen. Für einen breiten braunen Streifen zwischen zwei weissen Streifen werden beim Anfertigen der Kette entsprechend viele weisse, dann braune und nochmal weisse Kettfäden aufeinanderfolgend gezettelt. Häufig lässt man die Farben auch mehr ineinander fliessen, indem man zwischen zwei Farbstreifen einen etwa 2,5 cm breiten Streifen zettelt, bei welchem sich Kettfäden beider Farben abwechseln, also weiss/braun/weiss usw. Beim Weben entstehen dann durch die nebeneinander liegenden Kettfäden kurze, schmale, waagrechte Striche, die ineinander verzahnt sind. Bei anderer Farbfolge in der Kette entstehen andere Muster, von denen wir einige Varianten in der Grafik 6
zeigen. (Die waagrechten Zeilen stellen Fach und Gegenfach dar, die Symbole bezeichnen die verschiedenen Farben.)

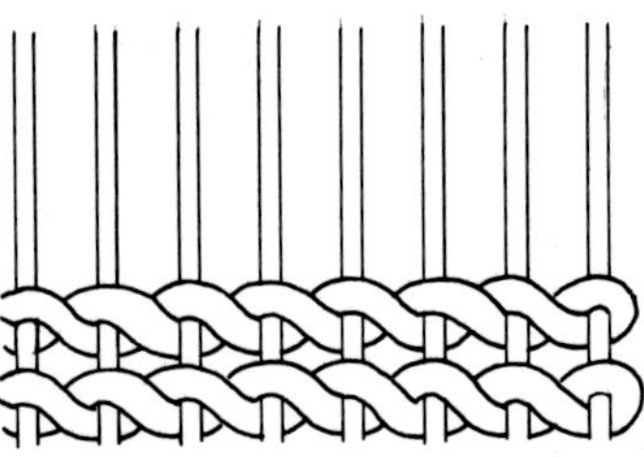

59 *Zwirnen.*

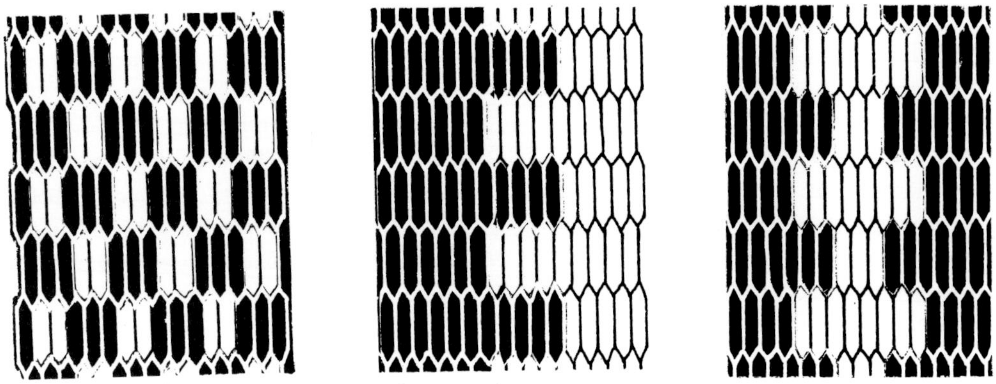

60 *Drei verschiedene Farbarrangements in Kettripsgeweben. Die Grafiken unten zeigen die jeweilige Einzugsfolge.*

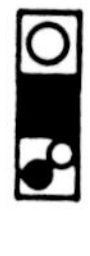

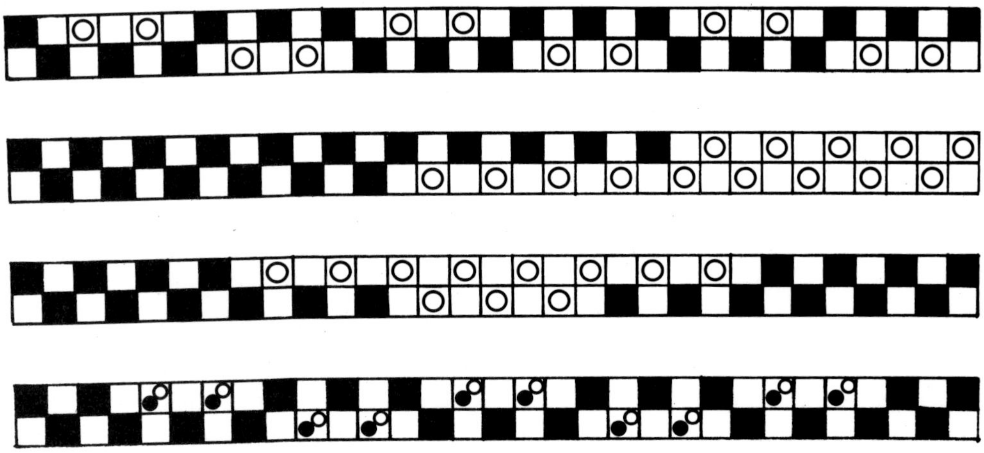

Fach
Gegenfach

61 *Rot und Weiss sind für die Pyramidenmotive der* Saha-*Bindung zusammen geschärt (siehe Abb. 64).*

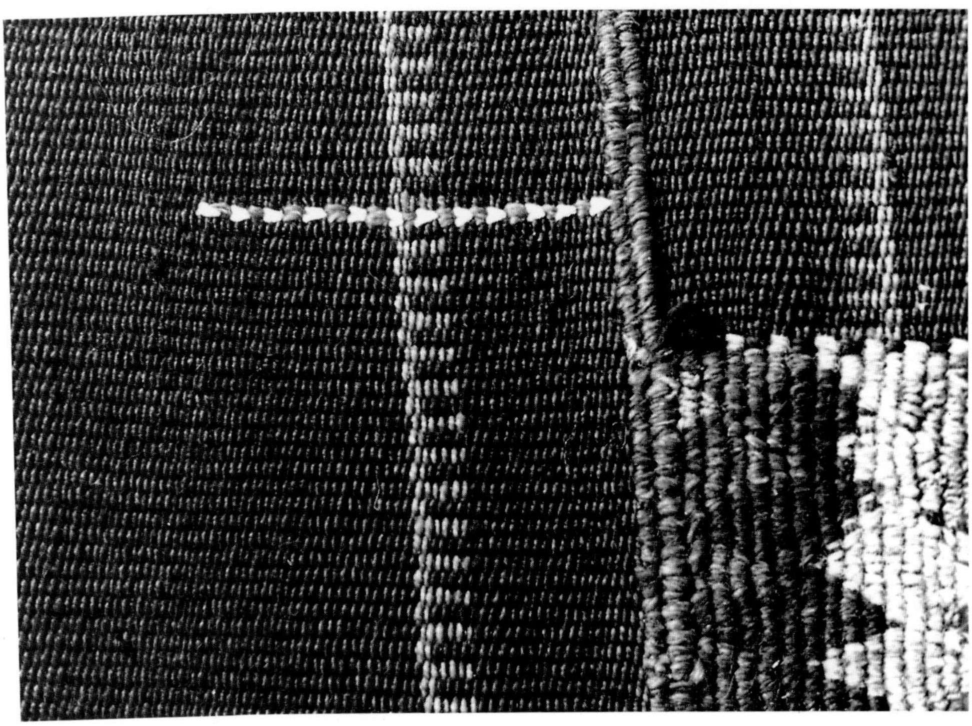

62 *Ausschnitt aus einem Kettripsgewebe mit einer Ecke aus gezwirntem Schussrips. London, British Museum.*

Diese einfachen Kettripsstreifen sind an manchen Stellen komplett von schussgezwirnten 62
Flächen verdeckt. Beim ersten Blick auf diese üppigen geometrischen Muster, die meist auf 63
Dreiecken aufbauen, meint man, Tapisserien nach Art der Navajos vor sich zu haben. Aber hier sind die Muster nicht gewebt, sondern gezwirnt, eine Technik, die in manchen Teilen der Welt
ein Vorläufer der Weberei war. Zwei Schussfäden drehen sich spiralförmig umeinander und 59
umschliessen mit jeder Drehung einen oder, wie hier, mehrere Kettfäden, ähnlich wie beim Korbflechten. Gezwirnt wird bei geschlossenem Fach, was durchaus der Grund sein könnte, warum dies gerade auf dem Flachwebstuhl gemacht wird. Wir haben oben bereits erwähnt, wie schwer sich die beiden Fächer an diesem Gerät öffnen lassen. Man stelle sich nur vor, zwei oder drei Tage in Leinenbindung weben zu müssen und dabei unentwegt mit der Kette zu kämpfen – da sagt man sich schliesslich genug ist genug und wechselt zur langsameren, aber weitaus weniger anstrengenden Technik des Zwirnens auf unbewegter Kette. So kann man sich das mit etwas Phantasie vorstellen, aber bleiben wir bei den Tatsachen!

Beim Zwirnen entsteht ein Schussripsgewebe. Je nach Stärke des handgesponnenen Garns wird die Kette mit zehn bis zwölf Fäden pro 2,5 cm geschärt, so dass sich der Schussfaden fest anschlagen und die Kette vollständig verdecken lässt. Da es sich jedoch häufig um Kettripsgewebe handelt, die an einigen Stellen gezwirnt werden, müssen die

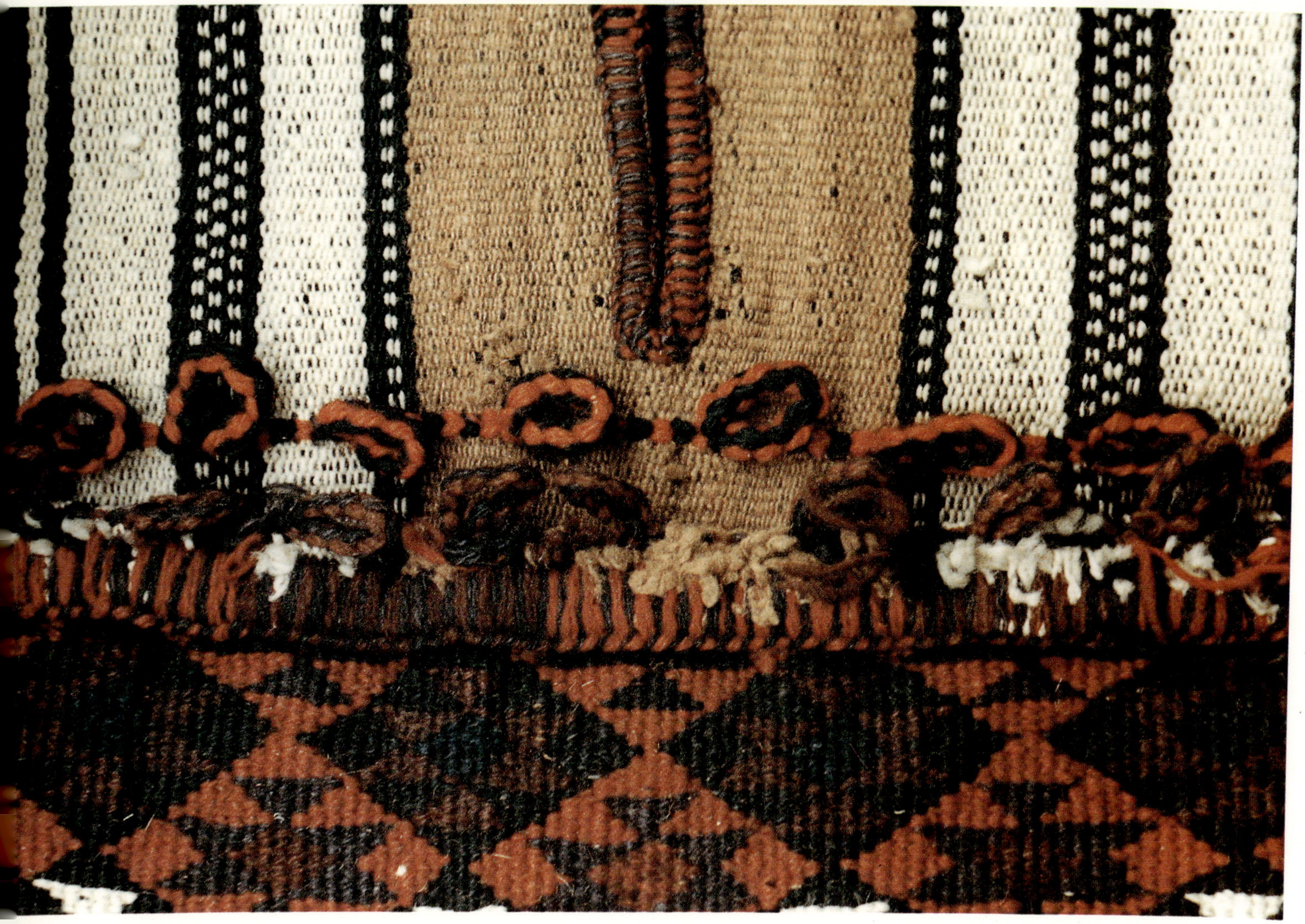

63 *Ausschnitt einer Satteltasche, mit einfachen Mustern im Kettrips, die an einer Stelle überdeckt sind von einem gezwirnten Schussrips. London, British Museum.*

Zwirndrehungen immer mehrere Kettfäden auf einmal umschliessen, damit sich das Gewebe nicht verzieht oder aufwirft.

Man kann in jeder Reihe von rechts nach links oder abwechselnd von links nach rechts und umgekehrt zwirnen, wobei dann ein Zickzackeffekt entsteht. Die Zwirnreihen, mit denen ein Webrand oder ein Teppich beginnt und endet, werden oft in zwei Farben und zwei Richtungen gearbeitet, so dass das Band eine perlenähnliche Struktur erhält.

Am meisten Mühe geben sich die Weberinnen mit dem *Saha,* dem raumteilenden Vorhang,
65 der Männer und Gäste von den familiären Gemächern trennt. Die Bindung ist charakteristisch für diesen Raumteiler, so dass sie den gleichen Namen, also *Saha*-Bindung, bekommen hat, obwohl auch andere Gewebe der Beduinen in dieser Technik gearbeitet sind.

66 Beim Raumteiler wird in Kettrichtung eine lange, schwarz-weisse Bordüre in der *Saha*-Bindung gewebt. Für Schwarz nimmt man Ziegenhaar, für Weiss Baumwolle. Manchmal liegt
64 die Bordüre zwischen zwei schmalen Bändern aus rot-weissen Pyramiden; diese sind verschieden angeordnet und wirken wie Perlen, da die roten und weissen Kettfadenpaare, die die Pyramiden bilden, auf schwarzem Grund liegen. Gelegentlich sind diese rot-weiss-schwarzen Pyramidenmuster auch in einigem Abstand zu den dekorativen Bändern zu finden, aber immer längs zur Kette.

64 *Ausschnitt aus einer Vorratstasche mit dem typischen, rot eingerahmten Pyramidenmuster und den schweren eingeknüpften Quasten.*

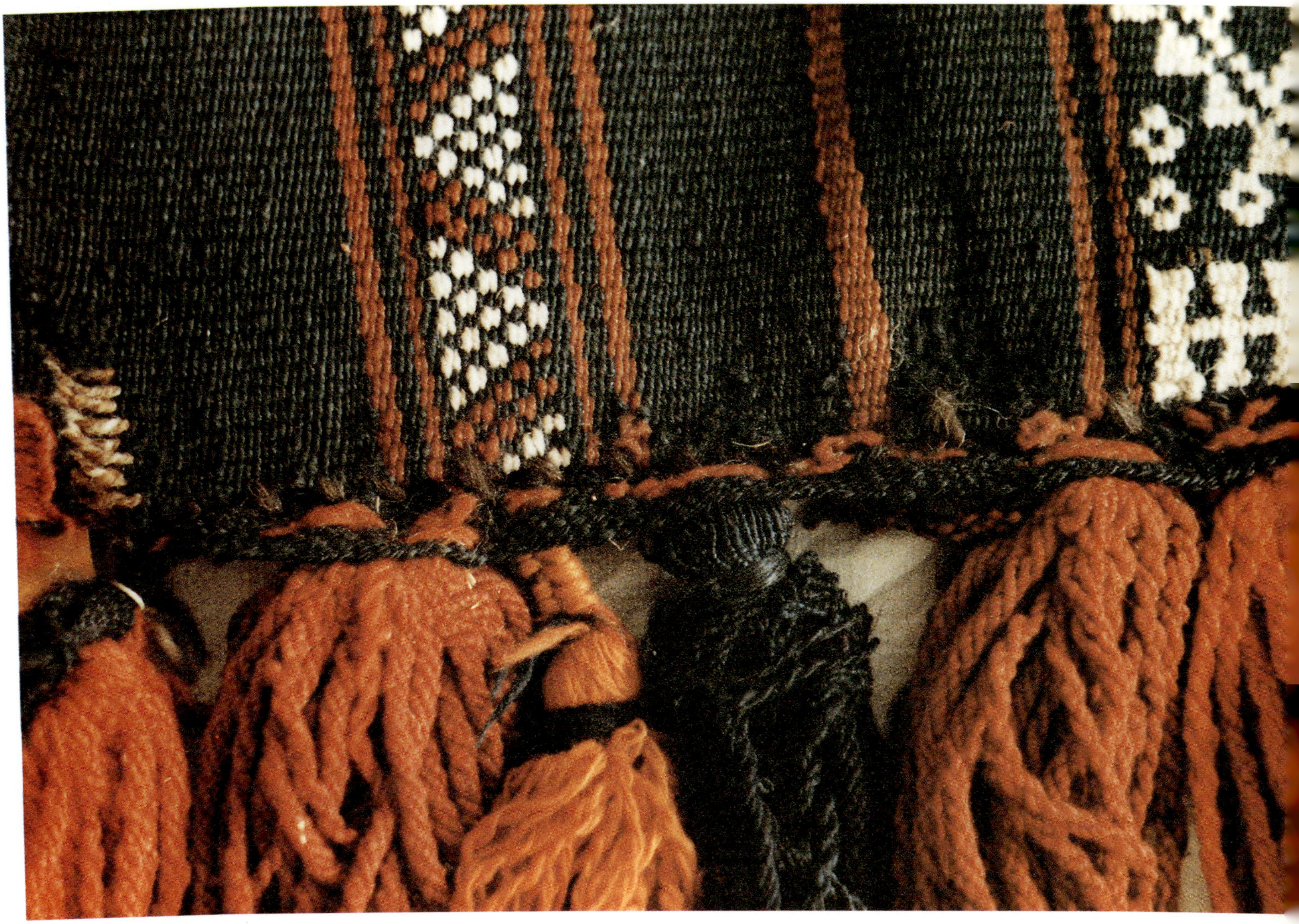

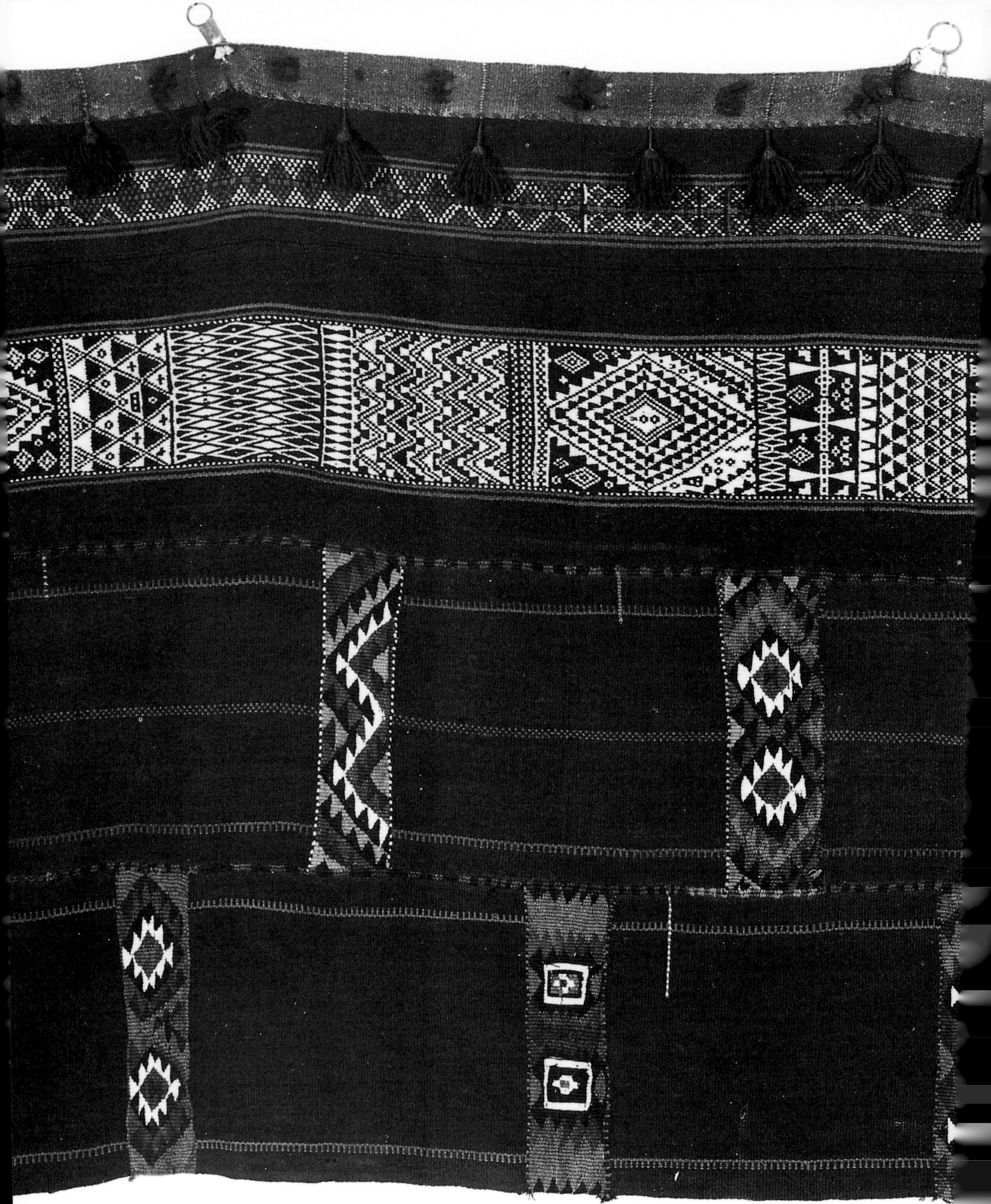

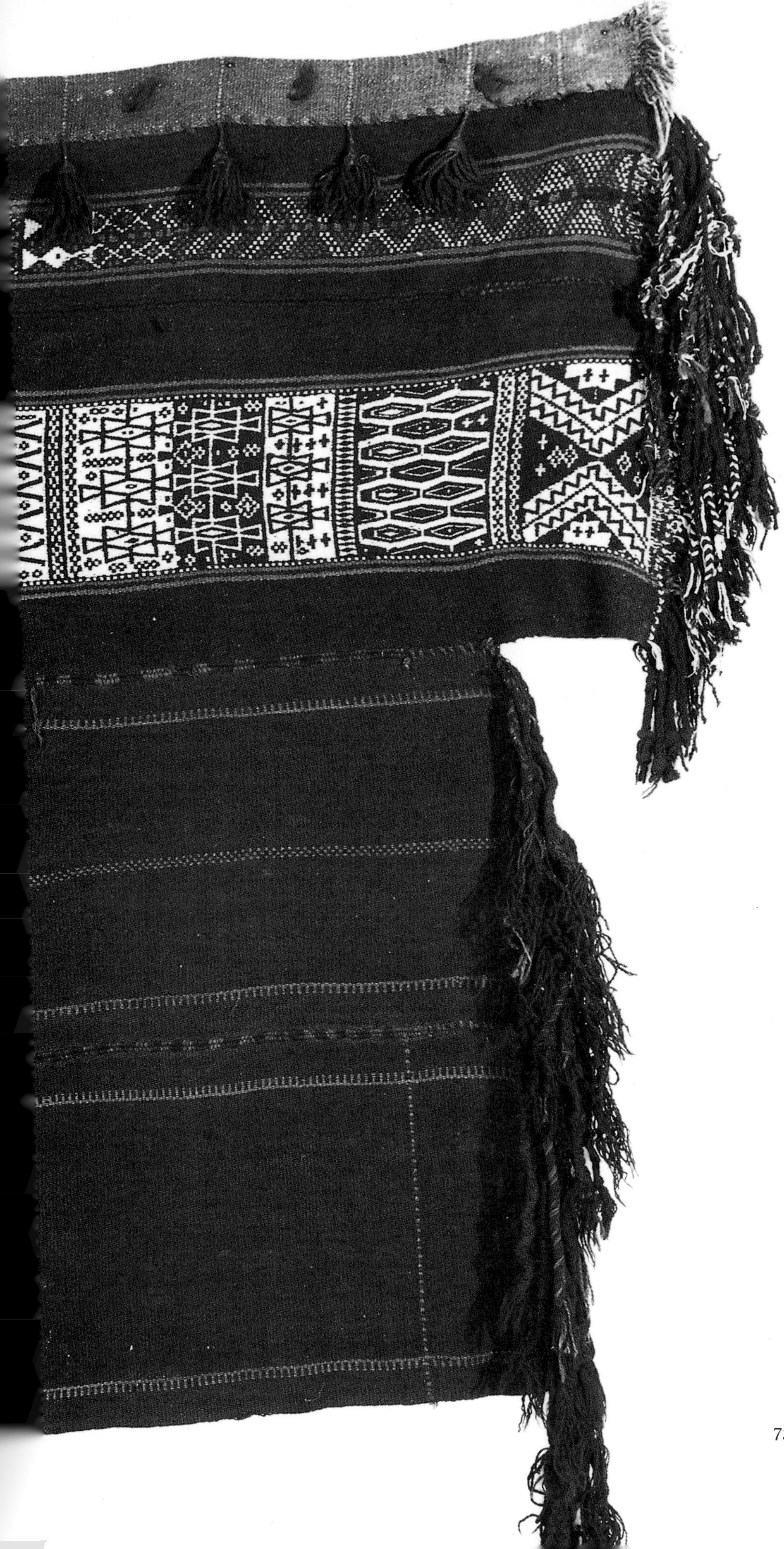

65 *Ausschnitt aus einem Raumteiler für ein Zelt, der aus zwei Bahnen von* Saha-*Geweben, zwei durch Zwirnen verzierten Bahnen und einem Randstreifen, also insgesamt fünf zusammengenähten Bahnen besteht. London, British Museum.*

66 *Zwei Detailaufnahmen der* Saha-*Muster auf dem Vorhang.*

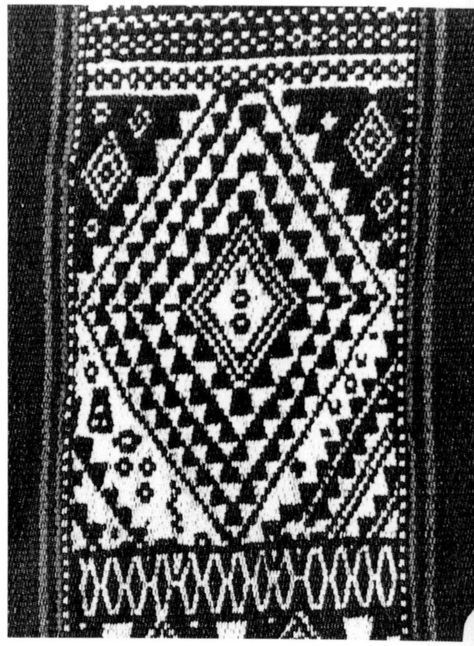

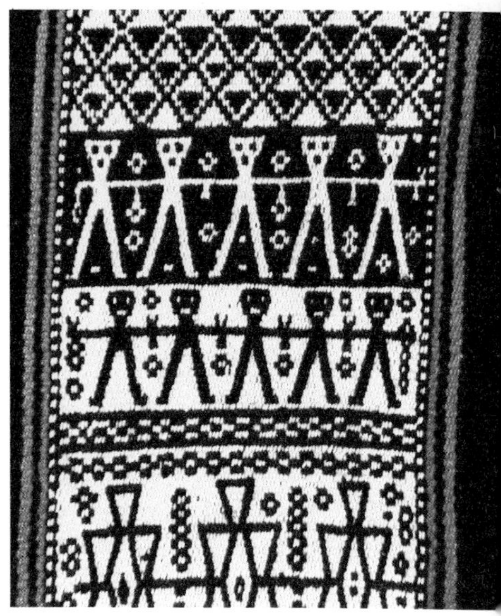

67 *Ausschnitt eines Teppichs in* Saha*-Technik. London, British Museum.*

68 (gegenüberliegende Seite) *Die flottierenden Fäden auf der Rückseite des Teppichs von Abb. 67.*

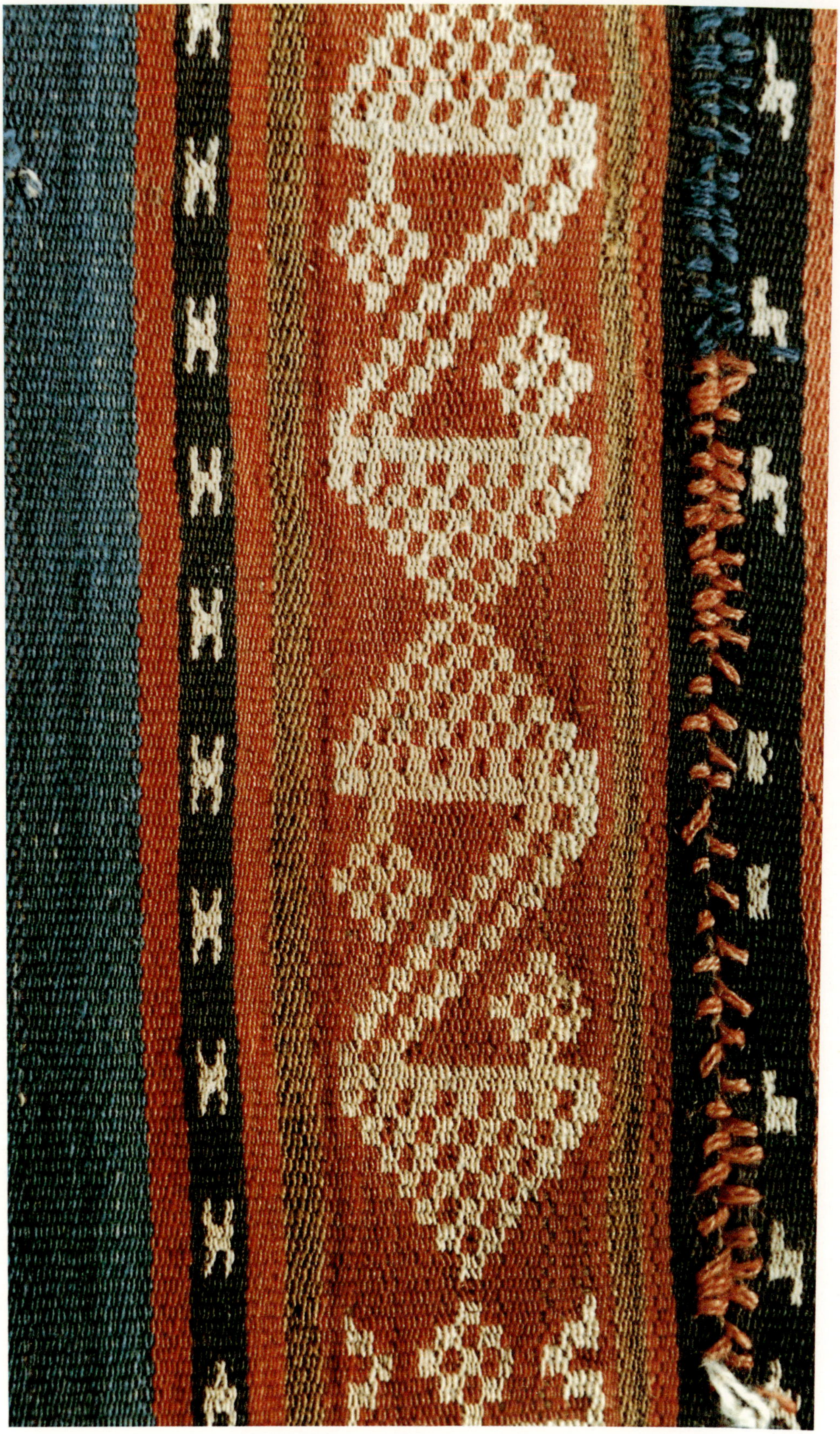

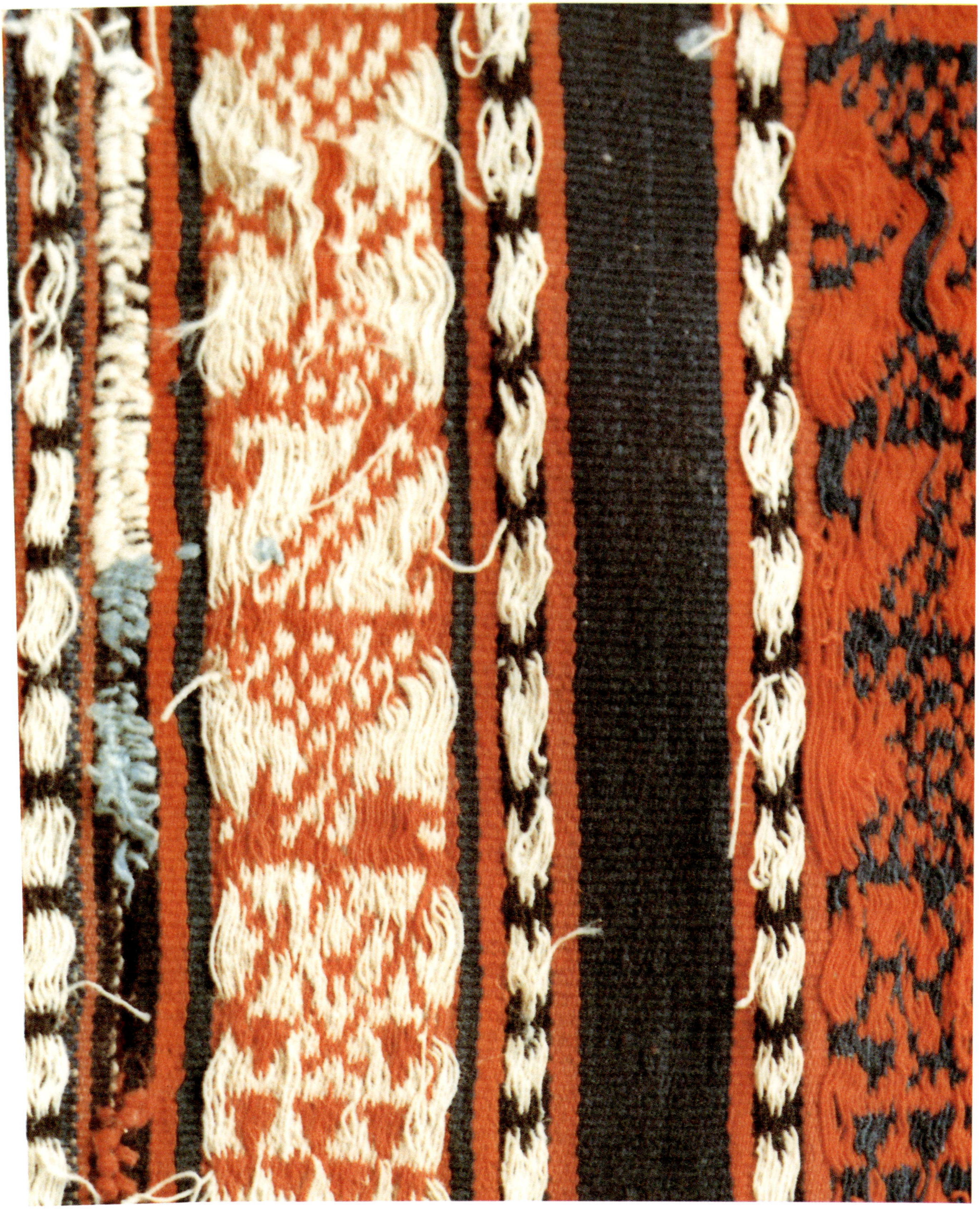

Wie die Farben für die schmalen Bänder in der Kette angeordnet sind, kann man der Grafik entnehmen (Abb. 61). Rechts und links der zusammen geschärten roten und weissen Fäden liegt ein schwarzer Faden. Die Rot-Weiss-Paare wechseln sich mit Schwarz im Fach und im Gegenfach ab. Durch diese Farbfolge in der Kette erhält das Band den Perlencharakter. Wenn das Fach geöffnet ist, kann die Weberin entweder den roten oder den weissen Kettfaden mit den schwarzen gehobenen Fäden auf ihren Musterstab einlesen und die farbigen Fäden, die 68
sie nicht braucht, hinten flotten lassen.

Auch die schwarzen und weissen Fäden für die Bordüre werden zusammen geschärt. Aber hier hat die Weberin mehr Freiheit bei der Auswahl ihrer Muster, und sie kann ihrer Individualität freien Lauf lassen. Es gibt zwar auch viele stilisierte, immer wieder auftauchende Musterelemente, die so schöne Namen wie Taubenflügel, Zaumzeug des Kamels oder Mond und Sterne tragen und die von der Mutter auf die Tochter überliefert werden, aber da sie nicht angewendet werden müssen, gibt es viel Freiraum zum Experimentieren.

Jedes Motiv ist in ein Rechteck eingearbeitet oder vom nächsten Motiv durch eine schmale Bordüre getrennt. Jedes Mustermotiv wird genauso gearbeitet wie die Pyramidenbänder: Jedesmal, wenn das Fach offen ist, wählt die Weberin aus den zusammen geschärten 69
Fadenpaaren einen weissen Faden für den Hintergrund oder einen schwarzen Faden für das Motiv aus und schiebt das Schwert ins Fach, bevor sie den Schussfaden einlegt. Viele Muster basieren auf der Diagonalen, denn es ist leichter, die richtigen Fäden auszuheben, wenn die 67
schwarzen Fäden in den aufeinanderfolgenden Reihen immer unmittelbar links oder rechts von dem in der vorhergehenden Reihe aufgenommenen Faden liegen.

69 *Auswählen der Kettfäden für das* Saha-*Muster.*

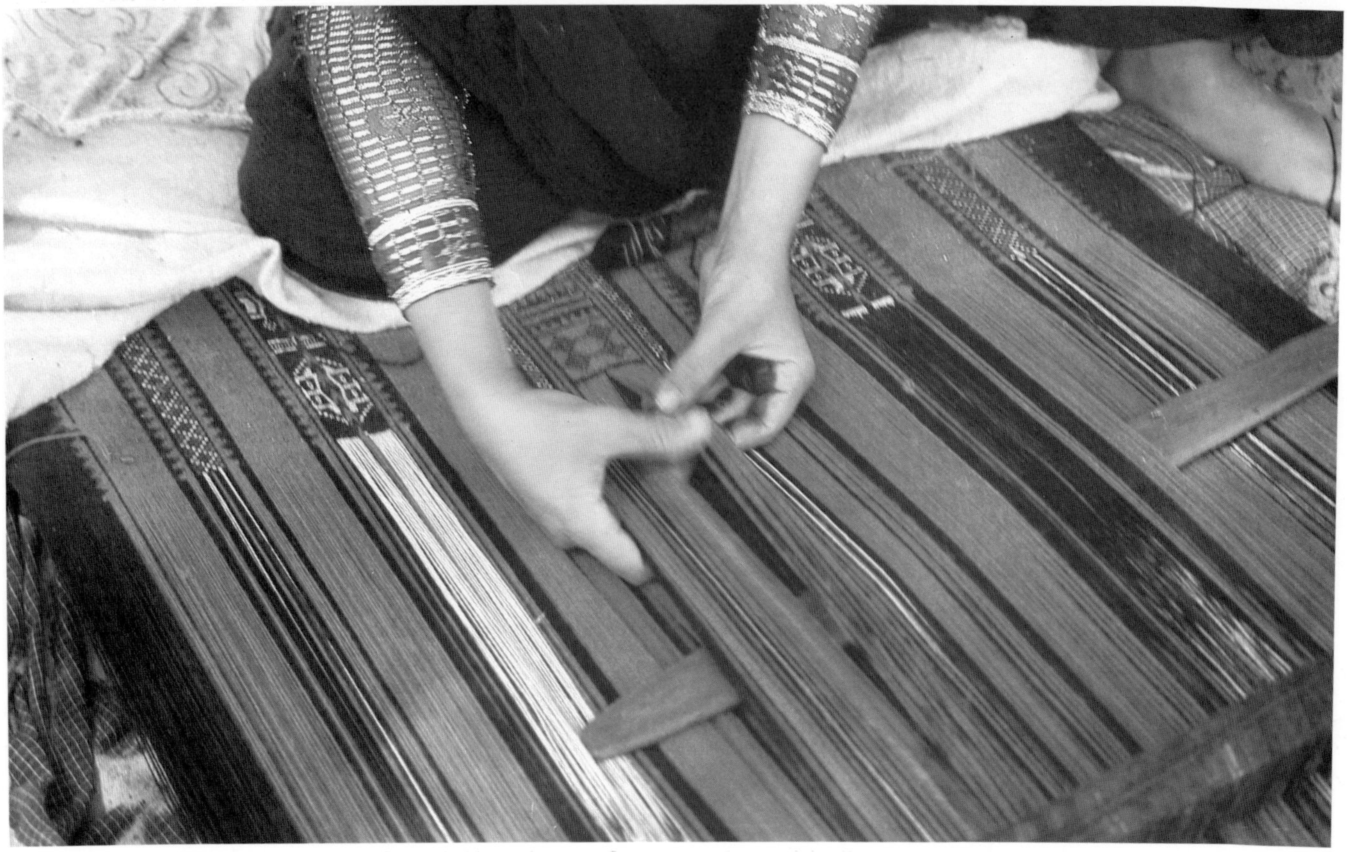

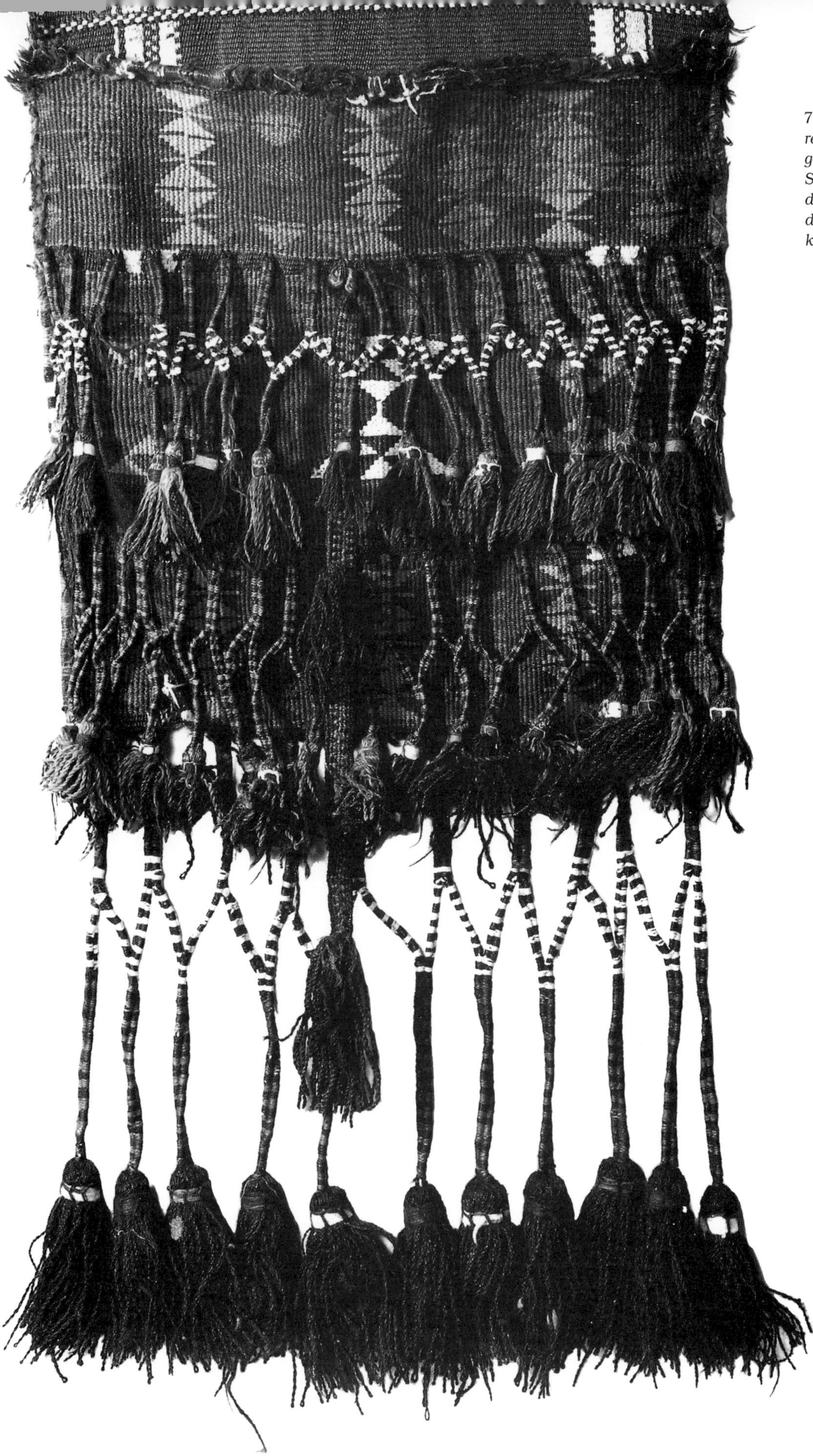

70 *Kamelsatteltasche mit ihren reich verzierten Abschlüssen. Ein gezwirnter Schuss verdeckt die Streifen des Kettripsgewebes. Für die fingergewebten Quasten wurden zusätzliche Kettfäden eingeknüpft. London, British Museum.*

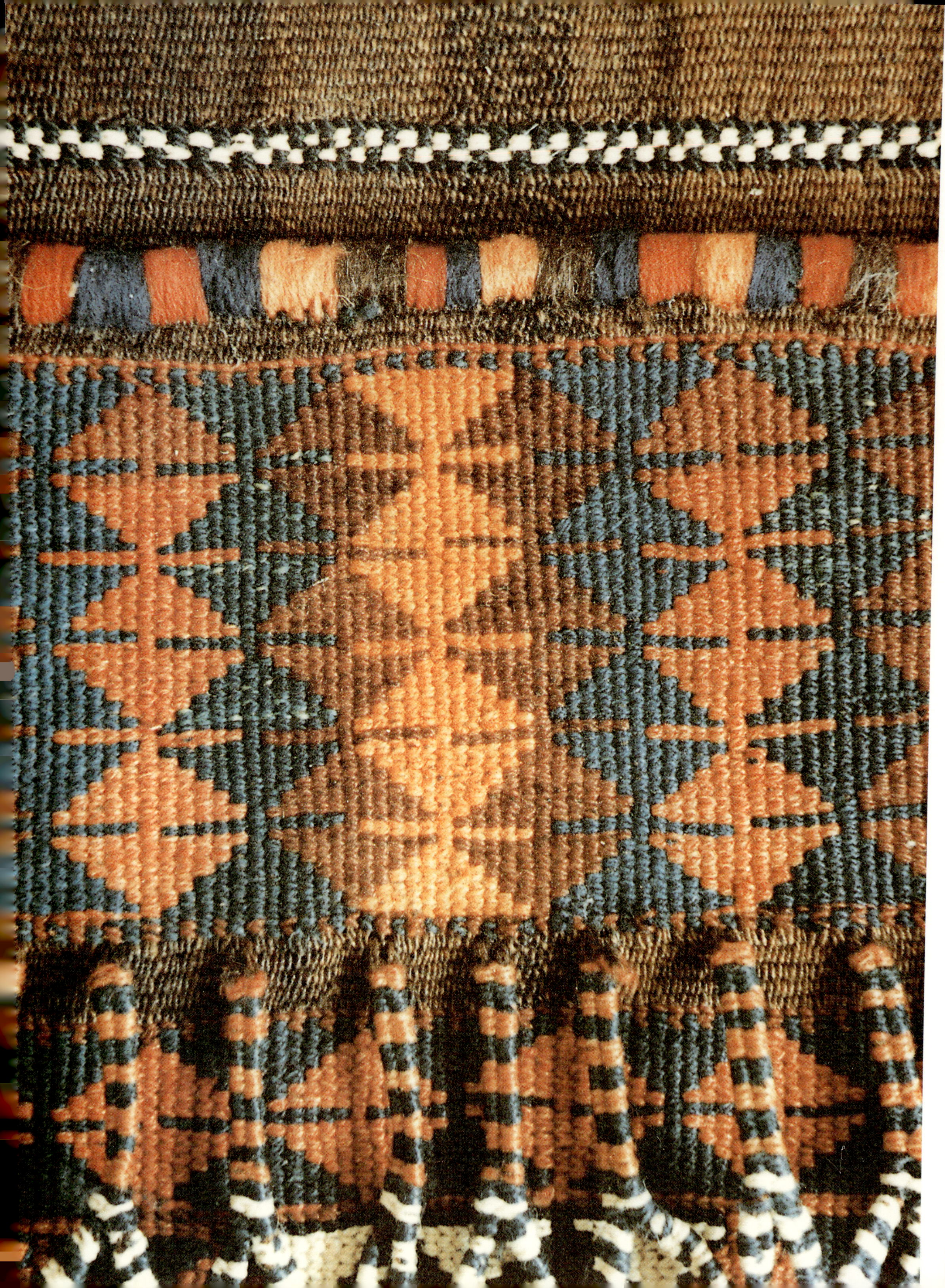

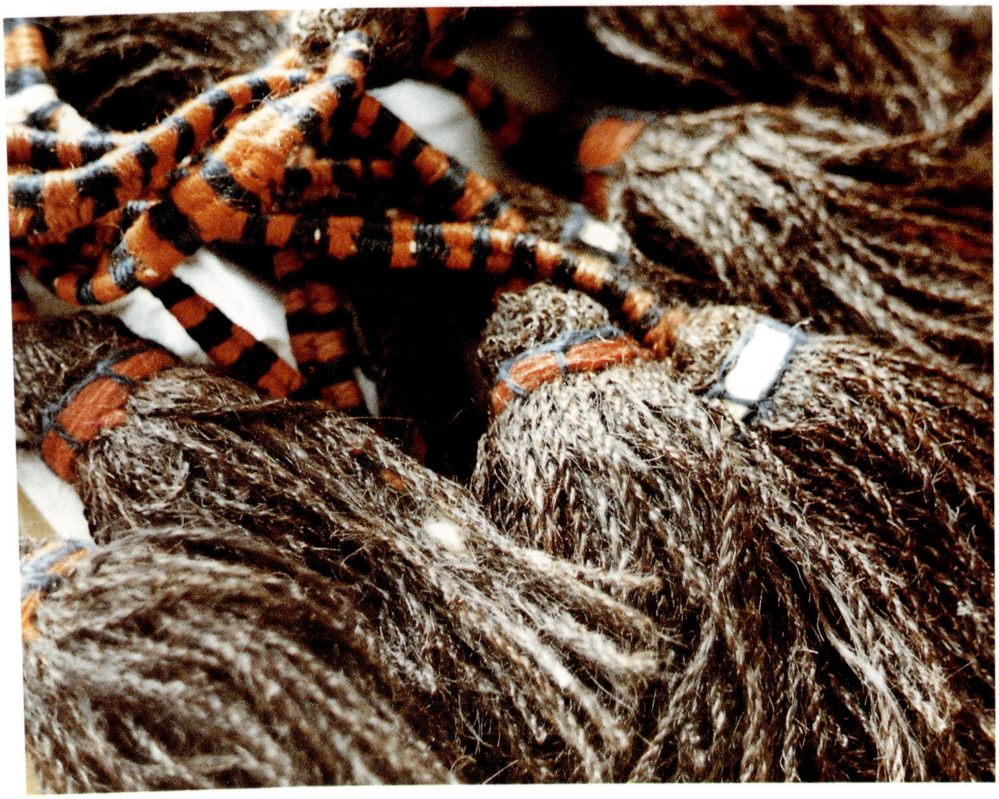

71 (gegenüberliegende Seite) *Detailaufnahme der Satteltasche von Abb. 70.*

72 *Quasten der Satteltasche von Abb. 70.*

Eine geniale Weiterentwicklung dieser Bindung, bei der die auf der Rückseite flottenden Kettfäden ebenfalls eingebunden sind, haben Peter Collingwood in *The Techniques of Rug Weaving* (S. 450) und Martha Stanley in *Celebration of the Curious Mind* (S. 69–79) genau beschrieben.

Wir werden den Geweben der Beduinen nicht gerecht, wenn wir die herrlichen und
70 vielfältigen Techniken nicht zumindest erwähnen, mit denen sie ihre fertigen Stücke verzieren.
71 Die Kettfadenenden werden zu schmalen Bändern verwebt, geflochten oder abgebunden und
72 mit Quasten verziert. Manchmal werden die Satteltaschen und das Geschirr der Kamele mit zahllosen aufgesetzten Zöpfen und Pompons geschmückt, und den hübschen Knieschützern der Kamele wird die gleiche Aufmerksamkeit gewidmet wie den Teppichen und Kissen des eigenen Heims. Man könnte meinen, der üppige, farbenfrohe Zierat solle das einfache und harte Leben der Beduinen wettmachen.

3 WESTAFRIKA

Die Schmalbandweberei

Die Länder Westafrikas, wo die Stoffe traditionell aus schmalen gewebten Bändern bestehen, liegen südlich der Sahara; im Westen und Süden reichen sie bis zum Atlantik, im Osten bis zum Tschadsee. Der Norden dieses Gebiets mit seinen Ausläufern der Sahara ist Halbwüste, aber im Landesinnern und entlang der Küste trifft man auf tropische Regenwälder und Ackerbau.

Niemand weiss genau, warum man ausgerechnet in diesem Landstrich und nirgendwo sonst auf der Welt traditionell viel schmaler webt als anderswo. Die Stoffbänder sind gewöhnlich 10 bis 15 cm breit, können aber ausnahmsweise auch schon mal nur 2,5 cm breit sein. Man nimmt an, dass die frühen, nicht sesshaften Weber lieber mit einem schmalen, leichten Webstuhl herumzogen, auf dem sich eben nur schmale Bänder weben lassen.

Bis vor kurzem wusste man über die Frühgeschichte der Schmalbandweberei nur, was europäische Reisende seit dem 16. Jahrhundert beobachtet hatten. In den sechziger Jahren entdeckte Professor Huizinga aus Utrecht, Holland, bei Ausgrabungen in den Höhlen von Telem, die in den Felswänden von Bandiagara im Oberen Nigerdelta liegen, einige hundert Textilien. Diese Textilien bestehen ebenfalls aus schmalen Bändern und sind auf ähnliche Weise gewebt wie die heutigen. Nach dem Alter der Knochen aus den Grabkammern stammen die Textilien aus dem 11. Jahrhundert. Bis zu dieser aufsehenerregenden Entdeckung wusste man nicht, wie weit die Tradition der Schmalbandweberei in die Vergangenheit zurückreicht.

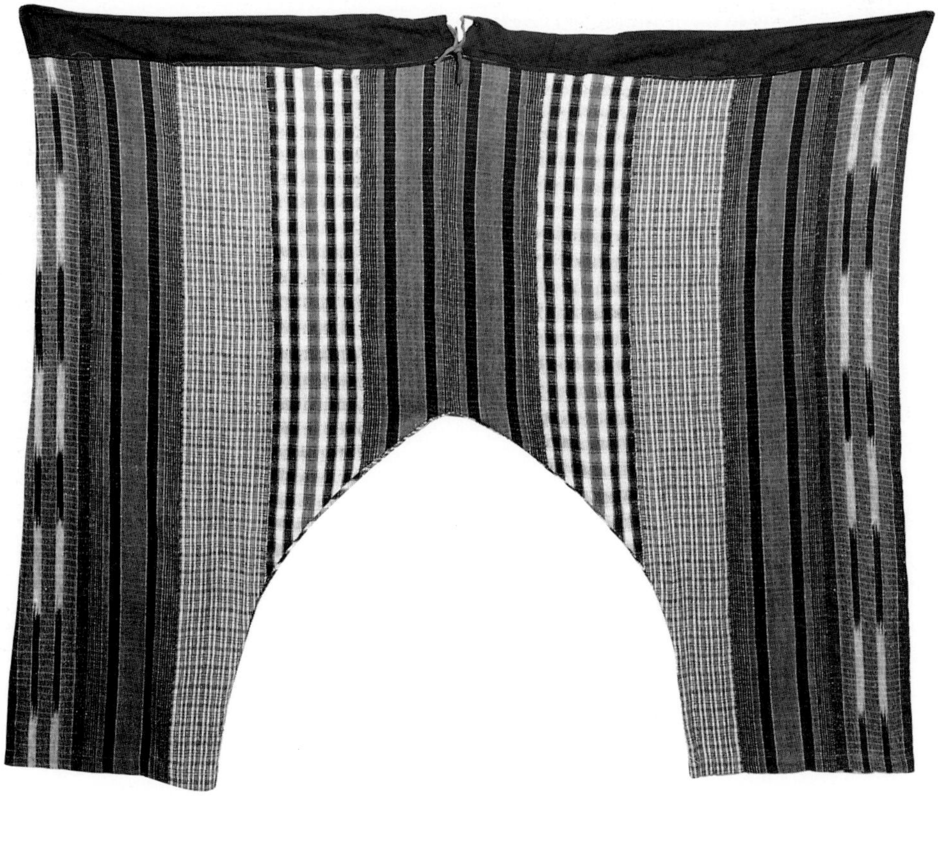

73 Hose, die aus vielen verschiedenen Bändern zusammengenäht ist. Yoruba, Nigeria. London, British Museum.

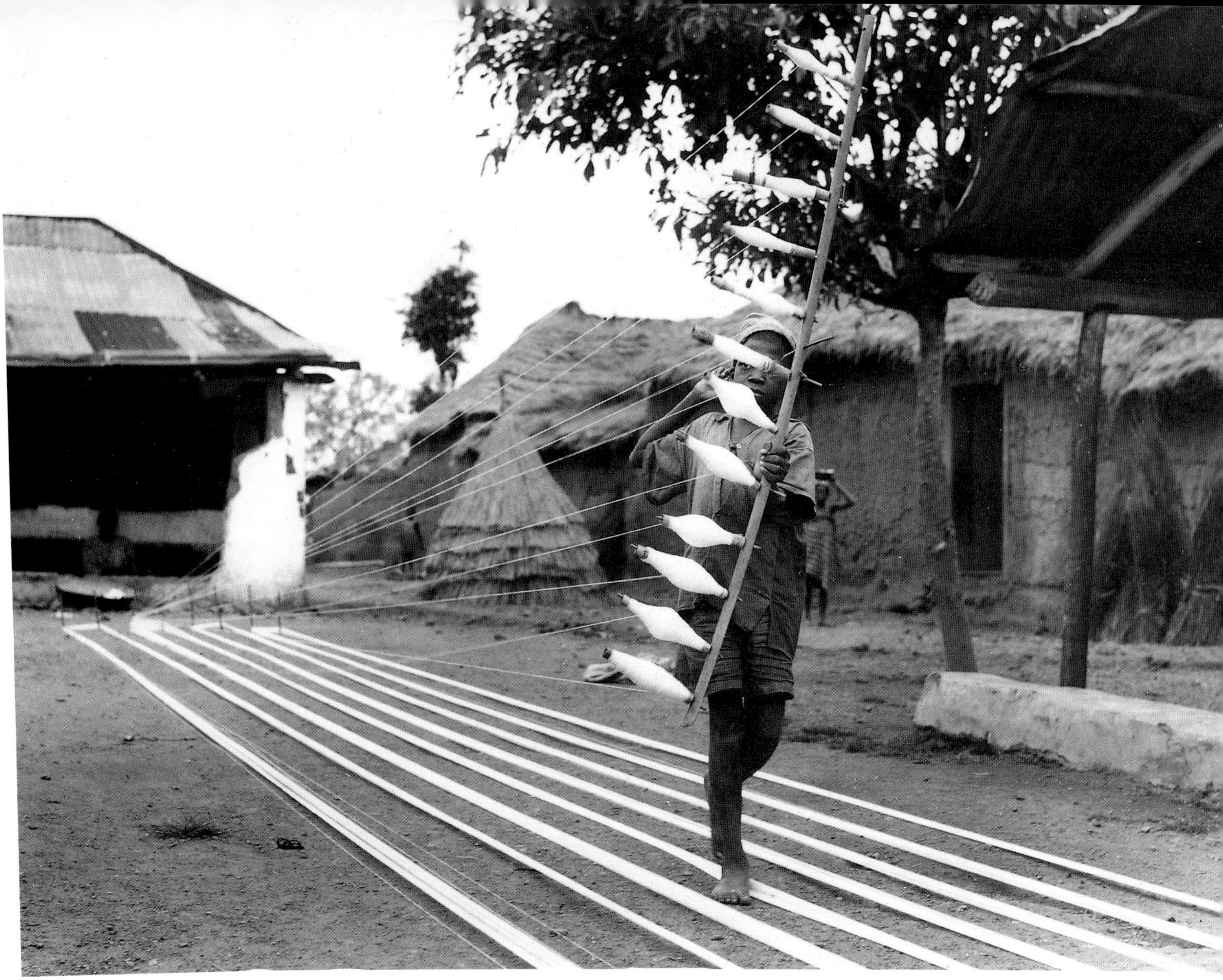

Die schmalen Bänder werden Webkante an Webkante zu grossen Tüchern zusammenge-
3 näht, aus denen die Alltags- und Festgewänder gemacht werden, oder zu Kitteln und Kappen verarbeitet. Aus 35 bis 40 cm breiten Wollbändern entstehen Decken. Vor der Kolonialisierung Westafrikas hatten diese langen Bänder offensichtlich noch einen anderen, weniger unmittelbaren Zweck: Die einfarbigen, ungefärbten Bänder von mehr oder weniger standardisierter Länge und Breite galten als Währung für Waren oder Dienstleistungen. Der Empfänger hatte keineswegs die Absicht, Kleidung daraus zu machen (wie das im Tauschhandel der Fall ist), sondern hob sie quasi wie Geld in der Bank auf oder gab sie weiter, um andere Waren damit zu erstehen. Das Band wird wie ein Schlauch aufgewickelt oder in Zickzackform gefaltet und in der Mitte zusammengebunden. Je weiter von seinem Ursprungsort entfernt das Band gehandelt wurde, desto wertvoller wurde es. Über den Handel gelangte es von den Hafenstädten nordwärts auf Märkte wie Timbuktu, am Rande der Wüste (für den Rückweg war Salz die gewinnbringende Währung) und in der Savanne zwischen der Sahara im Norden und den Wäldern im Süden kam es zu einem regen und ausgedehnten Handel (Marion Johnson, *Cloth as Money: The Cloth Strip Currencies*).

74 *Ein Junge schärt die Kette für einen Männerwebstuhl. Die Baumwollspulen sitzen auf einem Spulgestell. Er legt die Fäden um die Pflöcke im Boden. Nigeria.*

75 *Frau beim Baumwollspinnen. Igbetti, Nigeria.*

Diese schlichten, unverzierten schmalen Webbänder sind zwar im Hinblick auf ihren ungewöhnlichen Verwendungszweck ausserordentlich interessant, den Weber interessieren aber eher die üppig gemusterten Bänder für die Alltags- und Festgewänder, die auf dem Markt gekauft oder im Auftrag gewebt und vom Dorfschneider zu Kleidern und Gewändern verarbeitet werden.

Die Gewebe aus den verschiedenen Landstrichen unterscheiden sich erheblich. Im Savannengürtel von Mali und Obervolta, wo Schafe gezüchtet werden, sind die Bänder breiter als üblich und aus Wolle gewebt; sie werden zu Decken verarbeitet. In Nigeria wird auf den lokalen Märkten in kleinen Mengen glanzlose Seide verkauft. Sie stammt von den Kokons der *Anaphe*, einer wilden Seidenraupe, und wird meist ungefärbt verwebt, obwohl sie sich gut färben lässt. Aber die bei weitem am häufigsten verwendete Faser ist die Baumwolle: Früher wurde sie lokal angebaut und versponnen, heute handelt es sich meist um maschinengesponnenes Garn. Die 75
zwei Regionen Westafrikas, in denen sich die Weberei im 19. Jahrhundert zu voller Blüte entfaltete und die auch heute noch die bedeutendsten Webzentren darstellen, sind Asante und Ewe im heutigen Ghana.

Das Königreich Asante war durch seine Goldvorkommen zu Macht und Reichtum gelangt und verfügte im 19. Jahrhundert über ein hoch entwickeltes Regierungssystem, an dessen Spitze Asantehene mit seinen Häuptlingen stand. Um den Hof in der Hauptstadt Kumasi ständig mit kostbaren Seidengewändern für die Feste versorgen zu können, siedelte man in Bonwire, einem ein paar Kilometer entfernten Dorf, eine Gemeinschaft geschickter Weber an. Hier produzierten die Meister und ihre Lehrlinge einige der feinsten Gewebe mit Schussbroschierung, die wir aus Westafrika kennen. Obwohl die Asante früher auch einfache, indigoblaue Streifen auf weissem Grund webten, werden sie heute nur noch mit der Herstellung der Kente-Tücher in Verbindung gebracht, jenen komplizierten Musterblöcken im Schuss, die sich über die ganze Länge und Breite der Gewebe erstrecken.

Um diese Muster zu weben, brauchte man zusätzliche Schäfte. Oft wurden die Muster in Seide gearbeitet, manchmal aber auch aus Seide und Baumwolle gefertigt, wobei die Seide für den Schuss und die Baumwolle für die Kette verwendet wurde. Bei der Seide handelte es sich nicht um die heimische Wildseide, wie in Nigeria oder in andern Gebieten, sondern um eine hochglänzende Haspelseide, die in Form von Stoffen eingeführt und für den eigenen Gebrauch aufgetrennt wurde – eine interessante Parallele zu den Navajos, die ebenfalls Stoffe zum Auftrennen importierten (siehe Kapitel 1). Heute ersetzt das glänzende, synthetische Rayon die Seide, und in Asante existiert zwar noch die spezialisierte Weberei, aber manche der komplexeren Muster sind in Vergessenheit geraten.

Die Gewebe der Ewe im Voltagebiet sehen ganz anders aus; allerdings wird die Einordnung der Textilien aus diesem Gebiet erheblich erschwert durch die Tatsache, dass die Ewe auch die berühmten Kente-Tücher kopierten. Die für die Ewe typischen Muster, die kaum mit Mustern aus anderen Ländern zu verwechseln sind, stellen nicht abstrakte, sondern gegenständliche Tiere, Insekten und Gegenstände oder Ereignisse aus dem Alltag dar. Die Motive werden mit einem zusätzlichen Schussgarn in einen einfarbigen Gewebegrund eingewebt. Manche Tücher weisen bis zu 70 verschiedene Motive auf, die alle in Kettrichtung laufen.

Viele der westafrikanischen Textilien, die sich heute in unseren Museen befinden, hatten Händler im 19. und frühen 20. Jahrhundert erworben. In neuerer Zeit haben Alastair und Venice Lamb eine grosse Privatsammlung zusammengetragen. Vor allem Venice Lamb beschäftigte sich intensiv mit der westafrikanischen Schmalbandweberei. Wer sich selber näher mit diesem Thema befassen möchte, sei auf die Literaturhinweise im Anhang verwiesen.

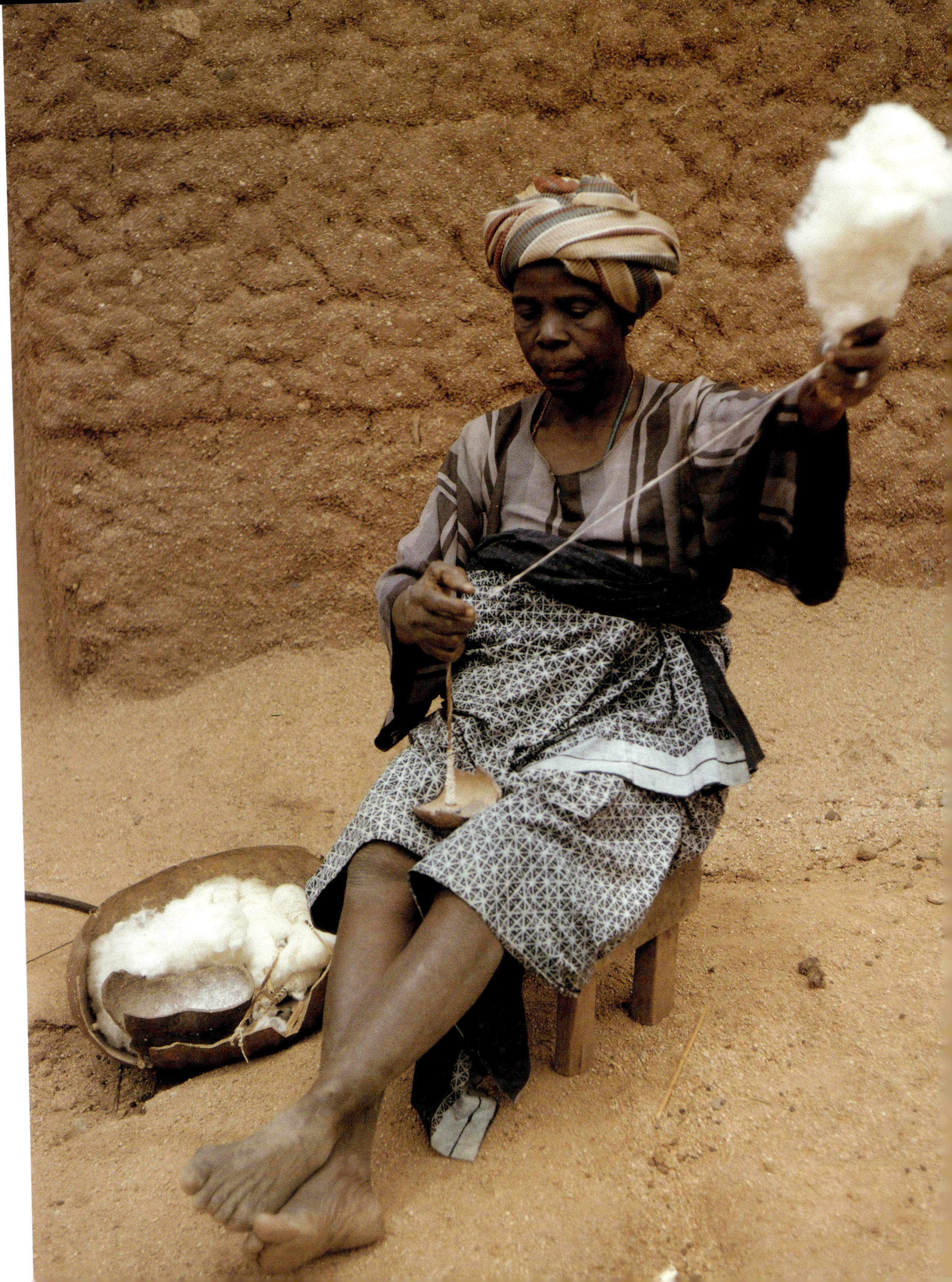

77 (gegenüberliegende Seite) *Arbeit an einem sehr einfachen Webgerät.*

Der Webstuhl

In Westafrika weben sowohl Männer als auch Frauen, allerdings auf unterschiedlichen Webstühlen. Die Frauen weben für den eigenen Bedarf am Hochwebstuhl; das Weben ist Teil ihrer häuslichen Verpflichtungen. Die Männer dagegen sind professionelle Weber und arbeiten mit verschiedenen schmalen, leichten Flachwebstühlen mit Tritten, in der Grundtechnik ähnlich den europäischen Trittwebstühlen oder den Grubenwebstühlen in Indien oder im Nahen Osten.

Die einfachste Ausführung ist ein Webstuhl mit zwei Schäften, die mit Tritten verbunden 7
sind, einer Lade mit Webblatt, die an einem Ast am Baum aufgehängt ist, und zwei gegabelten Ästen, die einen kurzen Warenbaum tragen. Häufiger anzutreffen ist aber doch eine Art von Rahmen auf drei oder vier Beinen, in dem die beweglichen Teile des Webstuhls sitzen. Ein solcher Rahmen lässt sich leicht improvisieren aus vier in den Boden geschlagenen Pfosten und vier Querbalken, die mit biegsamen Zweigen festgebunden werden. Die Asante und Ewe lassen sich ihre Webstühle allerdings vom Schreiner bauen. Der Warenbaum wird so in den Rahmen gesetzt, dass er für den sitzenden Weber auf bequemer Höhe liegt. Die Schäfte sind an Schnüren befestigt, die über einen glatten Balken oder über Rollen laufen, die in der Mitte 7
des Querbalkens hängen und über die Tritte gehoben und gesenkt werden. Dazu wird unten an die beiden Schnüre, die von den Schäften herabhängen, je ein Stock oder ein Stück von einer trockenen Kalebasse geknüpft, die der Weber abwechselnd mit den Füssen hinunterdrückt, so dass sich die Schäfte heben oder senken. Der Fuss sitzt so auf dem Tritt, dass die

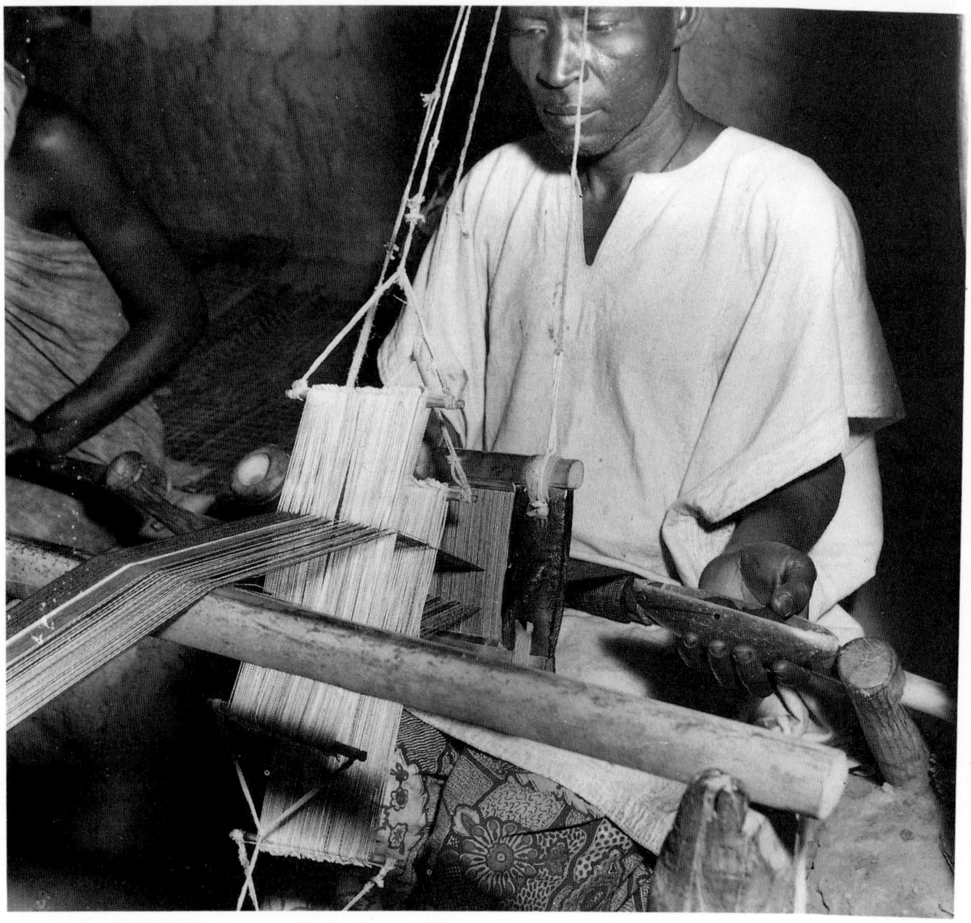

76 *Ein Schaftpaar ist mit dem anderen durch Schnüre verbunden, die oben über eine Rolle laufen und unten an die Tritte geknüpft sind.*

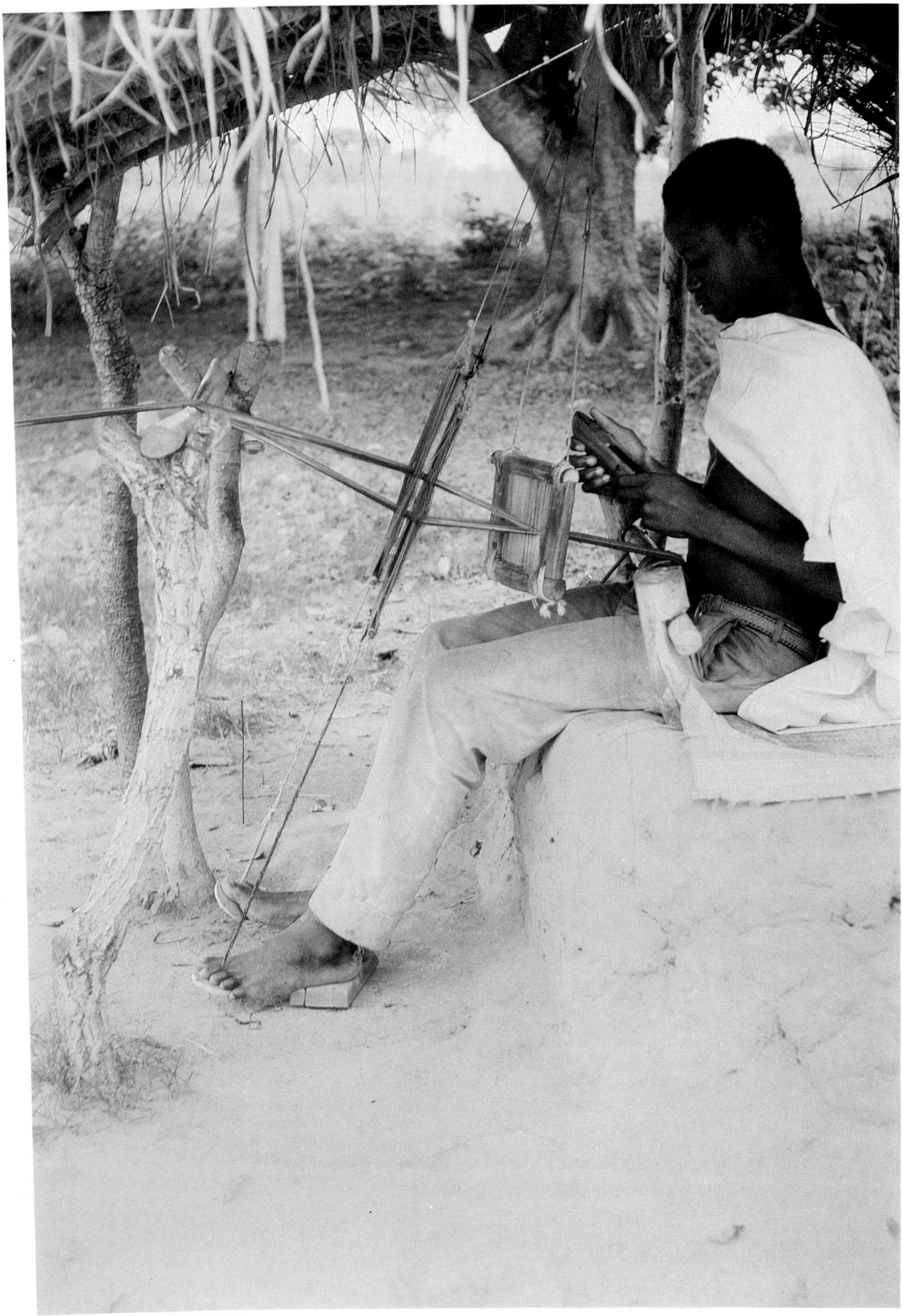

Schnur zu den Schäften zwischen den Zehen durch läuft. Die Lade, der feste Rahmen, in dem das Webblatt sitzt, ist ebenfalls im Webstuhl aufgehängt. Oft besteht der untere Balken der Lade aus schwererem Material als der Rest, um mit dem zusätzlichen Gewicht beim Vor- und Rückschwingen der Lade den Anschlag zu verstärken. Der Aufsatz für die Rolle, über die die beide Schäfte verbindende Schnur läuft, ist oft kunstvoll geschnitzt und stellt menschliche und tierische Figuren dar, selbst wenn die Spule nichts anderes als ein einfaches Fadenröllchen ist. Die regionalen Unterschiede der Webrollenhalter, der Lade oder anderer Teile des Webstuhls, sind zu zahlreich, als dass wir sie hier im Detail beschreiben könnten.

Charakteristisch für die westafrikanischen Webstühle, auf denen die Bänder gewebt werden, ist das Fehlen eines Kettbaums. Statt die Kette wie üblich aufzubäumen, läuft sie hinten am Webstuhl einfach über einen Balken und wird in einer Entfernung von zehn bis fünfzehn Meter vom Webstuhl fest um einen runden Stock gewickelt, straff angezogen und auf einen sogenannten Schlitten, ein metallenes Tablett oder eine Lattenkiste gesetzt und mit einem Stein beschwert. Wenn der gewebte Stoff auf den Warenbaum gewickelt wird, rutscht die Kette auf dem Schlitten zum Webstuhl hin. Bis zu hundert solcher Ketten können auf einen
Hof hinaus gespannt sein, während von den Webern, die im Schatten eines Daches sitzen, 78
nichts zu sehen ist.

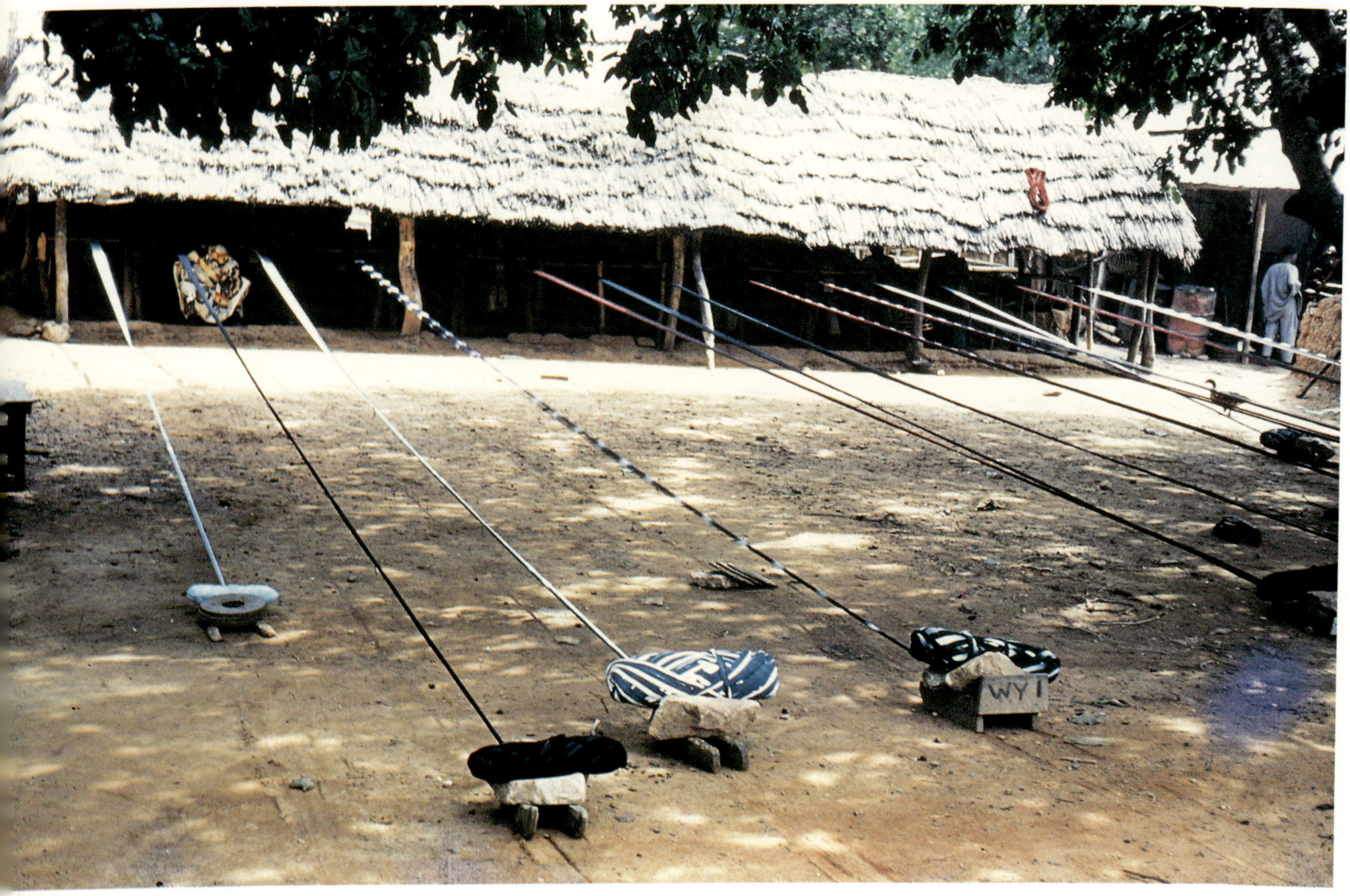

78 *Die langen Ketten sind mit Zuggewichten beschwert. Die Yoruba-Weber arbeiten im Schatten des Daches. Nigeria.*

Der dreibeinige Webstuhl ist hauptsächlich in der Sierra Leone anzutreffen. Wie der Name schon sagt, besteht die Konstruktion, die die beiden Schäfte trägt, aus drei miteinander verbundenen Stöcken oder Pfosten. Im Gegensatz zum kastenförmigen Rahmen des anderen Webstuhls gibt es hier weder Waren- noch Kettbaum. Die Kette ist zwischen zwei Pfosten gespannt, und der Weber sitzt *neben* der Kette und bedient die Lade von der Seite her mit einem oben im Rahmen der Lade angebrachten Griff. Da der Weber nicht vor einem Warenbaum sitzt, auf den er den gewebten Stoff aufrollen kann, müssen bei fortschreitender Arbeit das Dreibein, an dem die Schäfte hängen, und die Blattlade (die sozusagen wandert) in der Kette versetzt werden: im Prinzip genauso, wie die Litzenstöcke beim Flachwebstuhl der Beduinen verschoben werden.

Um der Klarheit willen müssen wir noch einmal betonen, dass bei den bisher beschriebenen schmalen Webstühlen nur die Rede von zwei Schäften war, weil man für die Leinenbindung, in der die meisten Bänder gewebt sind, nicht mehr Schäfte braucht. Für die Kente-Tücher braucht man indes zwei Paar Schäfte, und für die Asasia-Tücher (die königlichen Gewänder Asantehenes) waren drei Paar Schäfte für die Köpermuster nötig. Bei zwei Schaftpaaren werden die hinteren Schäfte (die am weitesten vom Weber weg sind) mit den *Asanan*-Litzen zuerst eingefädelt, wobei in jede Litze vier oder abwechselnd vier und sechs Kettfäden gezogen werden. Diese Litzen können aus gröberem Garn gemacht sein, da man auf diesen beiden Schäften nicht so viele Litzen benötigt. Mit diesem Schaftpaar werden nur die Musterflächen im Stoff gewebt. Das vordere Schaftpaar mit den *Asatia*-Litzen bildet das Grundgewebe, und die einzelnen Kettfäden werden abwechselnd auf den einen und den andern Schaft eingezogen. Diese Litzen müssen aus feinem Garn sein.

Die Litzen werden auf einem speziellen Rahmen geknüpft und bestehen aus zwei ineinanderhängenden Schlingen, die den Kettfaden umklammern. Solche Litzen sind vielseitiger als die üblicheren Litzen mit Auge.

Abgesehen von der schmalen Webbreite und dem Zuggewicht an Stelle des Kettbaums sind es diese Litzen, die die Besonderheit des westafrikanischen Schmalbandwebstuhls ausmachen.

Die Garne

Für die westafrikanischen Bandgewebe werden Wolle, Ziegen- und Kamelhaar, aufgetrennter Seidenzwirn und gesponnene Wildseide sowie Rayon und Baumwolle verwendet. Der Grossteil der Schmalbänder ist aus Baumwolle gewebt, denn im subtropischen Klima gedeiht der Baumwollstrauch gut.

Aber es gibt auch Ausnahmen. Am Südrand der Sahara halten die halb nomadisch lebenden Menschen kleine Schaf-, Ziegen- und Kamelherden, deren Fasern sie zu Garn für Decken verspinnen, wobei sie die Wolle als Schuss auf einer Baumwollkette verweben. In Nigeria werden traditionell die Kokons der Seidenraupe *Anaphe panda* in den Wäldern gesammelt und für die Herstellung von Wildseide auf dem Markt verkauft. Die Kokons müssen aufgebrochen werden, um die Puppen herauszuholen (die, wenn sie noch leben, geröstet und gegessen werden). Dann werden sie degummiert, indem man sie in Wasser mit Holzasche köcheln lässt (Picton und Mack, 1979, S. 28). Die Seidenfäden, die beim Aufbrechen zerreissen, werden wie Wolle gesponnen und nicht wie bei den Zuchtseidenraupen direkt abgehaspelt. Das ergibt ein weiches, matt graubraunes Garn, das zu einem Tuch namens *Sanyan* verwebt wird. Weil das Garn sehr aufwendig zu produzieren und bei den Yoruba-Männern gleichzeitig äusserst beliebt ist, wird heute eine Imitation aus Baumwolle hergestellt, die man ebenfalls *Sanyan* nennt.

Die glänzende Seide für die Asante-Tücher stammte nicht aus einheimischer Produktion, sondern aus aufgetrennten Seidentüchern, die mit den frühen Eroberern als Geschenke oder Handelsgüter ins Land kamen, oder später, in Zeiten der Kolonialisierung, importiert wurden. «Der rote, elf Meter lange Taft wurde von den Asanten aufgetrennt und zu Tüchern aus eigener Herstellung verwebt» (Bowdich, 1819, S. 331). Heute hat die Kunstseide die Seide für Luxusgewänder weitgehend verdrängt.

Baumwolle wird immer noch in grossen Mengen angebaut. Überall in Nigeria gibt es grosse Textilfabriken mit Spinn- und Webmaschinen. Früher wurde die Baumwolle von Frauen jeden Alters angebaut, geerntet und von Hand versponnen. Jetzt sieht man nur noch selten eine Frau spinnen.

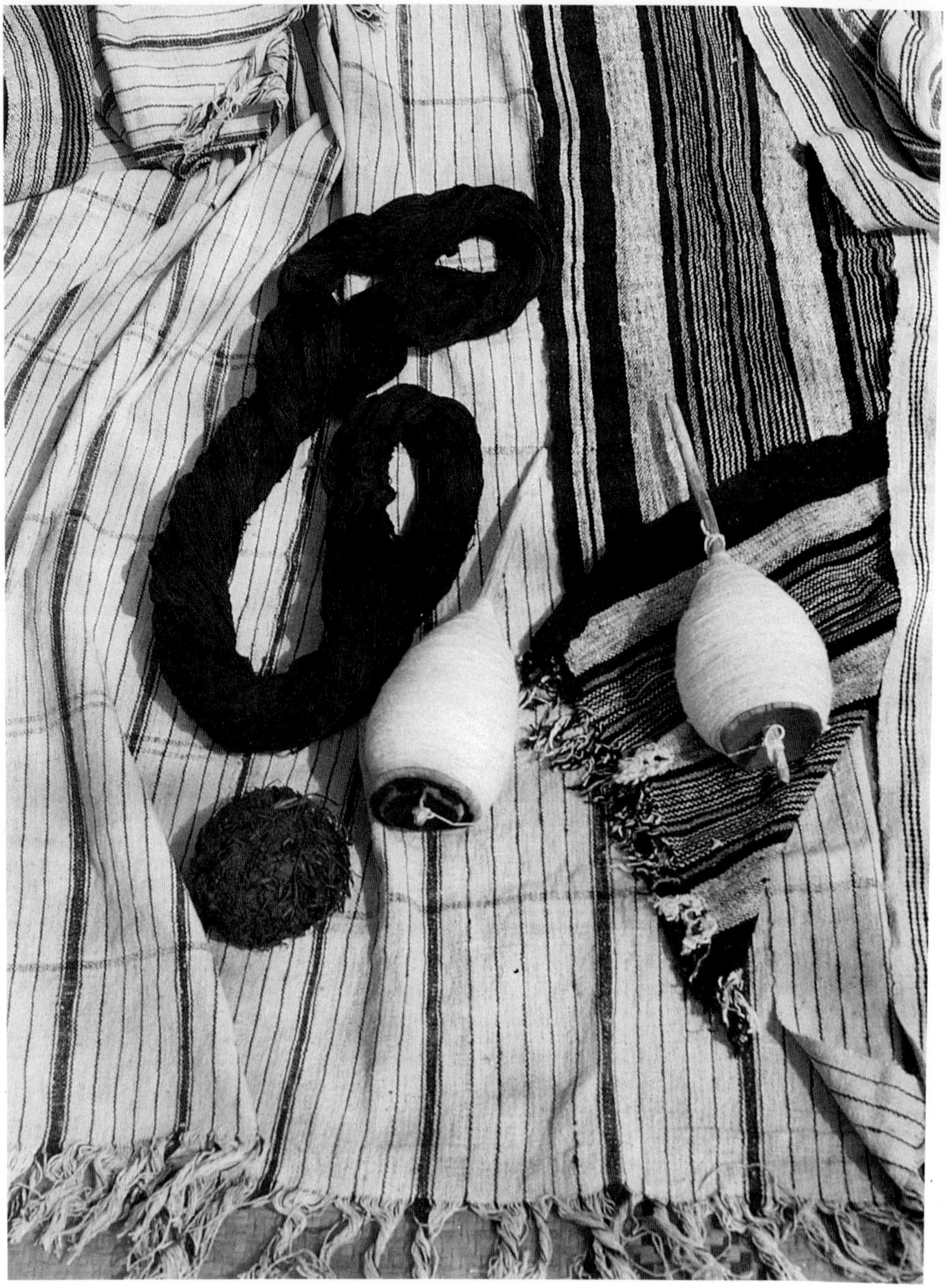

79 *Eine volle Spindel mit einheimischem Baumwollgarn neben einer Indigo-Kugel und indigogefärbtem Baumwollgarn. Nigeria.*

79 Um Baumwolle zu spinnen, braucht man eine sehr leichte Spindel. Der Spindelschaft ist 22 bis 30 cm lang und unten mit einem kleinen, runden, handbemalten Wirtel aus Ton beschwert. Man setzt die Spindel meist auf einer Kalebasse, Tonscherbe oder Muschel auf, da die sehr kurzen Baumwollfasern die Spindel kaum halten können, wenn man sie nach dem Andrehen loslässt. Wir zitieren aus Rattrays *Religion and Art in Ashanti* (1927):

Die ungesponnene Baumwolle wird mit einem Rocken in der linken Hand gehalten, der Spindelschaft mit Spucke befeuchtet, ein Baumwollfaden daran befestigt und die Spindel mit Daumen und Zeigefinger in Schwung gebracht. Im allgemeinen dreht sich die Spindel auf der konkaven Scherbe eines glatten Schneckengehäuses. Durch die Drehung der Spindel verzieht sich der Faden und wird mit Hilfe der Finger der rechten Hand, die sacht an den ausgezogenen Fasern hoch- und niederstreichen, gleichmässig dick (S. 221).

Eine Möglichkeit, die Baumwolle zum Spinnen vorzubereiten, liegt darin, eine Kapsel mit den Fingern zu öffnen, die Fasern vorsichtig von den Samen zu ziehen und gleichzeitig die Fasermasse so auseinanderzuziehen, dass man sie verspinnen kann. Bei einer methodischeren Vorgehensweise rollt man die Baumwollkapseln erst mit einem Metallstab auf einem Brett
80 aus, um die Samen herauszuquetschen, und schlägt die Fasern dann, wenn man einen Haufen solcher entsamter Kapseln hat, mit einem gespannten Bogen. Dadurch bauschen sich die Fasern auf und werden so locker, dass man sie verspinnen kann.

Handgesponnenes Garn gibt einem Stoff ein anderes Aussehen, einen anderen Griff, was zum Beispiel für die Tücher aus Nigeria und Sierra Leone ganz typisch ist. Seit handgesponnenes Garn durch maschinengesponnene Baumwolle, Acryl, Rayon und Lurex ersetzt wurde, sind die Tücher härter und greller geworden. Das ist ausgesprochen schade, da die Webtechniken selbst immer noch sehr lebendig sind.

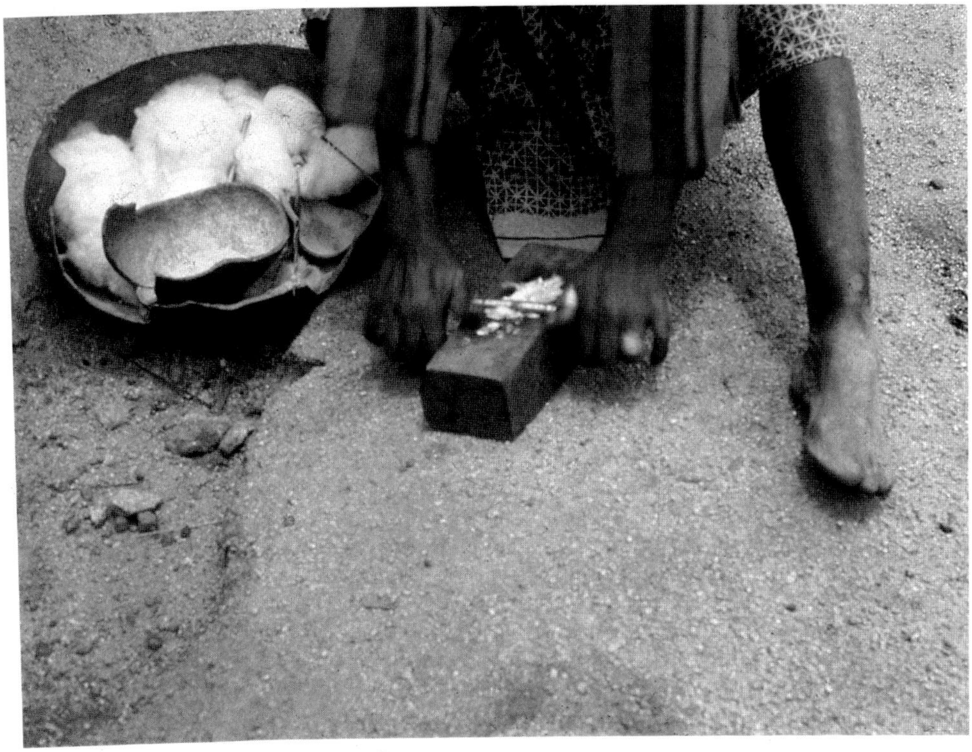

80 *Entkörnen der Baumwolle. Die Samen werden mit einem Eisenstab auf einem Holzblock herausgepresst. Igbetti, Nigeria.*

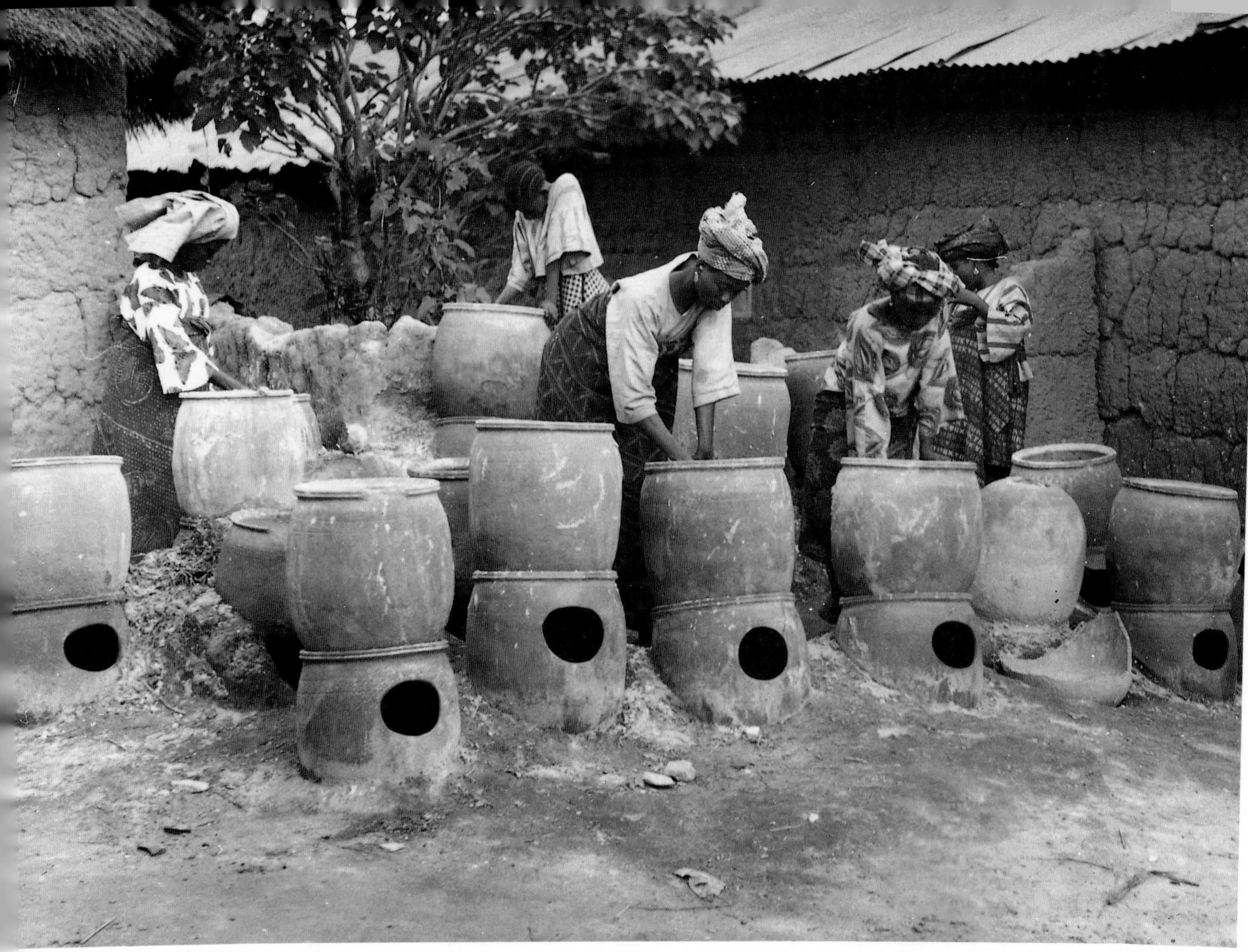

81 *Färberinnen in Westnigeria bereiten Holzaschenlösung vor. Asche und Wasser werden in den oberen Topf gegeben, und die Mischung tropft langsam in den unteren Topf. Die Töpfe sind in alter, ausgelaugter Asche eingesunken.*

Die Farbstoffe

Schafwolle, Ziegen- und Kamelhaar, Baumwolle und Seide haben wunderbare und ganz unterschiedliche natürliche Farbtöne, die man sich in der westafrikanischen Weberei zunutze macht.

Man kennt aber auch natürliche Pflanzenfarbstoffe; zum Beispiel konnte man einen roten Farbstoff aus den Kassavewurzeln, einer Maniokart, extrahieren. Braun gewann man aus der Kokosnuss und Beige aus der Rinde des Mangobaums. Der wichtigste Farbstoff ist aber zweifellos das Indigoblau. Indigo wird nicht nur aus den Blättern der auf der ganzen Welt wegen ihres Farbstoffs bekannten *Indigofera* gewonnen, sondern auch aus den Blättern eines dort heimischen Strauchs namens *Lonchocarpus cyaescens.* Die beiden Arten sind insofern verwandt, als sie beide Indican enthalten, das natürliche Glykosid, das sich in den Pflanzen bildet, die Indigo liefern. Indican ist in Wasser nicht löslich, wandelt sich aber in einer alkalischen Lösung, in diesem Fall einer Holzaschenlösung, in den löslichen Stoff Indoxyl. 81

Der Herstellungsprozess von Indigo umfasst verschiedene Verfahrensschritte. Sie mögen sich in einigen Details in den verschiedenen Landesteilen unterscheiden, bleiben aber letztendlich die gleichen.

1. Die Blätter werden gepflückt und in einem Mörser zerstossen, anschliessend zu Kugeln geformt und in der Sonne getrocknet.

2. Frisches Holz wird gesammelt, klein geschnitten und in speziell dafür konstruierten Öfen zu Holzasche verbrannt. Diese Asche wird mit ausgelaugtem Farbsud angefeuchtet, ebenfalls zu Kugeln geformt und in der Sonne getrocknet. Das trockene Indigo und die Holzaschekugeln kann der Färber zur späteren Verwendung aufheben oder auf dem Markt verkaufen, wenn er nicht alles selber braucht.
3. Zwei spezielle Tontöpfe werden aufeinandergesetzt. Der obere Topf hat Löcher im Boden, die mit Zweigen oder einem Schwamm bedeckt werden, und dient als Sieb. Die Holzaschekugeln werden darauf gelegt und Wasser darübergegossen. Das Wasser tropft durch die Holzasche in den unteren Topf und wird bei diesem Prozess alkalisch.
4. Im unteren Topf liegen die zerbröselten Farbstoffkugeln und manchmal auch zerkleinerte Wurzeln der *Morinda lucida*, um sie besser zu fixieren (Teye, 1960).
5. Wenn der untere Topf mit der alkalischen Lösung randvoll ist, wird er fünf Tage stehengelassen und täglich umgerührt, bis das Farbbad fertig ist. Zu diesem Zeitpunkt hat sich das Indigo zu einer farblosen Flüssigkeit verwandelt, auf der obenauf ein dunkelblauer Schaum schwimmt, der sich durch den Kontakt mit dem Sauerstoff der Luft gebildet hat. Das Färbematerial wird abwechselnd in diese Farbküpe getaucht und zum Oxidieren an die Luft gehängt, bis der gewünschte Farbton erreicht ist.

82 In vielen Gegenden Westafrikas ist die Indigofärberei Frauensache, nur im nördlichen Nigeria – in Kano zum Beispiel, wo der Durchreisende immer noch die dunkelblauen Tuchballen kaufen kann – färben die Männer in Färbegruben in der Erde.

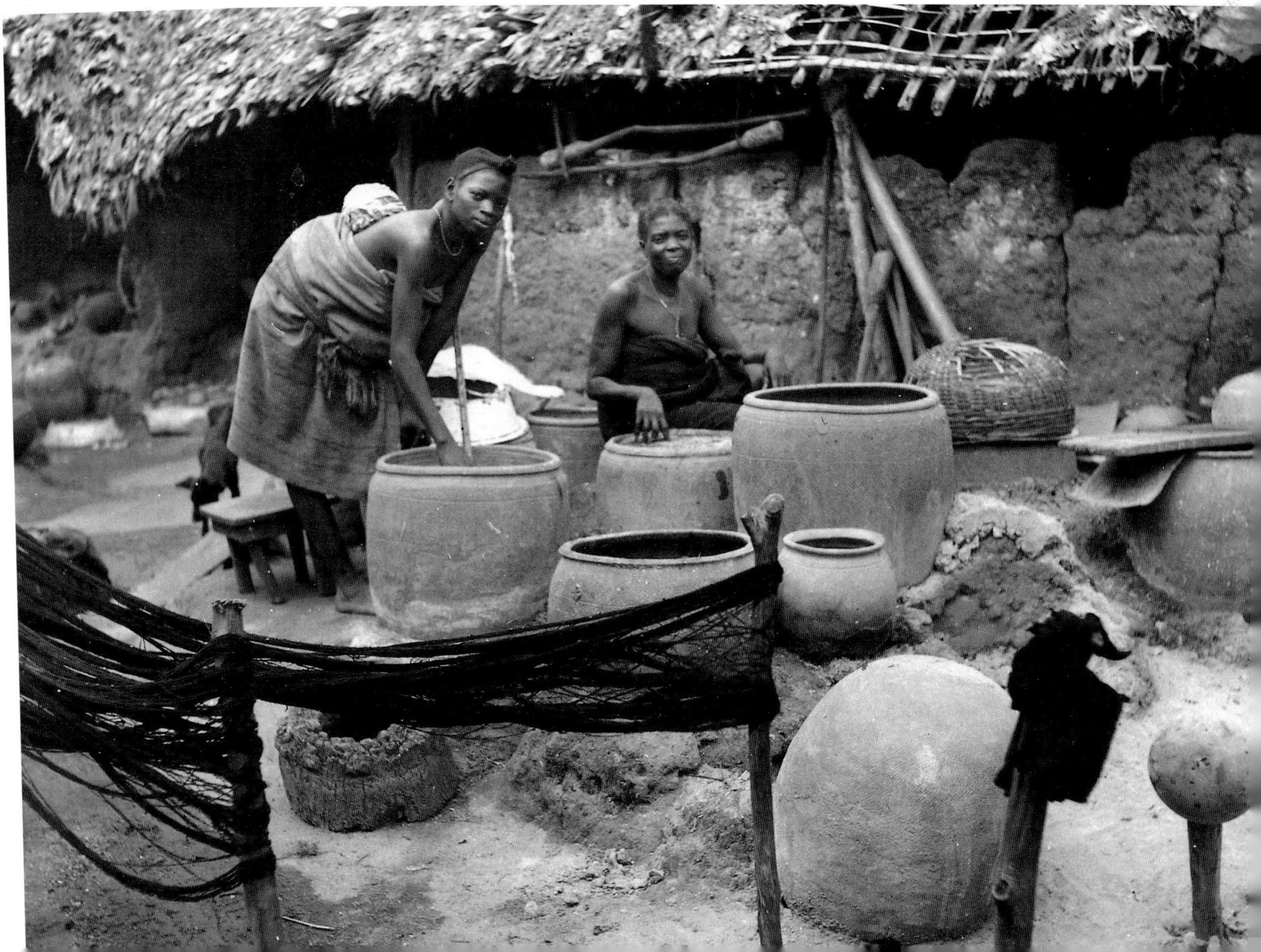

82 Färben mit Indigo. Zwei Frauen arbeiten an ihren Färbetöpfen, während die gefärbten Baumwollstränge, aufgespannt zwischen Stöcken, trocknen. Unter dem Dach hängen zwei Mörserkeulen, mit denen die Lonchocarpus-Blätter zerstossen werden. Westnigeria.

83 Ikat-*Tuch von der Elfenbeinküste. Basel, Museum für Völkerkunde.*

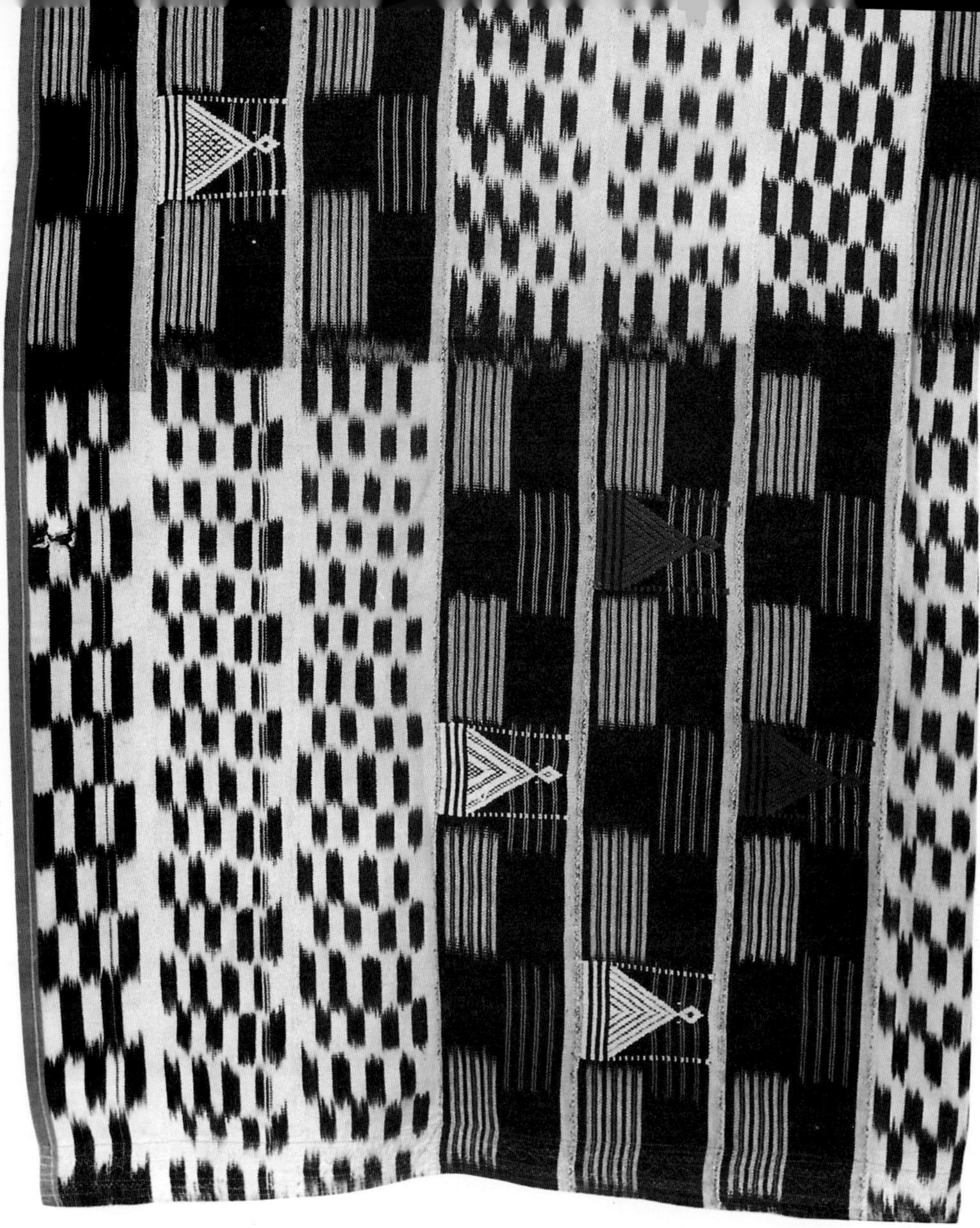

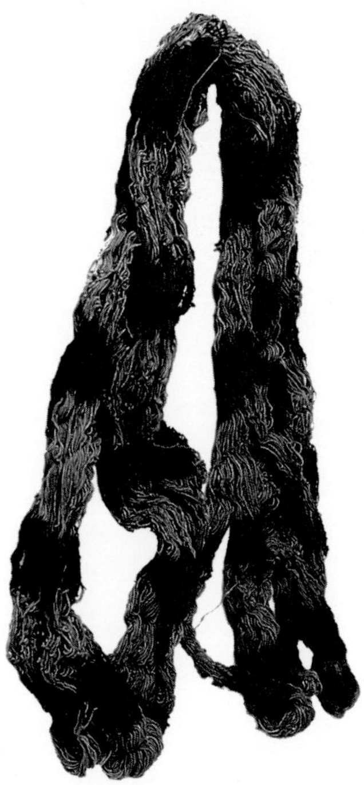

84 Ikat-*gefärbtes Garn mit Strang. London, British Museum.*

Viele Fragmente der in den Höhlen von Telem gefundenen Textilien (siehe S. 74) waren mit Streifen und Würfeln in Indigoblau gemustert, ein Beweis dafür, wie alt die Indigofärberei ist.

Das Garn wird wie üblich zu losen Strängen gebunden und vor dem Schären und Weben 84
gefärbt. Nur in zwei Gegenden Westafrikas, in Nigeria und an der Elfenbeinküste, wird das
Garn manchmal auch in einer Reservemustertechnik wie *Ikat* gefärbt. Dabei wird die ge- 83
schärte Kette vor dem Aufbäumen an bestimmten Stellen mit einer Bastfaser abgebunden, damit der Farbstoff dort nicht auf die Fasern aufziehen kann. Das Schema oder Muster muss vorher ausgearbeitet sein, damit man weiss, an welchen Stellen die Kette abzubinden ist. Erst nachdem die Kette geschärt und an den entsprechenden Stellen abgebunden ist, wird sie gefärbt. Danach wird die Bastfaser entfernt und darunter kommt das Garn in seiner Naturfarbe zum Vorschein. Dann wird die Kette in die Litzen und in das Blatt gezogen und aufgebäumt. Da es sich nicht vermeiden lässt, dass sich die Fäden dabei verschieben, verziehen sich die scharfen Farbränder, und es entstehen die bekannten ausgefransten Konturen. Die indigogefärbten Baumwolltücher von der Elfenbeinküste, von denen zahlreiche Beispiele im Museum für Völkerkunde in Basel aufbewahrt werden, illustrieren diese Kunst eindrücklich.

Die Gewebe

Die von den westafrikanischen Männern gewebten Bänder zeigen einen Mikrokosmos textiler Techniken. Beim Entwurf eines Gewebes muss man sich vieles überlegen: die Art des Garns, das Farbarrangement in der Kette, die Farbfolge im Schuss, die Konstruktion des Gewebes und möglicherweise zusätzliche Muster in Kette oder Schuss. Die beiden vorhergehenden Kapitel waren in technischer Hinsicht gut überschaubar. Navajo-Teppiche sind leinenbindige Schussripsgewebe; die Beduinen kennen ausser der Leinenbindung nur zwei weitere Grundtechniken, das Zwirnen und das Einlesen von Mustern. In der westafrikanischen Bandweberei finden wir dagegen ein ganzes Spektrum von Techniken.

Kettripsgewebe

Im grossen und ganzen sind die Bänder Kettripsgewebe, wenngleich in manchen Gebieten traditionell ein Schussrips gewebt wird. Technisch gesehen ist es leichter, ein schmales Gewebe in gleichmässiger Breite zu weben, wenn die Kettfäden dicht nebeneinander liegen wie beim Kettrips, bei dem fast viermal soviel Fäden pro Zentimeter anfallen wie bei der Leinenbindung. Ausserdem ist ein Kettrips schneller gewebt, was angesichts der Länge der Ketten eine gewichtige Rolle spielen könnte.

Wenn man sich für einen Kettrips in Leinenbindung entschieden hat, muss man sich als nächstes die Farben für die Kette überlegen. Wolle, Seide und Baumwolle werden manchmal ungefärbt verwendet, aber meist wird doch mit gefärbten Garnen gearbeitet. Bei einer einfarbigen Kette können Lochreihen Abwechslung in die Struktur des Gewebes bringen. Die Yoruba in Nigeria machen das gelegentlich, indem sie mit den Zinken eines groben Kamms die Kettfäden auseinanderziehen und Löcher anbringen – wobei solche Löcher auf die Dauer nicht
85 halten, da sie sich beim Tragen allmählich wieder zusammenziehen. Mitunter sind die Löcher auch richtig eingearbeitet; dann wird eine Reihe kleiner Schlitze eingewebt und der Schussfaden dazwischen fest angezogen, so dass sich die Schlitze zu Löchern vergrössern. Manchmal werden die Schussfäden, mit denen die kleinen Partien zwischen den Schlitzen gewebt wurden, über das folgende Grundgewebe mitgeführt, bis sie wieder gebraucht werden, und stellen so ein neues Gestaltungselement dar, denn man lässt sie auf der Vorderseite des Gewebes mitlaufen und verbirgt sie nicht, wie man erwarten könnte, auf der Rückseite.

Die meisten Gewebe haben aber eine mehrfarbige Kette und sind dementsprechend bunt gestreift. Das Spektrum reicht von einem einfachen Streifen mitten im andersfarbigen Grundgewebe über Arrangements aus breiten und schmalen Streifen einer Farbe (häufig Indigoblau) auf weissem Grund bis zu mehrfarbigen Streifen.

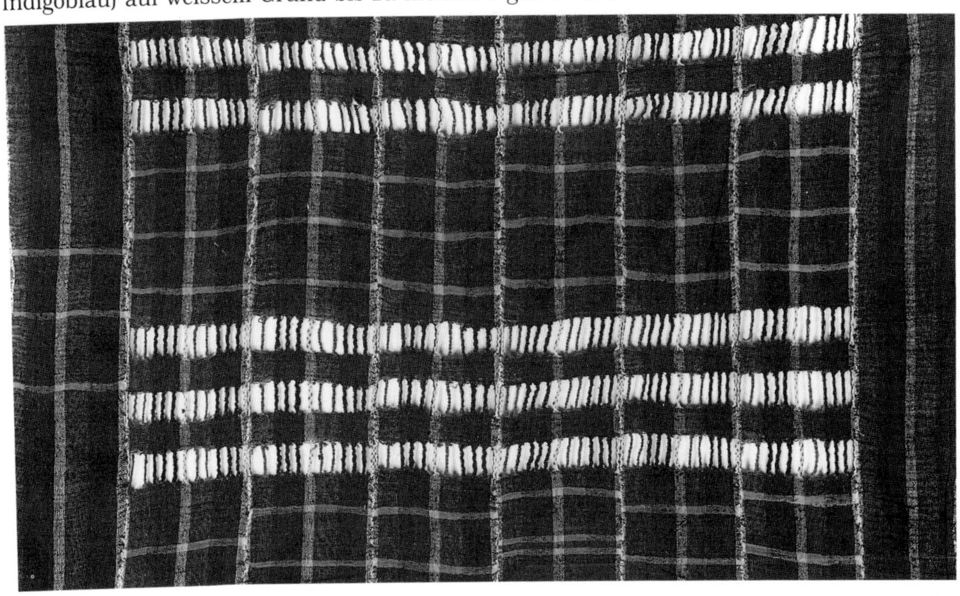

85 *In diesem Tuch aus Seidengarnen sind die Schlitzreihen eingewebt. London, British Museum.*

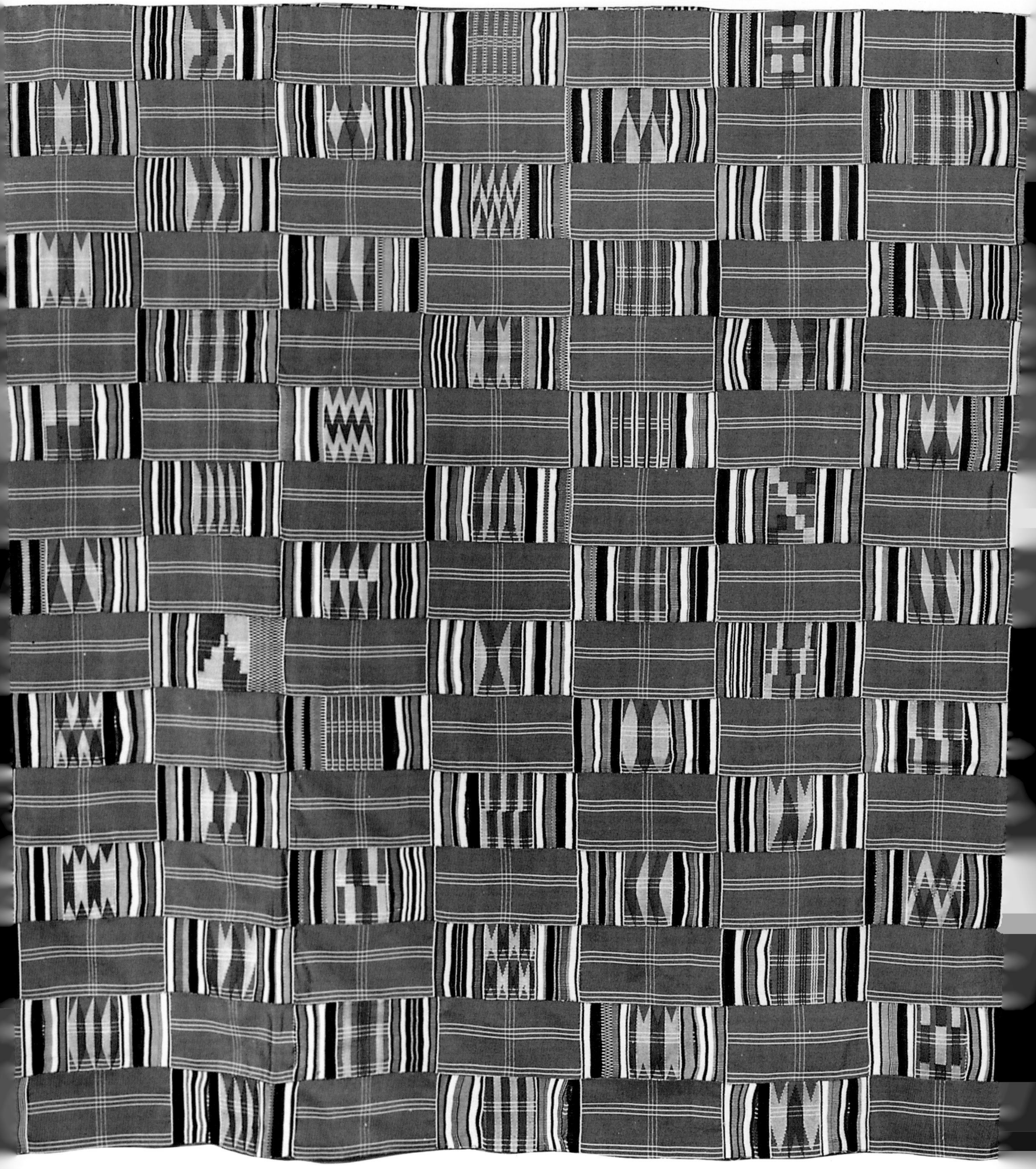

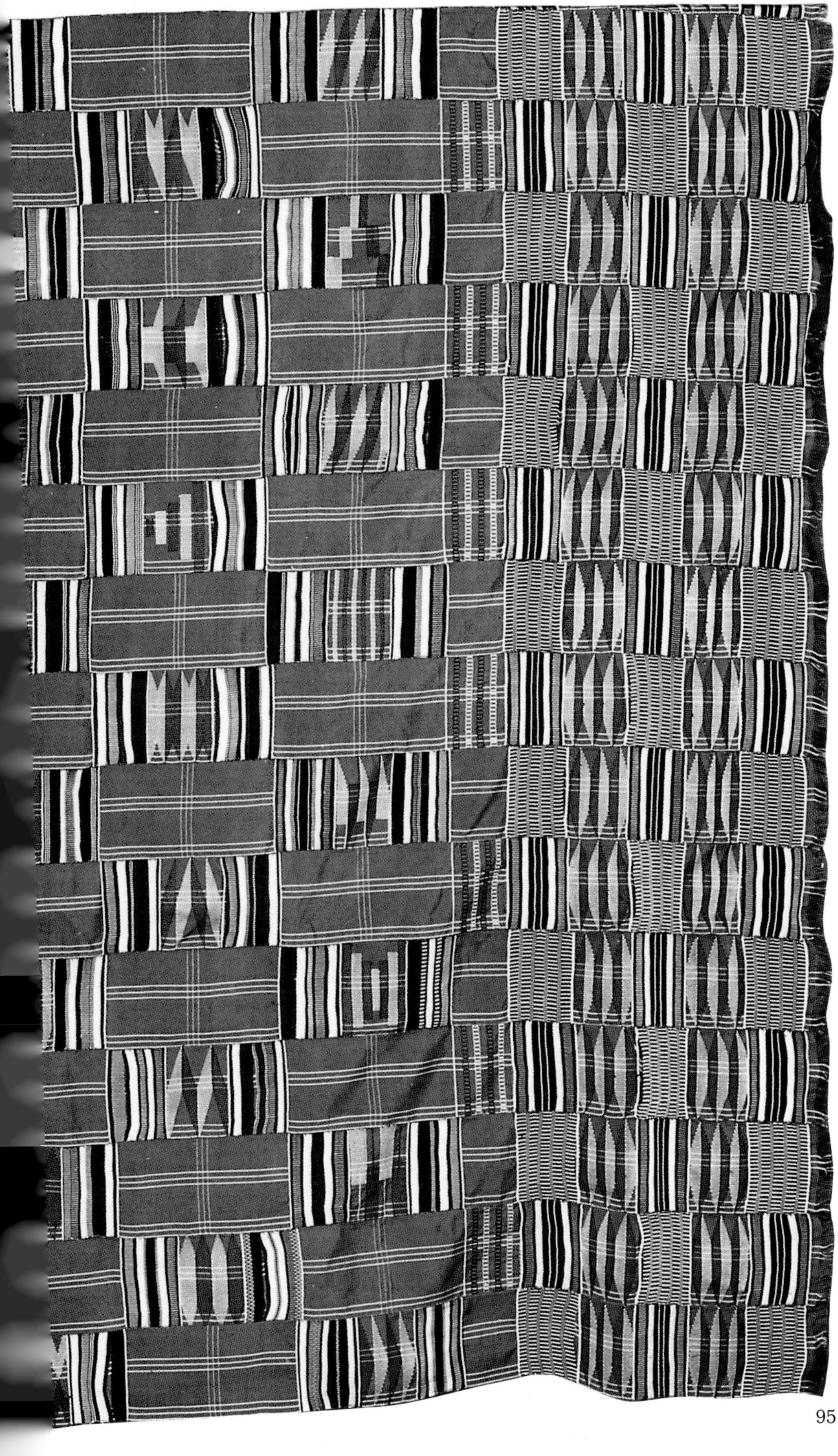

86 Kente-Tuch von den Asante, Ghana. Ein herrliches Tuch aus Rayon und Seide in Purpur, Grün und Gelb. Man vergleiche die symmetrische Anordnung der Musterblöcke, die an Korbflechtstrukturen erinnern, mit der asymmetrischen Anordnung im Tuch der Ewe, Abb. 89. London, British Museum.

Jedes Farbarrangement hat einen Namen, der an ein bedeutendes Ereignis, eine Person oder eine Gruppe erinnert; es kann auch ein Sprichwort verkörpern oder ein bestimmtes Gefühl wachrufen (siehe Teye, 1960).

In einem Asante-Tuch, dem Tuch des Lügners, wechseln ein paar sehr schmale Streifen, die aus zwei bis vier andersfarbigen Kettfäden bestehen, von der einen Seite eines einfarbigen Gewebes plötzlich auf die andere Seite, indem sie als Schuss auf die andere Seite geführt werden und dort weiterlaufen. Es soll speziell dazu entworfen worden sein, unglaubwürdige Menschen zu überführen, die vor den Asantehene traten (Rattray, 1927, S. 244).

Schussripsgewebe

In Schussripsgeweben liegen die Kettfäden weit auseinander, so dass sich der Schussfaden fest an den vorhergehenden anschlagen lässt und die Kette vollständig verdecken kann. Die Wolldecken aus Mali und Obervolta gehören hier dazu. Bei manchen wechseln sich kräftige Karos mit bunten Musterflächen ab.

Die Baumwolldecken aus Sierra Leone und von der Elfenbeinküste verwenden Tapisserietechniken, mit denen manchmal recht frei asymmetrische Formen aufgebaut werden und die mit allen Farb- und Bindungseffekten der Schussripsgewebe arbeiten.

Kombinierte Kett- und Schussripsgewebe

Viele Weber, die sich mit den grossen Variationsmöglichkeiten der bunten Kettripsstreifen nicht begnügen wollen, arbeiten völlig deckende Schussripsflächen ein, indem sie mit einem
weiteren Schaftpaar die Kettfäden nicht mehr einzeln, wie in der Grundbindung, sondern 87
jeweils vier bis sechs Fäden zusammen anheben (siehe Zeichnung). Wenn man mehrere dünne Kettfäden wie einen einzelnen behandelt, wird, wie oben erläutert, aus dem Kettrips ein Schussrips. Die Kombination dieser beiden Prinzipien war der entscheidende Schritt, der den textilen Techniken in Westafrika, speziell bei den Asante und Ewe, zu solcher Blüte verhalf.

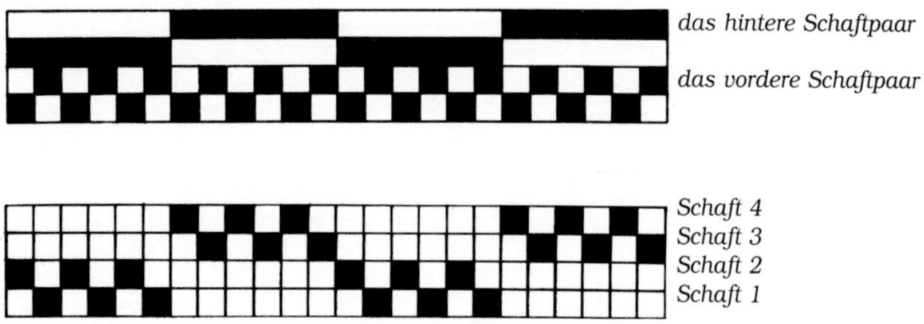

87 Der Einzug für das Kente-Tuch. Die kleinen schwarzen Karos stellen die einzelnen Kettfäden dar, die wechselweise in die vorderen beiden Schäfte eingezogen werden. (Eine Zeile stellt einen Schaft dar.) Die schwarzen Balken stehen für jeweils sechs Kettfäden, die zusammen in eine Litze gezogen werden und abwechselnd auf die beiden hinteren Schäfte kommen. Die Grafik darunter zeigt alternativ dazu, wie man auf einem konventionellen vierschäftigen Webstuhl zum selben Ergebnis kommen kann.

Es gibt Unterschiede zwischen den Geweben der Asante und Ewe: Die Asante arbeiten mit Primärfarben, Rot und Gelb sind vorherrschend. Die Ewe bevorzugen dagegen gedämpftere
Farben. Bei den Asante sind die Rechteckmuster symmetrisch angeordnet, während die 86
geometrischen und bildhaften Motive der Ewe eher wahllos verteilt sind. Da die Ewe auch die 89
beliebten Asante-Tücher imitierten, unterscheiden wir in den folgenden technischen Erläuterungen nicht zwischen den beiden Volksgruppen. Wer sich für eine genauere Analyse der Unterschiede interessiert, kann in *West African Weaving* von Venice Lamb nachlesen.

Wenn ein Gewebe sowohl als Kettrips auch als Schussrips gewebt ist, kommen drei 90
verschiedene Techniken zur Anwendung. Die erste, die Technik der Schussripspartien, arbeitet mit dem zweiten Schaftpaar, um zum Beispiel alternierend je sechs Kettfäden zu heben. Diese Partien werden in farbigen Streifen gewebt, so dass Querstreifen über das Gewebe laufen. Man kann sie auch zweifarbig weben, so dass jede zweite Schussreihe in der

gleichen Farbe ist, was senkrechte Striche ergibt. In beiden Fällen verdeckt der Schuss die Kettfäden vollständig, und wenn man dickeres Garn verwendet, wie manchmal an den Rändern, wird das Gewebe auch erheblich dicker.

Die zweite Technik arbeitet mit einem zusätzlichen Schussfaden und beiden Schaftpaaren. Das hintere Schaftpaar hebt die Kettfadengruppen, und mit dem vorderen wird die Leinen-
88 bindung gewebt. Zwischen jeder Musterschussreihe liegen zwei Reihen Leinenbindung. Die möglichen Farbfolgen gleichen denen der Schussripspartien, aber die Leinenbindung zwischen den Musterreihen lässt die Streifen der Kette durchschimmern und Karos entstehen.

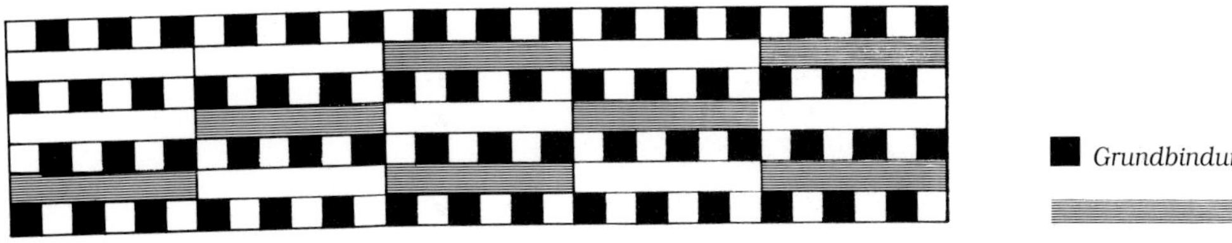

88 *Die Grafik zeigt die Grundbindung im Wechsel mit den ersten drei Reihen eines broschierten Motivs.*

Die dritte Technik, das Broschieren, arbeitet ebenfalls mit einem zusätzlichen Schussfaden, der aber über kleinere Flächen läuft, also nur über das Motiv und nicht von einer Webkante zur anderen. Hiermit werden viele geometrische Motive gearbeitet, die wie die Streifen jedes einen Namen und eine Bedeutung tragen. Manchmal erscheint das Motiv ungebrochen einfarbig, weil der eingelesene Schussfaden vor und nach jeder Reihe Leinenbindung liegt, manchmal wirkt es durchscheinend, weil der Faden nur einfach nach jeder Reihe eingelegt ist.

Die Ewe kennen nicht nur geometrische Muster, sondern auch bildhafte Motive. Eine Vielzahl von Motiven, die Tiere, Insekten, Personen und Gegenstände darstellen, sind auf einem eher monochromen als gestreiften Grund verstreut und sind alle seitlich gewebt, so dass sie mit der Kette laufen, was bezaubernd aussieht.

89 (nächste Seite, links) *Gemustertes Tuch der Ewe mit unregelmässiger Anordnung der Schussripsblöcke und der broschierten Motive. London, British Museum.*

90 (nächste Seite, rechts) *Ausschnitt aus einem Asante-Tuch. Die Schussripsblöcke verdecken die Kette mit ihren Streifen und senkrechten Balken vollständig; zusätzliche Musterschussstreifen, welche den Gewebegrund durchschimmern lassen, ergeben die Karowirkung. Zu sehen sind auch zweierlei Arten broschierter Motive: Der Broschierschuss ist zum einen in jeder Reihe zweimal eingelegt und wirkt wie eine Tapisserie, und zum anderen nur in jeder 2. Reihe, so dass das Motiv durchscheinend wirkt. Privatsammlung.*

Die Asasia-Tücher

Über eine wichtige Gruppe von Textilien, die Asasia-Tücher, die königlichen Gewänder der Asante, die dem Asantehene vorbehalten waren, haben wir noch nicht gesprochen.

Für diese Gewebe brauchte man drei Schaftpaare, da die Querstreifen und die broschierten Motive in Köper gewebt wurden, den man leicht an den diagonal über die Muster laufenden Grate erkennen kann. Die beiden Schäfte, die dem Weber am nächsten sind, waren wie bislang für die Leinenbindung reserviert. Auf den anderen vier Schäften waren jeweils vier oder sechs Kettfäden in eine Litze gezogen, wobei die Kettfäden der Reihe nach auf Schaft 3, 4, 5 und 6 und wieder von vorn 3, 4, 5, 6 eingezogen waren. Die Reihenfolge galt für die ganze Kettbreite. Für den Musterschuss wurden dann diese vier Schäfte paarweise nacheinander angehoben.

Man beachte, dass dieser Abschnitt in der Vergangenheit geschrieben ist. Es gibt zwar Ansätze, die traditionellen Webtechniken in Westafrika wieder zum Leben zu erwecken, aber die Wahrscheinlichkeit ist gering, dass die eleganten Asasia-Tücher wieder gewebt werden, denn, wie Venice Lamb in *West African Weaving* schreibt: «Es ist tragisch, dass der einzige zum Zeitpunkt der Abfassung dieses Buches (Mai 1972) noch in Bonwire lebende Weber, der sich an die Asasia-Muster erinnert, sie selbst nicht mehr weben kann.»

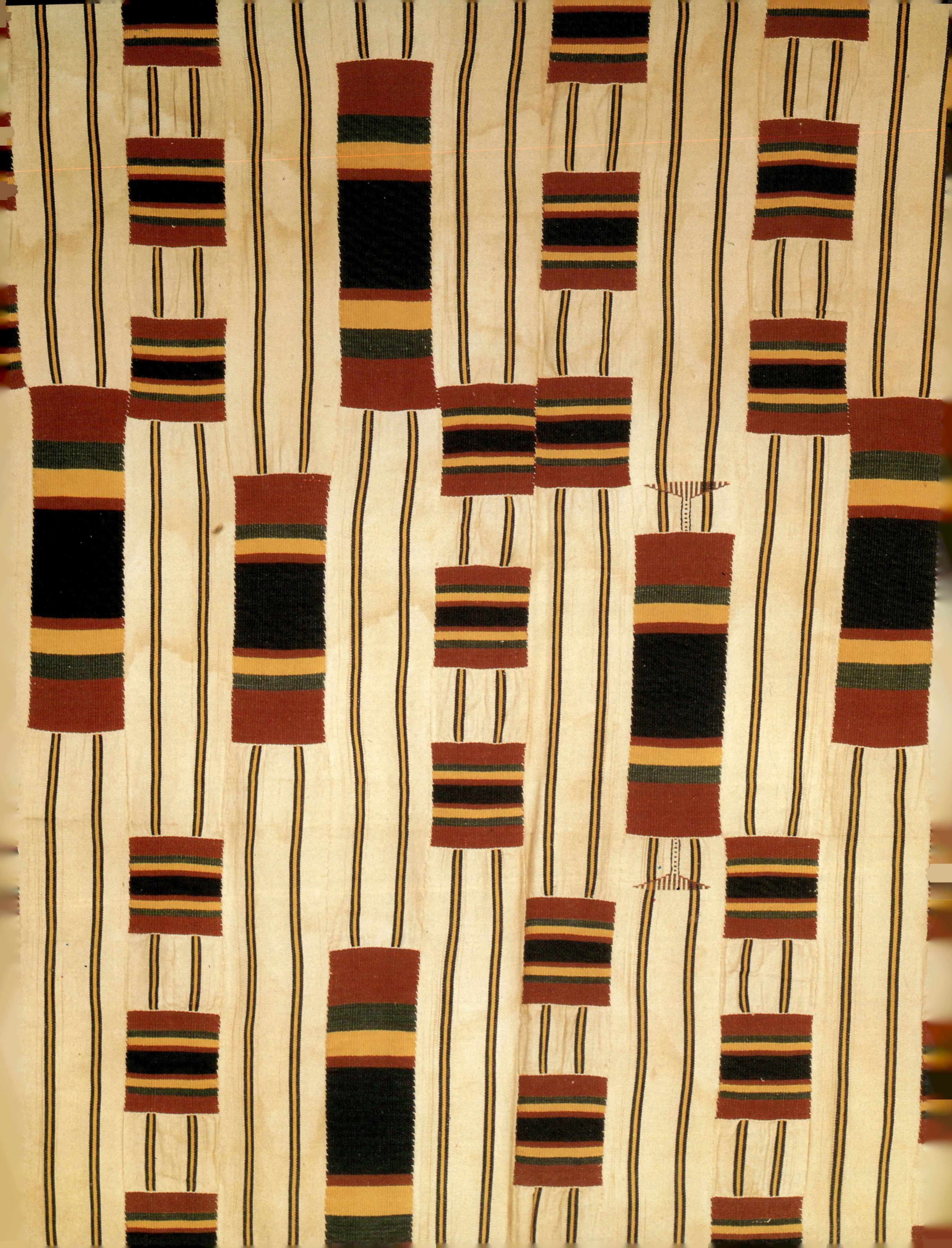

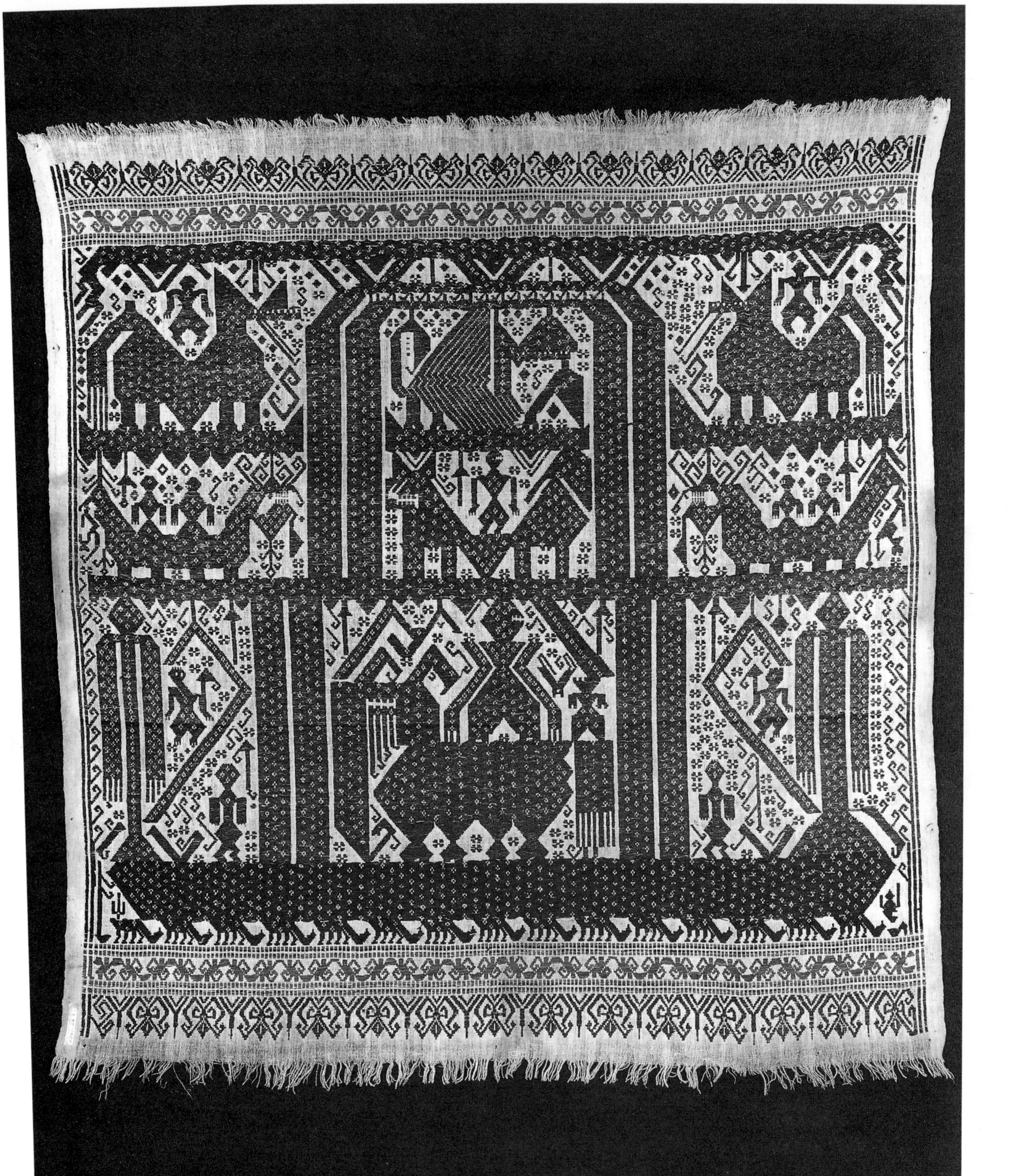

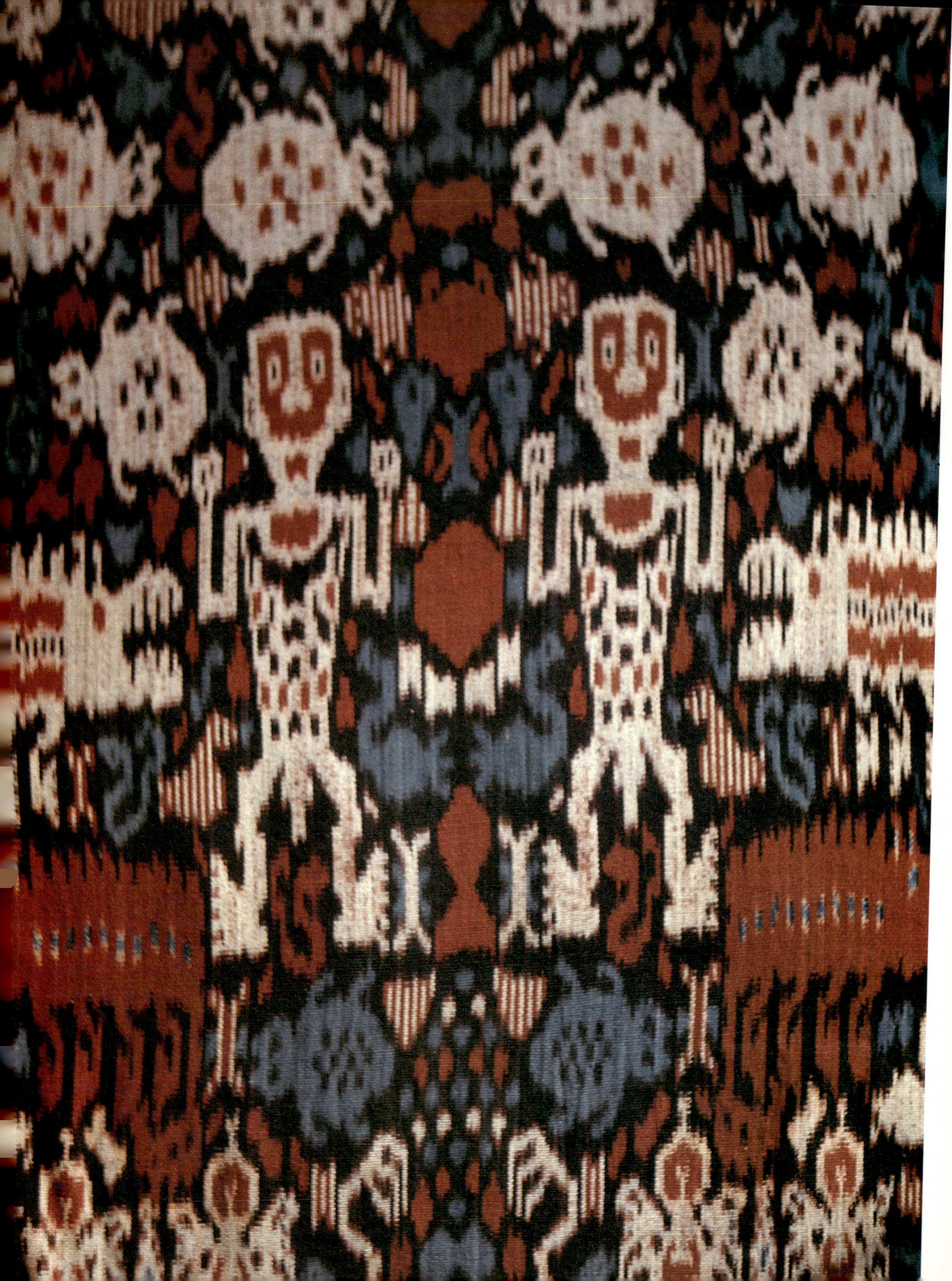

und Begräbnis aufgehängt wurden, zu allen feierlichen und rituellen Anlässen, die das Schiff ansteuerte.

34 Ähnliche, aber quadratische Tücher sind die *Tampan*, die in derselben Gegend gewebt werden, aber verbreiteter sind als die *Palepai* und ebenfalls das Schiffsmotiv darstellen. Man brauchte sie, um Schüsseln oder Stühle bei diesen Zeremonien abzudecken.

91 Die detailfreudigen Muster auf den *Palepai* und *Tampan* wurden mit andersfarbigem Schuss in einen monochromen Gewebegrund eingewebt, eine Technik, wie man sie auch in den üppig gold und silber gemusterten Geweben aus Bali, Sumatra und Sumbawa antrifft. Eine ungewöhnliche Technik sind die Kettlancierungen, mit denen Menschen, Tiere und Schädelbäume dargestellt werden, die den Rocksaum auf der Insel Sumba zieren.

Im Zusammenhang mit textilen Techniken und Indonesien denkt man natürlich in erster Linie an die Kunst des Färbens, die die Indonesier mit ihren *Ikat* und ihren Batiken zur Perfektion entwickelt haben. Das Wort *Ikat* stammt vom indonesischen Wort *ingikat* und bedeutet binden. Das Wort wird zur Beschreibung aller Textilien verwendet, bei welchen die Musterung vor dem Weben mittels Abbinden mit Bast erzielt wurde. Dadurch wird das Eindringen der Farbe in Kette- und/oder Schussmaterial verhindert. Solche *Ikat* werden auf allen Inseln gewebt, nur sind die Decken und Jacken der Bewohner von Sarawak im Norden Kalimantans (heute zu Malaysia gehörig) besonders bekannt. Anthropomorphe, tierische oder abstrakte Motive sitzen dicht an dicht und werden eingerahmt von schmalen Streifen an den
93 Webekanten. Manchmal sind Motive aufgereiht (wie bei der abgebildeten Jacke), und manchmal greifen die verschiedenen Musterelemente ineinander und bilden komplexe Formen.

Die *Ikat* der Insel Sumba zeigen die Motive zwar ebenfalls in Reih und Glied, aber nicht auf
92 monochromem Grund, sondern auf leuchtend orangefarbenen, dunkelblauen oder schwarzen, teils schmalen, teils breiten Streifen. Bei den Motiven handelt es sich um Seepferdchen, Wild, Schädelbäume und männliche Akte in Frontalansicht, die sich spiegelbildlich über die ganze Breite des Gewebes wiederholen.

Auch mit der Batiktechnik wird so gefärbt, dass mit Hilfe von Wachs und anderen undurchdringlichen Stoffen, die vor dem Färben auf das diesmal bereits fertig gewebte Tuch aufgetragen werden, bestimmte Stellen ungefärbt bleiben. Ikat und Batik sind auch im Westen populäre Techniken, ihre Namen verraten aber immer noch ihre eigentliche Herkunft.

92 *Ein Schultertuch aus Sumba, ein Kett-*Ikat *mit Figuren und Tieren. Privatsammlung.*

Der Webstuhl

In manchen Werkstätten auf den Inseln kann man zwar auch auf einen Trittwebstuhl treffen, aber alle signifikanten Gewebe, die wir auf den vorhergehenden Seiten angesprochen haben, werden auf dem Rückenband- oder Gurtwebstuhl gewebt. Jeder Webstuhl hat die Funktion, die Kettfäden zu spannen und ordentlich nebeneinander zu halten. Beim Rückenbandwebstuhl ist es der eigene Körper, mit dem die Weberin dies bewerkstelligt. Sie sitzt auf dem Boden, und der Brustbaum mit dem vorderen Ende der Kette liegt praktisch in ihrem Schoss, während der Kettbaum hinten mit einer Schnur an einem festen Punkt aufgehängt ist oder auf zwei Stützen aufliegt. Der Brustbaum wird durch ein Rückenband gehalten, das der Weberin bequem auf den Hüften liegt und beidseits mit Schnüren an den Brustbaum gebunden ist. Sobald sie auch nur geringfügig den Oberkörper bewegt, verändert sich die Kettspannung. Wenn sie sich nach vorn beugt, gibt die Kette nach, und die Fäden lassen sich leichter zum Fach öffnen. Lehnt sie sich etwas zurück, spannt sich die Kette, und der Schussfaden lässt sich besser anschlagen.

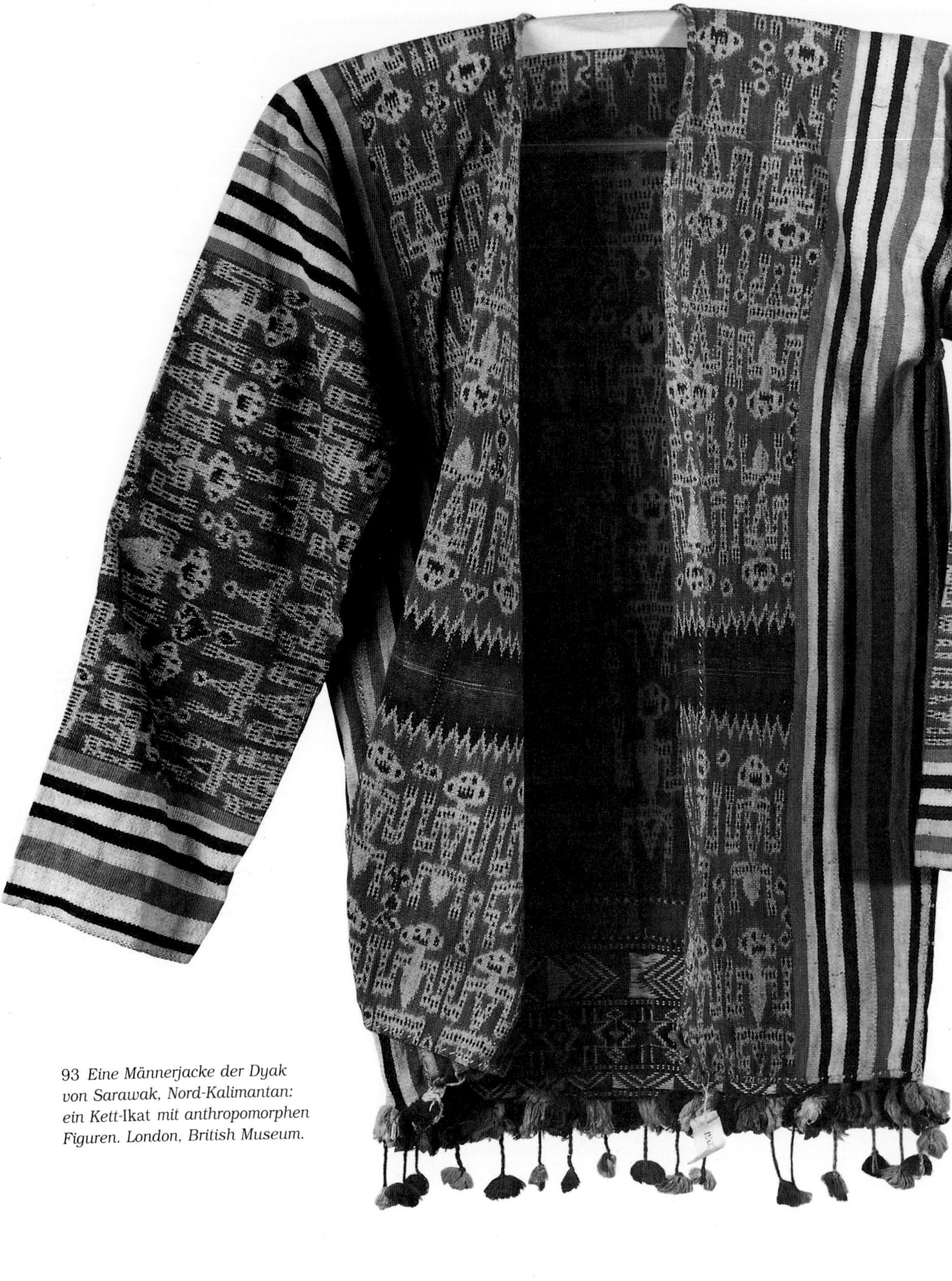

93 *Eine Männerjacke der Dyak von Sarawak, Nord-Kalimantan: ein Kett-Ikat mit anthropomorphen Figuren. London, British Museum.*

Es gibt zwei verschiedene Modelle von Rückenbandwebstühlen in Indonesien: den Webstuhl für Rundgewebe mit einer Endloskette und den für offene Gewebe mit endlicher Kette, wobei ersterer höchstwahrscheinlich der ältere von beiden ist (Gittinger, 1979b, S. 13) und deshalb auch als erster beschrieben werden soll.

Der Webstuhl für endlose Kette

Die Kette ist etwas mehr als halb so lang wie das fertige Gewebe und berücksichtigt ausreichend Länge für die Einarbeitung beim Weben (Einarbeitung bezeichnet die physikalische Eigenschaft von Fäden, sich eher wellenförmig als geradlinig zu überkreuzen). Die Kette wird auf einem speziellen Schärrahmen, der oben und unten herausnehmbare Stäbe hat, rund geschärt. Beim Schären wird das Garn abwechselnd über und unter zwei Schnüre geführt, die auf der Höhe der oberen Fadenlage über den Rahmen gespannt sind. Später, wenn die Kette vom Schärrahmen genommen und gefärbt ist, wird sie zwischen zwei Stöcken gespannt, die den Webstuhl darstellen, und die Schnüre, die das Fadenkreuz gesichert haben, werden durch Einlesestäbe *(Lidi)* ersetzt. Die Kette scheint halb so lang wie das fertige Gewebe, weil sie um die beiden Stöcke herumläuft und nirgendwo angeknüpft ist, so dass man direkt vor sich auf der oberen Fadenlage webt und das fertig gewebte Stück beim Arbeiten über den Brustbaum nach unten und hinten wandert.

94 *Die Frau webt auf einem Rükkenbandwebstuhl mit endloser Kette den* Hinggi, *ein Zeremonialtuch. Gut zu sehen sind (von vorn nach hinten) der Brustbaum, der Breithalter, das Schwert, der Litzenstab und der Fachstab. Prailiu, Sumba.*

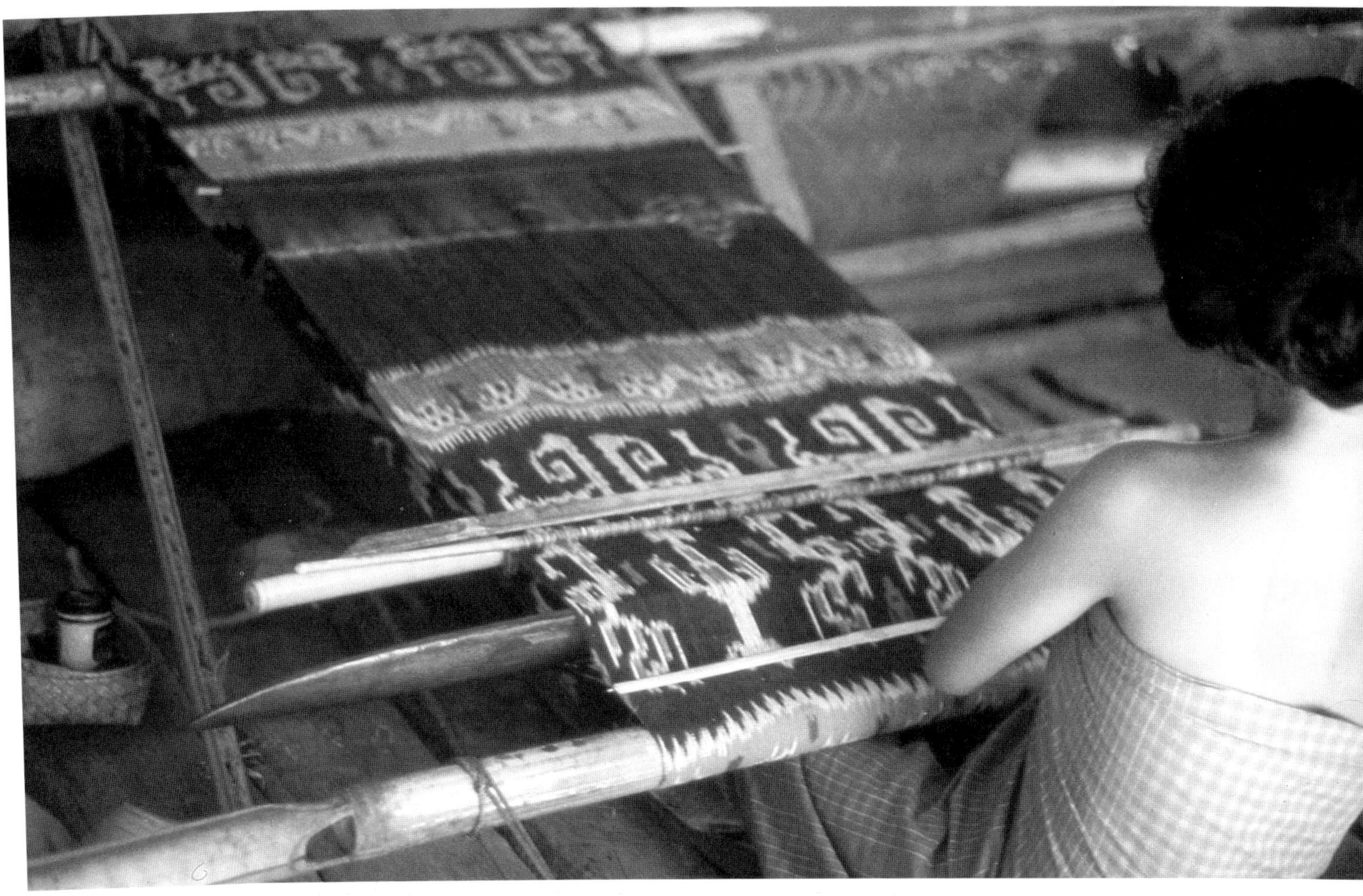

Die Einlesestäbe halten die Kettfäden in der richtigen Reihenfolge und unterteilen sie in die beiden Fächer, die man zum Weben braucht. Für das eine Fach wird eine Litzenschnur eingelesen, die jeweils unter einem Kettfaden durch und über den Litzenstock läuft, so dass sich die Kettfäden anheben, wenn man den Litzenstock hochzieht. Die Fäden für das andere Fach liegen auf einem Fachstab.

Der Kettbaum wird auf der Veranda der Weberin an zwei Pfosten oder draussen im Schatten an zwei passenden Bäumen etwas höher als der Brustbaum aufgehängt, der der Weberin praktisch im Schoss liegt.

Das Rückenband besteht hier aus einer festen Rückenstütze mit Schlaufen auf beiden Seiten, die sie mit dem Brustbaum verbinden. Die Rückenstütze wird mal aus Rinde, mal aus Holz oder Bastfaser gemacht, gewöhnlich etwas abgepolstert und gelegentlich auch mit kunstvoll geschnitzten Figuren verziert. Eine Spule für den Schussfaden und ein Schwert zum Anschlagen vervollständigen die Ausrüstung, die man braucht, um ein einfaches Stück Stoff zu weben. Für die komplizierteren Gewebe, zum Beispiel solche mit zusätzlichem Schussfaden, braucht man ausserdem viele Einlesestäbe *(Lidi)*, auf die für jede Reihe eines Musters die richtigen Kettfäden aufgelesen werden.

Eine interessante Variation, wie die Kette für einen Webstuhl geschärt und aufgebäumt wird, der an Stelle der Einlesestäbe einen zweiten Kettbaum hat, ist im Detail bei Rita Bolland beschrieben und mit dem Webstuhl für Rundgewebe verglichen (1971, S. 149–157 und S. 171–179).

Den Webstuhl mit Endloskette braucht man für viele Gewebe: zum Beispiel für die Kettripsgewebe von quasi standardisierter Länge, wie sie die Iban im Norden Kalimantans weben; für die *Kain Grinsing*, die als Doppel-*Ikat* im Dorf Tenganan Pagringsingan auf der Insel Kalimantan gewebten heiligen Tücher, wo man für das Ritual, bei dem das Aufschneiden der Kettfäden symbolische Bedeutung hat, unbedingt ein Rundgewebe braucht. Auch bei anderen Zeremonien, wie zum Beispiel dem ersten Haarschnitt eines Kindes, wird ein Rundgewebe aufgeschnitten.

Der Webstuhl für endliche Kette

Der Webstuhl mit Endloskette hat seine Grenzen dort, wo man eine längere Kette bräuchte, denn man kann die Fäden nur bis zu einem bestimmten Gewicht zwischen zwei Punkten straff spannen: zum Webstuhl mit unterbrochener Kette kommen jetzt zwei weitere Vorrichtungen 95
dazu: zum einen ein flaches Brett, auf das man eine lange Kette wickeln kann und das auf einem speziellen Gestell liegt; zum anderen ein Kamm, mit dem die Kette gleichmässig gespreizt wird – eine grosse Hilfe, wenn man Gewebe mit ausgewogener Kette und Schuss weben will, wie zum Beispiel einfache Schottenmuster mit Streifen in Kette und Schuss, oder die Grundbindung für Gewebe mit zusätzlichem Musterschuss. Jetzt kann man beliebig lange Ketten machen und auf das Brett wickeln, das dann etwa einen Meter vor der Weberin auf dem Traggestell montiert wird.

Die Kettfäden werden durch den Kamm aus Zuckerrohrspänen, der in einem festen Rahmen sitzt, gezogen, und dann erst an den Brustbaum geknüpft. So liegen die Fäden beim Weben in gleichmässigem Abstand. Seltsamerweise wird der Schussfaden immer noch mit dem Schwert angeschlagen, während in anderen Teilen der Welt der Kamm an die Stelle des Schwerts tritt (Ling Roth, 1977, S. 77).

Von diesen beiden Grundmodellen gibt es unterschiedliche Ausführungen. Manchmal wird auf dem Webstuhl für endlose Kette ohne Kamm gewebt, oder es wird mit bis zu drei Schäften neben den vielen Einlesestäben gearbeitet. Wie Rita Bolland beim Vergleich der auf Bali und Ombak verwendeten Webstühle feststellt, «gibt es einen Zusammenhang zwischen der Funktion eines Gewebes und dem Webstuhlmodell, auf dem es gewebt wird» (1971, S. 177).

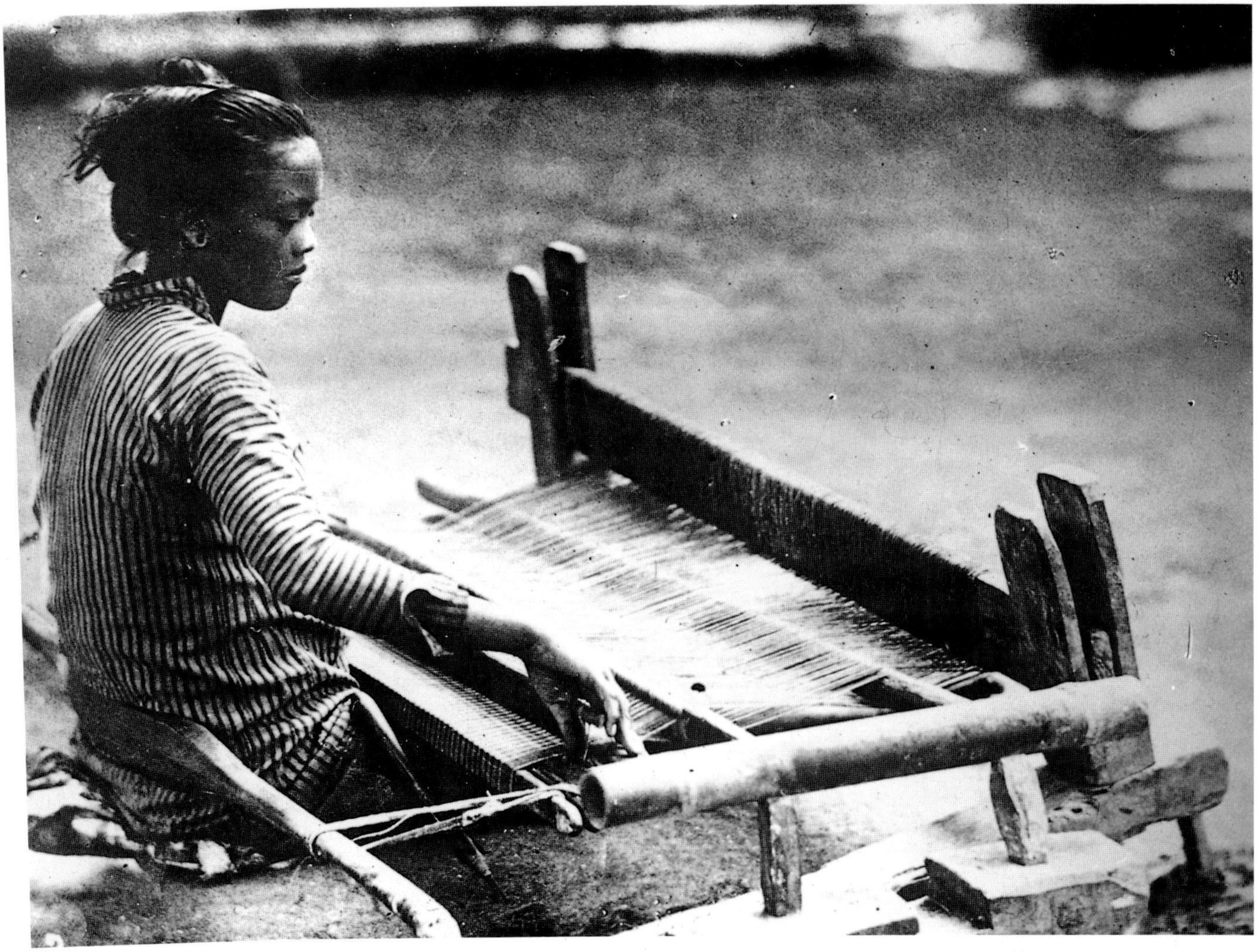

95 *Der Webstuhl für endliche Ketten oder offene Gewebe. Die lange Kette wird auf ein Kettbrett gewikkelt, das von zwei Holzträgern gehalten wird. Die Rückenstütze ist auf beiden Seiten mit Schnüren am Brustbaum befestigt.*

Das Spinnen

Thomas Stamford Raffles, nach dem das berühmte Hotel in Singapur benannt ist und der als einer der ersten über indonesische Textilien schrieb, sagte:

Es gehört zur häuslichen Wirtschaft, dass die Frauen der Familie für die nötigen Stoffe sorgen, damit sich die Männer angemessen kleiden können, und diese Regel gilt für die Gemahlin des Königs genauso wie für die einfache Bauersfrau. In jeder Hütte gibt es ein Spinnrad und einen Webstuhl, und in allen Gesellschaftsschichten ist der Mann stolz auf die von seiner Frau, seiner Gefährtin oder Tochter gewebten Stoffe (1817, S. 95).

Heute trifft das keineswegs mehr zu, aber die lokal angebaute Baumwolle wird noch heute mit dem Spinnrad gesponnen. Auf den indonesischen Inseln wächst der Baumwollstrauch *Gossypium arboreum*, der sowohl für den häuslichen Bedarf angebaut wird als auch wild wächst.

Zum Entkörnen der Baumwolle wird eine kleine, handbetriebene Entkörnungsmaschine gebraucht. Die Baumwollkapseln werden zwischen zwei Walzen durchgezogen, die so einge-

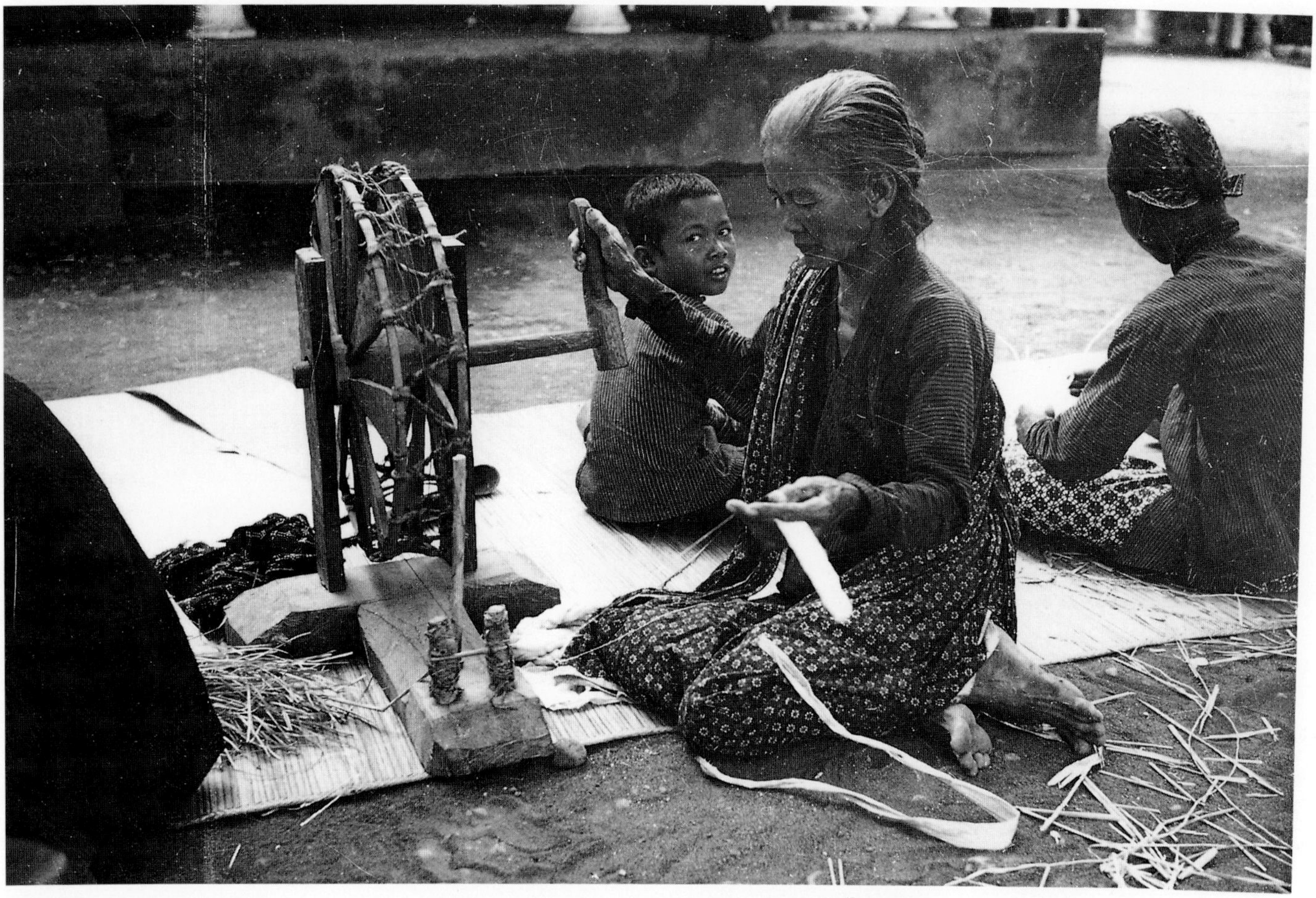

96 Spinnen am randlosen Speichenrad. Die Spinnerin sitzt auf dem Boden, dreht mit der rechten Hand am Griff und zieht mit der linken die Baumwollfasern aus.

stellt sind, dass sie die Baumwolle durchlassen und die Samen zurückhalten. Die Baumwollfasern werden dann entweder mit dem Bogen geschlagen (wie im Abschnitt über die westafrikanische Weberei beschrieben) oder mit Rattanruten ausgeklopft, so dass eine Fasermatte entsteht, die man zu fingerlangen Rollen dreht, die sich direkt verspinnen lassen.

Das Spinnrad besteht aus zwei Paar Stützen auf einem Brett, aus zwei kleineren, feinen und 96
zwei grösseren, stabilen. Auf den kleineren Stützen liegt waagrecht die Spindel, die sich frei in Lagern dreht. Die stabilen Stützen halten das randlose Rad, auf dem zwei sechs- oder achtzackige Speichenräder sitzen. Die Achse ist zum Griff verlängert, mit dem das Rad angetrieben wird. Die Speichen sind kreuzweise so miteinander verschnürt, dass die Antriebsschnur darüber laufen kann. Die Antriebsschnur verbindet das Rad mit der Spindel. Wird das Rad gedreht, dreht sich die Spindel entsprechend.

Die Spinnerin sitzt auf dem Boden, dreht mit der rechten Hand am Griff und zieht mit der linken die Fasern aus. Der sich bildende Baumwollfaden wird in stumpfem Winkel zur Spindel gehalten, und während sich die Spindel dreht, gleitet das Garn von der Spitze. Wenn die Spinnerin das Faserröllchen mit dem linken Arm so weit wie möglich ausgezogen hat, dreht sie den Griff in der entgegengesetzten Richtung, um das Garn zurücklaufen zu lassen, bis es im rechten Winkel zur Spindel liegt, wonach das Spinnrad wieder in der ursprünglichen Richtung gedreht und der gesponnene Faden aufgewickelt werden kann. Dann wird weiter gesponnen und aufgewickelt, bis die Spindel voll ist. Die gesponnene Baumwolle wird schliesslich von der Spindel genommen und zum Zwirnen auf Knäuel gewickelt. Das gezwirnte Garn wird vor dem Festigen oder Färben auf einer Haspel zum Strang gewickelt.

Baumwolle wird auf den indonesischen Inseln weitaus am häufigsten verarbeitet, aber auch Seide spielt, speziell für festliche Anlässe, eine wichtige Rolle. Sie wird nicht wie Baumwolle gesponnen, sondern auf einfachen Geräten gehaspelt und gezwirnt. Die Kokons der Seidenraupe *Bombyx mori* lässt man in heissem Wasser schwimmen, um das Serizin, den natürlichen Leim, der die Fäden aneinanderkleben lässt, aufzuweichen. Man nimmt die Fäden mehrerer Kokons zusammen und wickelt sie auf einer Haspel zu einem sehr dünnen Faden. Gezwirnt wird, indem man mehrere dieser sehr dünnen Fäden zusammennimmt und verdreht, wobei je nach Zahl der Drehungen pro Zentimeter vom weichen Glanzgarn bis zum festen Kreppgarn alles gemacht werden kann. Auf einigen Inseln werden Seidenraupen gezüchtet, ein grosser Teil der Seide kommt jedoch aus Indien und China. Auf Bali findet man eine ganze Reihe von Seidengeweben, zum Beispiel die Schuss-*Ikat* und herrliche Seidengewebe mit zusätzlichem Musterschuss. Bei den buginesischen Dorfbewohnern von Tajunca im Süden von Sulawesi (früher Celebes) stellt das Weben von seidenen Schuss-*Ikat* eine blühende Heimindustrie dar, die von Wanda Warming und Michael Gaworski, die Südostasien und Indonesien ausführlich bereisten, um Material für ihr Buch zu sammeln, genau beschrieben wird (1981, S. 114–120).

Raffles führt auch eine Faser an, die aus den Blättern der Ananasstaude gewonnen und Silbergras genannt wird: «Es ist eine sehr feine und hochglänzende Faser. Sie ist weiss, weich und elastisch. Sie wird zur Herstellung des berühmten *Pina*-Gewebes verwendet ... und soll von ihrem Aufbau her die feinste aller bislang bekannten Pflanzenfasern sein» (Matthews, 1904, S. 823). Sie wurde auf den indonesischen Inseln sicherlich neben vielen anderen Bastfasern verarbeitet. Nachdem die Fasern in Wasser aufgeweicht sind, werden sie mit Nägeln gespalten und Faden für Faden aneinandergeknüpft, um sie dann als Kett- oder Schussfäden zu verwenden. Die Knoten sind so winzig, dass man sie kaum erkennen kann (Ross, 1988, S. 139).

Die Farbstoffe

Die chemischen Farbstoffe haben zwar wie überall auf der Welt auch in Indonesien Einlass gefunden, aber offensichtlich legt man heute noch genausoviel Wert auf die Gewinnung und Verwendung der natürlichen Farbstoffe wie in der Vergangenheit. Neues und Altes gehen eine eigenartige Verbindung ein. Zum Beispiel nehmen die Iban auf Sarawak die rotbraunen Erdtöne natürlicher Farbstoffe als Hintergrund für ihre *Ikat*, rahmen sie aber ein mit schmalen, einfarbigen Kettstreifen in den grellen Farben kommerziell hergestellter Garne. Vielleicht rührt das daher, dass die natürlichen Farbstoffe untrennbar mit den *Ikat*-Techniken verknüpft sind. Das Abbinden der Kette an den Stellen, die beim Färben ausgespart werden, dauert so unendlich lange, und das Färben danach gilt als so entscheidend für das Endergebnis, dass man dazu nicht einfach nur ein Päckchen Pulver öffnen kann.

Die *Ikat*-Technik kennt man in aller Welt, aber ihre Ursprünge sind in Indonesien zu suchen (Bühler, 1942, S. 1604). Die ersten und zahlenmässig häufigsten *Ikat* sind Kett-*Ikat*, in denen nur auf die Kettfäden Muster gefärbt werden: Der Schussfaden ist zwar gröber, aber dennoch nicht zu sehen, da das Gewebe als leinenbindiger Kettrips gewebt wird und die Kettfäden so dicht nebeneinander liegen, dass sie den Schuss vollständig verdecken. Diese Technik bringt das Muster am besten zur Geltung, denn wenn die Kettfäden weiter auseinander liegen und der Schussfaden durchschimmert, erscheint das Muster nicht mehr so klar.

Die *Ikat*-Muster wiederholen sich auf einer Längs- oder Querachse oder auch auf beiden. Um das Abbinden der Musterelemente in der Kette zu erleichtern, werden die Kettfäden so angeordnet, dass alle Musterrapporte gleichzeitig abgebunden werden. Die Kette wird auf ein

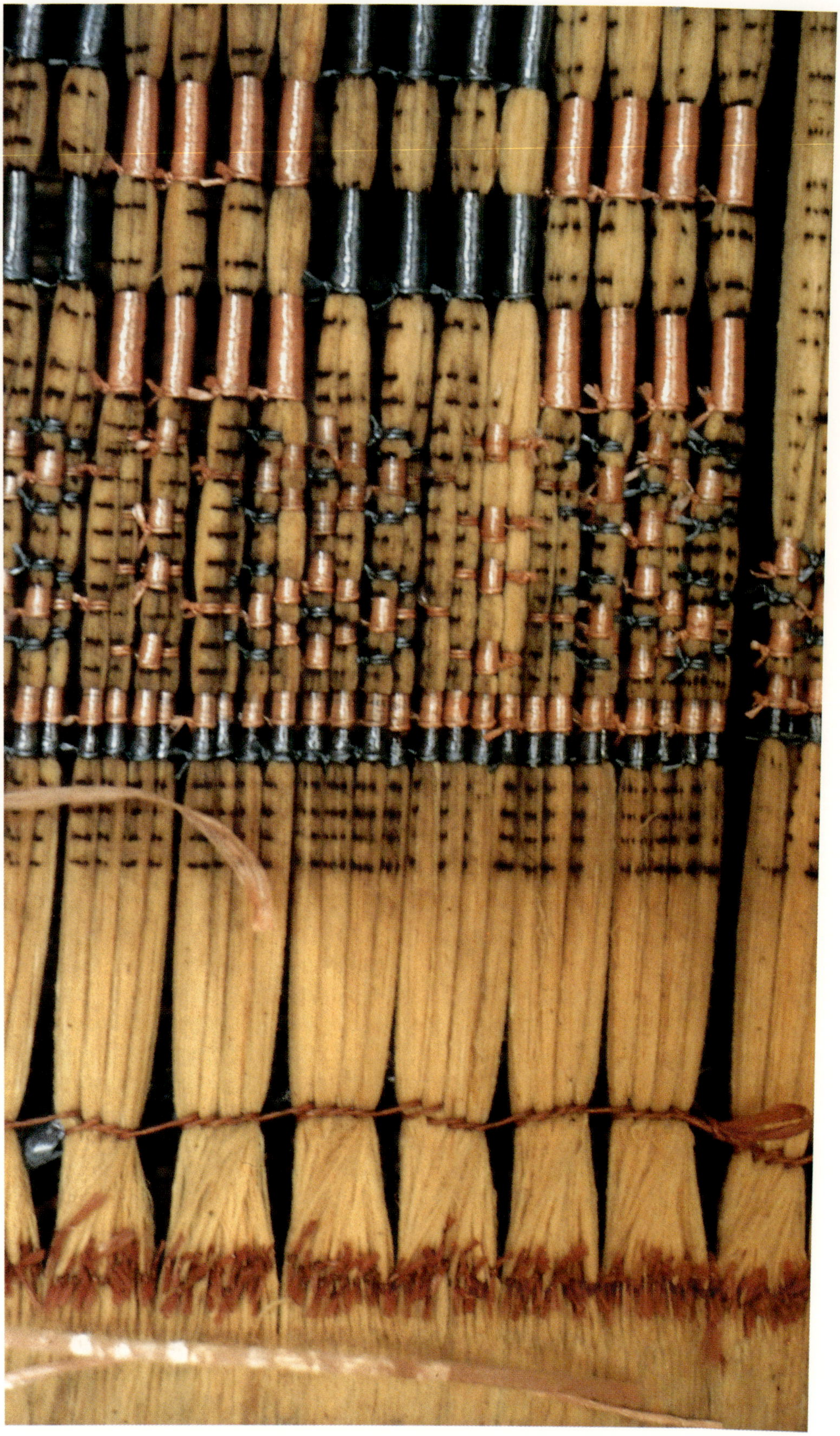

97 *Die Kette ist satzweise unterteilt und zum Färben mit Bast aus Kunststoff abgebunden. Tenganan, Bali.*

spezielles Gestell gewickelt, und das Fadenkreuz, das die geraden von den ungeraden Kettfäden trennt, wird in der üblichen Weise gesichert. Wenn das Fadenkreuz fertig ist, werden die Kettfäden in Sätze unterteilt, d.h. kleine Einheiten von sechs bis zehn Fäden, die immer wie ein Kettfaden behandelt werden. Wenn diese Einheiten gesichert sind, wird die gesamte Kette in der Mitte zusammengelegt, so dass sie nur noch halb so breit ist, oder jede Seite wird zu einem Drittel umgeschlagen, so dass die Kette nur noch ein Drittel ihrer ursprünglichen Breite aufweist. Wenn das Muster ausserdem nicht nur quer, sondern auch längs wiederholt werden soll, wie bei den Endlosketten der Rundgewebe, hat man in einem Arbeitsgang doppelt so viele Lagen, aus den zwei Lagen werden vier bzw. aus den drei Lagen sechs.

Nachdem die Kettfäden auf den *Ikat*-Rahmen gespannt sind, wird das Muster grob
97 markiert; dann werden alle Stellen, die ungefärbt bleiben sollen, mit Bastfasern so abgebunden, dass dort keine Farbe eindringen kann. Als nächstes werden die Stellen abgebunden, die rot gefärbt werden sollen: Manchmal werden sie zusätzlich mit einem Extraknoten markiert, so dass man sie leicht erkennt. Dann wird die Kette im Indigo-Farbbad so oft gefärbt, wie für den gewünschten blauen oder, wenn das Farbbad kräftig genug ist, schwarzen Farbton nötig ist. Wenn die Kette trocken ist, wird sie wieder auf den Rahmen gespannt, und die Stellen, die rot werden sollen, werden aufgebunden. Nachdem die Kette dann rot gefärbt ist, werden die restlichen Abbildungen entfernt und die Kette zum Trocknen aufgespannt. Ist die Kette in der Indigoküpe mittelblau gefärbt worden, müssen allerdings diese Stellen ihrerseits noch abgebunden werden, bevor die Kette in das rote Farbbad kommt, sonst wird das Blau mit Rot überfärbt, und man erhält das dunkle Violett, das wir als Grundfarbe vieler *Ikat* kennen.

Blau und Rot sind die beiden wichtigsten verwendeten Farben, das Blau von Indigo und das Rot von *Mengkudu*. Die Indigofärberei haben wir schon in Kapitel 3 über die westafrikanische Schmalbandweberei beschrieben, und wenn auch manche Bestandteile oder Verfahren sich im Detail unterscheiden mögen, müssen wir hier nicht noch einmal darauf eingehen. Das Färben mit *Mengkudu* (aus den äusseren Wurzelschichten der *Morinda citrifolia*, einer wildwachsenden Pflanze aus der Familie der *Rubiaceae*) ist jedoch ein interessantes neues Färbeverfahren für uns.

Der aus den Wurzeln gewonnene Farbstoff Alizarin ist der gleiche Farbstoff, der auch in den Krappwurzeln enthalten ist. Das einfache Verfahren, wie man Wolle mit Krapp als Farbstoff und Alaun als Beizmittel färbt, ist in Kapitel 2 über die Beduinen beschrieben. Baumwollfasern mit Krapp zu färben, ist eine ganz andere Technik, die im Nahen Osten mit der Türkischrotfärberei perfektioniert wurde. Es ist ein langes und kompliziertes Verfahren, das sich ostwärts ausbreitete und für das Färben mit *Mengkudu* angewandt wurde.

Die Baumwollfasern nehmen den Farbstoff schlecht auf, wenn sie nicht einer rigorosen Vorbehandlung unterzogen werden. Das zu färbende Garn wird mit einer Mischung aus Holzasche und Öl behandelt. Die aus Holzasche gewonnene Lauge wird mit Öl, Tierfett oder zerstossenen Nüssen gemischt und in das vorher ausgekochte und anschliessend getrocknete Garn eingerieben. Manchmal werden noch andere Stoffe beigefügt: zerstossene Wurzeln, die Gerbstoff enthalten, oder der substantive gelbe Farbstoff der *Kurkuma* (Gelbwurz). Das Garn wird mehrmals eingetaucht, manchmal mit den Füssen gestampft und nach jeder Behandlung getrocknet. Diese Vorbehandlung verleiht dem Garn ausserdem an den Stellen, wo es ungefärbt bleibt, einen warmen Grundton.

Zum Färben werden kleine Wurzelstückchen des *Mengkudu*-Baumes, zusammen mit der tonerdehaltigen Rinde, im Mörser zu Pulver zerstossen und mit Wasser vermischt. Das Garn wird über Nacht ins Farbbad getaucht, am Morgen ausgespült und zum Trocknen aufgehängt. Das wird so oft wiederholt, bis das Garn den richtigen Farbton hat. Einzelne Variationen dieses Grundrezepts, das in verschiedenen Gebieten des Archipels angewandt wird, sind bei

Warming und Gaworski (1981, S. 69–71) beschrieben, bestimmt fehlen jedoch einige, denn die Details werden ängstlich gehütet.

Rot lässt sich aus verschiedenen natürlichen Quellen gewinnen: aus den harzigen Sekreten der Lackschildlaus (der gewonnene Farbstoff wird zum Färben von Seide verwendet); aus Annatto, dem aus dem Fruchtfleisch der *Bixa orellana* gewonnenen Farbstoff, und aus der ausgekochten Rinde der Mangrove.

Andere Hölzer, Wurzeln und Blätter liefern Gelb, Rost und Braun, wenn sie zusammen mit Beizmitteln, Aluminium- oder gerbstoffhaltigen Pflanzen, oder Schwarz, wenn sie mit eisenhaltigem Schlamm verwendet werden. A. Bühler schreibt in *Dyes and Dyeing Methods for Ikat Threads* (1942, S. 1602):

Es ist schwierig, verlässliche Informationen darüber zu erhalten, wie lang es dauert, einen Ikat zu machen. Einzelne, aus verschiedenen Teilen Indonesiens zusammengetragene Bruchstücke ergeben jedoch eine vage Vorstellung davon. Auf den Inseln Roti beispielsweise dauert es über ein Jahr, bis die drei Färbevorgänge abgeschlossen sind. Im Innern der Insel Flores ist nach Scheller die ganze Arbeit vom Pflücken der Baumwolle bis zum Weben des Stoffs in drei Monaten erledigt. In dieser Zeitspanne ist aber nicht das Färben enthalten, das zwischen sechs und acht Jahre dauert.

Das ist lange her, aber selbst Warming und Gaworski schrieben 1980, dass die Zeit, die man zum Färben braucht ... über ein Jahr betragen kann (1981, S. 69).

Die Gewebe

Leinenbindung

Ikat werden in Leinenbindung bzw. abgewandelter Leinenbindung gewebt, d.h. über 2, unter 2, statt über 1, unter 1. In den Kettrips-*Ikat* werden, wie schon erwähnt, die Kettfäden sehr dicht nebeneinander gesetzt, aber es gibt auch Schussrips und Doppel-*Ikat*, beide eine Spezialität der Insel Bali. Für die Schussrips-*Ikat* liegen die Kettfäden weiter auseinander, damit der Schuss die Kette vollständig verdeckt. In den Doppel-*Ikat* sind Kette und Schuss ausgewogen und beide gleich sichtbar. Aus durchgehend gefärbter Baumwolle mit Farbstreifen in der Kette und einem *Ikat*-gefärbten Schuss entstehen farbenfrohe Karomuster, die ebenfalls in ausgewogener Leinenbindung gewebt werden.

Schusslancé

Zu den interessantesten Geweben aus Indonesien gehören gemusterte und figürliche Gewebe, die mit einem Musterschuss in einen leinenbindigen Grund gewebt sind. Der zusätzliche Musterschuss flottet über einige Kettfäden der Grundbindung und nimmt Reihe für Reihe das Muster auf. Die ausgewählten Kettfäden werden auf die *Lidi*, die Einlesestäbe, gehoben. Manchmal werden alle Musterreihen eingelesen, bevor mit dem Weben begonnen wird. Die Musterstäbe liegen hinten in der Kette bereit und werden nacheinander nach vorn gebracht, wo das Schwert an ihre Stelle tritt. Das Schwert wird dann hochkant gestellt, so dass ein grösseres Fach entsteht, in das man die Webnadel mit dem Schussfaden leichter einführen kann. Die Kettfäden für die Grundbindung werden abwechselnd mit den beiden Litzenstäben angehoben, und nach jeder Reihe in Leinenbindung folgen ein oder zwei Reihen Musterschuss. Wir beschreiben im folgenden, welche verschiedenen Schusslancés es gibt.

Songket Die *Songket* werden in Seide oder dünner Baumwolle mit kleinen floralen oder geometrischen Musterrapporten aus Metallfäden gewebt. Früher nahm man auch echtes Gold oder Silber für den Lancéschuss, und die dekorativen Tücher wurden aufgehoben für festliche Gelegenheiten bei Hof oder für Hochzeiten. *Songket* werden auf vielen Inseln Indonesiens gewebt und Warming und Gaworski (1981, S. 129–134) beschreiben im Detail, wie einige dieser *Songket* gewebt sind. Besonders interessant fand ich den Bericht über eine Weberin von
98 Bali, die, nachdem sie ihr Muster auf die *Lidi* (Einlesestäbe) aufgelesen hatte (in manchen Fällen werden über 200 Einlesestäbe gebraucht), alle Stäbe durch Litzenschnüre ersetzte. Mit Litzen kann man viel freier arbeiten, da die Musterreihen dann in beliebiger Reihenfolge gehoben werden können: Wenn man mit Einlesestäben arbeitet, kann man immer nur den vordersten Stab anheben, die hinteren Stäbe sind durch den vorderen Stab blockiert.

Palepai und *Tampan* *Palepai* sind zeremonielle Wandbehänge von etwa 290 x 60 cm Grösse, die horizontal an die Wand gehängt werden, wobei sie etwa viermal so breit wie hoch sind. Sie wurden früher an der Südküste Sumatras gewebt und die wenigen, die sich nicht mehr in Familienbesitz auf der Insel befinden, sind heute wertvolle Exponate im Besitz von Museen oder privaten Sammlern. Auf einem *Palepai* sind ein oder zwei Schiffe mit hochgezogenem Bug dargestellt, die mit Figuren und Tieren in vereinfachten, aber erkennbaren Formen beladen sind. Das Bild wiederholt sich spiegelbildlich auf der zweiten Hälfte des *Palepai.* Da das Auflesen jeder Musterreihe schon für eine Hälfte des Gewebes viel Arbeit bedeutete, kann man annehmen, dass die *Lidi* beim Weben hinten in die Kette geschoben und dort belassen wurden, bis alle Musterreihen gewebt waren, um dann in umgekehrter Reihenfolge wieder verwendet zu werden. Das ist nur möglich, wenn jede Reihe des Musterschusses einzeln aufgelesen, gewebt und der *Lidi* nach hinten geschoben wird. Die zweite Musterreihe wird ebenfalls aufgelesen, gewebt, und der *Lidi* direkt vor den ersten *Lidi* geschoben – so geht es weiter, bis nach dem letzten *Lidi* dieser als erster für das neue Motiv wieder aufgenommen wird. Taucht ein offensichtlicher Fehler im Muster genau an derselben Stelle in der anderen Hälfte des

98 *Die Lidi-Stäbe (Einlesestäbe) werden durch fortlaufende Litzenschnüre ersetzt.*

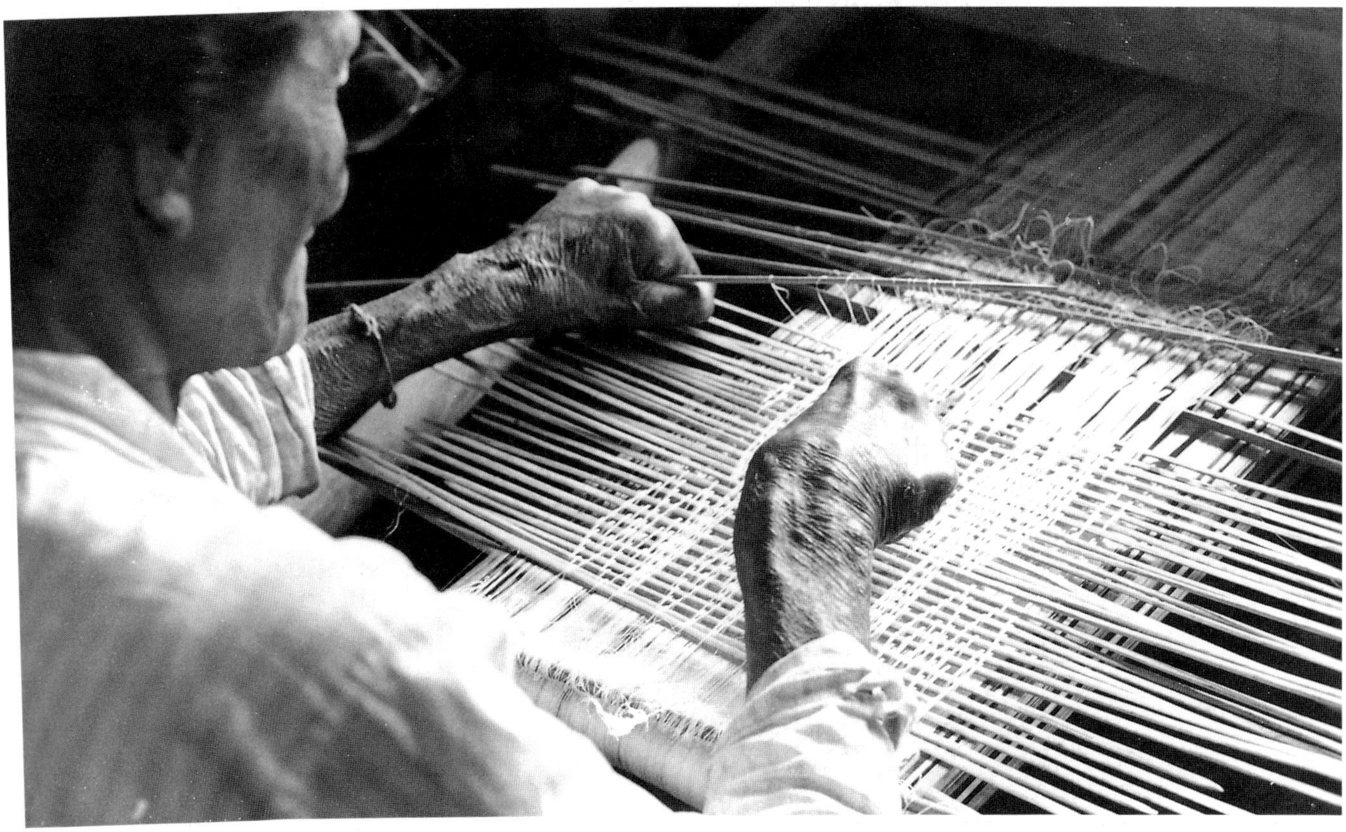

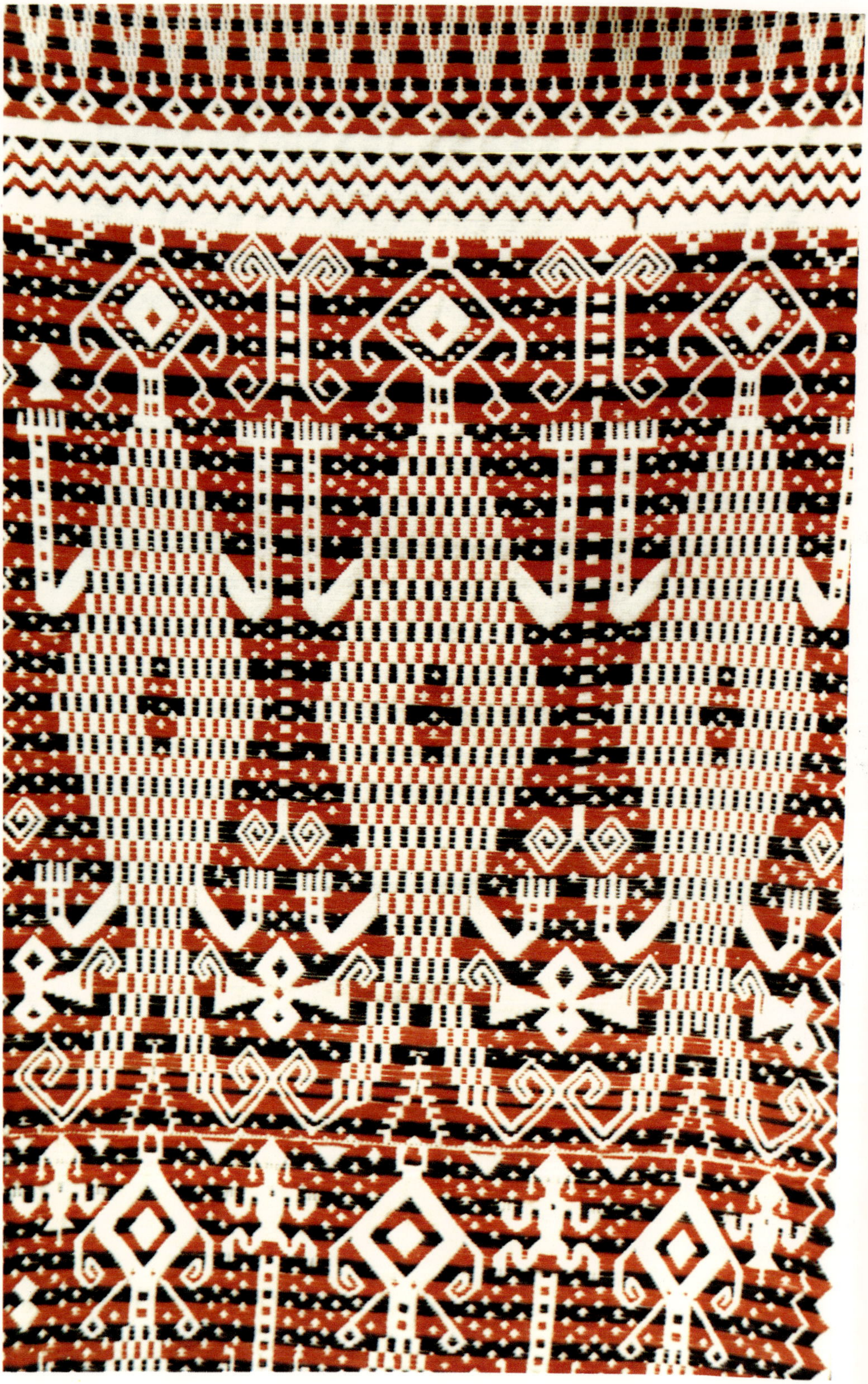

99 *Ausschnitt der Vorderseite eines kleinen Tuchs in Pilih-Technik. Sarawak, Nordborneo. Die Figuren heben sich von den schwarz-roten Streifen der Musterschussflottierungen ab. Privatsammlung.*

Gewebes wieder auf, ist das der Beweis, dass das Muster auf diese Weise gewebt wurde. Bei manchen *Palepai* scheint diese Theorie auf den ersten Blick zuzutreffen, bei näherem Hinsehen stellt man jedoch fest, dass sich die beiden Hälften in zahllosen Details unterscheiden. Das Grundgewebe des *Palepai* ist aus naturfarbener Baumwolle. Für den Musterschuss werden zwei oder drei verschiedenfarbige Baumwollfäden verwendet, die an den Bildflächen, wo die Farbe gebraucht wird, eingelegt und als endliche Schussfäden bezeichnet werden.

Ebenso kunstvoll wie die *Palepai* sind die *Tampan*, jene kleinen, viereckigen Zeremonialtücher, die ebenfalls mit Tieren und Menschen beladene Schiffe darstellen. Der auf Seite 101 abgebildete *Tampan* ist ausser wenig Braun am oberen und unteren Rand ganz in Dunkelblau
100 gewebt. Hier läuft der Musterschuss durchgehend von Webkante zu Webkante, und auf der Rückseite des Gewebes ist das Bild der Vorderseite als Negativ zu sehen. Die Nahaufnahme zeigt auch, wie grössere monochrome Flächen unterteilt sind. Kleine Musterelemente über 2 x 2 Fäden der Grundbindung werden in regelmässigen Abständen in die Farbfläche eingearbeitet und verleihen dem Gewebe ein weiteres charakteristisches Dekor. Der auf Seite 36 dargestellte *Tampan* ist ganz in zwei kontrastierenden Farben gearbeitet, und in der Nahaufnahme sieht man auf der Rückseite des Gewebes die langen Sprünge, wo der
101 Schussfaden von einem Farbblock zum nächsten flottiert.

Pilih Die Technik der *Pilih*, die nur die Iban von Sarawak kennen, ist eine Schusslancétechnik, bei der die in der Grundbindung gewebten Musterelemente in rot-schwarze Streifen eingebettet sind, die über den Gewebegrund flottieren.

Das Wort *Pilih* heisst wählen, ein Wort, das auf alle Lancétechniken zutrifft, aber speziell diese rot-schwarz gestreiften Gewebe bezeichnet. Haddon und Start (1936, S. 89) beschreiben ein ähnliches Gewebe mit kunstvoll gestickten Mustern:

Dieses Tuch wirkt durch die mit dicker roter und schwarzer Wolle aufgestickten Linien ausgesprochen üppig und ist das einzige mit Wolle gearbeitete Exemplar, das wir gefunden haben. Gewebt ist das Tuch in weiss mit zwei zusammengehörigen selbst bedeckten Streifen am Rand und einem schmalen weissen Streifen dazwischen. Das weisse Gewebe ist vollständig von Stickmustern verdeckt.

Das bringt uns auf die Frage, inwieweit man bei blosser Betrachtung im Museum sagen kann, ob ein Muster eingewebt oder anschliessend auf ein fertiges Gewebe aufgestickt wurde. In diesem Fall weist einiges darauf hin, dass die Muster mit einem Musterschuss gewebt sind, aber es wäre auch möglich, dass einige Motive mit der Nadel eingearbeitet sind, um ein einfaches Tuch nach dem Weben zu verzieren, oder vielleicht um die gewebten Muster zu imitieren. Im Tropenmuseum in Amsterdam gibt es eine Kinderweste, die so viele Fadenenden auf der Rückseite hat, dass das Muster genausogut mit der Nadel aufgestickt sein könnte (in die Nadel kann man keine langen Fäden fädeln). Der hier abgebildete *Pilih* aus einer Pri-
99 vatsammlung zeigt keine losen Fäden auf der Rückseite und hat, wie der *Tampan*, eine vorzeigbare linke Seite. Sein Besitzer ist sich sicher, dass er mit einem durchgehenden Lancéschuss auf einer Webnadel gewebt ist.

100 (nächste Seite, links) *Ausschnitt aus der Rückseite des Schiffstuchs von Abb. 91, die das Muster im Negativ zeigt. London, Victoria and Albert Museum.*

101 (nächste Seite, rechts) *Detailaufnahme der Rückseite des* Tampan *von Abb. 34. Die zusätzlichen Farben, die bei diesem Tuch eingearbeitet wurden, bedingen relativ lange Sprünge von einem Motiv zum nächsten.*

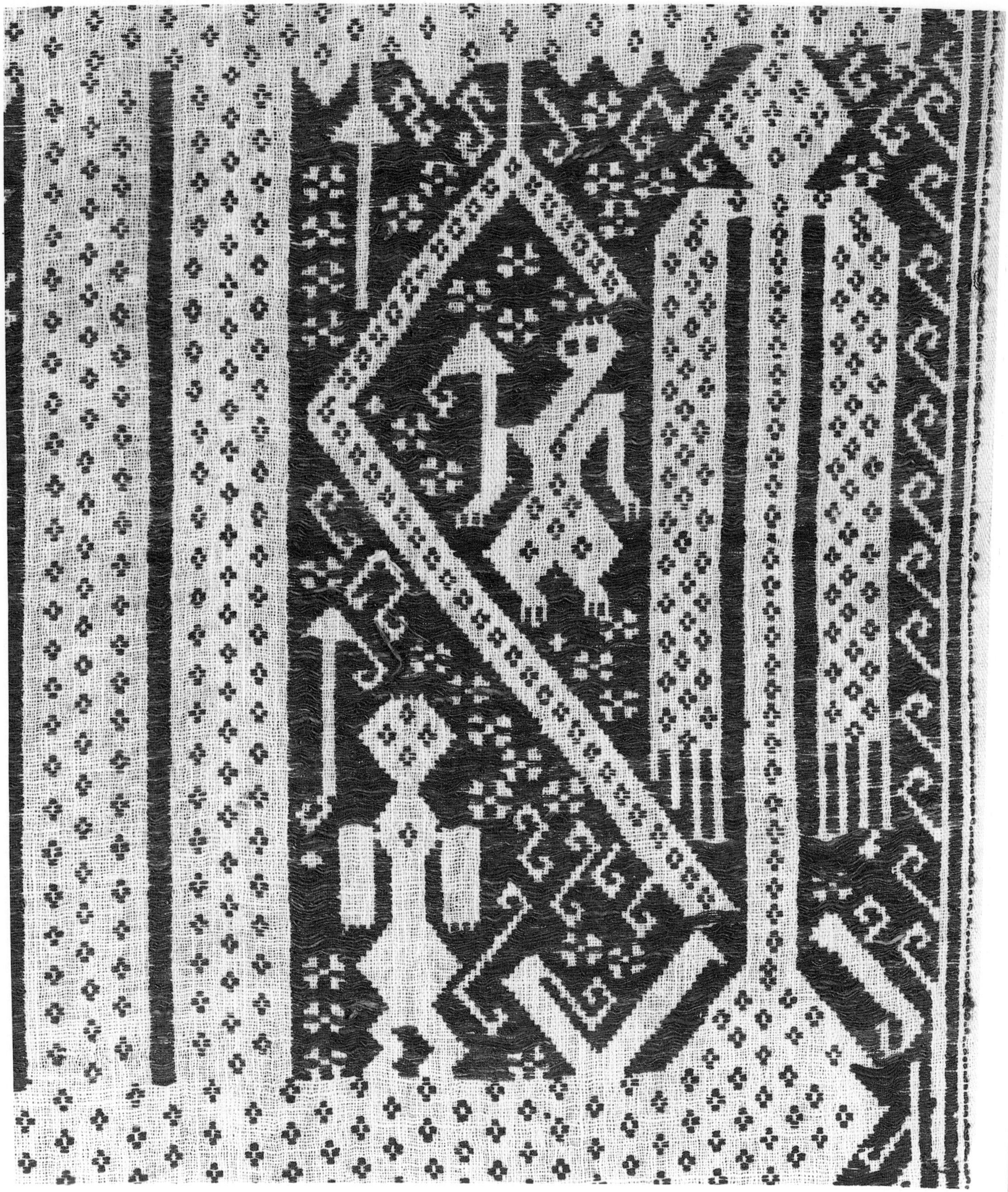

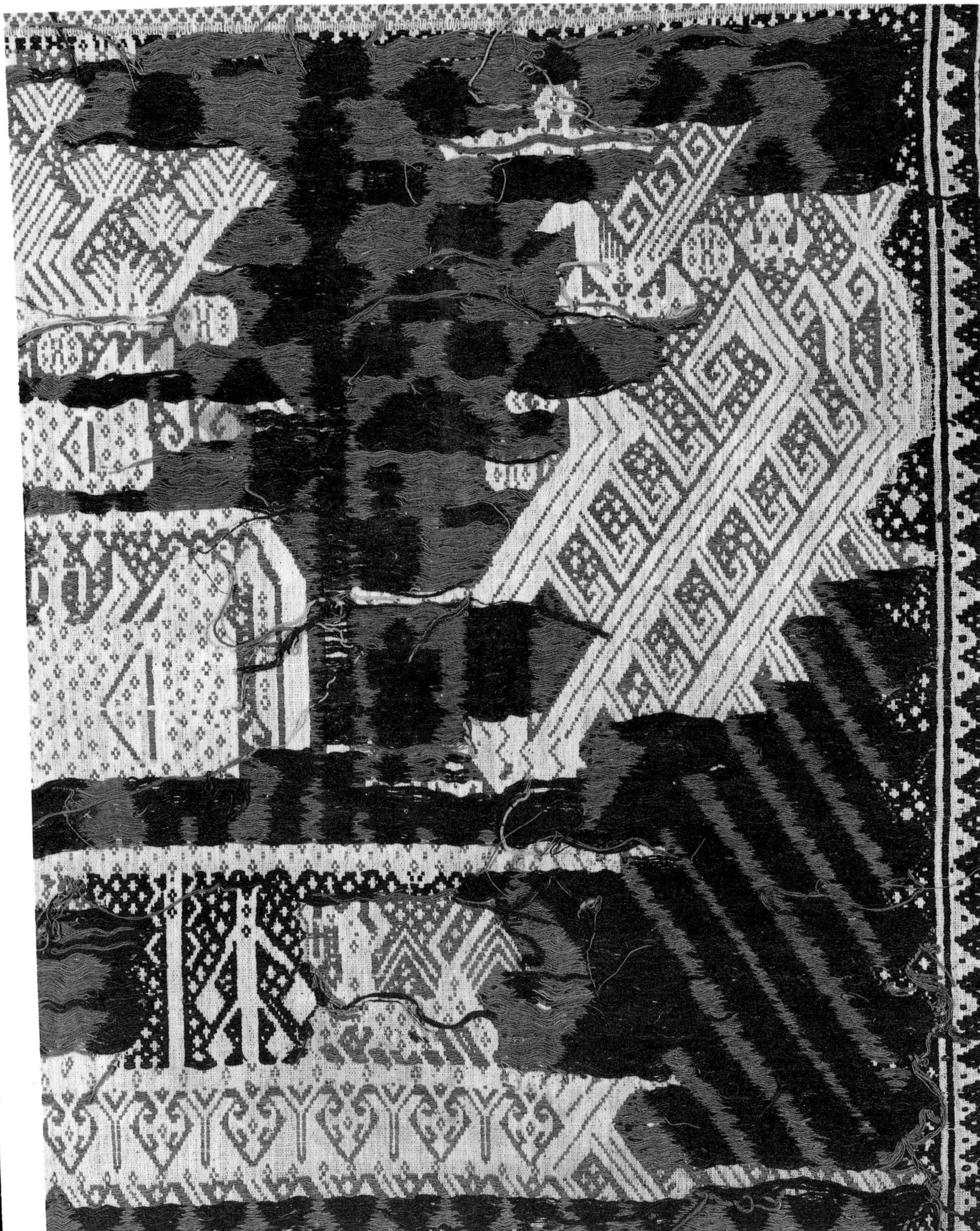

102 *Borte eines Tuchs aus Sumba mit anthropomorphen Figuren und Schädelbäumen, als Kettlancé gewebt. London, British Museum.*

104 (gegenüberliegende Seite) *Ausschnitt eines Sumba-Tuchs (Abb. 35), als Kettlancé gewebt. London, Victoria and Albert Museum.*

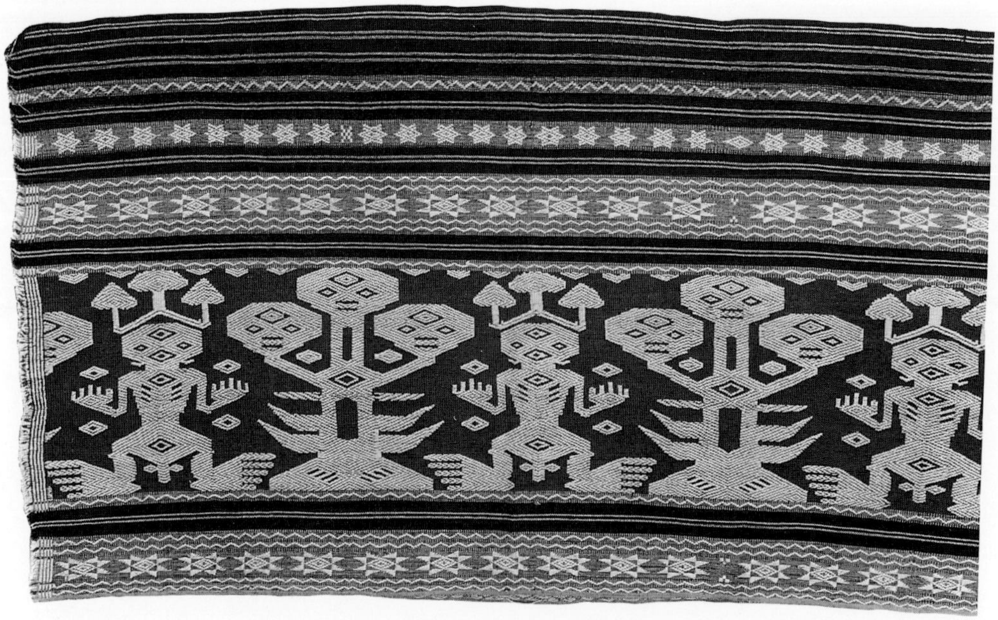

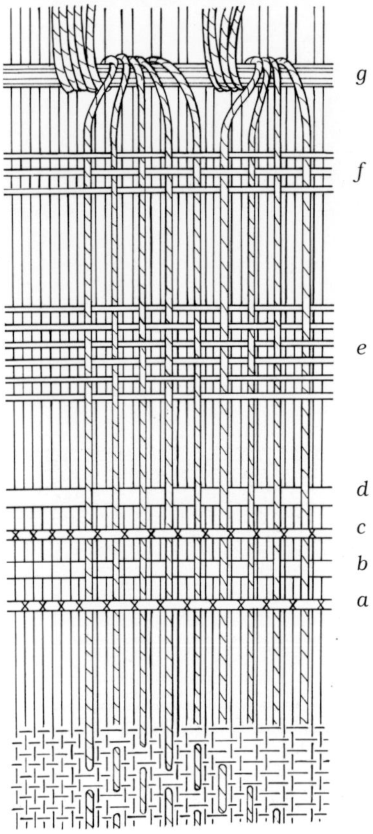

103 *Schema eines Webstuhls, auf dem Ränder mit lancierter Kette gewebt werden, nach einer Zeichnung von Rita Bolland in* Weaving a Sumba woman's skirt:
(a) und (c) Litzenstäbe für die Grundbindung;
(b) Bambusstab, auf dem die alternierenden Kettfäden des Grundgewebes sowie alle zusätzlichen Kettfäden liegen;
(d) runder Bambus, auf dem alle zusätzlichen Kettfäden liegen;
(e) 6 der 90 Musterstäbe;
(f) Einleseleisten für die zusätzlichen Kettfäden;
(g) Bündel von Stöcken, mit denen die Kettspannung der Lancierkette reguliert wird.

Kettlancé

Mit einer anderen, nicht mehr praktizierten, aber sehr interessanten textilen Technik wurden nur ausgewählte Zierstreifen gewebt, die man auf der Insel Sumba zu bestimmten Anlässen an den Rocksaum nähte. Die Muster wurden mit einer zusätzlichen Musterkette gewebt, einer 102
Technik, die seltener ist als der zusätzliche Musterschuss, mit dem an vielen Orten der Welt 104
gearbeitet wird.

Die dicken, hellen Musterkettfäden werden an den Stellen, wo das Muster zu sehen sein 103
soll, über die Grundkette gelegt: ein Musterkettfaden auf jeweils zwei Grundkettfäden. In die Musterkette werden die Musterstäbe so eingelesen, dass für jede Reihe des Musters die jeweils benötigten Kettfäden auf jeweils einem Musterstab liegen. Die Grundkette wird wie immer über die beiden dem Weber am nächsten liegenden Litzenstäbe gehoben und gesenkt. Zwischen die beiden Litzenstäbe wird ausserdem ein Bambusstab gelegt, auf dem jeder zweite Grundkettfaden und alle Musterkettfäden liegen.

Zu Beginn webt man ein paar Reihen mit beiden Ketten zusammen, wobei man abwechselnd mit dem vorderen Litzenstab und dem Bambusstab arbeitet. Danach nimmt man die beiden Litzenstäbe für die Grundbindung und bringt einen Musterstab nach vorn. Die darauf liegenden Kettfäden werden in jede zweite Reihe der Grundbindung mit eingebunden. Wie bei den Schusslancégeweben können es bis zu 100 Musterstäbe sein, die in die Kette eingelesen werden müssen.

Ein besonderes Kennzeichen der Muster vom Sumba ist der Köpergrat in den Musterflächen. Die angehobenen Lancékettfäden liegen in jeder Reihe einen Faden weiter rechts oder links, so dass der typische Diagonalgrat der Köperbindung entsteht: Der Richtungswechsel wird sehr effektvoll in grossflächigen Musterelementen eingesetzt. Wie üblich sind die langen Flottierungen auf der Rückseite ein Problem, dem man hier auf zweierlei Weise Herr wird: Entweder wird der Hintergrund zwischen grösseren Motiven durch viele kleinere Musterelemente unterbrochen, so dass keine längeren Sprünge mehr entstehen; oder, wenn der Hintergrund einfarbig bleiben soll, fängt man etwa alle 10 cm die auf der Rückseite flottierenden Fäden mit einem Extraschuss ein und bindet sie im Grundgewebe ab.

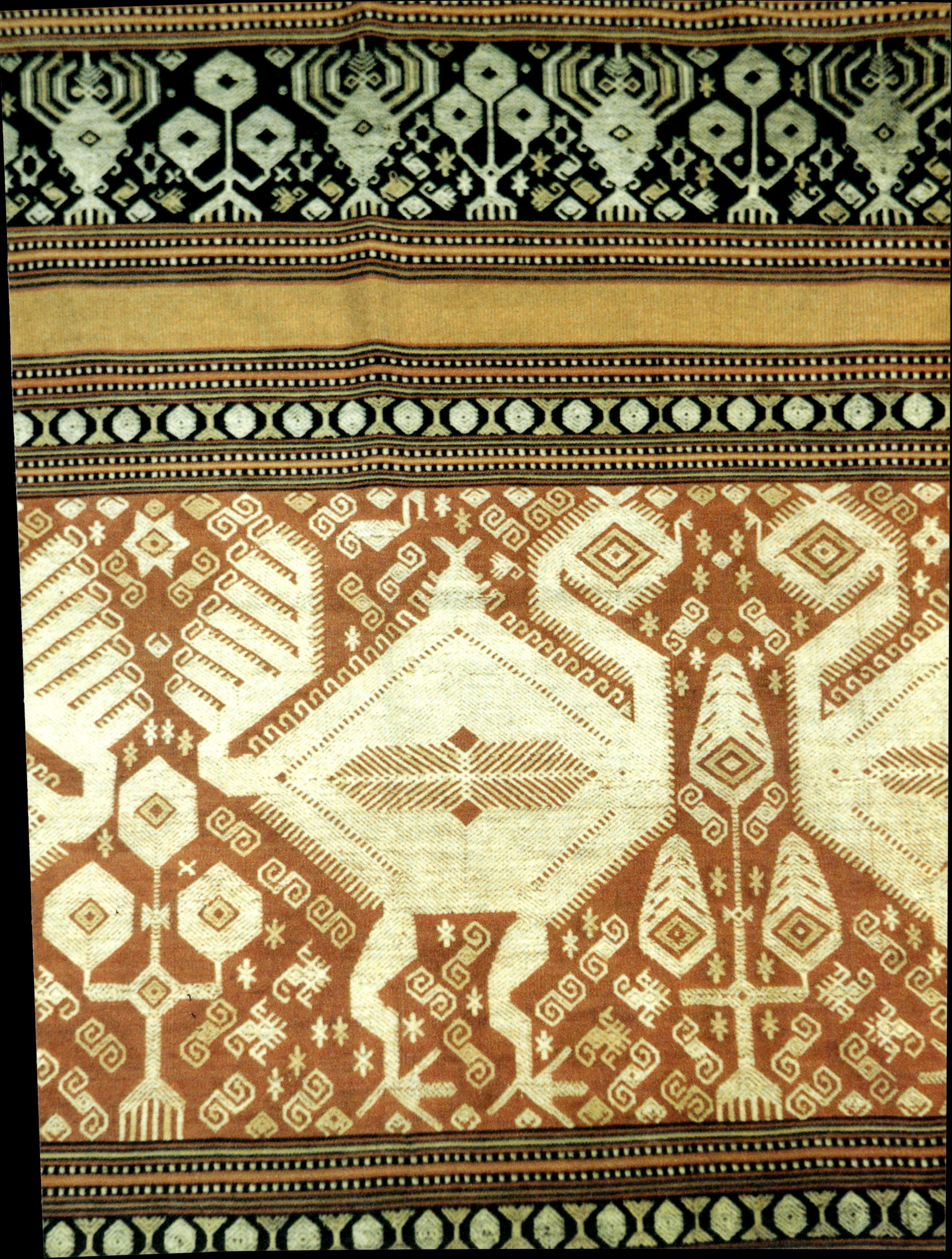

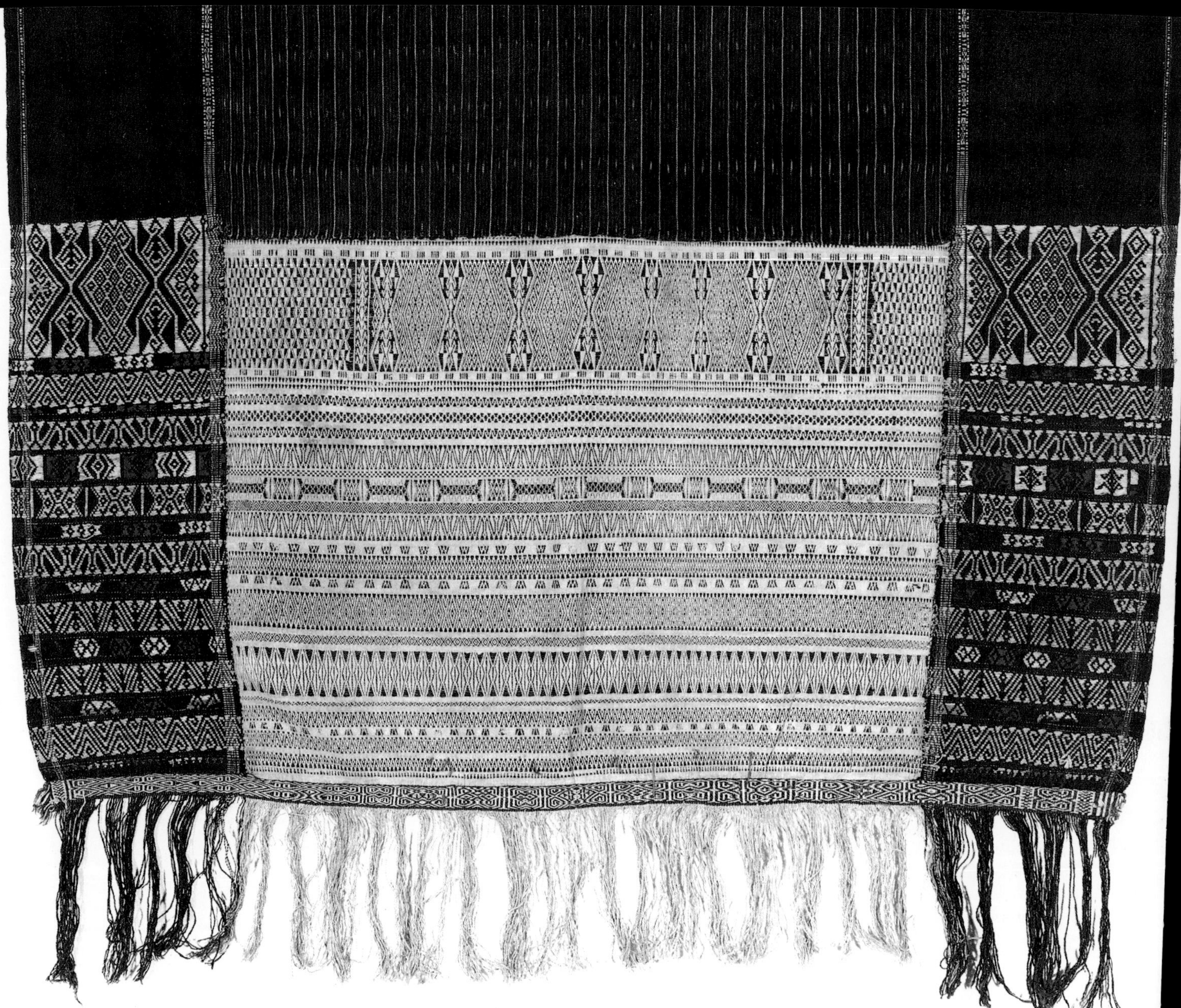

105 *Bordüre eines* Ragidup, *eines Zeremonialtuches, das anlässlich von Ritualen zum Austausch von Geschenken gebraucht wird. In diesem Tuch finden sich Kett- und Schusslancierungen,* Ikat *und Zwirnen sowie ein Wechsel von der dunklen zur hellen Kette im Mittelfeld. Sumatra. London, Victoria and Albert Museum.*

Beim Kettlancé entstehen allerdings Probleme mit der Spannung der Kettfäden, da die Musterkette nicht genauso oft eingebunden wird wie die Grundkette. Dem wird von Anfang an dadurch abgeholfen, dass die Musterkettfäden auf der Höhe des Kettbaums bündelweise um ein paar eingeschobene Stäbe geschlungen werden. Jedesmal, wenn die Musterkette durchhängt, schiebt man noch ein bis zwei Stäbe dazu, bis sie wieder straff ist.

Der obige Abschnitt über die Rockborten basiert vollständig auf einem ausführlichen Bericht in *Weaving a Sumba Woman's Skirt* (Bolland, 1956, S. 49–56) und weicht nur im letzten Teil ab, wo Rita Bolland meinte, dass man einen Stab herauszog, um die Musterkette nachzulassen, statt hineinschob, um sie zu straffen. Die Praxis hat aber gezeigt, dass die Lancékettfäden, die viel weniger Kreuzungspunkte aufweisen als die Grundkette, mit der Zeit eher durchhängen als straffer werden.

Lamak Auch die *Lamak*, die langen Banner, die für die Neujahrsfeier in den Tempeln von Bali benutzt werden, haben eine zusätzliche Musterkette. Dicke Stränge weisser Musterkettfäden sind in ein dunkles Grundgewebe eingearbeitet, wobei das Muster oben eine Sanduhr, darunter eine stilisierte Version der Reisgöttin und ganz unten ein grosses Feld geometrischer Motive zeigt. Diese Banner waren traditionell aus Palmblättern gefertigt und insofern vergänglicher Natur; die wenigen Banner aus Baumwolle, die es gibt, sind eine Rarität.

Andere textile Techniken

Pinatikan Die *Pinatikan* wurden im Norden der grossen indonesischen Insel Sulawesi gewebt. Sie waren nicht sehr verbreitet und sind heute praktisch nur noch im Museum zu finden. Diese Tücher waren als Rundgewebe in einem gestreiften Kettrips gewebt, also ein nahtloser Schlauch. Drei an den Webkanten aneinandergenähte Schläuche ergaben einen Rock.

Charakteristisches Merkmal der *Pinatikan* ist das kleine Zickzack- und Rautenmuster, das sich streifenweise wiederholt oder sich über die ganze Fläche erstreckt. Die Muster entstanden dadurch, dass man für die Musterpartien zwei Farben zusammenschärte und in einer komplizierten Anordnung von Litzen und Musterstäben mit einem Rapport von fünf Schusseintragungen die Kettfäden in verschiedenen Kombinationen anhob, um sie über drei Schussreihen flotten zu lassen. Um 90 Grad gedreht, ist das Ergebnis den vielen Zickzack- und Rautenmustern nicht unähnlich, die in der europäischen Bauernweberei ganze Gewebe verzieren und auf einem vierschäftigen Webstuhl gewebt werden. Um denselben Effekt in einem Kettrips, gewebt auf einem solch einfachen Webstuhl, zu erreichen, braucht es ausserordentliches Geschick. Eine ausführliche Beschreibung der *Pinatikan* findet sich in *Weaving the Pinatikan* (Bolland, 1977).

Ragidup Das merkwürdigste indonesische Gewebe ist sicher der *Ragidup* (ein Zeremonial-
105 tuch zum Austausch von Geschenken), das die Batak auf Sumatra fertigten. Auffallend sind hier nicht so sehr die figürlichen Motive, wie bei vielen der bisher beschriebenen Textilien, sondern die vielen verschiedenen Techniken, die in einem Gewebe vereint sind.

Im Prinzip besteht das Tuch aus drei längsseits aneinandergenähten Bahnen. Die zwei schmalen äusseren Bahnen sind ein leinenbindiger Kettrips mit einem sehr schmalen Kettlancémuster auf der inneren Webkante. Die mittlere Stoffbahn hat ein Mittelfeld aus dunklen Streifen mit kleinteiligen *Ikat*-Mustern dazwischen. In die letzten paar Reihen des dunkel gestreiften Mittelfelds sind oben und unten neue, weisse Kettfäden eingeknüpft, in die mit einem Musterschuss feine Muster eingewebt sind; die überstehenden dunklen Kettfäden werden abgeschnitten. Ein schmaler, gezwirnter Zierstreifen schliesst die zwei mit Fransen versehenen Ränder ab.

Als Weber kann man sich kaum ein komplizierteres Gewebe vorstellen, in dem sich *Ikat*, Kett- und Schusslancétechniken, Zwirnen und ein Austausch von Kettfäden verbinden.

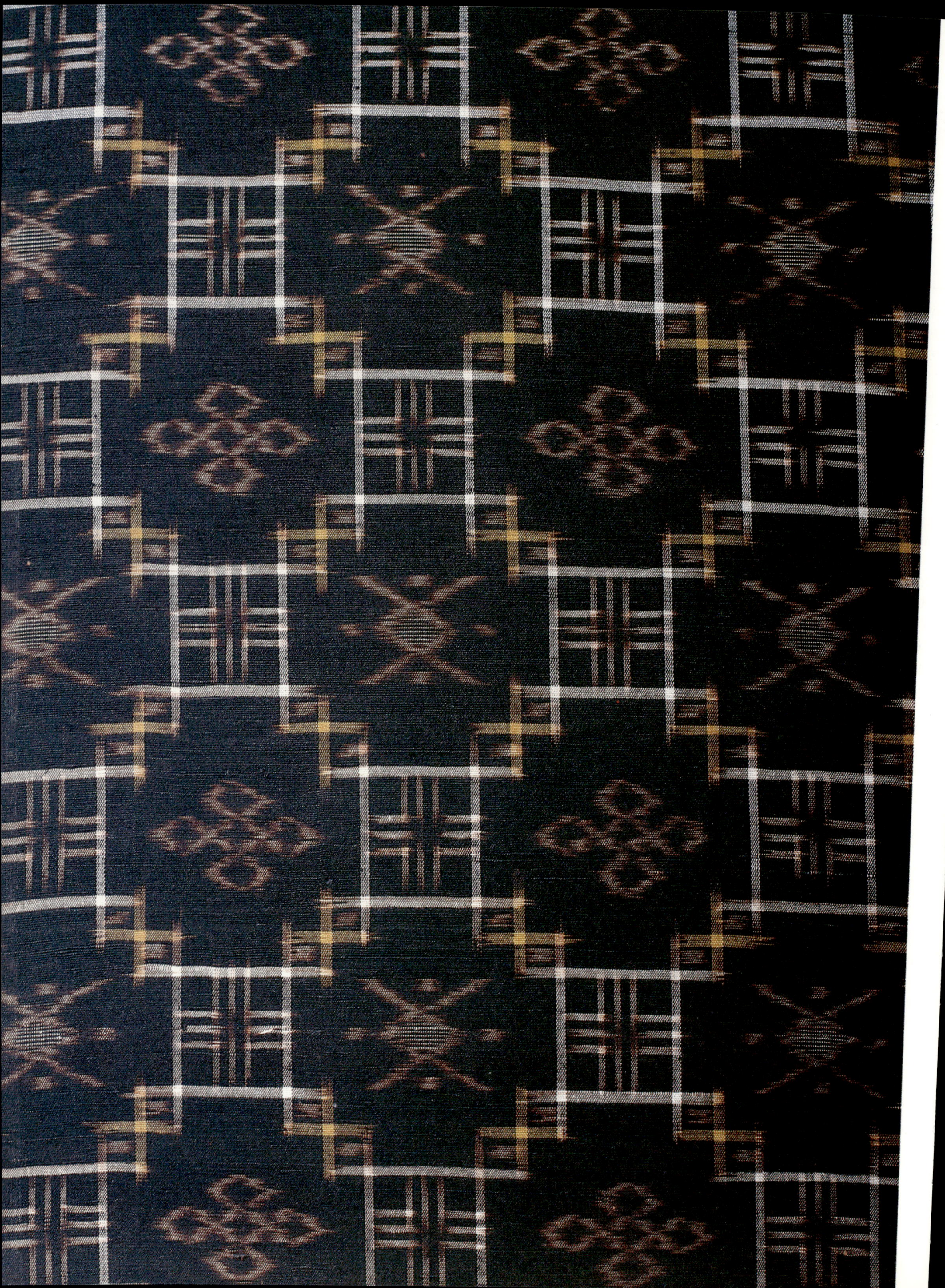

5 OSTASIEN, DIE JAPANISCHEN INSELN

Kasuri – eine Reservetechnik

Im vorangegangenen Abschnitt über die indonesischen Textilien war schon häufiger die Rede von *Ikat*, den in Reservetechnik gefärbten Stoffen mit reichen Mustern voll ritueller und symbolischer Bedeutung. Auch die japanischen *Kasuri*-Stoffe sind mit Reservemusterungsverfahren gefärbt, aber sie haben einen ganz anderen Stil und eine andere Funktion. Die Stoffe werden zu Kleidung, Futonbezügen und Haushaltswäsche verarbeitet. Bauern und Fischer entwickelten den Stil, indem sie auf das zurückgriffen, was sie hatten: Baumwolle und Indigo. Es werden zwar auch andere Fasern und Farbstoffe verarbeitet, aber der grösste Teil der typischen *Kasuri*-Muster ist weiss auf blauem Grund.

Das Wort *Ikat* kommt vom Stamm des Wortes *mengikat*, was abbinden bedeutet. *Kasuri* kommt von *kasureru*, und das heisst verwischen. Der erste Begriff beschreibt, wie der Effekt erzielt wird, der zweite, wie er wirkt. Diese Unterscheidung ist sehr wichtig, denn die Japaner arbeiten mit anderen als den Abbindetechniken, um Muster auf das Kett- und Schussgarn zu bringen. Die Übersetzung aus dem Japanischen hängt von der Interpretation der einzelnen Buchstaben ab; es gibt also verschiedene Möglichkeiten, *kasureru* zu übersetzen. Zwei Auslegungen werden bei Langewis (1963, S. 77) aus der *Encyclopedia Nipponica* zitiert: Beim Vorbeigehen leicht berühren oder mit dem Pinsel leicht darüber streichen oder streifen. Beide
6 beschreiben den Pinselstrich-Effekt der kleinen geometrischen Musterrapporte, die für die *Kasuri*-Tücher typisch sind. Warum die Ecken so weich verlaufen, wird deutlich werden, wenn wir die Technik beschreiben.

Japan ist ein halbmondförmiger Archipel, der ein Gebiet zwischen dem 45. und 25. Breitengrad mit entsprechenden Unterschieden in Klima und Landwirtschaft umfasst. Er besteht aus vier grossen Inseln im Norden und einer Reihe kleinerer Inseln im Süden. Die Ryukyu-Inseln reichen fast bis Taiwan.

Anhand datierter Tonscherben aus Ausgrabungen fand man heraus, dass schon um 200 v. Chr. grobe Textilien aus Nesselfasern gewebt wurden – Hanf und Ramie im Süden, Rindenfasern im Norden. Zu dieser Zeit kamen zur Urbevölkerung der Ainu Menschen vom Festland, von der Mandschurei, von China und Korea; aber lange Zeit bestand zwischen Japan und dem Festland keine Verbindung.

Für die Zeit um 250 n.Chr. gibt es Hinweise, dass Stoffe aus den steiferen Rindenfasern zu Arbeitskleidung und Gewebe aus dünneren Stengelfasern zu Hauskleidung verarbeitet wurden. Um 500 n. Chr. kamen mit Einwanderungswellen aus Korea fortgeschrittenere Spinn-, Web- und Färbetechniken und erstmals auch die Seide ins Land. Dank der neuen Färbetechniken entstanden farbenfrohere Stoffe. Aus jener Zeit stammt der erste *Kasuri*-Stoff, der möglicherweise aber nicht in Japan selbst gewebt wurde, sondern aus China kam. Es hat nicht den Anschein, als hätten die *Kasuri*-Techniken bereits zu diesem frühen Zeitpunkt Fuss gefasst.

Von Anfang des 9. Jahrhunderts bis zum Ende des 12. Jahrhunderts herrschte die Kriegerklasse. Die Shogun oder Kronfeldherrn traten für Genügsamkeit ein und schufen Gesetze, dass Tücher nicht breiter als 38 cm sein durften, was dazu führte, dass die Kleidung einfacher wurde. Die *Kosode* oder schmalen Ärmel – Unterkleider des früheren Adels – wurden
7 jetzt zum Modell für das Übergewand, den Kimono.

106 *Seidenstoff in* Kasuri-*Technik von den Ryukyu-Inseln.*

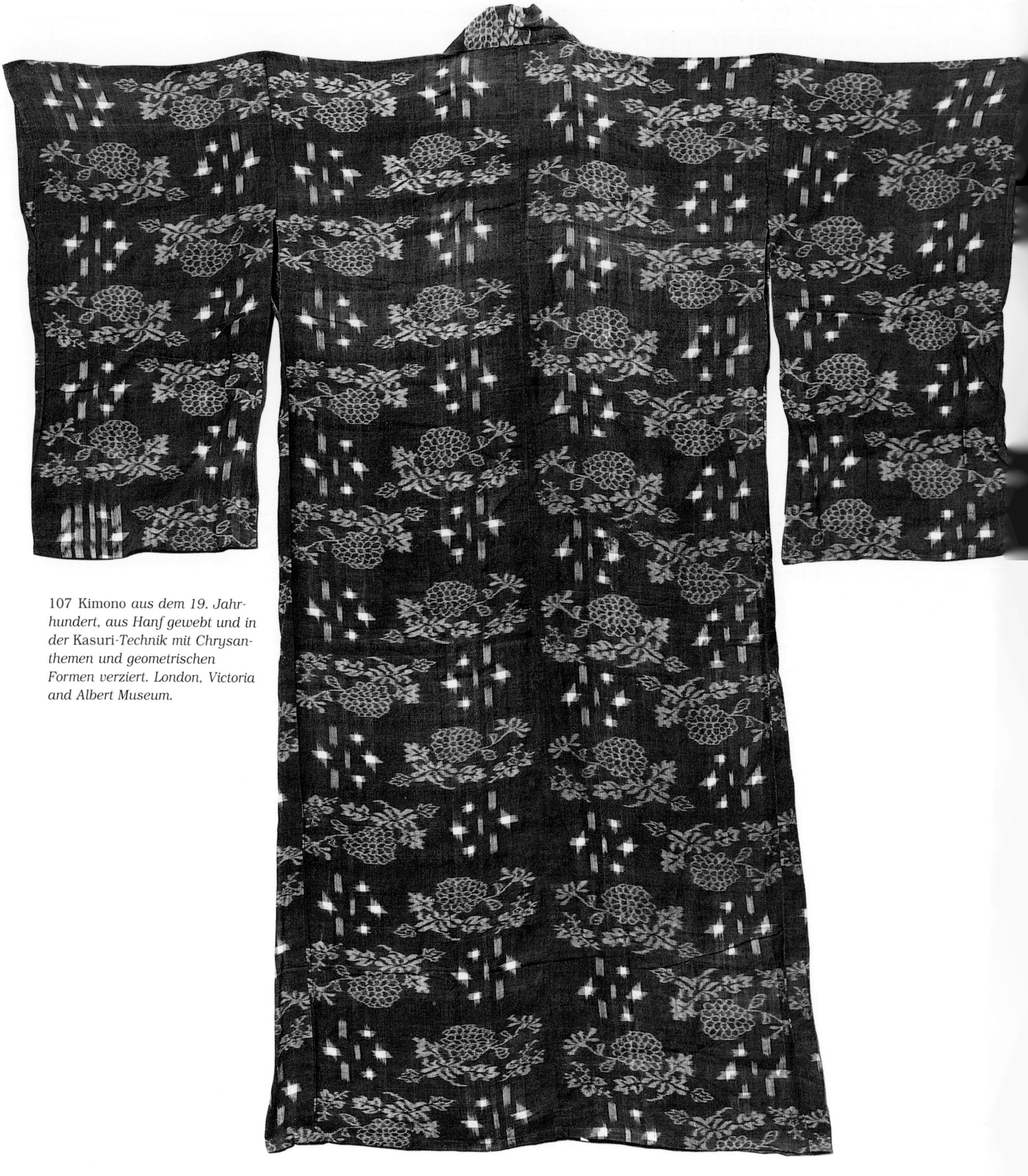

107 Kimono *aus dem 19. Jahrhundert, aus Hanf gewebt und in der* Kasuri*-Technik mit Chrysanthemen und geometrischen Formen verziert. London, Victoria and Albert Museum.*

Baumwolle soll 1512 durch einen Portugiesen nach Japan eingeführt worden sein. Bald wurde sie überall angebaut und jede Hausfrau im Land verspann die Fasern und webte Stoffe daraus. Wegen ihrer Vielseitigkeit, ihrer Wärme und Festigkeit wurde sie vor allem von der arbeitenden Bevölkerung angenommen. Während der Edo-Periode, das ist die Zeitspanne von zweieinhalb Jahrhunderten zwischen 1600 und 1868, schnitt sich Japan vom Rest der Welt ab, und infolgedessen ging die wissenschaftliche Revolution im Europa des 17. Jahrhunderts am Land vorüber. Vor dieser Zeit gab es bereits einen lebhaften Handel nicht nur mit China und Korea, sondern auch mit Europa (dem Fernen Westen). Als die Portugiesen aber 1639 das Land verlassen mussten, zogen auch die Holländer auf eine künstliche Insel, und selbst die Chinesen setzten sich auf ein abgeschlossenes Gebiet ab, so dass das Land mit voller Absicht und in jeder Hinsicht geschlossen war. Und das blieb es und entwickelte sich den eigenen Traditionen gemäss weiter. Äussere Einflüsse blieben nur die, die vor 1600 aufgenommen worden waren und ein paar neue Gedanken, die über den Hafen von Nagasaki durchsickerten (der einzige Hafen, der in dieser Zeit geöffnet blieb), bis 1853/54 Kapitän Perry aus den USA die Öffnung der Häfen verlangte.

Zu dieser Zeit hatte sich nicht nur die Baumwolle, sondern auch der Anbau von indigohaltigen Färbepflanzen so verbreitet, dass beides praktisch in jedem Dorf angebaut wurde. Parallel dazu entwickelte sich die Färbetechnik des *Kasuri*. Als erstes etablierte sie sich in Okinawa, der grössten der Ryukyu-Inseln. Möglicherweise hatten Händler im 15. Jahrhundert *Ikat* von den ostindischen Inseln als Geschenke oder Handelswaren mitgebracht, die die Insulaner beim Verzieren ihrer Stoffe beeinflussten. Nach einer anderen Hypothese kam man durch die weissen Stellen, die beim Färben in einem zu fest abgebundenen Strang bleiben, auf die Idee, bestimmte Fäden extra abzubinden. Die Erfindung des *Kasuri* wird schliesslich auch noch einer Dame in Kurume zugeschrieben, die beim Aufziehen ihres alten Kimonos festgestellt haben soll, dass an den Kreuzungspunkten die Fäden eine andere Farbe aufwiesen (Langewis, 1963).

Wie es auch gewesen sein mag: Fest steht, dass bis zum 17. Jahrhundert alle Frauen auf der Insel Kume zum Beispiel (eine der kleineren Ryukyu-Inseln) in einem offiziellen Webhaus unter ständiger Aufsicht weben mussten, um mit der Produktion von Seidenstoffen 70% der Steuern, welche auf den Ryukyu-Inseln dem Satsuma-Clan bezahlt werden mussten, zu begleichen (Mitchel, 1984, S. 16). Selbst heute noch absolvieren die 650 Weber auf der Insel Kume einen sechsmonatigen Ausbildungslehrgang im Webzentrum, bevor sie zuhause zu arbeiten beginnen. Wie es in einem Artikel über die japanischen Reservefärbeverfahren heisst (auf den sich die vorangehende Darstellung zum grossen Teil stützt): «Eine harte Kopfsteuer wurde in Okinawa erhoben, und überall mussten die Frauen lange Zeit grosse Mengen an Stoff nach einem sehr streng eingehaltenen Standard weben. Aber durch dieses System erhielten die Heimweber eine äusserst gründliche Ausbildung in den textilen Künsten und überlieferten so der Nachwelt Web- und Färbetechniken, die Stoffe von unvergleichlicher Schönheit entstehen liessen» (Ciba-Rundschau 4/1967, S. 6).

Die Garne

Auf den japanischen Inseln werden viele Pflanzenfasern sowie eine tierische Faser zum Weben verwendet. Zu den Pflanzenfasern gehören solche, die aus der Rinde von Bäumen stammen, Bastfasern aus Pflanzenstengeln, Blattfasern und die Samenhaare der Baumwolle. Die Tierfaser ist die Seide.

In der Vielfalt der Fasern spiegelt sich die Vielfalt der in Japan produzierten Textilien, von denen die *Kasuri*-Stoffe nur einen kleinen Teil darstellen. Der traditionelle Kimono zum

Beispiel kann aus kostbarem, auf dem Zugwebstuhl gewebtem Seidenbrokat, bemalt, mit einer Zeichnung versehen, bestickt oder auf andere Weise verziert und für besondere Gelegenheiten reserviert sein. Er kann als sommerliche Kleidung aus einer der kühlen Bastfasern bestehen, die man *Asa* nennt, oder er ist aus Baumwolle gefertigt, manchmal noch zusätzlich wattiert und wird zur Arbeit und als Alltagskleidung getragen.

Die ältesten Fasern, die seit Beginn des Jahrtausends verarbeitet werden, sind die Fasern der Ulmenrinde, die von den Ainu zu kurzen Röcken verwebt wurden, und die Hanffasern, die wie Leinen aufbereitet werden.

Alle Frauen der Ainu verstehen sich auf die Herstellung von Rindentüchern. Die Männer bringen ihnen 1,50 m lange Streifen der Rinde, deren Aussenhaut bereits abgezogen ist. Das Innere der Rinde lässt sich leicht in mehrere dünne Lagen teilen, die von den älteren Frauen zu ganz schmalen Bändern geschlitzt, sehr sauber verknotet und zu etwa ein Pfund schweren Knäueln gewickelt werden. Weder Rinde noch Bänder müssen zum Weben irgendwie vorbehandelt werden, aber ich konnte sehen, dass manche Frauen sie in einen braun färbenden Rindensud tauchen, um den ledernen Braunton zu vertiefen (Bird, 1880).

Japanischer Hanf ist glatt und glänzend, in der Farbe hellen Strohs und ausserordentlich fein. Die Faser wird nicht nur zu Kleidung und Vorhangstoffen verarbeitet, sondern auch zu Moskitonetzen verwebt. «Früher war eine Hausfrau zu Recht stolz, wenn es ihr in ihrem Arbeitsleben gelang, neben der Kleidung für die Familie noch ein komplettes Moskitonetz zu machen, d.h. ein 100 m langes und 37 cm breites Netz aus dünnem Hanf. Diese grünen Moskitonetze verliehen den japanischen Sommeridyllen jene typische märchenhafte Unwirklichkeit» (Ciba-Rundschau, 4/1967, S. 12).

Auch Nesselfasern wurden verarbeitet und zu anderen leinenähnlichen Garnen gesponnen. An der Pariser Ausstellung 1878 stellte Japan eine grosse Kollektion von Nesselfasern, Garnen und Stoffen vor (Matthews, 1924, S. 832). Die Papierfasern des Maulbeerbaums werden ebenfalls verwendet. Ein Bogen Papier wird in schmale Streifen geschnitten, gedreht, zu Garn versponnen und als Schussgarn in eine seidene oder baumwollene Kette verwebt. Auch Pfeilwurzfasern, Ramie und Bananenfasern werden zu Garn verarbeitet, wobei diese Vielfalt nicht nur zeigt, welch interessante Pflanzen auf den japanischen Inseln wachsen, sondern auch den Einfallsreichtum der Menschen dort bezeugt. Zuerst verwendeten sie Materialien, die wild dort vorkamen, dann begannen sie, diejenigen Pflanzen anzubauen und zu züchten, die ihnen am nützlichsten schienen und die am besten gediehen.

Baumwolle, die wichtigste Faser für Japan, wurde im 16. Jahrhundert eingeführt und breitete sich rasch aus. Da wir uns aber schon in den Kapiteln über Westafrika und Indonesien mit der Verarbeitung von Baumwolle befasst haben, halten wir es für sinnvoller, an dieser Stelle jetzt näher auf die Herstellung der Seidengarne einzugehen.

Zuerst verwendete man Seide von wilden Seidenraupen, die die Blätter von den Eichen und Kastanien fressen, die in den Bergwäldern wachsen. Diese Raupen produzieren die hellbraune Seidenart, die wir Tussah nennen. Der Maulbeerbaum, von dem die Zuchtseidenraupen leben, ist zwar in Japan heimisch, aber die Seidenraupenzucht wurde erst im 3. Jahrhundert begonnen, als der Sage nach eine geheime Mission vier chinesische Mädchen entführte (oder die Mädchen überzeugte, mit ihnen zu kommen) und sie samt einem ausreichenden Vorrat von Seidenraupeneiern nach Japan brachte.

Der Lebenszyklus der Seidenraupe *Bombyx mori* beginnt mit den Eiern. Die stecknadelkopfgrossen Eier werden trocken und kühl gelagert, bis es warm genug ist zum Schlüpfen. Nach 10 bis 14 warmen Tagen schlüpft eine winzige Raupe aus, die zum Fressen auf die Maulbeerblätter gesetzt wird. Sie ist ausgesprochen gefrässig und wächst schnell. Sie muss

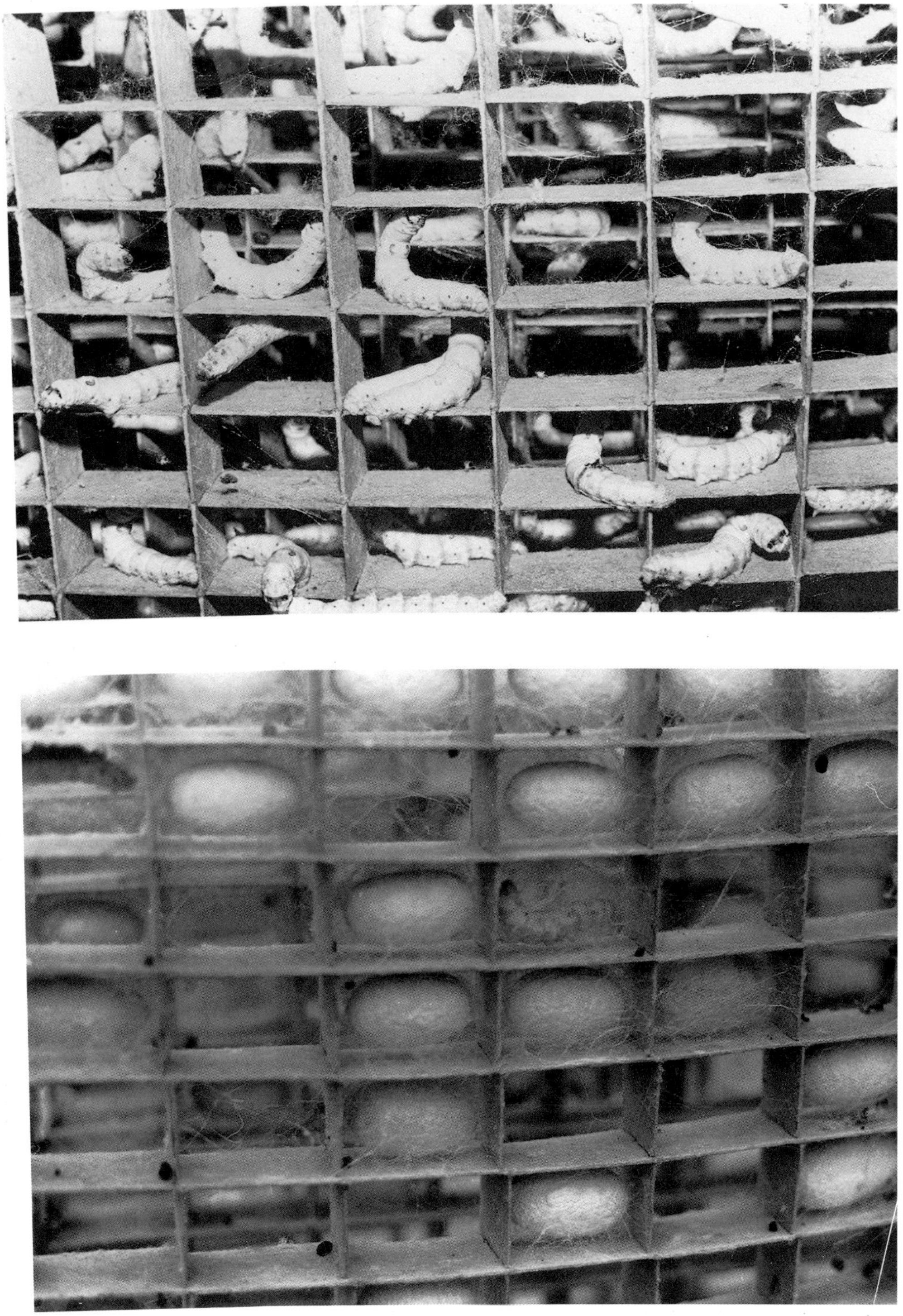

108 *Das Gitter aus Pappe ist so gemacht, dass jeweils nur eine Seidenraupe Platz hat, ihren Kokon zu spinnen:* (oben) *Seidenraupen;* (unten) *Seidenkokons.*

sich, bis sie 8 bis 10 cm lang ist, viermal häuten. Dann sucht sie einen Ort, um ihren Kokon
108 zu spinnen und findet diesen in einer Art Gitter. Der Platz reicht gerade eben für eine Seidenraupe, denn wenn zwei Raupen in einem Loch wohnen und zusammen anfangen zu spinnen, kann man die Seide nachher nicht mehr abhaspeln. Die Raupe macht mit ihrem Kopf Bewegungen in Form einer 8 und bringt dabei einen fortlaufenden Seidenfaden in flüssiger Form hervor, den sie zusammen mit dem Serizin aus zwei Drüsen am Kopf ausscheidet. An der

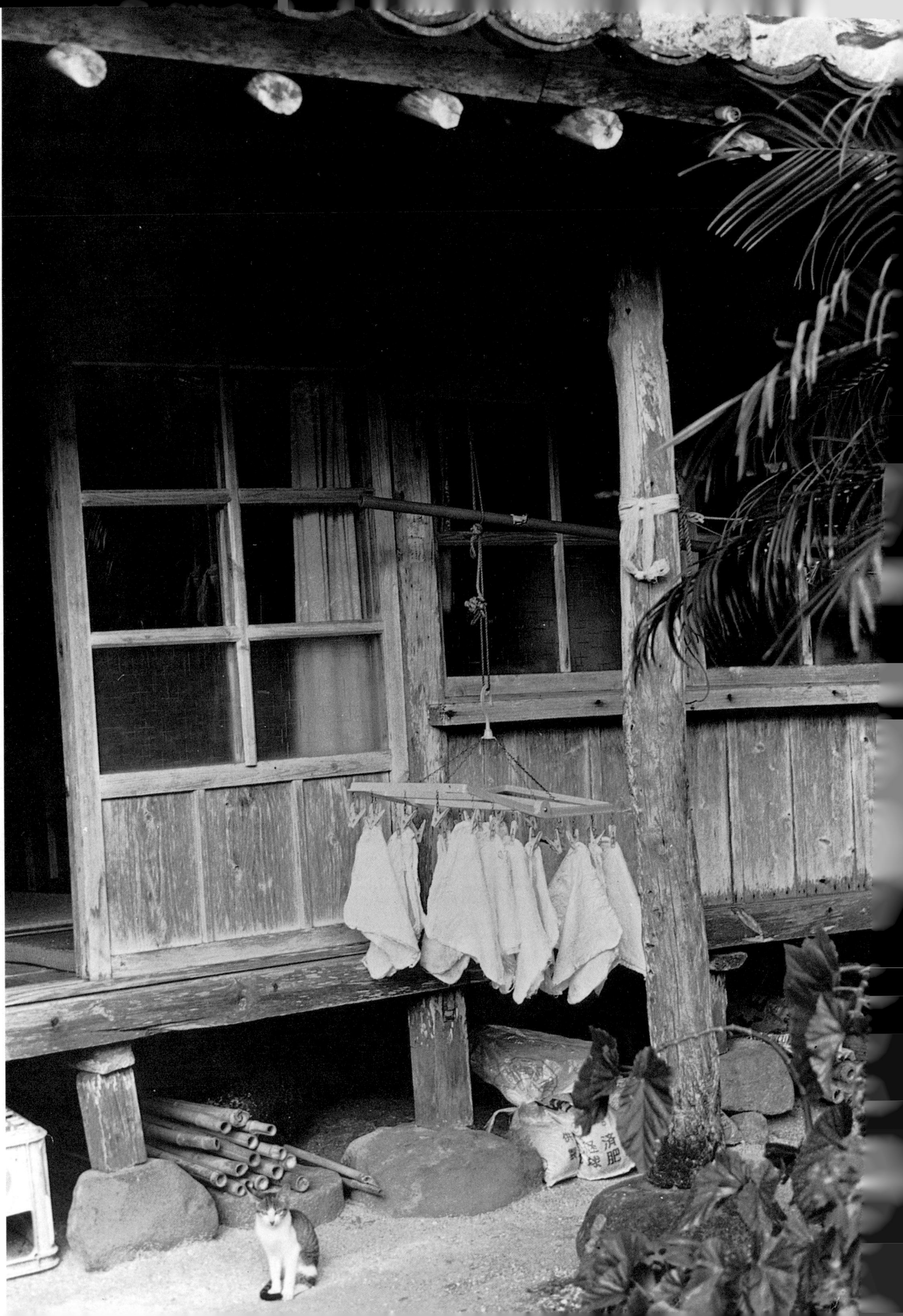

Luft erhärtet der Faden. Die Raupe schrumpft zusammen und wird zu einer Puppe, welche zehn Tage später als Schmetterling schlüpft. Aber das passiert nur, wenn sie ihren Lebenszyklus tatsächlich vollenden darf, denn die Seidenraupe muss im Kokon abgetötet werden, wenn sie nicht durch den Kokon brechen und den Endlosfaden zerstören soll.

Die Puppen werden mittels Dampf oder Hitze erstickt, und die Kokons könnten dann im Prinzip unendlich gelagert werden. In der Praxis ist dies aber nicht zu empfehlen, denn erstens brauchen sie zuviel Platz, und ausserdem werden sie gern von Ratten, Mäusen, Ameisen und Milben angeknabbert (Gaddum, 1979, S. 13).

Die Seide wird erst gehaspelt und dann gezwirnt. Zum Haspeln werden die Kokons in heisses Wasser gelegt, damit das Serizin aufweicht. Dann nimmt man die Fäden von sechs bis zehn Kokons zusammen, fädelt sie durch eine Öse aus Draht oder Glas und wickelt sie auf eine Haspel. Der Faden, der dabei entsteht, sieht immer noch wie nur ein Faden aus, da die extrem dünnen Einzelfäden zu einem Faden zusammentrocknen, wenn sie gemeinsam gehaspelt werden. Danach werden die Fäden oft noch gezwirnt, doubliert oder mouliert, so dass ganz unterschiedliche Seidengarne, von der weichen Einschlag- oder Tramseide bis zum fest gedrehten Organsin, entstehen.

Seidengarn entsteht auch, wenn man die äusseren Fäden der Kokons zusammen mit anderen Seidenabfällen richtig verspinnt. Am Anfang und am Ende des Kokons ist der Seidenfaden qualitativ nicht so hochwertig wie der Rest der Haspelseide und wird deshalb abgeschnitten. Einige Kokons sind eventuell beschädigt, verdorben oder von minderer Qualität. All diese kurzen Seidenfäden werden zusammengenommen und wie Wolle oder Baumwolle versponnen. Diesen weichen, dickeren Faden nennt man gesponnene Seide.

Auf der kleinen Insel Kume, 140 Kilometer westlich von Okinawa, gibt es noch eine andere
Methode, Seide zu spinnen. Jeder Kokon wird geöffnet, von innen nach aussen gewendet und
10 auf einen Rahmen gespannt. Lage um Lage dieser feinen Seide (*Mawata*) wird so aufgespannt
09 und wie ein Handtuch zum Trocknen aufgehängt. Wenn das *Mawata* trocken ist, wird es auf
11 einer Drehscheibe zwischen Nägeln befestigt, aufgebauscht und gesponnen. Es entsteht ein
weiches Schussgarn, das mit der gehaspelten Kette verwebt wird. Diese Spinntechnik ist
ausführlich bei Alison Mitchell (1985) beschrieben, die zweimal auf der Insel war, um bei der
einheimischen Bevölkerung zu lernen und zu arbeiten.

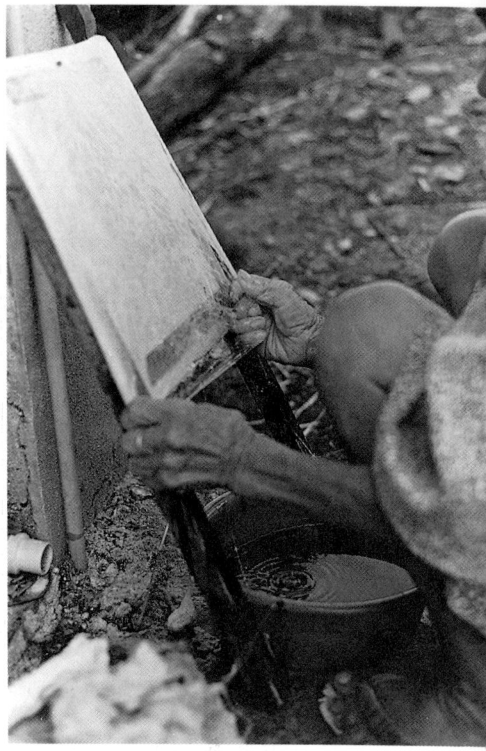

110 (oben) Mawata *wird vorbereitet: jeder Kokon wird geöffnet, von innen nach aussen gedreht und auf einen Rahmen gespannt.*

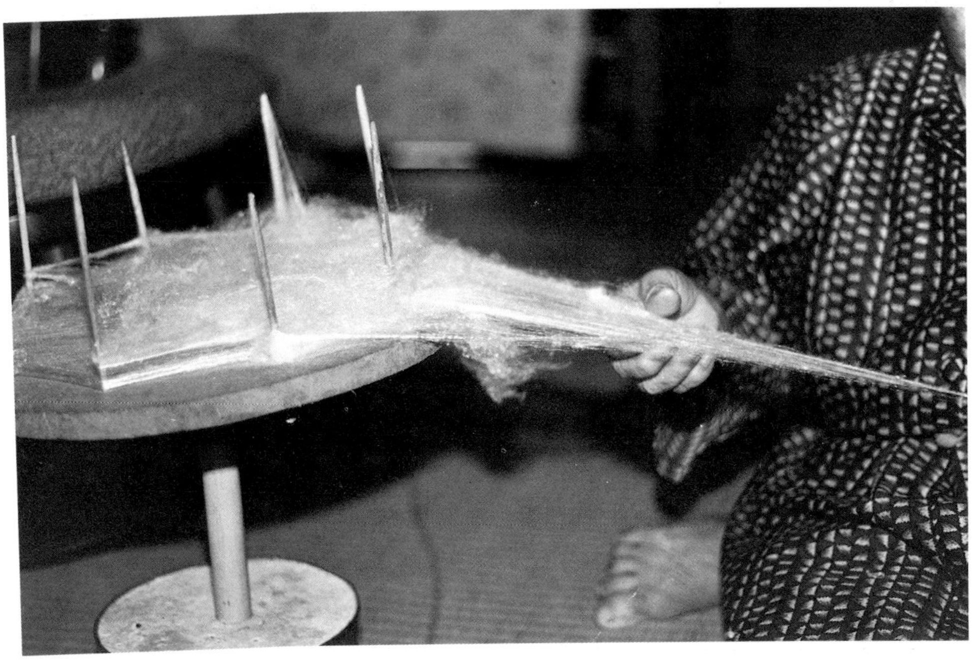

109 (gegenüberliegende Seite) *Viele Lagen werden aufeinandergelegt, bevor das* Mawata *zum Trocknen aufgehängt wird.*

111 *Das trockene* Mawata *wird auf einer Drehscheibe auf Nägel gesteckt und durch eine Öse zur Spinnerin geführt (rechts ausserhalb des Blickfeldes).*

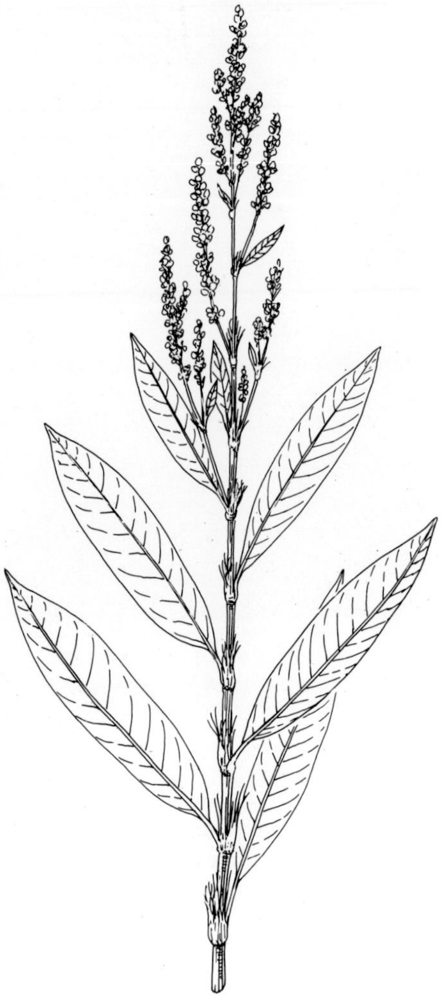

112 *Färberknöterich* (Polygonum tinctorium).

Die Farbstoffe

Kasuri-Stoffe lassen sich von der Farbe her grob in zwei Gruppen unterteilen; zum einen die gelben bis braunen, zum andern die blauen. Gelegentlich trifft man auch auf rote, orange, grüne oder violette Stellen, aber nur in vereinzelten Exemplaren. Rot und Braun überwiegen deshalb, weil mit Naturfarbstoffen gefärbt wird, die leicht erhältlich sind. Die *Kasuri*-Technik ist eine Volkskunst in dem Sinn, als sie oft von Frauen ausgeübt wird, die auch auf dem Feld mitarbeiten. Sie sind nicht in der Lage, teure, importierte Farbstoffe zu kaufen, wenn überall, zwar in einer eingeschränkteren Farbpalette, natürliche Farbstoffe zu finden sind.

Das japanische Indigo, das sogenannte *Ai*, mit dem Blau in allen Schattierungen von Hell bis Dunkel gefärbt wird, stammt von anderen als den bisher in diesem Buch genannten Pflanzen. Am häufigsten verwendet wird der Färberknöterich (*Polygonum tinctorium*), eine 11
einheimische Pflanze, die auch angebaut wird. Die Blätter werden vor der Blüte gepflückt, auf dem Boden ausgebreitet, mit Wasser besprengt und zum Fermentieren abgedeckt. Nach ungefähr 80 Tagen werden die vergorenen Blätter in einem Mörser zerstampft und zu Indigobällchen geformt, die man trocknen und lagern kann. Für das Färbebad löst man einen halben Indigoball in einer alkalischen Lösung aus Kalk, Kleie, Sodaasche und Lauge. Die Mischung wird umgerührt, auf 20 Grad erhitzt und dann stehengelassen. Nach fünf bis zehn Tagen bilden sich Blasen auf der Oberfläche, und man fügt noch mehr Kalk und Kleie dazu, damit die Lösung alkalisch bleibt. Wenn sie fertig ist, wird das Garn eingetaucht und anschliessend zum Oxidieren aufgehängt. Einmal Eintauchen reicht für Hellblau, zwei- oder dreimal Eintauchen ergibt Mittelblau, und für Marineblau muss das Garn mindestens zehnmal eingetaucht werden. Nach jedem Eintauchen muss das Garn genauso lang an der Luft aufgehängt werden, wie es im Färbebad lag (*Brooklyn Botanic Garden Record*, Vol. 20, 1982, Nr. 3).

Jun und Noriko Tomita (1982, S. 70) beschreiben im Detail, wie mit natürlichem und synthetischem Indigo gefärbt wird. Sie führen *Polygonum tincotorium* und *Strobilanthes flaccidifolius* als die beiden Indigopflanzen an, die gemeinhin zu finden sind, während Jill Goodwin (1982, S. 74) Oleander (*Nerium tinctorium* oder *Nerium oleander)* als japanische Quelle für Indigo anführt. Der Oleanderstrauch wird wie der Maulbeerbaum der Seidenraupe tief geschnitten, um das Wachstum der Blätter anzuregen, die im Sommer gepflückt werden. Das Indigo wird hier durch einen Aufguss gewonnen, nicht durch die oben beschriebene Fermentierung.

Die roten oder violetten Tupfen, auf die man manchmal stösst, können mit den Wurzeln der *Rubia cordifolia*, einer Krapppflanze, oder den Blüten der Färberdistel *Carthamus tinctorius* gefärbt sein.

Gelb- und Brauntöne gibt es unzählige. Unter den ersten Farbstoffen, mit denen die Ainu ihre Textilien färbten, waren die Rinde von Erle und Walnuss sowie das Holz der Eibe. Sumachrinde (*Rhus*) und die japanische Kastanie (*Castaneas crenata*) liefern ohne Zusätze Braun und mit einer Eisenbeize Schwarzbraun. Die grünen Schalen der Walnüsse werden getrocknet und bis zum Gebrauch gelagert; sie geben dunkle Grautöne, wie sie auch der Gallapfel liefert. Gelb ist aus der Rinde der Bergkirsche und der *Fukugi*-Bäume, den Blättern des japanischen Ahorns und der Kamille (*C. japonica*) sowie den Blüten des Pagodenbaums (*Sophora japonica*) zu gewinnen.

Die japanischen Färbetechniken wären unvollständig beschrieben, liesse man Wasser und Schlamm unerwähnt, die in einigen Teilen des Landes stark eisenhaltig sind. «Es gibt einige Mineralquellen in Arima, in der Nähe von Kobe in Japan, wo das Wasser so gesättigt mit Eisensalzen ist, dass schon nach relativ kurzem Eintauchen und anschliessendem Oxidieren an der Luft ein dunkles Orange auf das Garn zieht» (Pellew, 1928). In Kume wird die Seide

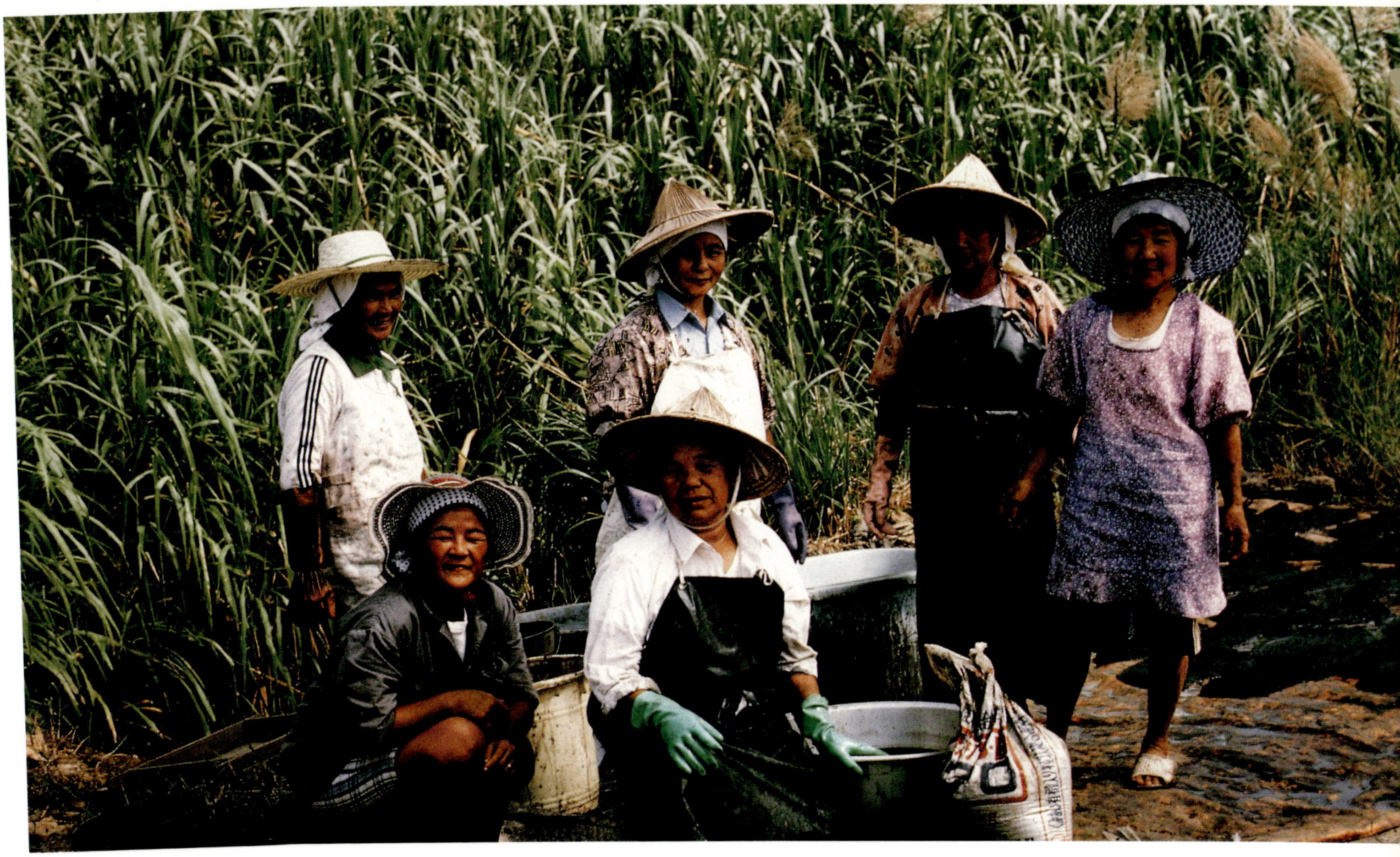

113 *Die Frauen machen eine Pause. Die Stränge mit Seidengarn sind rechts im Bild auf dem Boden ausgelegt und werden mit eisenhaltigem Schlamm bedeckt.*

Tsmugi mit einem eisenhaltigen Schlamm bedeckt, wodurch sich das eingefärbte Gelb, das an
13 anderen Stellen erhalten bleibt, zu dem satten Braun färbt, das die Grundfarbe dieser
einzigartigen *Kasuri*-Muster bildet.

Der Webstuhl

Auf dem Land werden die leinenbindigen Stoffe auf einem ganz einfachen Webstuhl gewebt. Dennoch müssen wir drei verschiedene Webstühle beschreiben, um die Entwicklung vom vorgeschichtlichen Webstuhl bis heute nachzuzeichnen, wobei die Einführung eines neuen Webstuhls keineswegs bedeutete, dass der alte nun ausgedient hatte. Der früheste Webstuhl ist sehr einfach und wird heute nur noch von den Ainu benutzt. Der zweite, der *Jibata*, ist ein niedriger, einschäftiger Webstuhl, der mit Körperspannung arbeitet. Der dritte, der *Takahata*, ist ein doppelschäftiger Kontermarschwebstuhl mit Tritten, ähnlich dem europäischen, in aller Welt anzutreffenden Webstuhl.

Der Webstuhl der Ainu

Man hat Teile von Webstühlen gefunden, durch die sich die Ursprünge des Ainu-Webstuhls auf 100 bis 200 n.Chr. zurückdatieren lassen (H. Pang, 1979). Und Isabella Bird erwähnt in *Unbeaten Tracks in Japan*, das 1880 herauskam (und kürzlich als Taschenbuch neu aufgelegt wurde), dass sie noch auf Frauen stiess, die damit arbeiteten. Sie schreibt:

Der Webstuhl ist so einfach, dass ich fürchte, ihn kompliziert zu machen, indem ich ihn beschreibe. An einem fest im Boden verankerten Haken ist das hintere Ende der Kette befestigt. Das vordere Ende hängt an einer Schnur, die um die Taille der Arbeiterin läuft, die mit dem Rücken für die nötige Spannung sorgt. Ein Rahmen mit einer Art Kamm, durch den die Fäden laufen, liegt ihr auf den Füssen. Eine Röhre trennt die oberen von den unteren Kettfäden. Eine spatelförmige Webnadel aus gekerbtem Holz und das Holz, worauf das fertige Gewebe gewickelt wird, gehören noch dazu. Die Kette ist 5 m lang und 37,5 cm breit. Es wird sehr gleichmässig gewoben und streng darauf geachtet, dass die Knoten auf die Unterseite zu liegen kommen. Das Weben geht sehr langsam vor sich, eine Frau schafft an einem Tag nicht mehr als 35 cm. Die Weberin sitzt auf dem Boden, das Ganze ist an ihrer Taille befestigt, und der Webstuhl, wenn man ihn denn so bezeichnen will, liegt ihr auf den Knöcheln. Man braucht viel Übung, bis man die Spannung mit dem Rücken richtig regulieren kann. Beim Weben robbt sich die Weberin fast unmerklich immer näher an den Haken heran... Es ist das einfachste und vermutlich primitivste Webgerät, das es gibt. Kamm, Webnadel und Rolle kann man sich mit Hilfe eines gewöhnlichen Messers schneiden.

Nach einzelnen Modellen, die sich in Museen befinden, und den Schilderungen von Ling Roth in *Studies in Primitive Looms* lassen sich noch ein paar Details ergänzen, die einer viktorianischen Reisenden, die mit dem Weben nicht vertraut ist, entgehen konnten. Eines der interessantesten Charakteristika ist, dass das Blatt hinten zwischen dem am Pfahl hängenden Ende der Kette und den fachbildenden Vorrichtungen liegt und nicht, wie allgemein üblich, zwischen den fachbildenden Vorrichtungen und der Weberin. (Übrigens entfällt dadurch die Notwendigkeit, die Kettfäden hinten durch Einlesestäbe zu ordnen.) Ein weiteres interessantes Merkmal des Ainu-Webstuhls ist die Tatsache, dass er nach Ling Roth mindestens sechs verschiedene Fachvorrichtungen aufweist, die neben dem üblichen Stab verwendet werden, auch wenn Isabella Bird nur von einer Röhre spricht, die die Kettfäden trennt (solche Röhren oder Rollen sind bei vielen einfachen Webstühlen üblich). Diese Vielfalt ungewöhnlicher fachbildender Vorrichtungen lässt vermuten, dass sich der Webstuhl in Japan über viele Jahre hinweg weiterentwickelte und nicht vom asiatischen Festland importiert wurde.

Der Jibata

Es ist anzunehmen, dass der *Jibata*, d.h. flacher Webstuhl, über Korea aus China kam, da nach Yoshita Yanagi, dem Textilkurator des japanischen Volkskundemuseums, der *Jibata* seit 202–220 n.Chr. in Gebrauch ist. Man könnte ihn als Übergangsmodell bezeichnen, da er ein Zwischending zwischen einem Webstuhl mit Körperspannung, wie dem der Ainu oder dem der Indonesier, und einem einschäftigen Webstuhl darstellt. Die Weberin braucht immer noch ihren Rücken, um die Kettfäden zu spannen, zusätzlich aber kann sie an einem Band ziehen, das um ihr Fussgelenk läuft, um den Schaft zum Gegenfach zu heben. Zieht die Weberin ihren Fuss weg, fällt der Schaft in seine ursprüngliche Position zurück, und das natürliche Fach für den Schussfaden liegt offen.

Der Webstuhl besteht aus zwei waagrechten Seitenteilen, die flach oder leicht schräg auf dem Boden liegen, und die am einen Ende eine Sitzbank tragen und am andern Ende zwei niedrigere und zwei höhere Pfosten. Die weiter entfernten Pfosten tragen den schwenkbaren, hoch angebrachten Kippbalken, der mit Schnüren an zwei kippbaren Armen mit dem Schaft verbunden ist, der sich hebt, wenn die Weberin die Schnur an ihrem Fuss anzieht. Ebenfalls an diesen Pfosten, aber auf halber Höhe, ist der paddelförmige Kettbaum angebracht, auf den die Kette aufgerollt ist. (Paddelförmig, weil sich der schmale, viereckige Balken, auf den die Kette gewickelt wird, auf beiden Seiten zu zwei flachen Schaufeln verbreitert, die einerseits verhindern, dass die Kettfäden abrutschen, und andererseits dem Balken eine grössere Auflagefläche verleihen.)

Die beiden kürzeren Pfosten sind mit einer Laufrinne versehen, in der sich die beiden Trennstäbe hoch- und runterbewegen, die die geraden von den ungeraden Kettfäden trennen. Die Kettfäden unter dem Trennstab sind diejenigen, die durch den Schaft angehoben werden, da sie in Litzen eingezogen sind, die Kettfäden auf dem Trennstab bewegen sich nicht.

Die Weberin sitzt auf der Bank, die Füsse ausgestreckt und um den einen Fuss läuft die Schnur, die mit der Stange zum Schwenken des Kippbalkens verbunden ist. Vor ihr liegt der Warenbaum, der durch Schnüre auf beiden Seiten mit der Rückenstütze verbunden ist, die entweder aus Garn und alten Flicken gewebt oder aus dünnem Holz geschnitzt ist. Das Blatt aus feinen Bambusspänen in einem Rahmen hängt frei in der Kette. Im Webschiffchen verbinden sich die Funktionen von Spule und Schwert; manchmal ist es so breit wie das Gewebe, hat eine stumpfe und eine scharfe Kante und manchmal auch Platz zum Einsetzen einer Spule (Miller, 1977).

Wir kennen den *Jibata* hauptsächlich von den Holzdrucken von *Ukiyo-e*, die einzelne Momente des Alltagslebens zeigen und bestätigen, dass er zu jener Zeit allgemein üblich war. Heute ist er, abgesehen von ein paar Ausnahmen, vom *Takahata*, dem Hochwebstuhl, abgelöst.

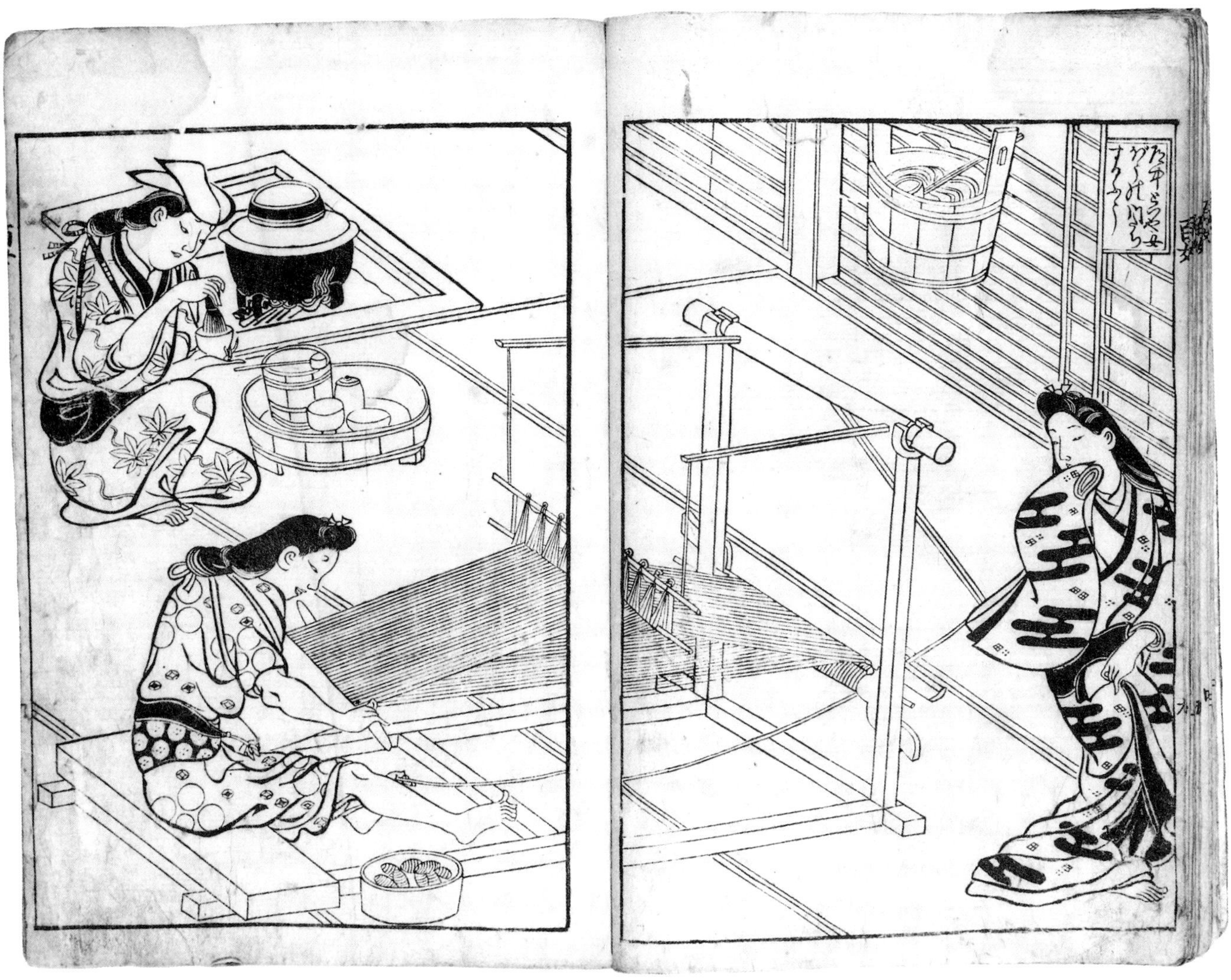

114 *Der* Jibata-*Webstuhl. Japanischer Holzschnitt von* Ukiyo Hyakunin Onna, *1681. London, British Museum.*

Der Takahata

Der *Takahata* gleicht dem üblichen zweischäftigen Flachwebstuhl mit erhöhter Bank, Brustbaum, Kettbaum, Hängelade mit Webblatt und zwei Schäften mit Gegenzug. Das Ganze liegt in einem stabilen Rahmen. Die Kettfäden werden abwechselnd in die beiden Schäfte gezogen, die über Schnüre mit den Tritten verbunden sind, die abwechselnd getreten werden, um die beiden Fächer für die Leinenbindung zu bilden. Man arbeitet mit einem kleinen Webschiffchen, in welches eine Fadenspule eingesetzt wird. Die Hängelade ersetzt das Schwert, mit dem bislang der Schussfaden angeschlagen wurde.

Auch der Zugwebstuhl, mit dem figürlich gemusterte Seidenstoffe gewebt wurden, spielte eine bedeutende Rolle in Japan und in China. Es erübrigt sich aber, diesen komplizierten Apparat zu beschreiben, was ausserdem den Rahmen dieses Buches sprengen würde, da er für das Weben der *Kasuri*-Stoffe nicht relevant ist.

Die Kasuri-Gewebe

Bei den *Kasuri*-Stoffen werden die Muster vor dem Weben auf die Fäden gefärbt; sie entstehen nicht durch irgendwelche Webtechniken wie Einlegen, Gobelin oder ähnliches. Wenn wir diese Stoffe beschreiben, müssen wir uns darum stärker auf die Vorarbeiten als auf das Weben selbst konzentrieren.

Die Gewebestruktur ist immer Leinenbindung, normalerweise in ausgewogener Fadendichte (d.h. es gibt gleich viele Kett- wie Schussfäden pro cm), obwohl man in einem Kett- oder Schussrips das Muster noch stärker herausarbeiten könnte, wenn man einen kett- bzw. schussgemusterten *Kasuri* macht.

Es gibt verschiedene Arten, die Farbe auf den Kett- und Schussfäden auszusparen. Die verbreitetste Technik ist, das Garn an den Stellen abzubinden, wo es ungefärbt bleiben soll. Weitere Möglichkeiten wären folgende:

a) Das Garn wird zwischen zwei identischen Platten, aus welchen das Muster herausgeschnitten wurde, eingeklemmt. An den Stellen, wo das Garn von beiden Platten zusammengepresst wird, kann keine Farbe eindringen.
b) Das Kettgarn wird vorübergehend mit einem gröberen Garn verwebt und so gefärbt. Danach wird der Stoff aufgetrennt, und auf dem Kettgarn sind an den Stellen, wo sich die Fäden kreuzten, kleine weisse Punkte zu sehen. Das Gewebe wird dann noch einmal neu mit einem einfarbigen dünnen Garn verwebt, so dass die Punkte sichtbar bleiben.
c) Die Farbe wird von Hand auf Teile des Kett- oder Schussgarns gemalt.
d) Alle Kettfäden werden in voller Webbreite auf eine spezielle Druckplatte gelegt und im Handdruckverfahren gefärbt, bevor sie aufgebäumt werden.
e) Die Garne werden in verschiedene Farbbäder getaucht.
f) Das Garn wird vor dem Färben zu einem festen Zopf geflochten, um Zufallsmuster entstehen zu lassen.

Die wichtigste Reservetechnik, das Abbinden des Garns vor dem Färben, wird im folgenden beschrieben. Es können sowohl die Kett- als auch die Schussfäden oder beide abgebunden werden, wobei wir alle drei Verfahren sowie eine spezielle Technik, den sogenannten Bilder-*Kasuri*, hier einzeln beschreiben.

115 *Das Mädchen webt auf dem* Takahata-*Webstuhl. Ein Druck aus einer Serie von* Katsukawa Shunsho.
London, British Museum.

Abbinden der Kettfäden

Die Kettfäden abzubinden ist vermutlich die einfachste Technik, ein Reservemuster auf einem *Kasuri*-Stoff zu erhalten. Sie eignet sich vor allem für Pfeil- und Zickzackmuster, die längs im Gewebe, also in Kettrichtung, verlaufen.

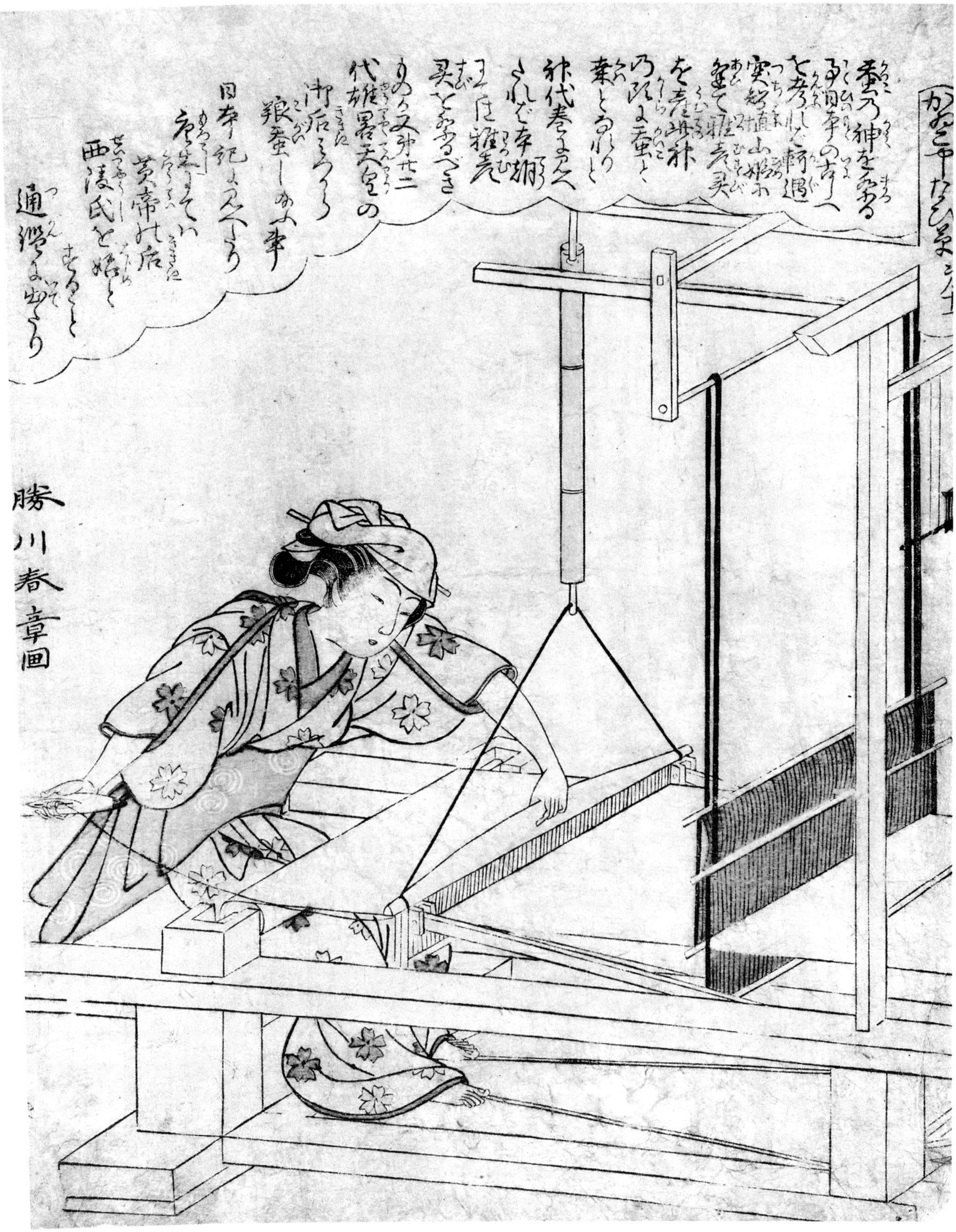

勝川春章画

116 *Bevor man die Reservemuster abbinden kann, werden die Markierungen vom Stock auf die aufgespannten Kettfäden übertragen. Die Fukugi-Bäume neben der Frau haben eine besondere Rinde, die leuchtend gelb färbt.*

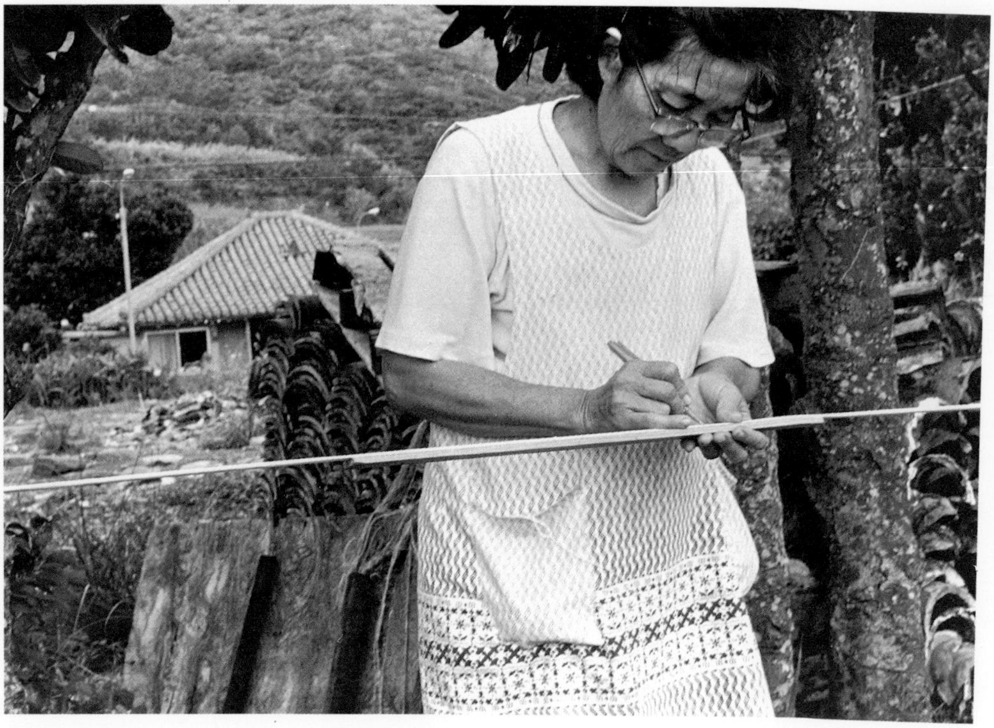

117 *Kett*-Kasuri.

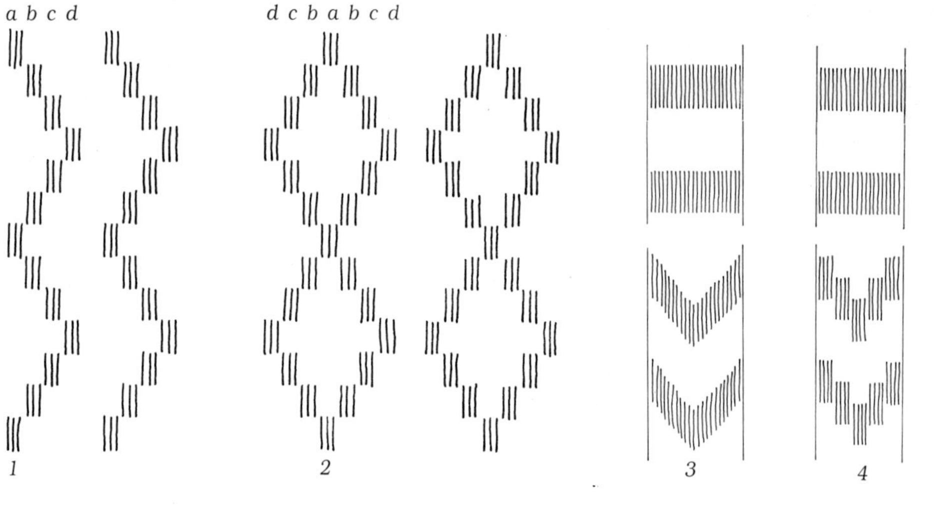

118 *Schuss*-Kasuri.

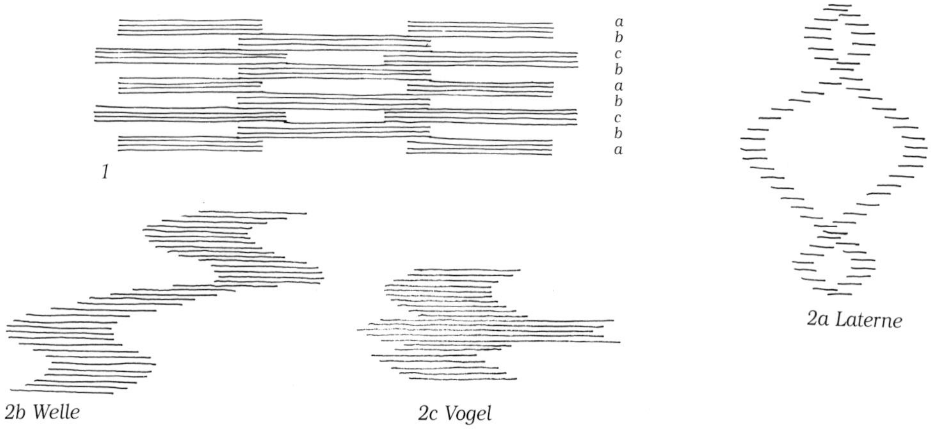

Nachdem Zahl und Länge der benötigten Kettfäden berechnet sind, wird geschärt, wobei die Schärpflöcke oft auf der Strasse eingeschlagen werden, wo ausreichend Platz und Hilfe zum Abbinden schnell zur Hand ist. Die Stellen im Muster, die ungefärbt bleiben sollen, werden auf einem Stock markiert und anschliessend auf die gesamte Länge der Kette übertragen.
116 Abb. 117/1 zeigt ein sehr einfaches Kett-*Kasuri*-Muster mit vor- und zurückversetzten kurzen
117 Strichen. Es besteht aus den vier Musterelementen a, b, c, und d, die sich über die ganze Länge und Breite des Gewebes wiederholen. Dann werden die vier Musterelemente auf Stöcken markiert und für jedes Musterelement die entsprechende Zahl von Kettfäden abgebunden. Für die Fäden zwischen den reservierten Strichen braucht man auch eine einfarbige Kette in der Farbe des Hintergrundes. Wenn die Kettfäden gefärbt, gespült und getrocknet sind, wird die Abbindung vorsichtig aufgeschnitten und die vier Musterelemente sowie die ungefärbten Kettfäden in der richtigen Reihenfolge im Blatt (dem kammartigen Gerät zum Verteilen der Kette) angeordnet, bevor sie schliesslich aufgebäumt werden. Das Muster aus Abb. 117/2 ist aus denselben Kettfäden gewebt, nur sind die Musterelemente hier anders angeordnet.

Bei den Figuren von Abb. 117/3 und 4 wurden die Musterelemente wahrscheinlich quer über die ganze Breite der ausgespannten Kette im richtigen Abstand abgebunden und erst beim Anknüpfen an den Kettbaum in kleinen Einheiten zum Zickzack verschoben. Die Japaner haben alternativ dazu einen Kettverschiebkasten entwickelt. Der Kasten wird zwischen Brustbaum und Schäften auf dem Webstuhl befestigt. Er besteht aus zwei rechteckigen Holzplatten, die auf gleicher Höhe beidseits der Kette angebracht sind; der richtige Abstand wird durch zwei angeschraubte Leisten gesichert. In beide Platten sind Löcher gebohrt. Wenn man nun Stäbe durch ganz bestimmte Lochpaare steckt und die verschiedenen Musterpartien der Kette jeweils über verschiedene Stäbe laufen lässt, kann man eine mit waagrechten Streifen gefärbte Kette, die über den Kettverschiebkasten auf den Kettbaum gebäumt ist, zu einem vorgegebenen Muster verschieben (Tomita, 1982, S. 61).

Abbinden der Schussfäden

118 Schuss-*Kasuri*-Muster werden auf einer einfarbigen Kette gewebt. Der Schussfaden wird zu Strängen gewickelt, die wegen der Einarbeitung, jener zusätzlichen Länge, die das Garn braucht, um sich zwischen die Kettfäden zu legen, eine Spur breiter liegen als der zu webende Stoff.

Im Beispiel aus Abb. 118/1 besteht das Reservenmuster aus drei verschiedenen Elementen a, b und c. Dafür werden drei unterschiedlich abgebundene Stränge sowie einfarbige Stränge für die Flächen dazwischen vorbereitet. Wenn das Garn gefärbt und trocken ist und die Umwicklungen gelöst sind, wird es zum Weben vom Strang auf Spulen gewickelt. Beim Weben der verschiedenen Musterelemente ist darauf zu achten, dass die reservierten Stellen an der richtigen Position im Muster sitzen.

Für eine andere Schuss-*Kasuri*-Technik, die in Abb. 188/2a zu sehen ist, braucht man nur eine kleine Stelle in der Mitte des Strangs zu reservieren. Beim ersten Schusseintrag kommt die abgebundene Fläche in die Mitte des Gewebes, aber schon in der nächsten Schussreihe liegt sie eine Spur weiter rechts, wodurch sich die nachfolgende reservierte Stelle etwas nach links verschiebt usw., so dass durch diese unmerklichen Verlagerungen Rauten oder laternenförmige Muster entstehen.

Eine dritte, in Abb. 118/2b illustrierte Methode lässt freiere Mustermöglichkeiten zu. Man wickelt das Schussgarn zu Strängen, die wesentlich breiter als das beabsichtigte Gewebe sind, und reserviert eine mittelgrosse Fläche, die in der Mitte des Strangs abgebunden wird. Bei jedem Schusseintrag wird das Reservemuster genau dort eingelegt, wo es sein muss, um Wasser darzustellen. Ein Nachteil dabei ist nur, dass an den Webkanten die Schlingen des überschüssigen Schussgarns stehenbleiben, die in die nächste Schussreihe eingelegt werden müssen. Der Vogel, Abb. 118/2c, ist auf die gleiche Weise entstanden, nur wurden dazu zwei verschiedene Schussstränge verwendet. Die für den Körper reservierte Fläche ist etwas breiter als diejenige für die Flügel.

Bilder-Kasuri: eine komplexe Schuss-Reservetechnik

Ausser den beschriebenen Techniken für einfache Muster gibt es noch den sogenannten *E-gasuri* oder Bilder-*Kasuri*, womit sich gegenständliche Motive wie Fische, Bäume, Tiere oder Gebäude realisieren lassen. Die Technik wurde 1839 von Taizo Otsuka aus Kurume entwickelt 119
(Tomita, 1981). Die Bilder tragen symbolische Bedeutung und können auch zwei oder mehr Motive umfassen, wie Kranich und Schildkröte, die Symbole für Langlebigkeit, oder Kiefern-Bambus-Pflaumen-Blüte, Symbole für Langlebigkeit, Rechtschaffenheit und Harmonie (Langewis, 1967).

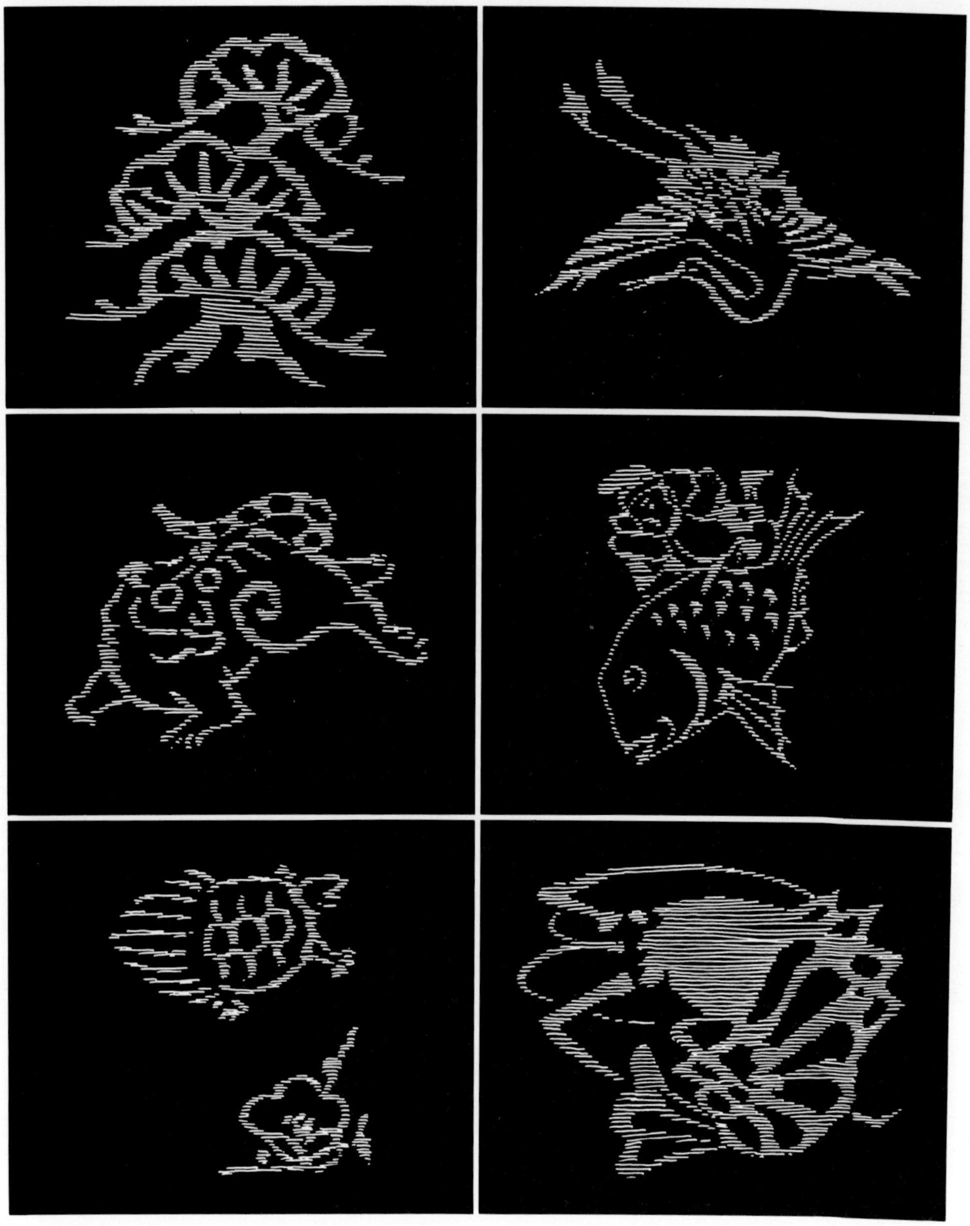

119 *Sechs beliebte Motive für einen* E-gasuri *(Bilder-*Kasuri*):* (oben) *Kiefer, Kranich;* (Mitte) *Tiger, Meeresbrasse;* (unten) *Schildkröte mit Pflaumenblüte, Krabbe.*

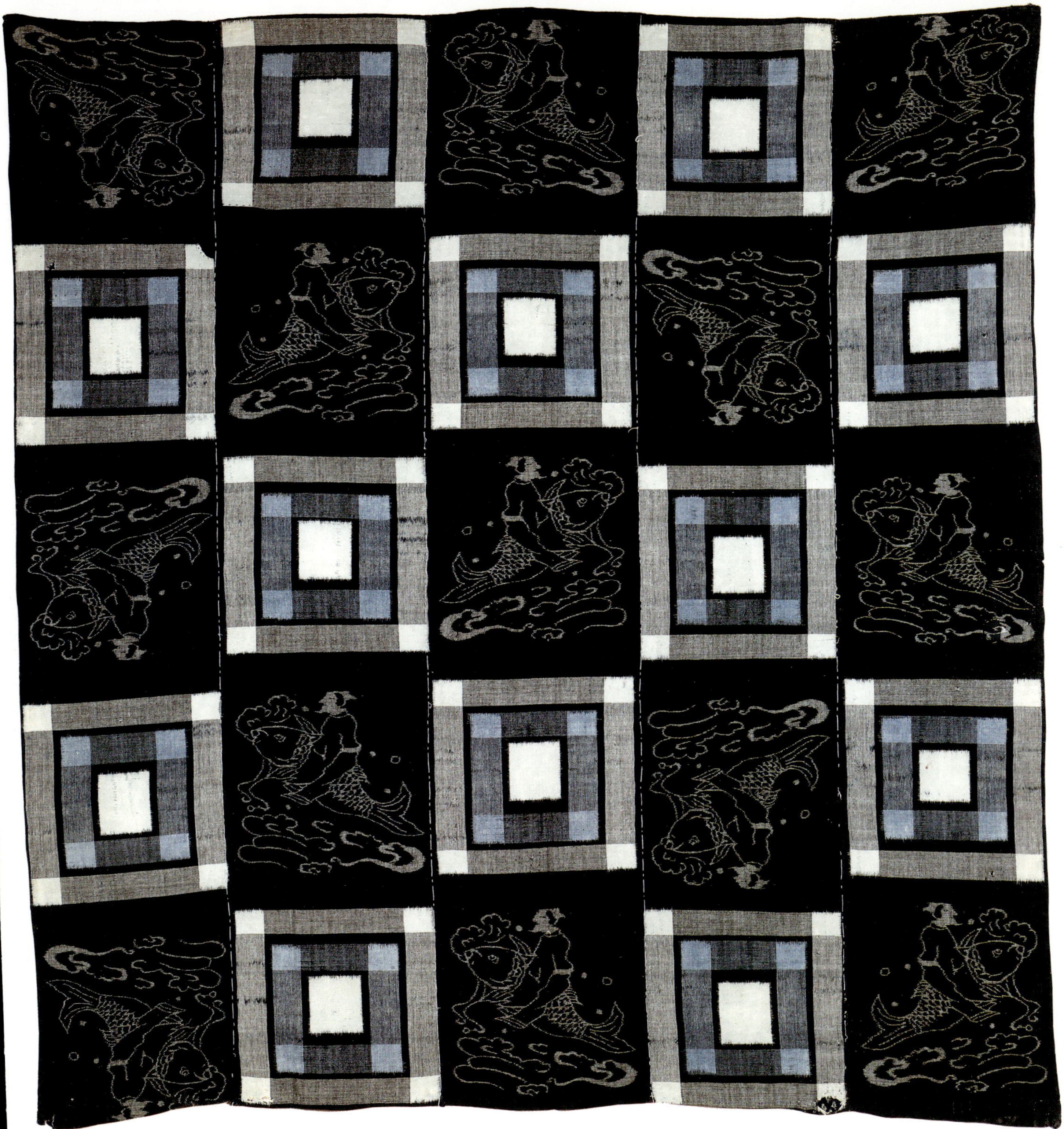

120 *Quiltdecke mit dem Rapportmuster eines Unsterblichen, der auf einem Karpfen reitet, und einem geometrischen Motiv. Präfektur von Fukuoka, 19. Jahrhundert. London, Victoria and Albert Museum.*

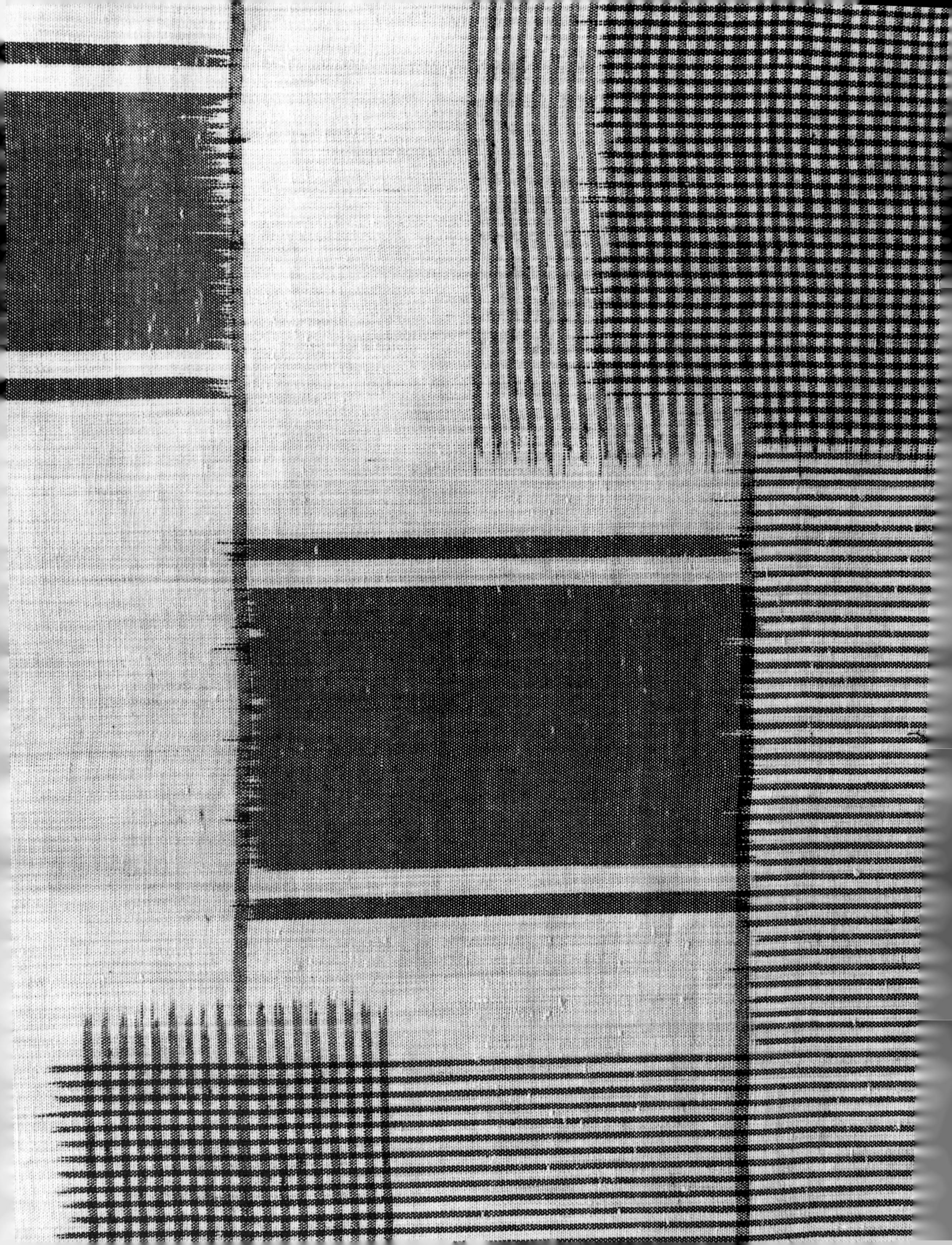

Für diese Methode braucht man unendlich Geduld. Zuerst erstellt man eine Zeichnung. Dann fertigt man sich ein Brett in der entsprechenden Grösse an und schlägt auf jeder Seite genau im richtigen Abstand eine Reihe kleiner Nägelchen ein, so dass mit dem quer über das Brett von Nagel zu Nagel gespannten Leitfaden genausoviele Fäden pro Zentimeter laufen wie nachher Schussreihen im Gewebe. Dann legt man die Zeichnung unter den aufgespannten Führungsfaden und überträgt sie darauf detailgetreu mit einem wasserfesten Stift. (Manchmal wird das Muster auch mit einer Holzplatte auf die Fäden gedruckt.) Für die ersten paar Schusseinträge werden auch Anfang und Ende der Reihen markiert, damit man beim Weben die genaue Position findet, indem man die Markierungen an die Webkanten legt.

Danach kann der Leitfaden vom Brett abgewickelt und in ganzer Länge aufgespannt werden. Neben dem Leitfaden spannt man so viele Schussfäden, wie man für das Gewebe braucht – das Muster kann sich beliebig oft wiederholen – und umwickelt sie an den nach der Zeichnung markierten Stellen. Diese Arbeit ist sehr zeitaufwendig und mühsam; die endlosen Knoten, die man beim Abbinden knüpfen muss, ermüden die Finger. Wenn alles fertig abgebunden ist, wird das ganze Garn zu einem losen Strang gewickelt und gefärbt. Nach dem Färben, wenn der Strang ausgespült und trocken ist und die Abbindungen gelöst sind, werden die Fäden zum Weben einzeln auf Knäuel gewickelt.

Das Muster kann auf vier verschiedene Arten erscheinen, je nachdem, ob der Faden von der linken oder der rechten Webkante aus eingelegt oder ob er vom Anfang oder Ende des Knäuels aus aufgespult wird. Wenn beispielsweise eine Krabbe von rechts oder links, mit der rechten Seite oben oder umgekehrt ins Bild kommen kann, lassen sich viele interessante Musterrapporte erstellen.

121 (gegenüberliegende Seite) *Dieses neuere Gewebe von Jun Tomita zeigt gut, wie Kett- und Schuss-Kasuri in einer abstrakten Komposition eingesetzt wurden. Privatsammlung.*

Kombinierter Kett- und Schuss-Kasuri

Wenn man das Prinzip des Kett- und Schuss-*Kasuri* verstanden hat, kann man sich leicht vorstellen, wohin eine Kombination beider Techniken in einem Gewebe führen kann. Die Technik eignet sich vor allem für einfache geometrische Muster mit Strichen, Streifen und Quadraten, und sie ist in kleinteiligen Mustern wie den kleinen, Moskitos genannten,
22 Kreuzchen ebenso zu finden wie in den grossflächigen, kühnen Rechteckmustern, die auf dem japanischen Reismass oder dem Quellmuster basieren.

Horizontale und vertikale Formen überschneiden sich und lassen kräftige Muster in drei Farbtönen entstehen, dem dunkelblauen Grund, dem reinen Weiss, wo die beim Färben
21 reservierten Stellen sich in Kette und Schuss überschneiden, und den Halbtönen, wo nur Kette oder Schuss ungefärbt erscheint. Die höchste Vollendung des *Kasuri* wäre wohl eine Kombination geometrischer Formen mit den figürlichen Motiven der *E-gasuri*, um schlichte, voll-
20 kommene Tücher zu schaffen.

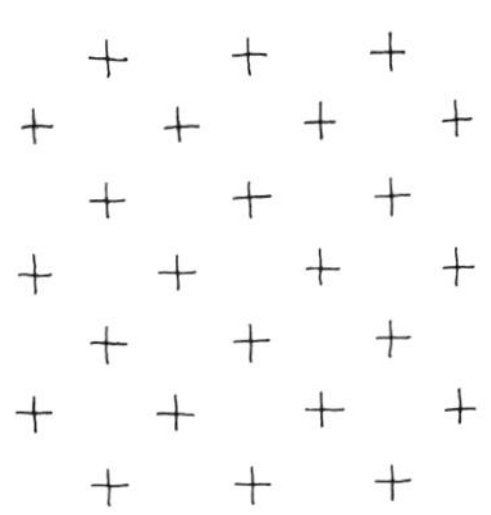

«Moskitos»

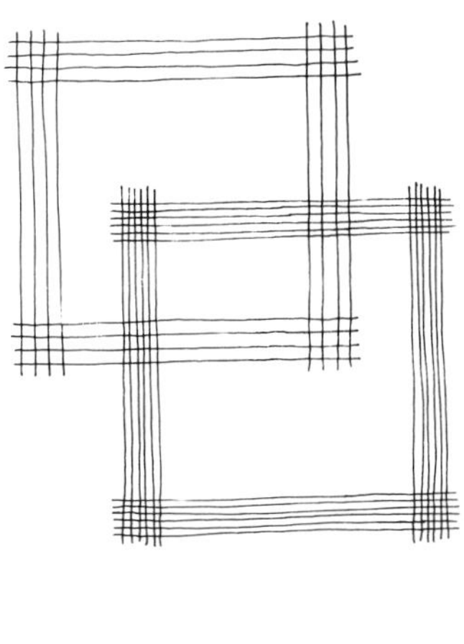

Reismass oder Quellmuster

122 *Kett- und Schuss-Kasuri sind miteinander kombiniert.*

6 SÜDASIEN

Einlegegewebe aus Nepal

Das unabhängige Königreich Nepal, ein Land von grosser Schönheit, aber zugleich eines der ärmsten Länder der Welt, erstreckt sich von den Südflanken des Himalaya-Gebirges 800 km nach Osten und Westen und grenzt im Norden an Tibet und im Süden an Indien. Geografisch fällt das Land in drei Breitengradzonen: den sogenannten Terai, den schmalen Gürtel tiefliegenden Landes an der indischen Grenze, einen Ausläufer der Ganges-Ebene, die allmählich übergeht in ein flaches Hügelland; die zentrale Gebirgskette mit Tälern auf einer Höhe von 1200 bis 3000 m ü.M., wozu auch das Tal von Katmandu, das Herz von Nepal, gehört; und schliesslich die Höhenzüge des Himalaya, der Heimat des Schnees mit bis zu 9000 m hohen Gipfeln, der die Grenze zwischen Nepal und Tibet bildet.

Nicht nur aufgrund seiner geografischen Lage mit den hohen Bergen im Norden und den Dschungeln im Süden, sondern auch aus politischen Gründen war Nepal weit über ein Jahrhundert lang vom Rest der Welt buchstäblich abgeschnitten. Erst im Jahre 1950, als die Regierung der Ranas, der autokratischen Erbpremierminister, zusammenbrach, wurden Besucher und Touristen im Land willkommen geheissen. Zwei Jahre später wurde der Mount Everest bezwungen. Das entlegene Land beschäftigte die Fantasie und brachte verlockende Bilder auf die Leinwände von Kino und Fernsehern in aller Welt. Seither wurden Strassen und Flughäfen gebaut und kleinere Fluglinien eingerichtet. Der Tourismus nimmt allmählich zu, konzentriert sich aber immer noch auf Katmandu, während die Bergtäler im Osten und Westen weiterhin relativ isoliert sind.

Es sind die Gewebe des Hügellandes von Koshi im Osten Nepals, die wir in diesem Kapitel behandeln wollen, obgleich wir auch auf die anderen Textilien, jedoch in etwas allgemeinerer Form, eingehen werden. Bergpfade verbinden die isolierten Dörfer, die man zumeist nur zu Fuss erreichen kann, da die einzige, aus Indien kommende Hauptstrasse in Basanthapur endet. Hier haben Generationen von Frauen der Limbu und Rai das feine *Dhaka*-Tuch gewebt, einen Baumwollstoff mit bunten Einlegemustern, aus dem die *Topis* (die traditionelle Kopf- 12
bedeckung der Männer), Blusen und Schals gemacht werden.

Aus der Notwendigkeit heraus, mehr Geld zu verdienen, als durch den Verkauf auf lokalen Märkten möglich ist, haben die Frauen jetzt mit Unterstützung von KHARDEP (Koshi Hill Rural Development Scheme) ihre traditionellen Techniken zu vielfältigeren und vielseitigeren Geweben weiterentwickelt. Früher verwendete man für das *Dhaka*-Tuch nur wenige Farben auf weissem Grund, heute wird es in interessanten Farben gewebt, wobei für den Grund jetzt auch manchmal dunkle Töne gewählt werden, die die eingelegten Muster zum Leuchten 12
bringen. Die neuen Farbgebungen sind so erlesen und die Muster so fantasievoll, dass sich der Markt ausgeweitet und sogar schon einschlägige Geschäfte in Europa erobert hat.

Die Frauen der Limbu und Rai weben ausserdem einfarbige, gestreifte oder karierte Baumwolltücher für den eigenen Bedarf. Die Bhotes, zu denen die Volksgruppen der Sherpa, Tamang und Tibeter gehören, verweben Wolle. Die tibetanischen Weber, die der chinesischen Herrschaft ihres eigenen Landes entflohen sind, und neuerdings auch die Nepalesen selbst stellen dicke wollene Florteppiche her mit tibetanischen Mustern, teilweise in gedämpften Farbtönen naturgefärbter Garne.

Nachdem die Grenze nach Tibet geschlossen wurde, war Wolle nur noch begrenzt erhältlich. Dazu kommt, dass bei der akuten Nahrungsmittelknappheit kein Land zur Verfügung steht, um Baumwolle anzubauen, wie das früher der Fall war, so dass heute das meiste Rohmaterial

123 *Neue Farbkompositionen und Verwendungszwecke für* Dhaka-*Tücher.*

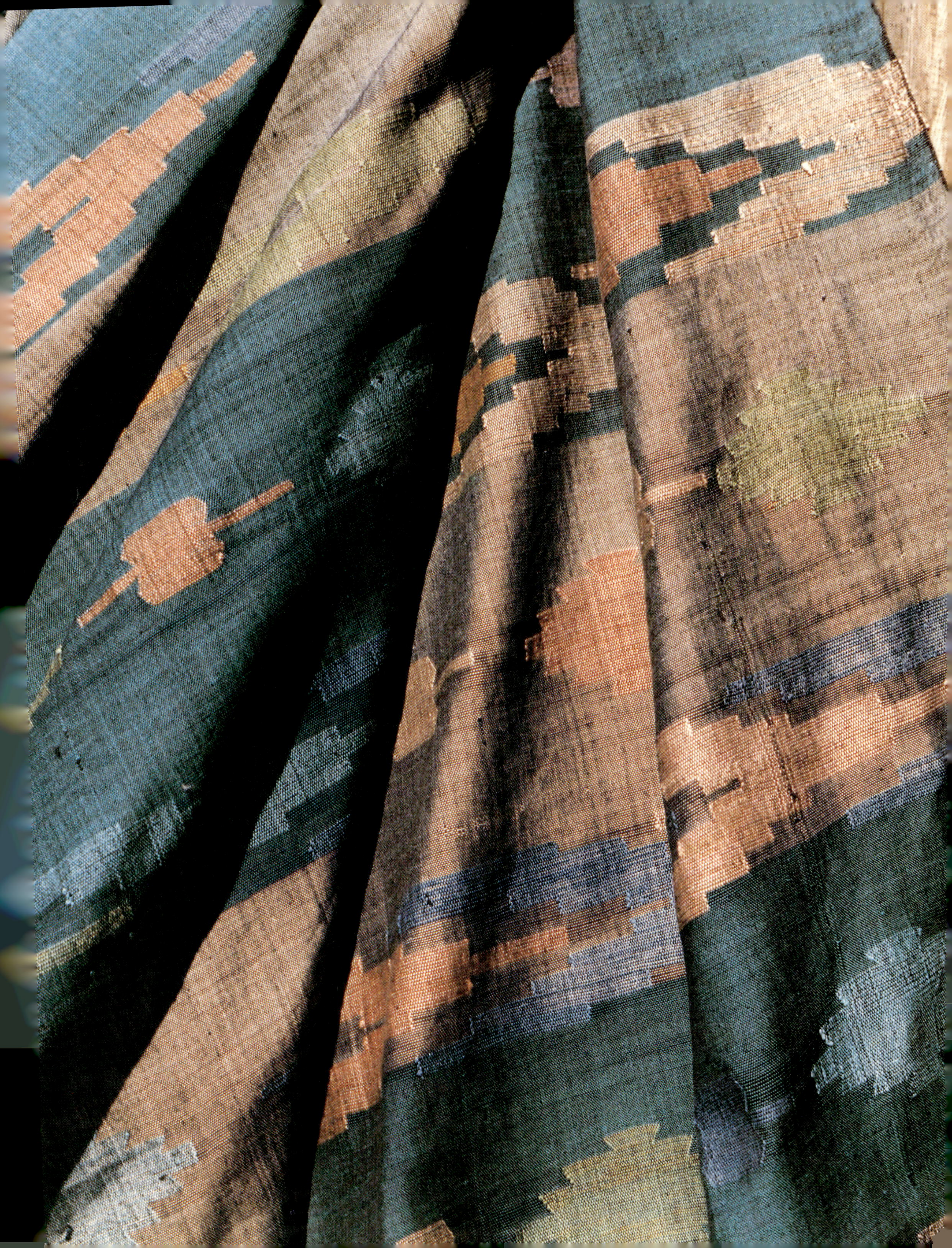

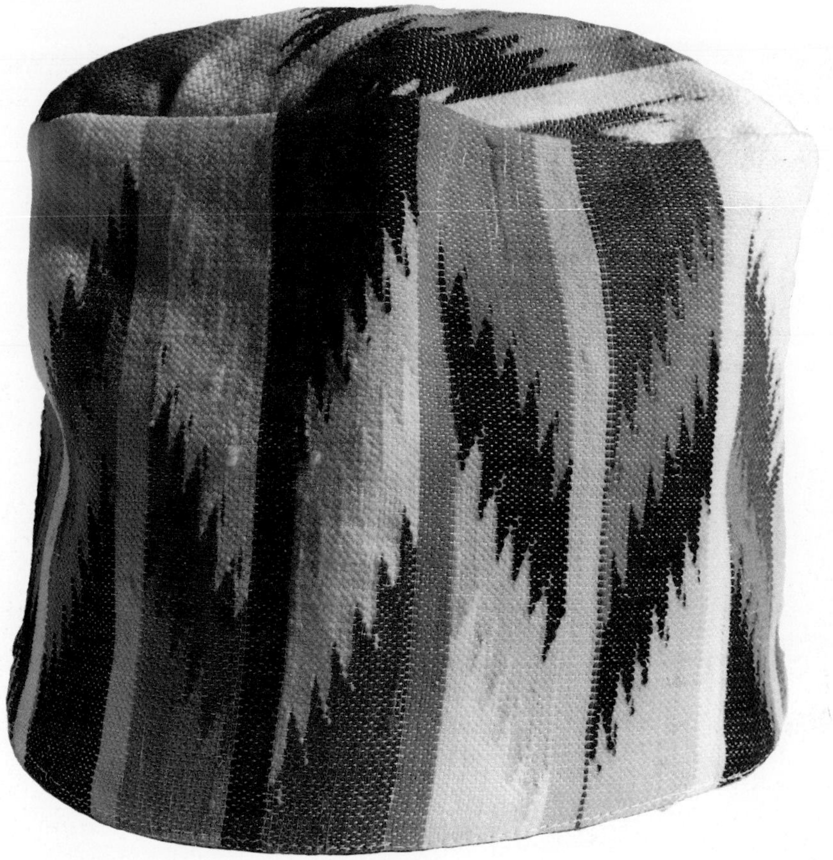

124 Topi *aus Baumwolle und Acryl, traditioneller Kopfputz der Männer aus dem Hügelland von Koshi.*

oder Garn importiert werden muss. Aber es gibt auch noch eine andere, unmittelbare Möglichkeit, sich Fasern zu beschaffen, nämlich die Nesselpflanze *Girardinia diversifolia*, die im nördlichsten Distrikt des Hügellandes von Koshi wild und üppig wuchert, und aus deren Fasern sich ein Garn spinnen lässt, das dem Leinen sehr ähnlich ist. Die unter dem Namen *Allo* bekannte Faser wird seit Generationen zu robuster Kleidung, Matten, Säcken, Kopfbändern für Träger und Fischernetzen verarbeitet. Auf Anfrage der Bevölkerung hin hat KHARDEP praktische Hilfe darin geleistet, die Gewinnung der Faser zu erleichtern und neue Verwendungszwecke zu entwickeln. Bis vor kurzem wurde *Allo* nur auf dem Rückenbandwebstuhl zu einem einfarbigen Kettrips verwebt. Neuerdings wird erfolgreich versucht, aus *Allo* Stoffe in Rauten- und Fischgratköper zu weben, die früher nur aus Baumwolle gefertigt wurden. Gewebe, welche aus einer Kombination von *Allo* in der Kette und Wolle im Schuss in Drehermustern hergestellt und zu Vorhangstoffen und Tischwäsche verarbeitet werden, sind nur zwei Beispiele für Artikel, die auch auf dem überregionalen oder internationalen Markt attraktiv sein können und den Rais, der ärmsten Bevölkerungsgruppe dieser rauhen Landschaft, das dringend benötigte Geld verschaffen.

Die nepalesische Industrie, einschliesslich der Jute- und Baumwollfabriken, befindet sich im schmalen Gürtel des Terai an der indischen Grenze. Die wichtigsten Beschäftigungsmöglichkeiten im Rest des Landes, abgesehen von staatlichen Ämtern oder dem Militärdienst in den Gurkha-Regimentern in Nepal oder im Ausland liegen im Bereich von Landwirtschaft, Lastentransport und Forstwesen. Die Niederlassung von Baumwollfabriken in den Bergdörfern und die Förderung von Heimarbeit in den Dörfern und Gehöften könnte nicht nur jeder einzelnen Familie zusätzlichen Verdienst bringen, sondern auch der Abwanderung in die Ebene entgegenwirken.

125 (gegenüberliegende Seite) *Ein Beispiel für ein Drehergewebe (von Hand eingelesen) aus* Allo, *das sich als Vorhangstoff oder Tischwäsche eignet.*

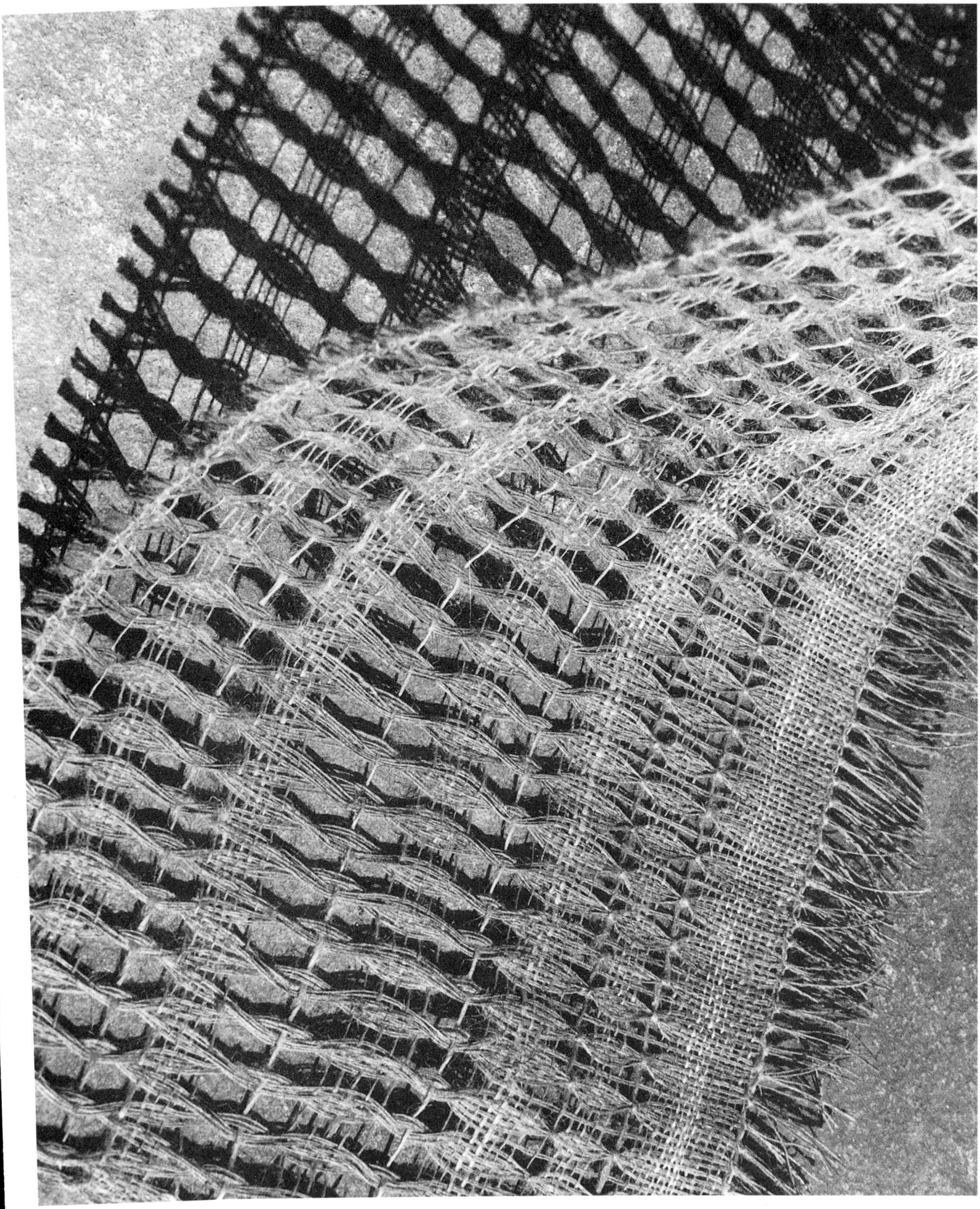

126 *Ecke von einem* Rari, *einer dicken gefilzten Decke, die als Köper in Tapisserietechnik (Einhängetechnik) gewebt ist.*

127 (gegenüberliegende Seite) Allo-*Ernte: Die Frau links ritzt den Stengel mit den Zähnen ein, um anschliessend – wie die Frau hinten – die Aussenhaut abzuziehen.*

Die Garne

Im Hügelland von Koshi in Nepal werden Wolle, Tierhaare, *Allo* und Baumwolle verarbeitet. Die Wolle für Decken und Bekleidungsstoffe stammt vom einheimischen Baruwal-Schaf. Das Vlies ist kurzfaserig, fest und elastisch, mit guten Filzeigenschaften; es kann schwarz, hellbraun oder weiss sein, was in den dicken, *Raris* genannten Decken sehr vorteilhaft zur Geltung 12
kommt. Diese Decken sind entweder in ausgewogener Leinenbindung oder, häufiger noch, als 2/2 Köper gewebt und in einer Tapisserietechnik (Einhängetechnik) gemustert, wobei die schwarze Wolle für das Muster und die weisse für den Hintergrund verwendet wird. Nachdem das Gewebe vom Webstuhl genommen ist, wird es gründlich gefilzt, indem man es auf einem glatten Felsen kräftig mit den Füssen stampft: Das Muster verschwimmt dabei zwar etwas, aber die Decke selbst wird dadurch wesentlich fülliger.

Das Schaf wird mit einem langen, krummen Messer geschoren und die Wolle anschliessend in Körben gewaschen und gekämmt, indem sie entweder mit dem Bogen geschlagen wird, wie anderswo die Baumwolle, oder mit Karden aus Indien kardiert wird. Die Frauen spinnen die Wolle entweder mit der Handspindel, die sie mit der Spitze in einer Schale aufsetzen, oder mit dem *Charka,* einem einfachen, handbetriebenen Spinnrad, ähnlich dem indonesischen aus Kapitel 4. Neuerdings gibt es auch Spinnräder mit Fussantrieb mit welchen der Spinnvorgang erheblich beschleunigt wird. Es gibt eine interessante Beschreibung (Schmidt-Thome, 1975, S. 165), wie die Sherpa die Wolle mit den Fingern, d.h. ohne Zuhilfenahme einer Spindel, spinnen. Die Wolle wird zu einem langen, weichen Vorgarn ausgezogen, das man sich wie ein Armband um das Handgelenk legt. Dazu wickelt man sich das Vorgarn ein paarmal locker über die Hand und bildet einen kleinen Strang, der wiederum von ein paar losen Schlingen gehalten wird. Dieses Armband legt man sich um den linken Arm und zieht mit Fingern und Daumen beider Hände ein paar Fasern heraus und dreht sie zu einem Faden, den man anschliessend auf einen Stock wickelt.

Die Männer der Sherpa spinnen vor allem in Gesellschaft, ebenfalls gern entweder im Gehen oder auf den flachen Dächern ihrer Häuser sitzend, was der Spindel viel Spielraum gibt, wenn sie der Hauswand entlang hinunterfallen kann! Die Männer verspinnen die Yak-Fasern und benützen dazu die Kreuzspindel mit einem Schaft aus Holz oder Bambus und zwei kurzen Querstäben, die etwa auf einem Drittel der Schaftlänge rechtwinklig über Kreuz auf dem Schaft sitzen. Der Yak hat ein rauhes Oberfell, das zu Teppichen und Taschen verarbeitet wird, und ein weiches Unterfell, das sich für Kleidung oder beispielsweise zum Abfüttern von Sätteln eignet.

Auch die *Pashmina*-Ziege hat zwei verschiedene Haararten, ein rauhes Oberfell, das manchmal zusammen mit Yak-Haaren zu Teppichen gefertigt wird, und eine wunderschön weiche Wolle darunter, die zu den berühmten Kaschmirschals verarbeitet wird. Aus *Pashmina* werden auch heute noch Schals gemacht, aber leider nur in begrenzter Anzahl, da die *Pashmina*-Ziegen in Nepal selten sind.

Wie bereits erwähnt, versteht man unter *Allo* die riesige Nesselpflanze *Girardinia diversifolia,* die in den Wäldern von Sankhuwasabha, hoch oben im Norden des Hügellandes von Koshi und anderen nördlichen Zonen Nepals üppig wächst. Die Ernte der Pflanzen ist eine harte, unangenehme Arbeit, denn Stengel und Blätter tragen bösartige, stechende Haare. Wattierte Handschuhe schützen die Hände beim Schneiden der Pflanzen und beim Abreiben der Stacheln. Dann beisst man mit den Zähnen am Anschnitt in den Stengel, um die 12
Aussenhaut, die die wertvolle Faser enthält, vom Mark abziehen zu können. Den inneren Stengel lässt man liegen und verrotten. Die äussere Schicht wird entweder lange mit Holzasche gekocht und anschliessend gespült, um das Pflanzenmaterial zu entfernen und die Fasern freizulegen, oder in Bündeln zur späteren Verwendung getrocknet. Wenn Ätznatron erhältlich

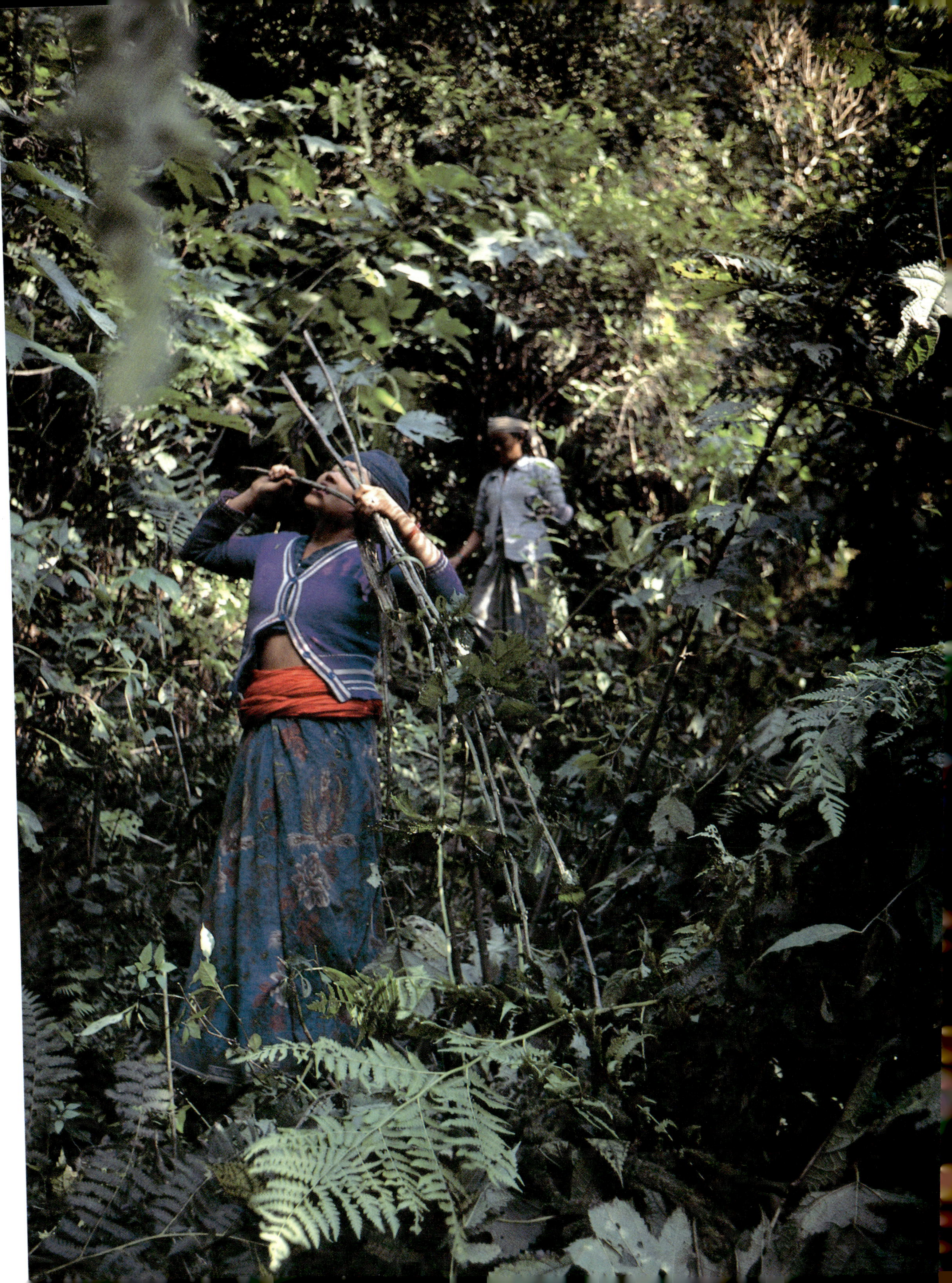

ist, lässt sich damit der Extraktionsprozess durch eine Verkürzung der Kochzeit beschleunigen – ein wichtiger Aspekt, wo Feuerholz kostbar ist.

Die *Allo*-Fasern gehören zu den längsten Fasern der Welt und sind sehr fest und hochglänzend, aber die Herstellung des Garns ist äusserst langwierig. Die Fasern werden ausgekocht, mit einer Säure neutralisiert (wenn mit Ätznatron gearbeitet wurde), gespült, geschabt und mit dem örtlichen Lehm, der Spuren von Glimmer enthält, oder mit Talkum eingerieben, bevor sie zum Trocknen aufgehängt werden. Wenn die Fasern trocken sind, setzt sich die Spinnerin auf den Boden, spannt sie zwischen Füsse und Körper, indem sie sie um den Fuss wickelt und unter den linken Arm klemmt, so dass sie mit der rechten Hand behutsam die Fasern auseinanderziehen kann. Die Faserbündel sind etwa 150 cm lang, lang genug, um von der Spinnerin um die Taille geschlungen zu werden, so dass sie ständig einen Vorrat zum Spinnen bei sich hat. Ein paar Fasern werden aus dem Bündel herausgezogen und in den gesponnenen Faden von der Spindel eingedreht. Die Spindel wird mit Daumen und Zeigefinger in Schwung gebracht, und dann wird im Gehen oder Sitzen weitergesponnen, wobei man dieser wichtigen Beschäftigung bei jeder sich bietenden Gelegenheit nachgeht.

Da in Nepal sehr wenig Baumwolle angebaut und versponnen wird, wird maschinengesponnener Nähzwirn aus Indien importiert und auf den Märkten oder vom Handelszentrum Emporium für Heimarbeit feilgeboten, wohin die Weberinnen ihre fertigen Produkte zum Verkauf bringen. Maschinell gesponnen und gefärbt wird die ebenfalls hauptsächlich importierte Baumwollfaser neuerdings in Dharan, wo ein grosses Angebot an Garnen produziert wird, aus dem die Weber Materialien für ihre *Dhaka*-Tücher auswählen können. Ausserdem wird zusätzlich zur einheimischen Wolle der Baruwal-Schafe Wolle aus Neuseeland importiert, obwohl die Nepalesen damit begonnen haben, ihre Vieh- und Schafherden aufzuwerten und zu vergrössern.

Die Farbstoffe

Wie schon erwähnt, sind die farbigen Garne, aus denen der *Dhaka*-Stoff im Hügelland von Koshi gewebt wird, zum grossen Teil maschinengesponnen und vorgefärbt. Aber in einigen kürzlich in den Bergdörfern abgehaltenen Kursen wurde Interesse laut, wieder lokale Pflanzen zum Färben zu verwenden.

Munjeet *(Rubia cordifolia)* wächst wild in Nepal und wird mit Zugabe von Rhabarber zum Färben von Rot- und Rosatönen verwendet. Munjeet, das in Nepal *Majito* heisst, ist eine Krappart, von der die ganze Pflanze und nicht nur die Wurzel verwendet wird, wie bei unserer bekannteren *Rubia tinctoria* und der *Rubia peregrina.* Schmidt-Thome (1975, S. 176) hat in seinem Buch über Kultur und Kunst der Sherpa einige interessante Informationen über das Färben zusammengetragen. Er beschreibt eine Pflanze namens *Tso,* die höchstwahrscheinlich mit der wilden Krapppflanze identisch ist. *Tso* ist ausserdem das tibetanische Wort für Farbe. Diese Kriechpflanze mit ihrem mehr als fingerdicken Stengel wird im Winter geerntet, wenn sie leichter zu finden ist. Wenn man die Pflanze fest umfasst und vorsichtig zieht, lassen sich die kleinen Wurzeln mit aus dem Boden ziehen. Die Pflanzen werden dann, wie ein Seil um den Arm gewickelt, nach Hause gebracht und am Feuer oder in der Sonne getrocknet. Es ist vorteilhafter, die getrocknete Pflanze zu pulverisieren, als sie in kleine Stückchen zu zerbrechen. Für diese schwere Arbeit braucht es zwei Leute, die abwechselnd die Mörserkeule, die so dick ist wie ein Männerarm, handhaben. Der kleingehackte Rhabarber, der mitgekocht wird, kann frisch verarbeitet werden. Beide Zutaten werden zusammen mit dem zu färbenden Material ausgekocht. Das Farbbad kocht etwa eine Stunde und bleibt dann über Nacht stehen, bevor das Färbematerial am nächsten Morgen ausgespült und aufgehängt wird.

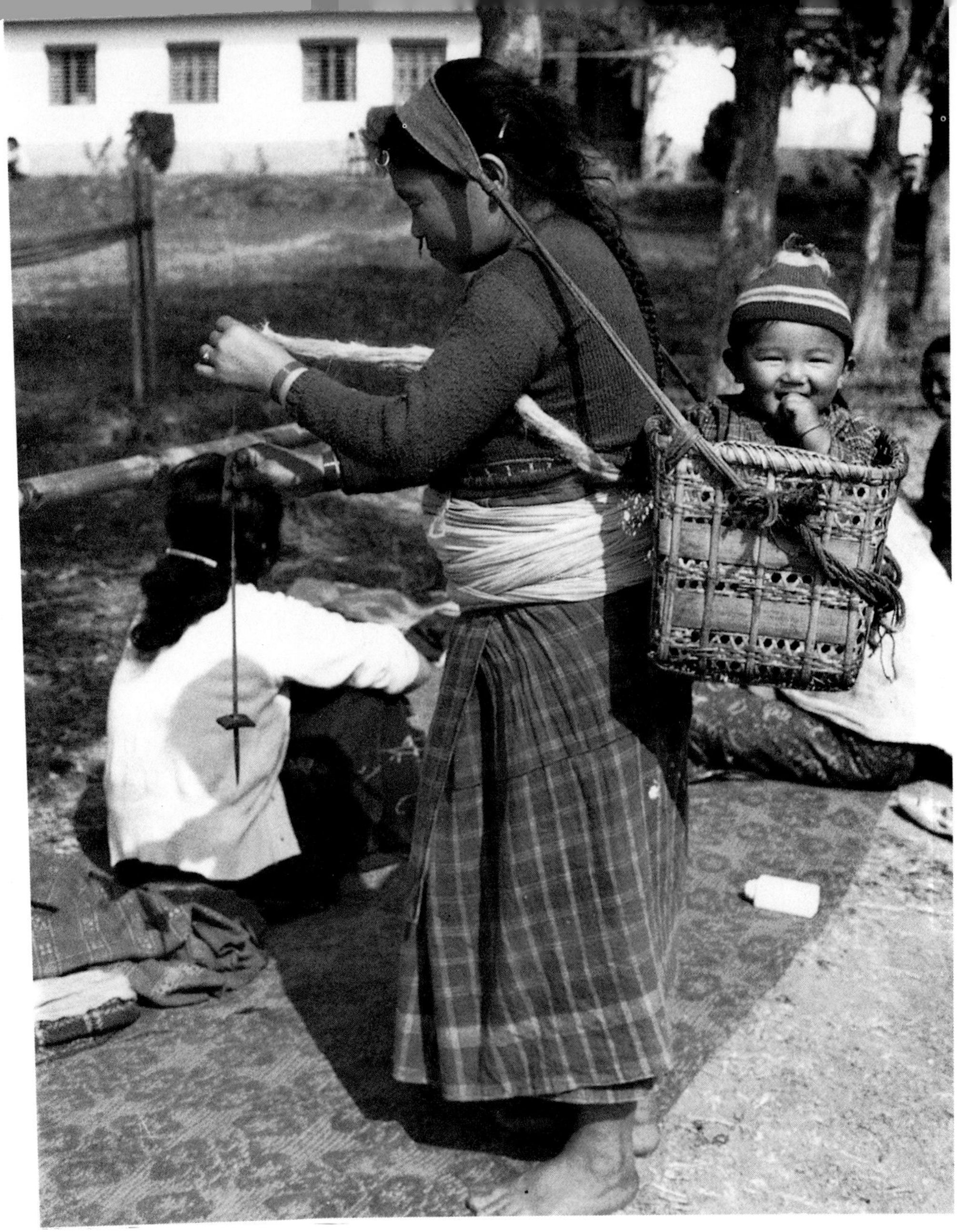

128 *Hier werden die vorbereiteten Allo-Fasern gesponnen.*

Um Gelb zu färben, verwenden die Sherpa die Blätter eines Laubbaums namens *Chungen*. Die Blätter werden im Herbst gesammelt, wenn sie am meisten Farbstoff enthalten, und entweder direkt verarbeitet oder zur späteren Verwendung getrocknet. Mindestens einmal während des Trocknens werden die Blätter neu gebunden, so dass die inneren Blätter nach aussen gebracht werden und umgekehrt. Wie beim Krapp werden die Blätter mit Mörser und Stössel zerkleinert und mit den Blättern und Stengeln einer wildwachsenden Rhabarberart vermischt. Intensiver wird der Gelbton, wenn man *Pundok* dazugibt, ein Treibmittel ähnlich dem Backpulver. Durch das *Pundok* geht die Farbe ins Orange, je nachdem, wieviel man davon verwendet. Nimmt man allerdings zuviel davon, leidet das Garn.

Die im Rhabarber enthaltene Oxalsäure wird auch als Reduktionsmittel beim Färben mit Indigo verwendet. Man mischt den Rhabarbersaft mit Indigo und lässt das Ganze fermentieren, wodurch sich das in Wasser unlösliche Indican zu Indigoweiss reduziert (Denwood, 1974).

Für eine schwarze Färbung, die Schmidt-Thome (1975, S. 178) erläuterte, legt man spezielle schwarze, nussgrosse Steine ins Wasser und lässt sie einige Monate lang in der Nähe eines Herdes stehen, bis sich die Steine aufgelöst und in eine schwarze Flüssigkeit verwandelt

130 (gegenüberliegende Seite) *Auf dem Rückenbandwebstuhl wird ein* Rari *gewebt, in der Nähe von Bala, im Osten von Nepal.*

haben. Diese Flüssigkeit wird dann mit den getrockneten und zerstampften Blättern einer Pflanze namens *Tsapola* und einem speziellen, aus Indien stammenden Salz gemischt. Diese Mischung lässt man lange kochen, bevor man das Färbematerial hineingibt, und dann bleibt sie noch einmal eine Stunde auf dem Feuer.

Andere natürliche Stoffe, die zum Färben verwendet werden, sind Walnuss- und Zwiebelschalen. Aber inwieweit all diese Stoffe in Zukunft noch Verwendung finden, wenn bunte, kommerziell gefärbte Garne leicht zu bekommen sind, ist schwer zu sagen.

Die Webstühle

Zum Weben werden fast ebensoviele verschiedene Webstühle verwendet wie Fasern zum Spinnen. Die Bhote im Norden weben die Wolle und das Yak-Haar auf drei verschiedenen Webstühlen: dem niederen Flachwebstuhl, dem Rückenbandwebstuhl und einem Flachwebstuhl mit Tritten.

Den niederen Flachwebstuhl haben wir bereits in Kapitel 2 über die Beduinen beschrieben: Die Kette wird zwischen zwei Querbalken gespannt, die von vier Pflöcken im Boden (zwei vorn, zwei hinten) gehalten werden. Der abgebildete Flachwebstuhl aus Nepal verbindet indes Elemente des Rückenbandwebstuhls mit dem Flachwebstuhl, indem das eine Ende der Kette von der Weberin mit ihrem Körper gespannt wird, während das andere Ende von den Pflöcken gehalten wird.

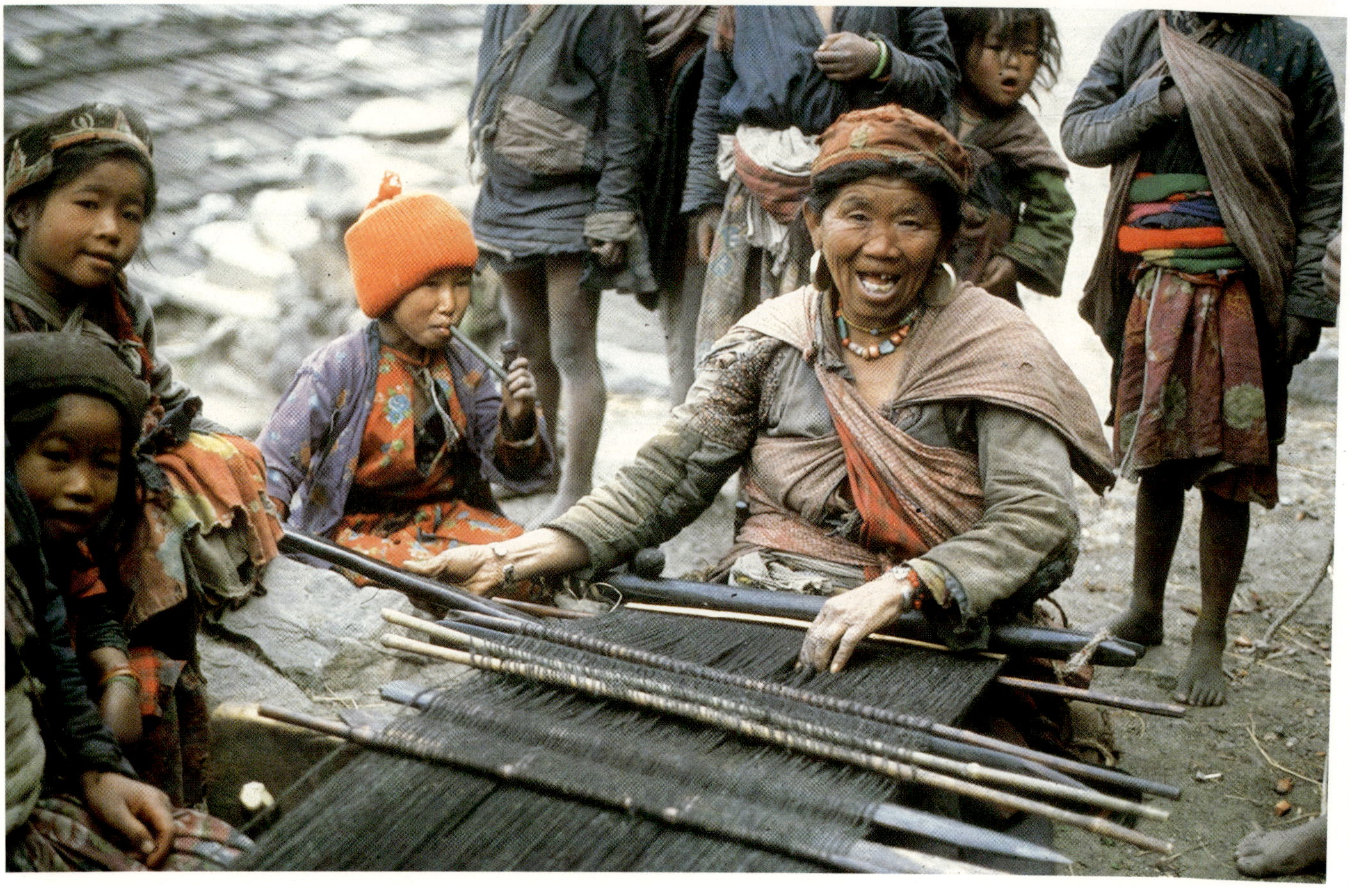

129 *Die Kette wird bei diesem Webstuhl mit dem Oberkörper gespannt. Shyio, Tal von Langtang.*

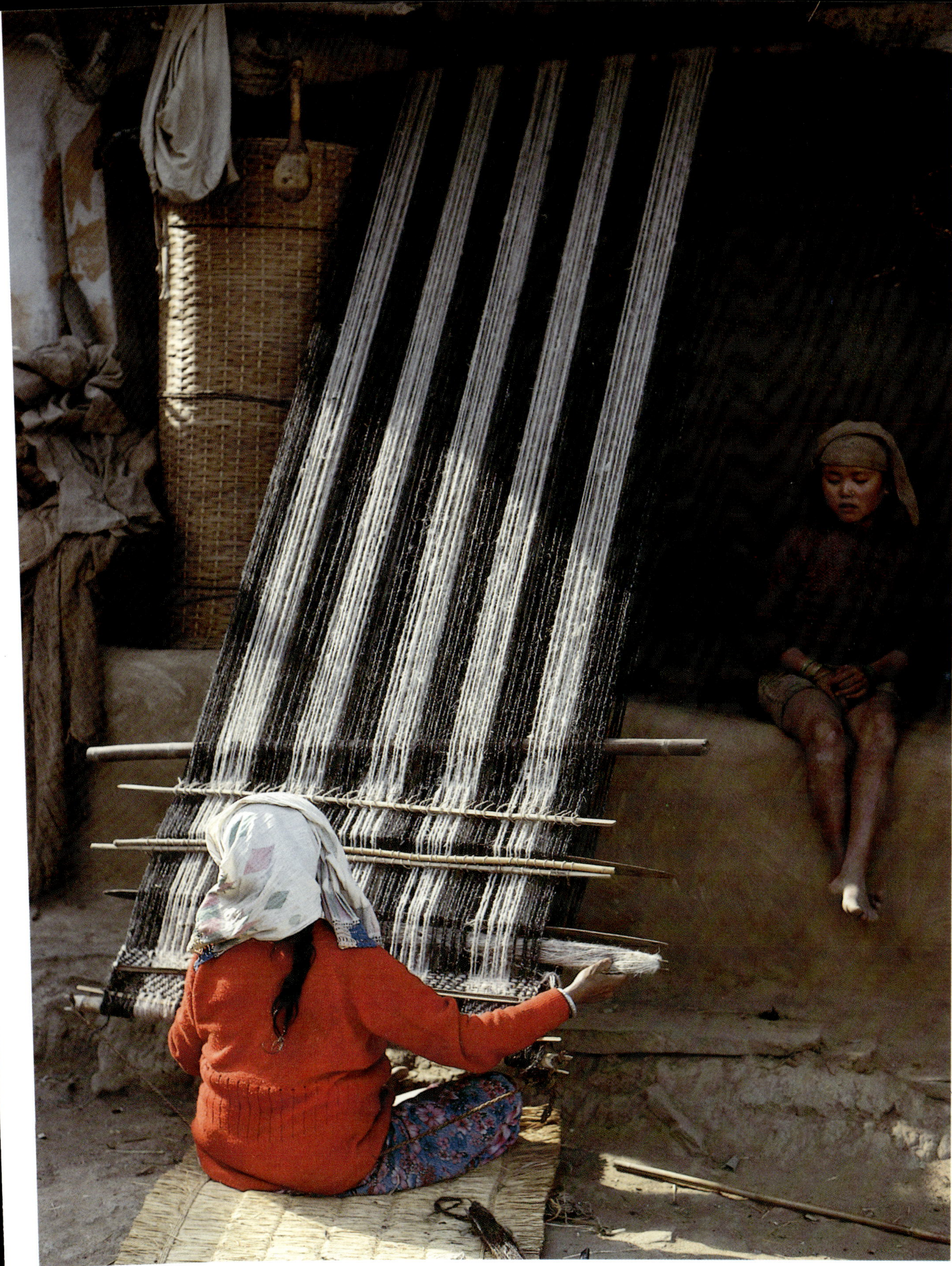

Auch der nepalesische Rückenbandwebstuhl ist etwas anders als der in Kapitel 4 beschriebene indonesische Rückenbandwebstuhl. In Nepal macht man offensichtlich viel längere endlose Ketten, denn der hintere Baum ist oft ziemlich weit entfernt von der Weberin und ausserdem recht hoch, beispielsweise an einem Türsturz aufgehängt, so dass die Kette in relativ steilem Winkel zur Weberin läuft.

Der traditionelle Webstuhl der Sherpa/Bhote ist ein vierschäftiger Webstuhl mit Tritten, nicht viel anders als der hierzulande bekannte Flachwebstuhl. Er ist aus Holz gefertigt und transportierbar, da man ihn auseinandernehmen kann. Alle Teile sind so gemacht, dass sie ineinandergesteckt werden können. Nägel werden nicht verwendet. Dementsprechend leicht kann man ihn aufstellen oder demontieren. Das ist sehr wichtig, weil die Weberin oft mit ihrem Webstuhl in das Haus kommt, wo sie Stoff weben soll. Er ist etwa 90 cm breit und 130 cm tief, und an allen vier Ecken stehen die Beine schräg zu den zwei waagrechten Seitenteilen, über die sie oben herausragen (siehe Abb. 7). Diese überstehenden Enden haben im Grunde die gleiche Funktion wie die Pflöcke beim niedrigen Flachwebstuhl: Sie geben dem Waren- und Kettbaum Halt. Die Kette wird auf den Kettbaum aufgebäumt und das fertige Gewebe auf den Warenbaum gerollt. Zwei Paar senkrechte Balken, die in die Seitenteile eingepasst und oben durch einen Querbalken miteinander verbunden sind, tragen die beiden Litzenstöcke, an denen die zwei Schäfte hängen. Ein Querbalken unter den Schäften (im Bild nicht zu sehen) verbindet die beiden Seitenteile, und ein weiterer Querbalken zwischen den Vorderbeinen hält auf Bodenhöhe die vier Tritte. Die Weberin sitzt auf einer Bank, die vorn an den Beinen des Webstuhls befestigt ist. Die Tritte sind durch Schnüre mit den unteren Schaftstäben verbunden, je ein Tritt mit einem Schaftstab, so dass sich der Schaft senkt, wenn ein Tritt

131 *Improvisierter Webstuhl aus Bambus, Holz und Schnur: Die Spannschnur für die Kette, am Träger des Warenbaums befestigt, ist rechts von der Weberin in der Mitte gut zu sehen.*

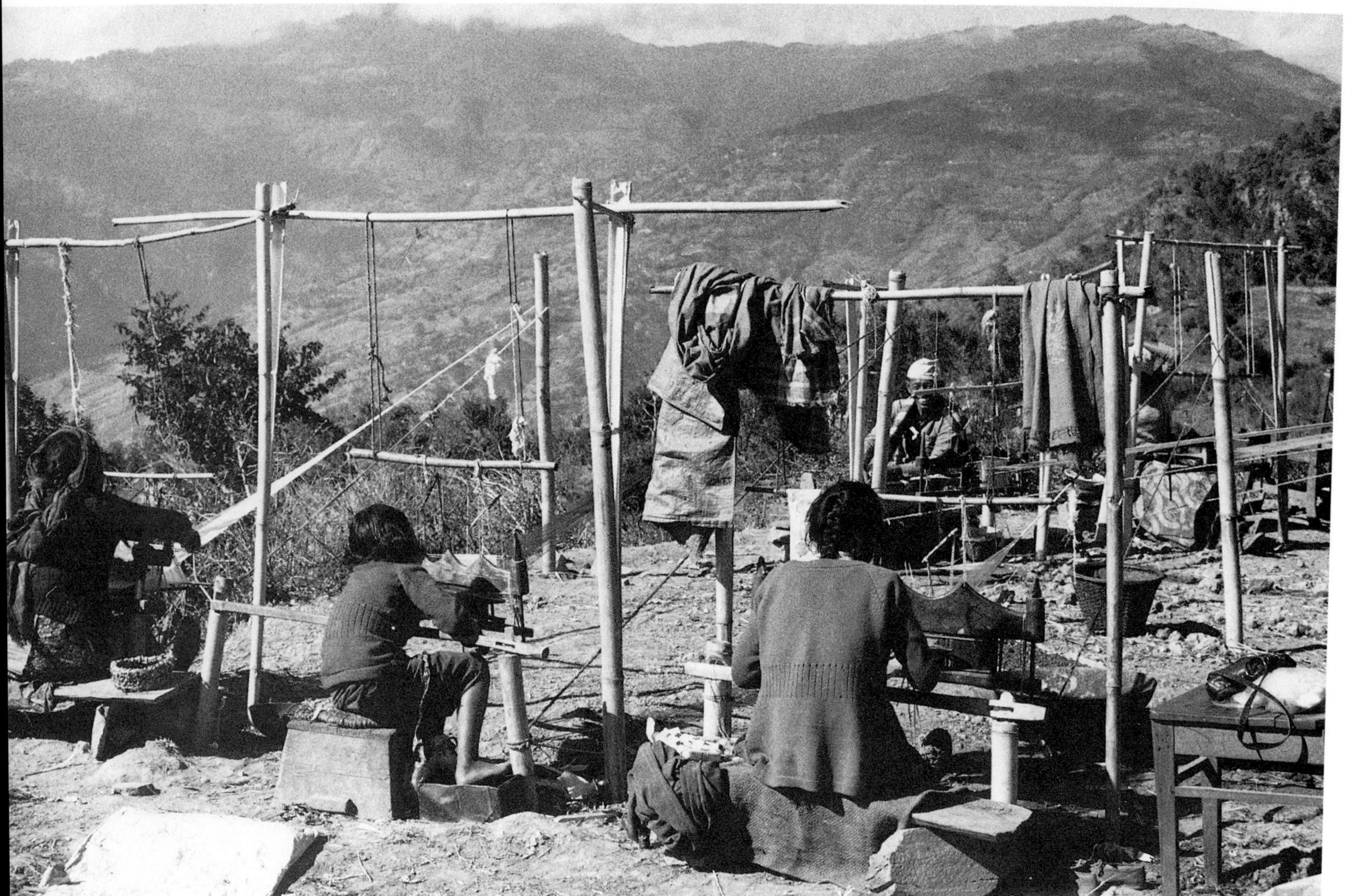

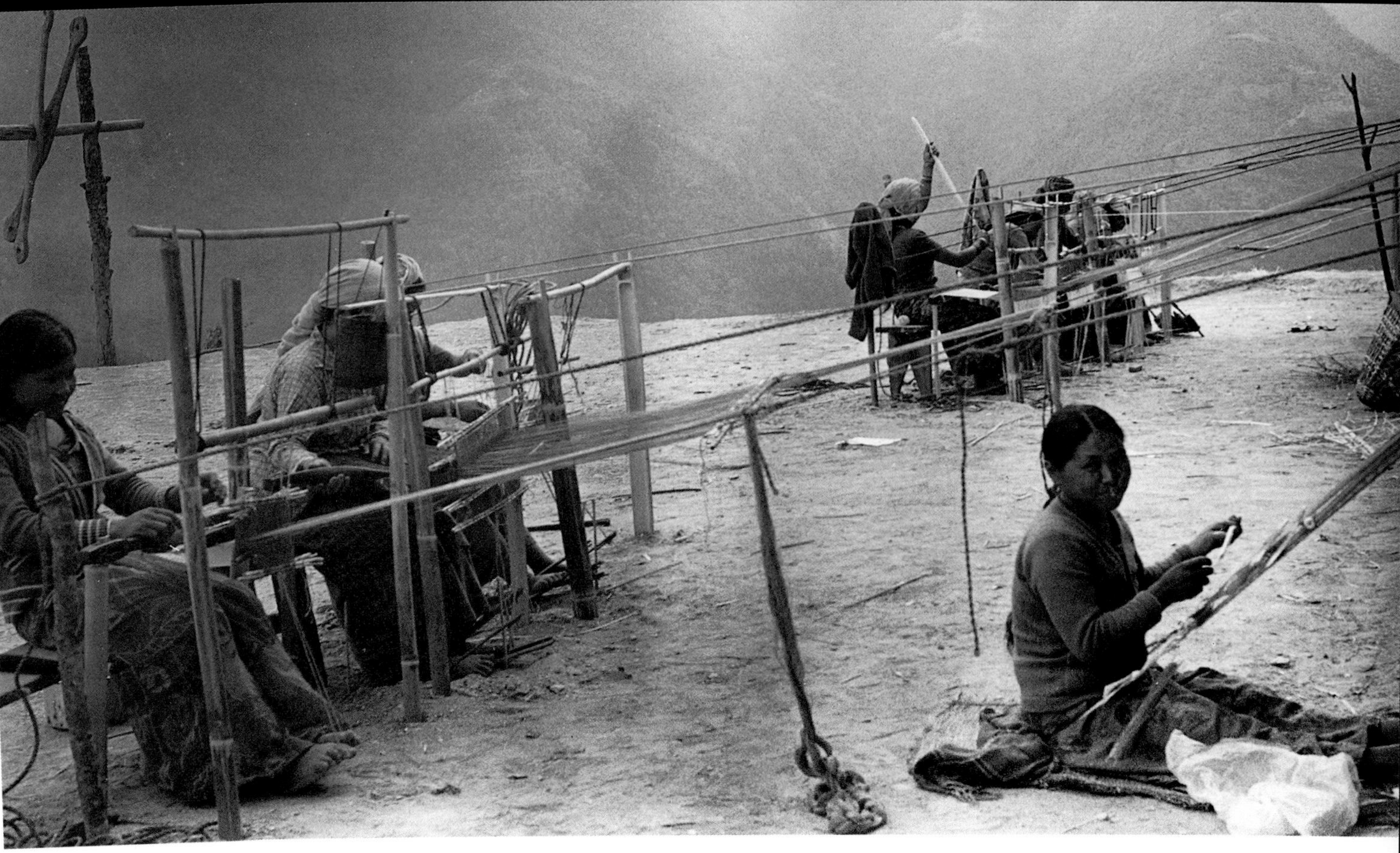

getreten wird. Man arbeitet gleichzeitig mit zwei Tritten, je Fuss ein Tritt, und senkt so ein Schaftpaar, wobei die jeweilige Reihenfolge von der Bindung des Gewebes bestimmt wird.

132 *Workshop in Sankuwasabha. Alle Weberinnen arbeiten an Trittwebstühlen, ausser der einen, die rechts vorne auf dem Boden sitzt und am Rückenbandwebstuhl webt. In der Mitte des Bildes sind die Einlesestäbe und der Kettzopf zu sehen.*

Der im Hügelland von Koshi verwendete Trittwebstuhl ist eine insgesamt leichte und eher provisorische Konstruktion. Er kann aus Bambus oder Bambus und Holz sein, je nachdem, was beim Bau des Webstuhls zur Hand ist. Der Kettbaum ist ziemlich weit von der Weberin entfernt und hängt an einem Träger, der aus zwei Längs- und einem Querbalken besteht. Beim Schären werden zwei Kreuzstäbe in die Kette gelegt und fest zusammengebunden. Die restliche Kette wird zusammen mit Bambusstäben aufgerollt. Die Einlegestäbe hängen mit der aufgebäumten Kette an Schnüren vom Querbalken und können über Fernbedienung kontrolliert werden, da sie mit einer Spannschnur unten an einem Pfosten oder senkrechten Balken des Webstuhls in Reichweite der Weberin befestigt sind. Wenn das Gewebe etwas fortgeschritten ist und auf den Warenbaum gewickelt werden muss, wird die Spannschnur gelöst, so dass die Kreuzstäbe in Richtung Weberin wandern. Gelangen die Kreuzstäbe mit der Zeit zu nahe an die Schäfte, müssen sie durch die Kette wieder nach hinten an den Kettbaum geschoben werden. Manchmal wird auch ohne Kreuzstäbe gearbeitet und der Kettzopf um einen Balken gewickelt und gespannt.

Der Webstuhl von Koshi hat zwei oder drei Paar senkrechter Pfosten, aber keine Seitenträger. Die zwei Pfosten nahe bei der Weberin tragen den Warenbaum. Die nächsten beiden Pfosten tragen die Querstange, an der die Schaftpferde oder Vögel, wie die Nepalesen sagen, hängen. Und die beiden letzten (oder, wie schon erwähnt, der letzte) Pfosten tragen die Kette. Die Kammlade mit dem Blatt ist am mittleren Querbalken aufgehängt, so dass sie frei schwingen kann. Unten verbinden Schnüre die Schäfte mit den Tritten, oder die Schnüre formen eine Schlinge um den Fuss. In diesem Fall reicht es aus, den linken Fuss über den rechten oder den rechten Fuss über den linken zu setzen, um die Schäfte zu heben oder zu senken.

Die drei Paar Pfosten werden fest in den Boden geschlagen und können von mehr als einem Mitglied der Familie genutzt werden. Der Warenbaum aber, das Blatt, die Schäfte, die Tritte und die Kette können jederzeit während des Webvorgangs abgenommen, zusammengerollt und ins Haus gebracht werden.

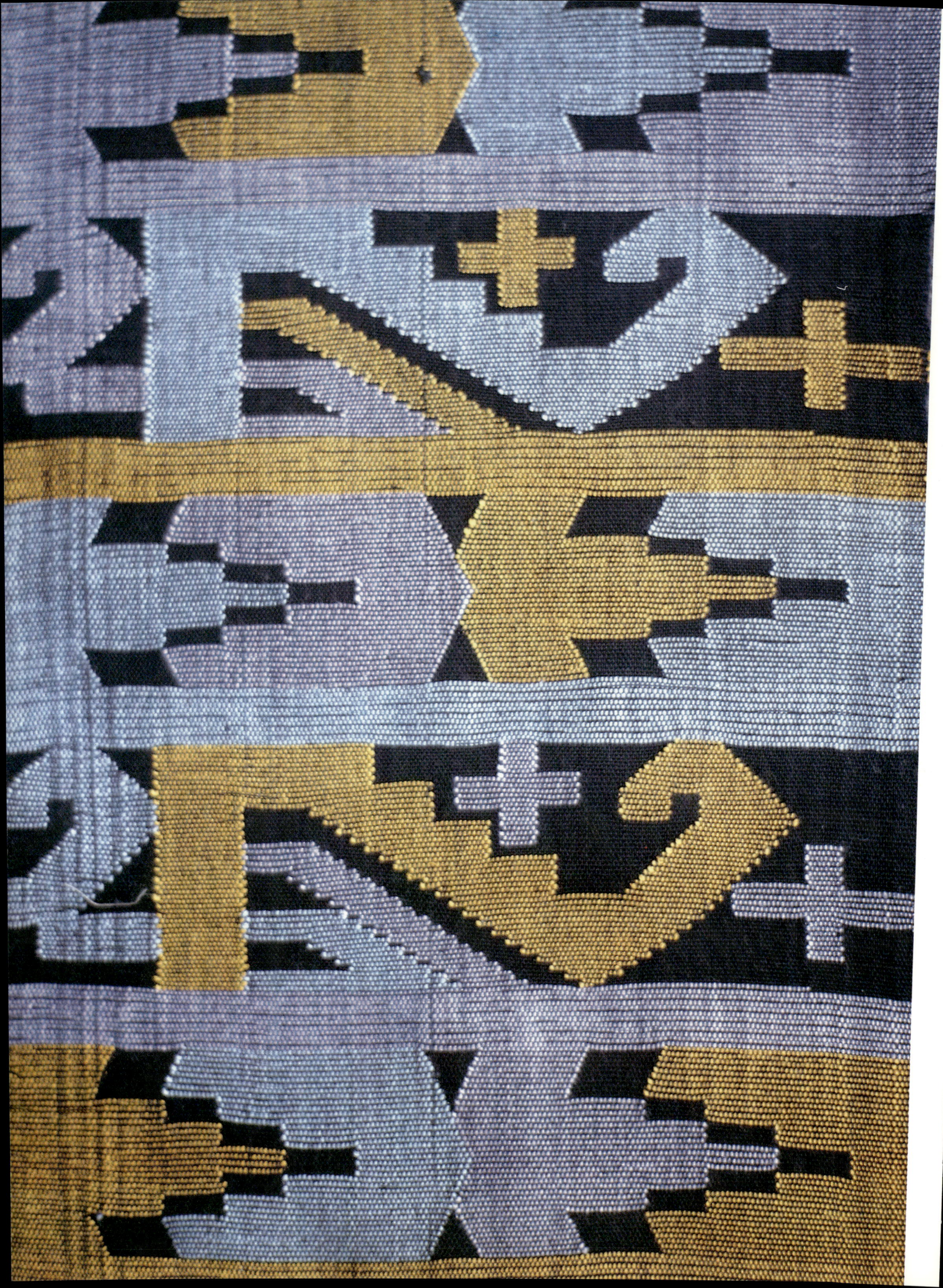

Die Gewebe

133 (gegenüberliegende Seite) Dhaka-*Tuch mit den Motiven Tempel und Elefantenrüssel.*

133 Bevor wir uns mit dem *Dhaka*-Stoff und den Einlegemustern selbst befassen, müssen wir noch auf die Schärtechnik eingehen. Die Kette für *Dhakas* muss normalerweise so lang sein, dass man 40 *Topis* daraus machen kann, also 30 m. (Wenn genug Stoff für einen oder mehrere *Topis* fertig ist, wird abgeschnitten und die Kette wieder neu angeknüpft. Die gesamte Gewebelänge könnte man unmöglich auf den Warenbaum rollen.) Bambuspflöcke werden paarweise nebeneinander in den Boden geschlagen: Die beiden äussersten Pfosten liegen 30 m weit auseinander; die mittleren beiden Pflöcke sind 5 m von den äusseren Pfosten entfernt. Zwei bis vier Spulen mit Kettgarn werden zusammen auf einen Stock gesetzt, auf dem sie sich ungehindert abspulen können. Mit dem Stock geht man um die Pfosten herum, wobei darauf geachtet wird, dass sich die Fäden bei den paarweisen Pfosten einzeln in der Bewegung einer 8 kreuzen. Wenn die Kette fertig geschärt ist, werden die Fadenkreuze sicher abgebunden, und in das 5 m vom Anfang der Kette entfernte Fadenkreuz werden noch zusätzlich zwei Stäbe eingebunden.

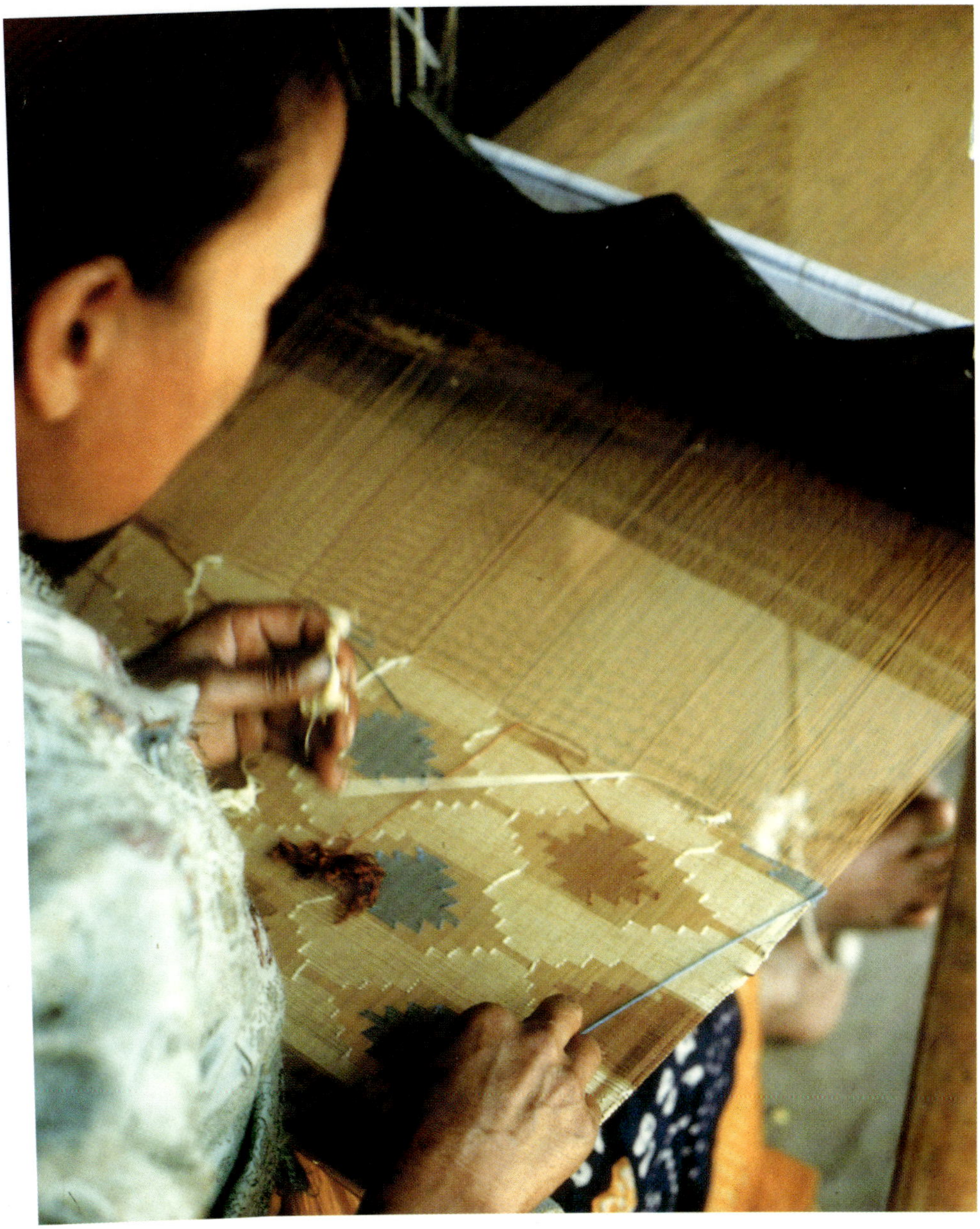

134 *Die Weberin mit dem aufgesplitteten Stickgarn in jeder Hand überlegt den nächsten Schritt.*

135 *Schal aus einem* Dhaka-*Tuch. Der eingelegte Musterschuss besteht aus aufgefächertem Baumwollgarn.*

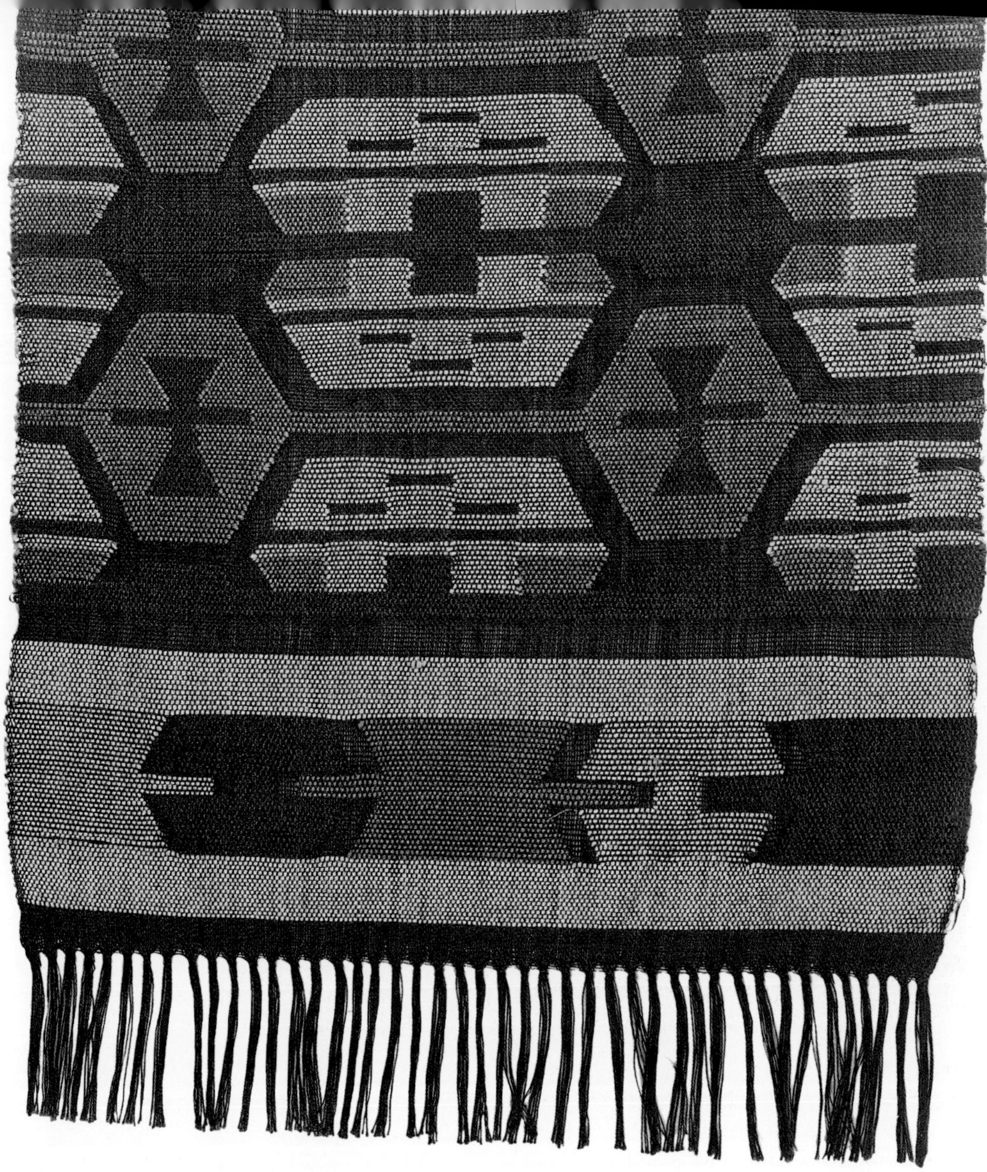

Zum Einziehen der Kettfäden ins Webblatt wird die Blattlade mit dem Blatt zwischen der Weberin und einer Gehilfin auf den Boden gesetzt. Die Weberin hat die Kette und die beiden Kettstäbe in ihrem Schoss und das vordere Fadenkreuz in der linken Hand. Sie nimmt jede Schlinge in der richtigen Reihenfolge und reicht sie ihrer Gehilfin, die sie von der anderen Seite mit dem Einziehhaken fasst und durch das Blatt zieht. (Das bedeutet, dass auf einen Schlitz im Blatt zwei Fäden kommen.) Die Gehilfin mit dem Einziehhaken legt die Garnschlingen der Reihe nach, wie sie ins Blatt gezogen sind, auf einen Stab, der dann am Warenbaum befestigt wird.

An die dicht zusammengebundenen Einlesestäbe 5 m weiter hinten in der Kette werden Schnüre geknüpft und mit dem Rest der Kette bis zum hinteren Querbalken gespannt; der Querbalken bildet den Kettbaum. Die von den Einlesestäben kommende Schnur wird an die Spannschnur geknüpft, die, wie bereits beschrieben, vorn an den Webstuhl geknüpft ist, so dass die Weberin während des Webens die Spannung nachlassen kann.

Nachdem die Kette aufgebäumt ist, werden die Litzen um jeden zweiten Kettfaden geknüpft – 1, 3, 5, und 2, 4, 6 usw. –, so dass sich jeweils die Hälfte der Kettfäden gleichzeitig hebt und das Fach entsteht, in das der Schussfaden eingelegt wird. Die Litzen sind so gemacht, dass sie die Kettfäden oben und unten mit einer Schlinge umschliessen, wozu die Kette vorübergehend umgedreht werden muss. Die besondere Art und Weise, wie man in

Nepal die Litzen knüpft und mit Hilfe einer *Pirsa* alle Schlingen gleich lang macht, ist detailliert in *Weaving in Nepal* (Dunsmore, 1983, S. 13) beschrieben.

Im Unterschied zum Webstuhl der Tibeter und der Sherpa mit seinen zwei Schaftpaaren, die für die typischen Köperbindungen und Rautenmuster ihrer Wollgewebe nötig sind, hat der Webstuhl von Koshi nur ein Schaftpaar. Die Tücher basieren auf einer einfachen Leinenbindung, die in dünnem, merzerisiertem Baumwollnähgarn mit 16 bis 24 Fäden pro Zentimeter gewebt wird.

135 Die interessanten Einlegemuster werden mit Fäden aus Stickzwirn gewebt, die in jede Reihe der Grundbindung mit eingelegt werden. Bis zu einem Dutzend einzelner Spulen mit Stickfaden können gleichzeitig, verteilt über die ganze Kette, in Arbeit sein. Die Weberin öffnet das Fach, schiesst das Schiffchen für die Grundbindung ein, aber nicht durch. Dann legt sie jeweils aus der gleichen Richtung wie den Grundschuss die verschiedenen Musterschussfäden ein und nimmt sie an der vom Muster bezeichneten Stelle wieder aus der Kette heraus,
134 wo sie auf dem Gewebe liegenbleiben. Dann erst wird das Schiffchen durch den Rest der Kette geschossen, und alle Schussfäden werden zusammen mit dem Blatt in der Lade angeschlagen. Nun kann das nächste Fach geöffnet und der ganze Vorgang von der anderen Seite her wiederholt werden.

Wenn eine Farbe einige Reihen lang nicht gebraucht wird, überspringt der Faden ein paar Reihen der Grundbindung, bevor er in der neuen Position wieder gebraucht wird. Diese Sprünge oder Flottierungen verleihen dem Gewebe eine rechte und eine linke Seite, wobei die Seite, die beim Weben oben liegt, zur linken Seite wird. Viele dieser Muster sind jedoch so gewebt, dass ein Motiv ohne Sprünge direkt in das nächste übergeht, wie bei den Mustern, die sich diagonal über das Gewebe ziehen. Selbst bei diesen Mustern kommt es noch zu winzigen Wendeschlaufen, die aber manchmal durchaus attraktiv wirken, so dass nicht von rechter oder linker Seite gesprochen werden kann.

Eine andere, ähnliche Mustertechnik verzichtet auf den Grundschuss und arbeitet nur mit dem farbigen Garn. Der Effekt gleicht demjenigen der Tapisserie, nur bleibt das Gewebe selbst mehr oder weniger ausgewogen (echte Tapisserien sind als Schussrips gewebt). Wo die Farbblöcke aneinanderstossen, müssen die Garne entweder ineinandergeschlungen, oder jeweils um den gleichen Kettfaden oder abwechselnd um den einen oder anderen von zwei nebeneinanderliegenden Kettfäden geführt werden, wenn an dieser Stelle kein Loch oder Schlitz entstehen soll. (Bei echten Schussripstapisserien, wo die Reihen so dicht zusammengeschoben sind, dass die Löcher unsichtbar werden, ist das anders, ausser es handelt sich, wie bei den Kelims, um vertikale Farbgrenzen.) Bei den Einlegemustern gibt es dagegen keine Probleme mit vertikalen Farbgrenzen, da die Muster in die Grundbindung eingebunden sind. Es ist sicher die Einfachheit der Technik, die den Weberinnen von Koshi so viel gestalterische Freiheit lässt.

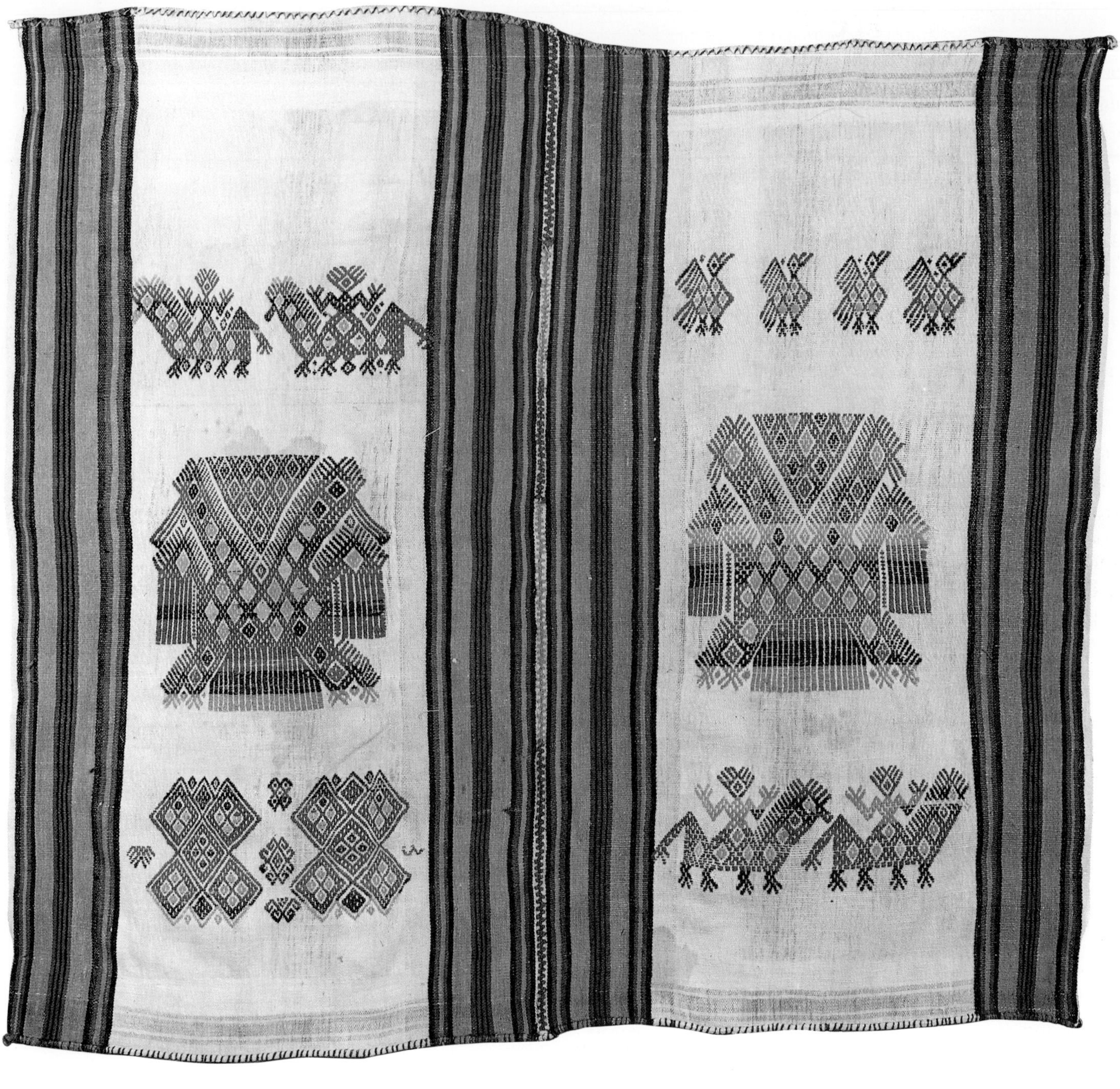

136 *Alte* Servilleta *aus Chichicastenango oder Nahuala. Die doppelköpfigen Adler, Hähne und Pferde mit ihren Reitern sind zwischen breite Streifen an den Webkanten gesetzt. London, Victoria and Albert Museum.*

7 MITTELAMERIKA

Broschierte Motive aus Guatemala

Guatemala liegt auf der Landenge Mittelamerikas zwischen dem Karibischen Meer im Osten und dem Pazifik im Südwesten. Im Westen und Norden grenzt das Land an Mexiko, im Nordosten an Belize und im Südosten an Honduras und El Salvador. Meer, Flüsse, Breiten- und Längengrade bestimmen die heutigen Grenzen Guatemalas, des ehemaligen Zentrums der grossen Kultur der Maya, die ihren Höhepunkt um 300 bis 900 n. Chr. erlebte (Bushnell, 1965, S. 8). Die heutige Bevölkerung besteht ungefähr zur Hälfte aus Vollblutindianern, die zum grössten Teil in den Dörfern auf dem Gebirgszug im Norden und Nordwesten leben. In diesen Dörfern, die heute noch relativ abgeschieden von der modernen Zivilisation sind, werden traditionell noch bunte Textilien auf dem Rückenbandwebstuhl gewebt.

Wir wissen nur wenig darüber, welche Rolle Textilien in der klassischen Zeit der Maya spielten, da anders als in Peru die Stoffe selbst nicht überliefert wurden. Welche Quellen gibt es sonst? Da wäre zum einen die Form der im Hochland gefundenen Spinnwirtel, und zum andern sind alte geschnitzte Skulpturen, Reliefs und Figurinen der Maya aus dem Tiefland erhalten, die reich verzierte Kleidung verschiedener Stilrichtungen zeigen. Der Kodex von Madrid zeigt Ixchel, die Göttin des Mondes, des Webens, der Heilkunst und Geburtshilfe, beim Weben auf einem Rückenbandwebstuhl, wie er auch heute noch gebraucht wird. Die ersten spanischen Missionare, die zur Zeit der spanischen Eroberung in der ersten Hälfte des 16. Jahrhunderts ins Land kamen, hinterliessen schriftliche Berichte über die Lebensweise der Maya und erwähnten dort auch deren berühmte Textilien.

Die guatemaltekische Tracht ist insgesamt reich verziert, am üppigsten gemustert ist aber die Bluse, der sogenannte *Huipil*. Der Schnitt dieser Bluse könnte nicht einfacher sein. Sie besteht aus ein, zwei oder drei längs aneinandergenähten rechteckigen Baumwolltüchern, die in der Mitte zusammengelegt werden und oben einen Schlitz für den Kopf freilassen. Der *Huipil* kann ganz unterschiedlich lang und breit sein: Er kann kurz sein, d.h. bis knapp über die Taille reichen, etwas länger, so dass man ihn in den Rock stecken kann, oder halblang, so dass er lose über den Rock getragen werden kann, wie bei den speziellen Trachten, die die Frauen zu den religiösen Feiern tragen. Bei den halblangen und langen *Huipils* bleiben die Seiten manchmal offen, aber gewöhnlich sind sie so weit geschlossen, dass oben gerade nur das Armloch offen bleibt.

Die gestickten oder häufiger noch broschierten Muster, die das Thema dieses Kapitels sind, können sich über die ganze Schulterpartie ziehen, manchmal sind ausserdem ein paar Musterelemente auf Vorderteil und Rücken verstreut, oder aber das Muster besteht aus broschierten Linien, die von der Schulter bis zur Taille laufen und das Grundgewebe teilweise verdecken. Das Grundgewebe kann weiss, blau, rot oder andersfarbig, monochrom oder gestreift sein. Die Streifen machen das Muster lebendiger, selbst wenn sie, was man öfter sieht, nur an den Webkanten als Linien, in kontrastierender Farbe, vorkommen.

37 Zur Tracht der Frau gehört der Rock, ein Gürtel oder eine Schärpe, Haarbänder und ein *Tutze*, das Allzwecktuch zum Tragen von Babies und Waren, das auch als Sonnenschutz um
36 den Kopf gewickelt werden kann, ausserdem ein Schultertuch und die *Servilletas*, die Servietten ähneln. Das Schultertuch ist grösser als der *Tutze*, die *Servilletas* sind dagegen kleiner, aber alle sind auf ganz besondere Weise verziert. *Huipil*, *Tutze*, Schultertuch und *Servilletas* werden traditionellerweise von den Frauen auf dem Rückenbandwebstuhl für die eigene Familie gewebt; nur der Rock wird aus der von den Männern auf dem Trittwebstuhl gewebten

137 *Eine Indianerin auf dem Markt von Santiago Atitlan. Sie trägt* Huipil *und Gurtband, und auf dem Kopf Haarbänder und einen* Tutze.

Meterware zugeschnitten. Der Stoff für den Rock, der auf dem Markt zu kaufen ist, kann einfarbig sein, ist aber meist farbig gemustert, entweder mit einer gestreiften Kette oder einem gestreiften Schuss oder einer Kombination von beidem, wobei ein Karomuster entsteht. Man kann dafür auch mit Reservemustern gefärbtes *Ikat*-Garn verwenden, das in Guatemala *Jaspe* genannt wird und eine Spezialität des Ortes Salcaja ist. *Jaspe*-Muster werden mit Kett- oder 138
Schussgarn oder beidem gewebt. Manchmal sind die Reservierungen nur 0,5 cm lang, in ganz schmalen Kettstreifen, welche zwischen andersfarbige Kettstreifen gestreut sind, was sehr lebendig wirkt. Bei anderen Stoffen überschneiden sich breitere Streifen mit komplizierteren *Jaspe*-Mustern in Kette und Schuss und erzeugen eine flächendeckende Musterung, oder der Name des Herstellungsorts eines Stoffes wird im Schussgarn reserviert und wiederholt sich dann in regelmässigen Abständen im Gewebe.

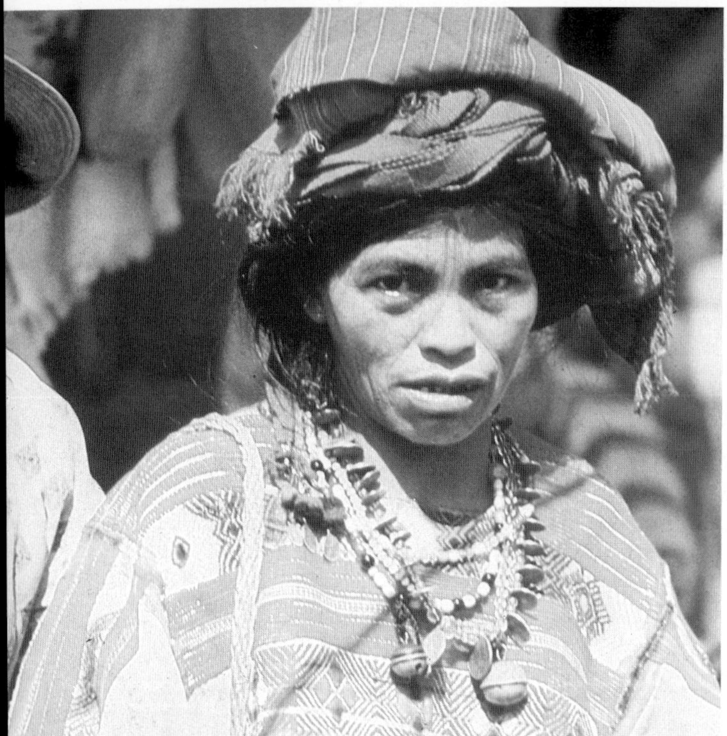

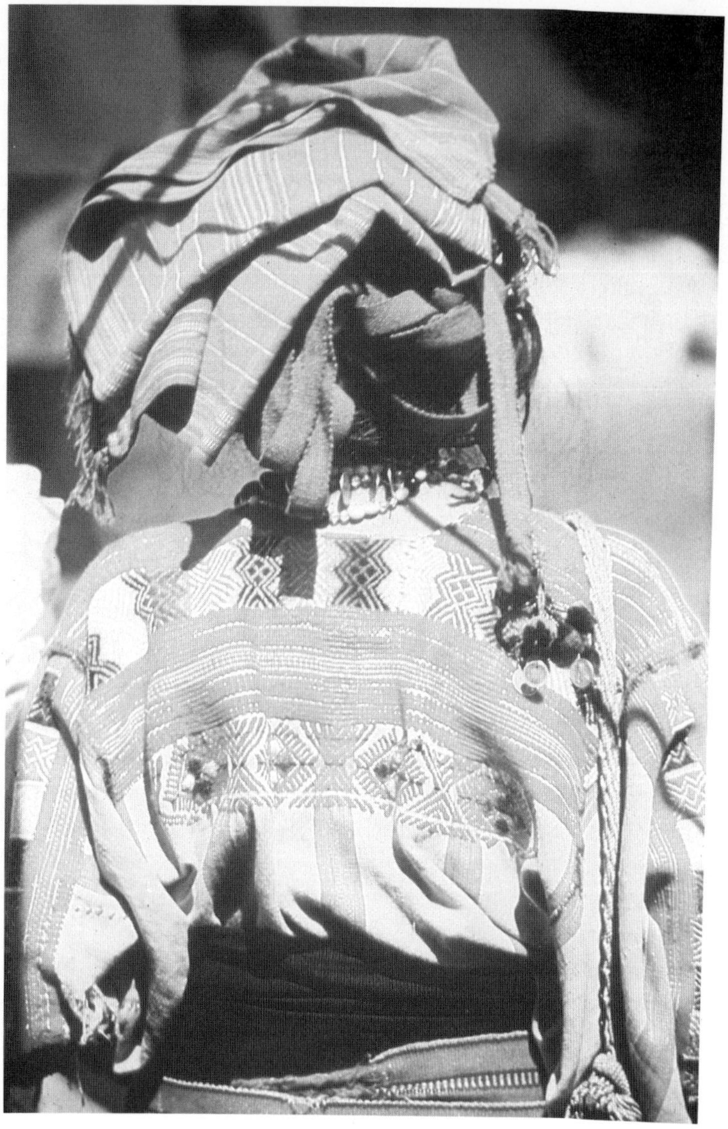

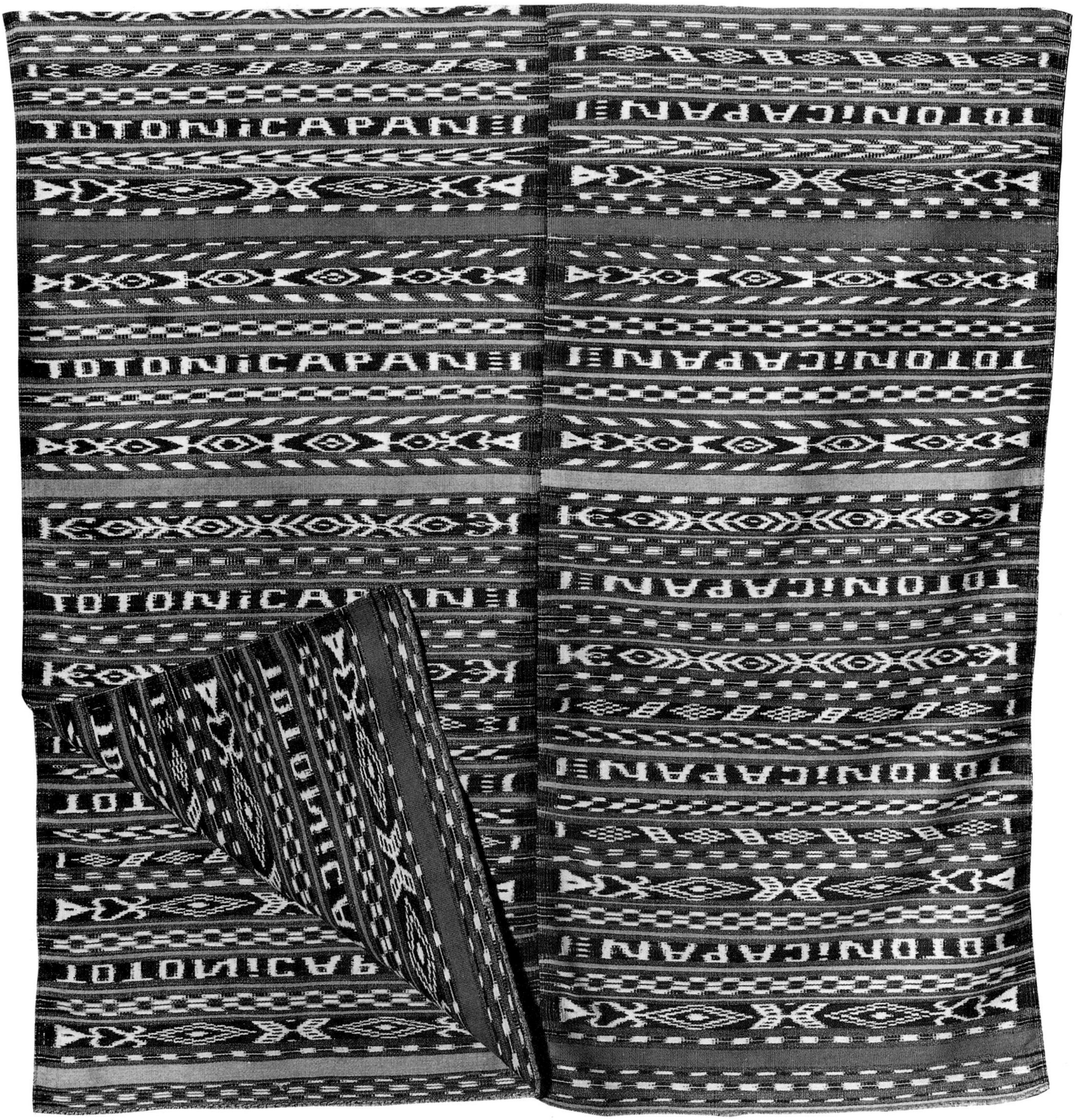

138 *Ein Jaspe-Gewebe aus Totonicapan. Die Ikat-Technik mit reservegemustertem Schussgarn wurde sowohl für die Rapportmuster als auch für den Schriftzug verwendet.*
London, British Museum.

Je nachdem, aus welcher Stadt oder welchem Dorf eine Frau stammt, variiert die Rocklänge, die Art und Weise, wie der Rock getragen wird, und wie er gearbeitet ist. In ein oder zwei Städten ist der Rockstoff so breit, dass man nur einmal die Breite benötigt, damit der Rock von der Taille bis zu den Fersen reicht. Der Stoff wird einfach um den Leib gewickelt und von einer Schärpe gehalten, die ein paarmal um die Taille geschlungen wird. Für andere Röcke braucht man wiederum einige Meter Stoff, wenn man die Stofflänge für den Rockumfang braucht und die Webbreite die Rocklänge bestimmt. Wenn der Stoff schmal ist, näht man für die erforderliche Rocklänge zwei Stoffbahnen an den Webkanten zusammen. Diese Naht wird häufig durch die *Randa* akzentuiert, einen tiefen, aber dichten Stich, der an jeder Webkante in sich wiederholenden Farben gearbeitet wird und eine etwas hochstehende, manchmal bis zu 5 cm breite Borte quer über die Naht bildet. Wenn die beiden Schnittkanten ebenfalls miteinander verbunden werden, so dass ein Schlauch entsteht, wird diese Naht ebenso verziert; der Rock weist als wesentliche Gestaltungsmerkmale eine senkrechte und eine waagrechte Stickborte auf, die von der Trägerin peinlich genau an die richtige Stelle gebracht werden .

Da der Rock nicht an ein Gurtband gesäumt wird, sind Gürtel oder Schärpe wichtige Kleidungsstücke, die sowohl den *Huipil* als auch den Rock an Ort und Stelle halten müssen. Man kann sich kaum vorstellen, wie vielfältig so ein relativ kleines Kleidungsstück aussehen kann. Es kann zwischen 1 und 5 m lang und 4 bis 35 cm breit sein. Es kann aus Baumwolle, Wolle oder Maguey bestehen, einer Agavenfaser, oder einer Kombination dieser drei Fasern. Es kann einfach oder komplexer gestreift, mit broschierten oder gestickten Mustern verziert oder ganz in Tapisserietechnik gewebt sein. Eine umfassende Beschreibung dieser Techniken sprengt den Rahmen dieses Buches. Der interessierte Leser sei hier auf andere, spezielle Bücher dazu verwiesen. In Mary Atwaters *Byways in Handweaving* (1954) und *Guatemala visited* (1965) finden sich viele verschiedene Band- und Schärpenwebtechniken, und Peter Collingwood beschreibt in *Textile Strukturen* (1988, S. 115) die seltene Art eines in Tapisserietechnik gewebten Gürtels. Die verständlichste und ausführlichste Arbeit über guatemaltekische Textilien schrieb 1945 Lila M. O'Neale, die sich auf viereinhalbmonatige Feldstudien aus dem Jahre 1936 stützt. Diese und neuere Veröffentlichungen sind in der Bibliografie im Anhang aufgeführt.

Im Kopfschmuck verbinden sich unterschiedliche Bänder mit verschiedenen Haartrachten, wobei es sich bei den Bändern nicht um die weichen Satinbänder handelt, die im Westen üblich sind, auch wenn man diese gelegentlich antrifft. In Guatemala sind die Bänder fester, oft in Tapisserietechnik aus Baumwolle oder Seide gewebt. Typisch sind die in Totonicapan von Männern auf speziellen Bandwebstühlen gewebten Kopfbänder. Sie werden zum Verkauf für den lokalen und überregionalen Markt gewebt und entsprechen sicher den speziellen Wünschen der jeweiligen Gemeinde, für die sie gemacht werden. Manche Totonicapan-Bänder sind bis zu 3,5 m lang und nur 2,5 cm breit, als herrliche Tapisserien in Seide gewebt und stellen auf einer Länge von etwa 60 cm am Anfang und Ende des Bandes Vögel, Hasen und geometrische Motive dar, wobei das restliche Band monochrom in Rot gehalten ist.

Je nachdem, aus welchem Dorf eine Frau stammt, wird sie das Band entweder locker wie einen Turban um den Kopf wickeln und binden, oder eine Art von Glorienschein konstruieren, indem sie das lange Band sorgfältig Runde um Runde genau übereinander um den Kopf windet. Es gibt noch viele andere Versionen von Kopfbändern und Borten, von denen manche auch von den Frauen auf den traditionellen Rückenbandwebstühlen gewebt sind.

Aus dem bisher Gesagten wird deutlich, dass es bei all diesen Kleidungsstücken grosse Unterschiede gibt in der Grösse, der Verzierung und der Art, wie sie getragen werden. Das kommt daher, dass alle Städte und Dörfer ihre eigenen Traditionen entwickelt haben, die sie fast unverändert von einer Generation zur nächsten überliefern. Man kann tatsächlich aus der

Kleidung einer Frau auf das Dorf rückschliessen, aus dem sie kommt. Als Beispiel können wir die Farben anführen, die für San Juan Sactepeques im Departement Guatemala typisch sind, wo in ein rotes Grundgewebe mit gelben und violetten Streifen Vögel und Tiere eingewebt sind, oder Nebaj, wo anthropomorphe Figuren, Tiere und Vögel, alle in etwa der gleichen Grösse, dicht aneinander in einen weissen Grund eingearbeitet sind. Aber auch hier gibt es Ausnahmen, und Verallgemeinerungen sind immer gefährlich. Ein detaillierter Überblick über die Nuancen und ihren Wandel findet sich in *A Century of Change in Guatemalan Textiles* von Ann P. Rowe, der für die westliche Halbkugel zuständigen Kuratorin des Textilmuseums von Washington D.C.

In der Männerkleidung ist die Kontinuität, die sich in der Tracht der Frauen verfolgen lässt, nicht so klar ersichtlich. Zum einen wirkt sich hier die grössere Mobilität der Männer aus, die in den Städten nach Arbeit suchen, zum anderen legten sie mit Beginn der Guerillakriegführung gegen eine repressive Regierung ihre traditionellen Kleider, die sich ebenfalls von Dorf zu Dorf unterschieden, zugunsten der praktischeren westlichen Kleidung ab. Nur bei festlichen Anlässen sind sie noch in ihren Trachten zu sehen. Man fragt sich, wie lange die jungen Frauen und Mädchen im Hochland Guatemalas *ihre* Trachten noch tragen werden.

139 *Hier wird Baumwolle gesponnen. Die Frauen spinnen meist im Sitzen und haben neben sich eine Schale, in der sich die Spindel wie ein Kreisel dreht.*

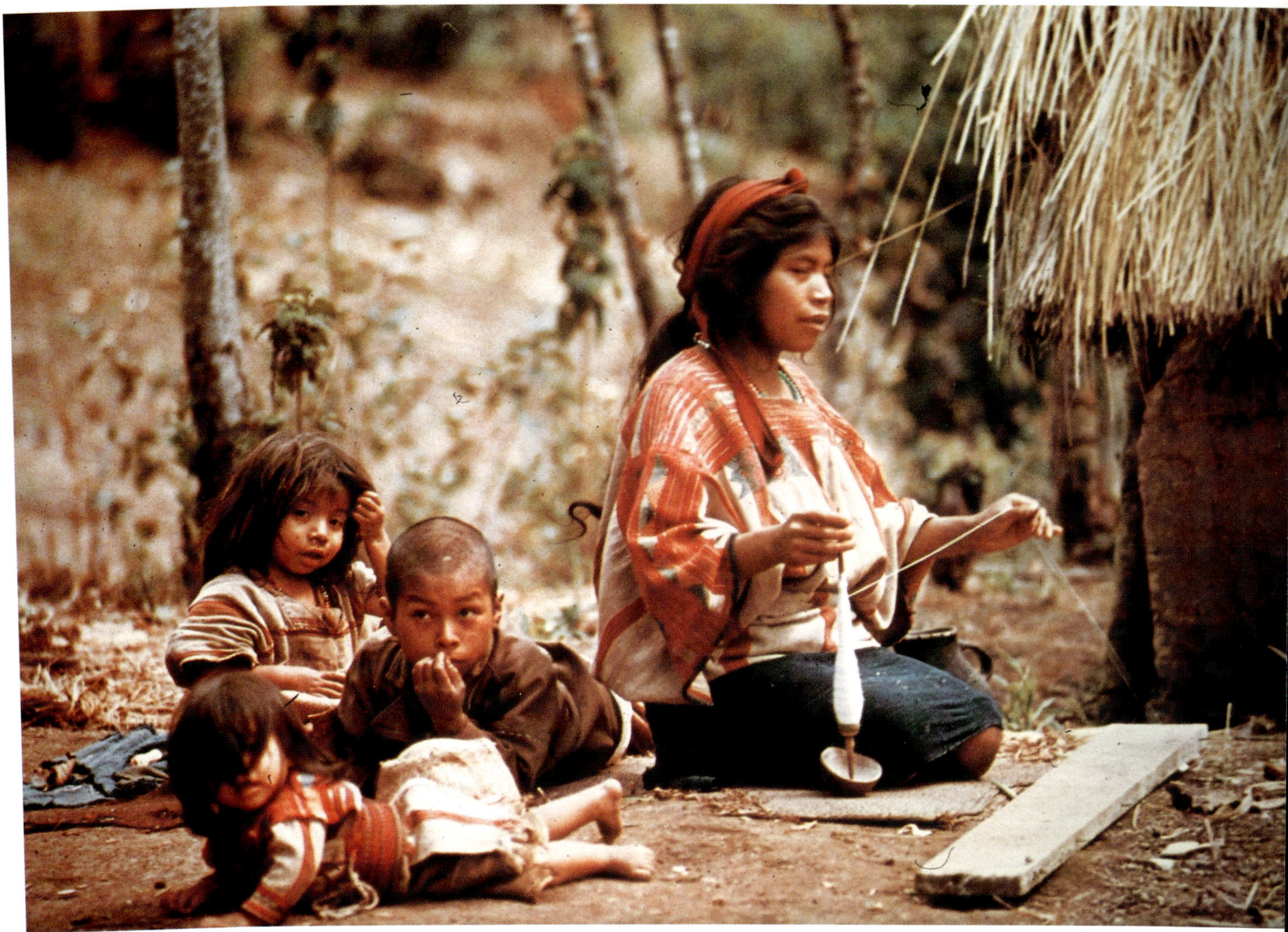

Die Garne

In Guatemala werden zwar durchaus Wolle, Agave, Seide, Rayon und Acryl verarbeitet, aber die meisten Textilien werden noch aus Baumwolle gewebt. Im Land wachsen zwei verschiedene Arten des Baumwollstrauchs, *Gossypium hirsutum*, eine weisse Baumwolle, und *Gossypium mexicanum*, eine braune Sorte, die man hier *Cuyscate* oder *Ixaco* nennt (Deuss, 1981, S. 59).

Die weisse Baumwolle, ein gut verkäufliches Produkt, wird kommerziell angebaut und mechanisch versponnen; die braune Baumwolle ist seltener und wird im allgemeinen von Hand gesponnen. Mazatenango, die Hauptstadt des Bezirks Suchitepequez, ist Handelszentrum für Kaffee, Zuckerrohr und Baumwolle. Angebaut wird die Baumwolle in den angrenzenden Gebieten zwischen der pazifischen Küste und den Bergen im Westen. Von dort aus wird die Ware zu den Marktflecken und Dörfern im Landesinneren gebracht, entweder als Rohbaumwolle zum Verspinnen von Hand oder, was heutzutage wahrscheinlicher ist, als fertig gesponnenes Einfachgarn. Das Einfachgarn eignet sich als Schussgarn, aber als Kettfaden ist es nicht reissfest genug. Hier kann die einfache Handspindel noch einmal zur Anwendung kommen, mit der entweder zwei Einfachgarne zusammengezwirnt werden oder ein Einfachgarn stärker gedreht wird, so dass es widerstandsfähiger wird. Dazu wird der Faden an der Spindel befestigt und diese gedreht, bis das Garn eine bestimmte Anzahl zusätzliche Drehungen pro Zentimeter aufweist. Die Spindeln sind auf dem Markt zu kaufen. Lila O'Neale schildert eine Szene, wie sich eine Frau eine Spindel aussucht, die mich daran erinnert, wie man bei uns einen Kugelschreiber auf einem Schreibblock ausprobiert, bevor man ihn kauft: «Die Indianerinnen probieren die vom Händler feilgebotenen Spindeln auf einer Tonscherbe aus, die er zu diesem Zweck dazugelegt hat» (1945, S. 8).

Die Vorbereitung der Baumwolle unterscheidet sich, soweit dies noch zu Hause geschieht, von den anderweitig beschriebenen Verfahren. Frauen und Kinder entfernen Kapselhülsen und Samen von Hand und öffnen dabei die aufgeplusterte Fasermasse, um sie gleichmässiger zu verteilen. Ein Korb voll Baumwolle wird auf einer beliebigen Unterlage ausgebreitet und rhythmisch mit zwei Astgabeln geschlagen, bis sich erst eine rechteckige Faserschicht und nach weiterem Schlagen ein langes Band bildet, das man zu einem weichen Knäuel windet, bereit zum Spinnen. Die Frauen spinnen meist im Sitzen mit einer Tonschale neben sich, in der sie die Spindel drehen. Wenn die Spindel in Schwung ist, sammelt sich der Drall zwischen der Spindelspitze und der Hand, die sie dreht, während die andere Hand, in der die Fasern liegen, soweit wie möglich ausgestreckt wird, um die Fasern auszuziehen. Dabei lässt die Hand, die die Spindel hält, die angesammelte Drehung in die ausgezogenen Fasern laufen, so dass sie sich zum Faden eindrehen. Wenn der so gesponnene Faden auf den Spindelschaft gewickelt ist, beginnt der ganze Vorgang von vorne.

Schafwolle war in Guatemala unbekannt, bis mit der spanischen Eroberung Schafe in das Land kamen. Decken und Überkleider zum Schutz gegen die Kälte werden aus Wolle gemacht. Eines der Zentren für Wolle ist Momostenango, wo Mary Atwater auch zwei Mädchen sah, die Wolle zum Spinnen kardierten. Sie schreibt: «Statt kleine Rollen (Vorgarnlocken) zu machen, wie es die meisten von uns gelernt haben, legen sie doppelt soviel Wolle auf die Karden wie wir, und nehmen sie in zwei flachen Lagen ab, die so gross wie die Karden sind» (1965, S. 11). Möglicherweise gibt es eine Verbindung zwischen den flachen Baumwollbändern und der Tatsache, dass die Wolle zu solchen Lagen aufbereitet wird: Da schon seit Jahrhunderten bekannt war, wie die Fasern der Baumwolle zum Spinnen vorbereitet werden müssen, bevor man die Wolle kennenlernte, wurde wahrscheinlich angenommen, dass man auch die Wollfasern vor dem Spinnen zu flachen Bändern kämmen müsse. Die Wollfasern werden im Stehen mit einer grossen Fallspindel oder auf einem handbetriebenen Spinnrad europäischen Ursprungs gesponnen.

Maguey ist eine aus verschiedenen Agave-Arten gewonnene Pflanzenfaser. Aus den Blättern der *Agave sisalana*, einer Art Sisalhanf, werden Schnüre, Seile und der Zwirn gemacht, aus dem das Rückenband und die Schlaufen am Rückenbandwebstuhl bestehen. O'Neale beschreibt, wie die Menschen am Ufer des Atitlan-Sees mit der Behandlung der Magueyfaser beschäftigt sind (1945, S. 20). Die Fasern werden nicht viel anders als das Leinen behandelt. Die grossen, flachen Blätter werden mit Holzhämmern geschlagen, dann ein paar Tage lang in seichtem Wasser eingeweicht und anschliessend geschabt, um das Stengelmark zu entfernen. Die langen, im Dreieck liegenden Fasern, die dann übrigbleiben, werden nochmals ausgewaschen und zum Trocknen aufgehängt, wonach sie gedreht werden können.

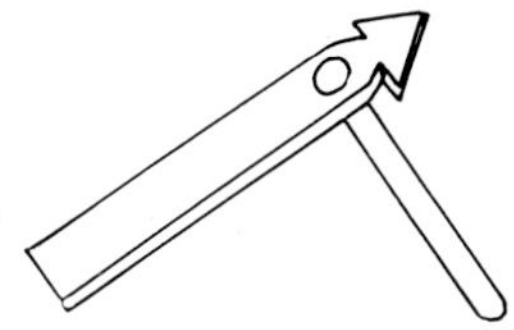

140 *Das Drehgerät zum Spinnen von* Maguey.

Das Drehen, ein ähnlicher Vorgang wie in der Seilerei, erfordert mindestens zwei Leute und viel Platz. Die Faserenden werden am kurzen Ende des Drehgeräts befestigt, einem Holzgriff,
40 der auf eine flache, spitz zulaufende Leiste gesteckt ist, die sich frei um den Griff dreht, wenn man mit der Hand kleine Kreise beschreibt. Der Helfer mit dem Drehgerät entfernt sich langsam rückwärts, bis 6 m von demjenigen, der die Fasern in die sich bildende Schnur eingibt. Dann wird die Schnur in die Hälfte gelegt und gezwirnt oder zwischen zwei Stiften oder Nägeln ausgespannt, bis man weitere Schnüre hat, mit denen man sie zusammendrehen kann. Zum Zwirnen hat man in jeder Hand ein Drehgerät.

Die Faser der *Agave americana* ist feiner, elastischer und wird von den Männern zu Taschen für den eigenen Bedarf verarbeitet. Die als *Ixtle* bezeichnete Faser wird meist am Oberschenkel gesponnen. «Der Spinner entblösst seinen Oberschenkel und rollt zwei kleine Faserbündel, die er getrennt hält, mit der Hand nach unten. Wenn er annimmt, dass sie genügend Drall haben, bringt er sie unter der Hand zusammen nach oben und verbindet sie mit dieser einen Bewegung dadurch, dass sie in entgegengesetzter Richtung gedreht werden» (O'Neale, 1945, S. 20). Die Fotografin Marylin Anderson zeigt in einer Studie über das Weben in Guatemala das Foto eines Knaben, der in dieser Technik spinnt, erläutert allerdings im Kommentar, dass das nicht auf dem Oberschenkel passiert (1978, S. 43).

Seide, Rayon, Acryl und weich gesponnene Baumwolle werden zum Verzieren der guatemaltekischen Textilien verwendet. Die importierte Seide ist teuer und wird nur in Festgewändern oder den *Randas* auf den Röcken verarbeitet. Rayon, eine Kunstseide aus Zellulose, und Acryl sind viel billiger und werden dementsprechend häufiger verwendet.

Die Farbstoffe

Schon bevor gegen Ende des 19. Jahrhunderts die chemischen Farbstoffe aufkamen, liebte man kräftige, leuchtende Farben. Man verfügte über alle Blautöne von der Indigopflanze, die Rottöne von der Koschenille, Purpur von der Purpurschnecke und Lila, Gelb, Braun und Schwarz von verschiedenen Färbehölzern.

Indigo ist der einzige natürliche Farbstoff, der bis ins 20. Jahrhundert in Guatemala in Gebrauch blieb (Rowe, 1981, S. 24). Die Blautöne sind ein besonderes Merkmal der *Jaspe*-Röcke, und man kann heute noch sehen, wie die langen Ketten entlang der Strasse aufgespannt sind und kleine Kinder die Stellen, die zum Färben reserviert werden, fest umwickeln, wobei die Abbindungen oft nicht länger als 1 cm sind und dies auf der ganzen Länge der Kette wiederholt wird. Nach dem Färben werden die schmalen Streifen mit den Reservemustern zwischen die einfarbigen Streifen gesetzt, bevor die Kette aufgebäumt wird.

Anil *(Indigofera suffruticosa)*, aus der in Mittelamerika das Indigo gewonnen wird, wird in einer Küpe zusammen mit dem viel billigeren synthetischen Indigo und der Sacatinta-Pflanze *(Jacobinia spicifera)* reduziert. Lila O'Neale schreibt:

Das gemahlene Indigo, das Farbpulver und die grünen Blätter und Stengel werden in einer Küpe eingeweicht. Nach ein paar Wochen kann der Färber nach dem Umrühren an der Grünfärbung seines Stocks, an den Blasen, die von der gärenden Sacatinta am Boden des Fasses aufsteigen, am Geruch und am Schaum der Oberfläche erkennen, dass die Mischung ausgereift ist. Die grünschwarze Blattmasse wird herausgezogen und die Färbeflotte ist zum Gebrauch bereit (1945, S. 24).

Die Färbeflotte eignet sich für jeden Farbton von Hellblau bis Dunkelblau, das auch als schwarz bezeichnet wird, je nachdem, wie oft das Färbematerial eingetaucht (und anschliessend an der Luft oxidiert) und wie konzentriert die Färbeflotte ist.

Koschenille wird zwar nicht mehr kommerziell als Textilfarbstoff verwendet, wird aber im Haushalt als Lebensmittelfarbstoff und von einigen enthusiastischen Pflanzenfärbern noch zum Färben benutzt und ist historisch so bedeutsam, dass wir uns doch kurz damit befassen sollten. Der Farbstoff, Karminsäure, steckt im Körper der winzigen Koschenille-Schildlaus, *Dactylopius coccus*, die auf Kakteen lebt: auf den glatten Blättern des Nopalbaums oder auf den stachligen Gliedern der *Opuntia*. Die Spanier waren nach der Entdeckung Südamerikas 14
begeistert von diesem neuen roten Farbstoff und verschifften Mengen von Koschenille über den Atlantik. Von John Lloyd Stephens, einem unermüdlichen Reisenden in der ersten Hälfte des 19. Jahrhunderts, stammt die ausführliche Beschreibung seines Besuchs einer Feigenkakteen- oder Koschenille-Plantage in Antigua, der alten Hauptstadt von Guatemala:

... dahinter lag seine Nopalbaum- oder Koschenille-Plantage, eine der grössten von Antigua. Die Pflanze ist eine Art Kaktus, die wie indianischer Mais in Reihen angepflanzt wird und zu dem Zeitpunkt, als ich die Plantage besuchte, etwa vier Fuss hoch war. Auf jedem Blatt war auf einem Stachel ein Stück Zuckerrohr festgesteckt, in dessen Hohlraum sich etwa 30 bis 40 Läuse befanden. Diese Insekten können sich zwar nicht bewegen, aber brüten. Die jungen Läuse krabbeln heraus und setzen sich auf das Blatt. Wenn sie einmal festsitzen, bewegen sie sich nie mehr. Ein dünner Film legt sich über sie, und während sie fressen, werden die Blätter vom Mehltau befallen und schliesslich weiss. Am Ende der Trockenzeit werden einige Blätter abgeschnitten und zur Samengewinnung in einem Lagerhaus aufgehängt; die Insekten werden abgebürstet und in Öfen getrocknet, um dann ins Ausland verschickt zu werden, wo sie für Luxus und Eleganz der Zivilisation sorgen und mit ihren leuchtenden Farben die Salons von London, Paris und St. Louis in Missouri beleben. Die Ernte ist wertvoll, aber unsicher, da ein vorzeitiger Regen sie zerstören kann. Manchmal werden alle Arbeiter einer Hacienda in dem Moment, in dem sie für den Anbau am nötigsten gebraucht werden, als Soldaten eingezogen. Es war eine hinreissend schöne Lage, am Fusse und im Schatten des Volcano de Agua, und der Blick fiel auf allen Seiten auf immergrüne Berge. Die Morgenluft war weich und lau, aber rein und erfrischend ... ich kenne keinen schöneren Fleck, auf dem man sich erträumen könnte, die uns zugemessene Zeit auf Erden zu verbringen (1854, S. 169–170).

Ein Jahrhundert später schildert O'Neale, wie die Koschenille in der Regenzeit gewonnen wird, wenn die fleischigen Kaktusblätter reihenweise auf leichte, speziell dafür angefertigte Rahmen gebunden werden. Auf manche Blätter werden ein paar Schildläuse gesetzt, die in einem Musselinsäckchen stecken. Die Schildläuse legen ihre Eier durch den Stoff auf das Blatt, und wenn auf allen Blättern Eier sind, werden die Säckchen wieder entfernt. Die Rahmen lässt man draussen gegen die Hauswand gelehnt stehen, sie können aber unter das Dach in Sicherheit gebracht werden, wenn es zu regnen beginnt (O'Neale, 1945, S. 30).

Wenn die Schildläuse geschlüpft und ausgewachsen sind, werden sie von den Kaktusblättern abgeschüttelt oder abgebürstet, in Körben gesammelt und entweder in heissem Wasser abgetötet und in der Sonne getrocknet oder direkt im Ofen gedörrt.

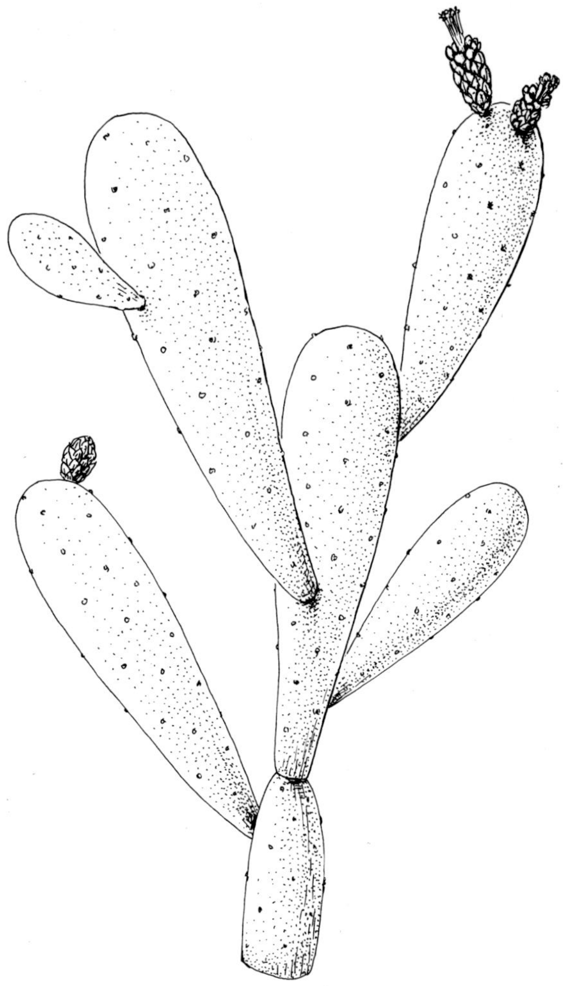

141 *Der Nopalbaum* (Nopalea coccinellifera).

Das Farbbad wird aus 50 bis 175 g Koschenille pro Pfund Wolle zubereitet, und die vorgebeizte Wolle lässt man etwa eine Stunde darin köcheln. Man kann Zitronen an Stelle von Mineralsalzen zugeben. O'Neale führt ein Rezept an, in dem dazu 50 Zitronen verwendet werden.

Färbehölzer spielten ebenfalls eine wichtige Rolle zum Färben und im Handel mit Europa. Mit Blauholz, dem Holz des Baums *Haematoxylon campechianum,* das bis zur Entdeckung Amerikas in Europa unbekannt war, wird schwarz gefärbt; die helleren Farbtöne erscheinen violett. Gefärbt wird mit dem Kernholz des Baums, das vom Einzelhändler in kleinen Stückchen gehandelt wird, obwohl die Stämme als Ganzes oder klotzweise transportiert werden. Das Färben geht ganz einfach, da sich der Farbstoff in Wasser rasch löst. Die geeignetsten Beizmittel dafür sind Kupfersalze.

Andere wichtige Färbehölzer sind Gelbholz *(Chlorophora tinctoria)* für Gelb, Brasilholz *(Caesalpinia echinata)* für Rot und Erlenrinde *(Alnus)* für Braun.

Mit den heute üblichen chemischen Farbstoffen ist das Farbspektrum, aus dem die Weber schöpfen können, viel grösser als in der Vergangenheit. Es sind Farben möglich, die in der Natur nie vorkamen, und das schlägt sich auch in den Trachten nieder. Trotzdem sind Rot und Blau offensichtlich immer noch die vorherrschenden Farben, und es wäre interessant zu wissen, ob dies daran liegt, dass Koschenille und Indigo einmal die wichtigsten Farbstoffe waren.

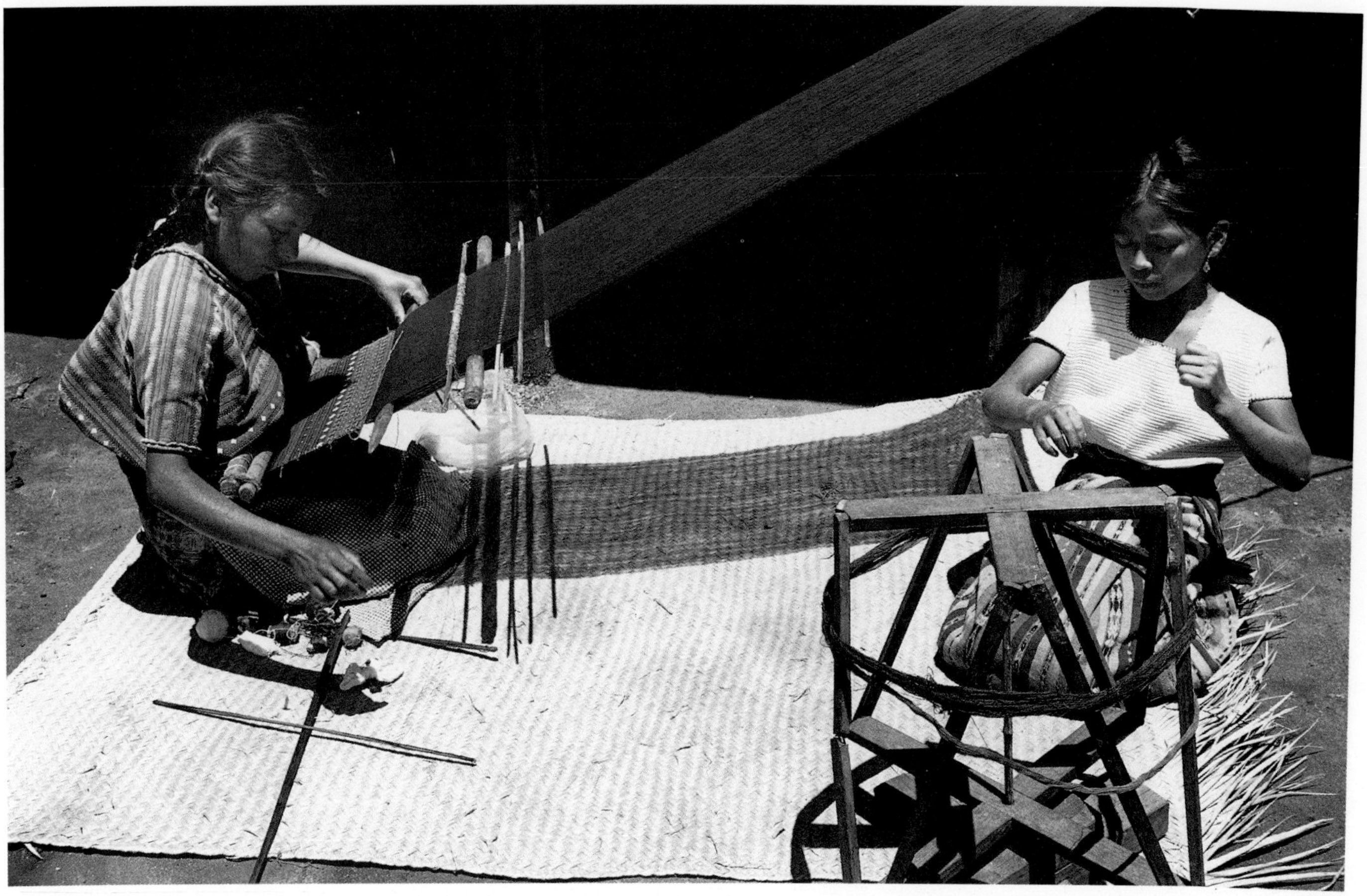

142 *Auf dem Rückenbandwebstuhl weben ausschliesslich die Frauen. Die Einlesestäbe, der Musterstab, der Fachstab, der Litzenstab und das Schwert als Anschlagholz sind an Ort und Stelle (von oben aus aufgezählt).*

Die Webstühle

Auf dem Rückenbandwebstuhl arbeiten fast ausschliesslich Frauen im oder vor dem eigenen Haus oder in Gesellschaft mit anderen Frauen. Die Kettfäden sind zwischen dem Körper der Weberin und einem Fixpunkt gespannt, wodurch dieser Webstuhl wesentlich flexibler ist als eine feste Konstruktion. Wenn sich die Weberin nach vorne beugt, kann sie den Litzenstab mühelos anheben oder den Fachstab nach vorne schieben, während sich die Kettfäden entsprechend spannen, wenn sie sich zurücklehnt, um den Schussfaden mit dem Schwert fest anzuschlagen. Dieser Rhythmus der Vorwärts- und Rückwärtsbewegung ist von frühester Kindheit an eingeübt. 142

Weben ist eine der vielen Tätigkeiten, die zum Arbeitsalltag gehören, bietet aber auch Raum für Geselligkeit, wenn mehrere Webstühle am gleichen Pfosten oder Baum hängen und Kinder und Tiere um die Frauen herum spielen. Die Frauen von Guatemala webten ursprünglich hauptsächlich für sich und ihre Familie, aber heute ist es eine wirtschaftliche Notwendigkeit, für die Touristen zu weben, und viele Teile der Tracht werden somit zum Verkauf produziert.

Man könnte sagen, dass der Webstuhl aus nichts anderem als einer Anzahl Stangen besteht; häufig wird er auch als Stecken-Webstuhl bezeichnet. Zuerst einmal gehören je eine Stange hinten und eine vorn dazu, zwischen denen die Kette gespannt wird; des weiteren ein Einlesestab, ein Fachstab und der Litzenstab. Die hintere Stange ist an den Enden eingekerbt und an eine Schnur geknüpft, die an einem Pfosten oder Ast in geeigneter Höhe so aufgehängt wird, dass die Kette schräg nach unten zur Weberin läuft, die auf dem Boden kniet. Die Stange vorne ist ebenfalls eingekerbt und mit dem Rückenband verbunden, welches manchmal aus

Agavenfasern zu einem bequem geformten Stück gewebt ist. Zwischen diesen beiden Stangen liegen in der Kette – von hinten nach vorn gelesen – der Einlesestab, der die geraden von den ungeraden Kettfäden trennt (so dass beispielsweise alle geraden Fäden auf dem Stab liegen), der Fachstab unter den ungeraden Kettfäden und der Litzenstab mit einer fortlaufenden Litzenschnur, die die geraden Kettfäden umschliesst und sie anhebt. Die Weberin braucht ausserdem ein schwertförmiges Anschlagholz, um das Fach geöffnet zu halten und um den eingelegten Schussfaden anzuschlagen, der auf eine Webnadel gewickelt ist. Im übrigen braucht sie einen Stab für den Warenbaum, der zusammen mit dem vorderen Stab in das fertiggestellte Gewebe eingewickelt wird, einen Breithalter (einen beidseits mit einem Dorn versehenen Stab, der von unten in das Gewebe gesteckt wird), damit der Stoff gleich breit bleibt, sowie einige kleine Gerätschaften, Dornen oder Stäbe, um für das Muster bestimmte Kettfadengruppen anzuheben, wenn mit Einlegetechnik gearbeitet wird.

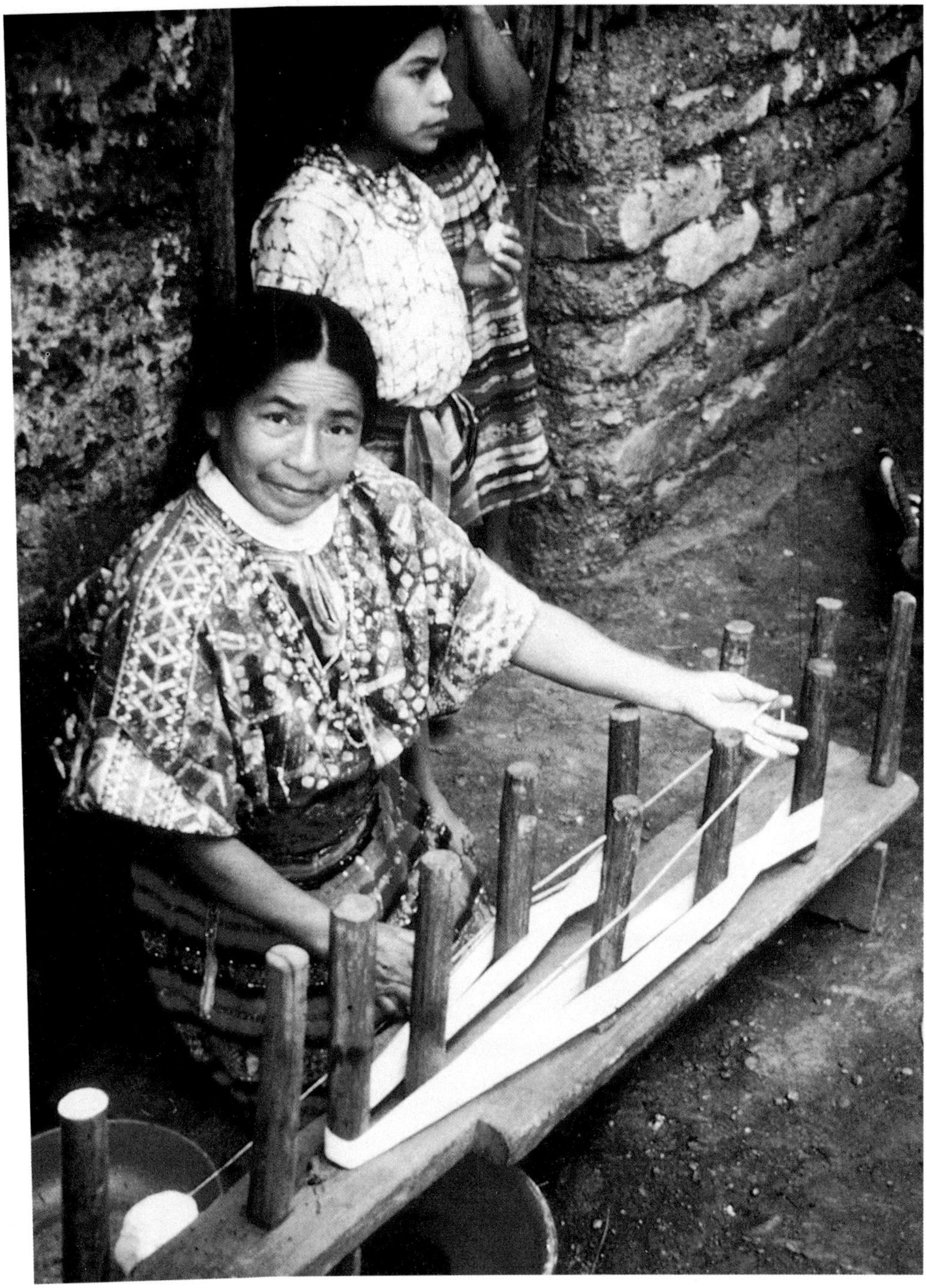

143 *Die Kette wird in der benötigten Länge auf dem Schärbrett geschärt.*

145 (gegenüberliegende Seite)
Vorder- und Rückseite eines Tuchs aus Chajul (Vergrösserung). Die einseitige Broschierung ist nur auf der Vorderseite zu sehen; nichts davon erscheint auf der Rückseite. Sammlung Krystyna Deuss.

144 *So wird in San Antonio Aguas Calientes gewebt. Zwischen dem Fachstab (der Stab, der am weitesten von der Weberin entfernt ist) und dem Litzenstab sieht man die zusätzlichen Musterstäbe.*

Da viele Stücke nach Mass mit Webkanten auf allen vier Seiten gewebt werden, wird die Kette genau in der richtigen Stofflänge (zuzüglich der Zugabe für die Einarbeitung beim Weben) auf einem Schärbrett geschärt. Die Pflöcke auf dem Schärbrett sind so angeordnet, 143
dass man ebensogut eine sehr kurze Kette für eine *Servilleta* wie eine lange Kette für eines der Teile des *Huipil* machen kann. In beiden Fällen ist für das Fadenkreuz hinten und vorne Vorsorge getroffen (siehe Abb. 6d und 143).

Nachdem die Fadenkreuze abgebunden sind und die Kette vom Schärbrett genommen ist, werden die beiden Stöcke, die als Kett- und Warenbaum fungieren, durch die Schlingen gesteckt, die sich beim Schären vorn und hinten in der Kette gebildet haben, und zwischen der Weberin und dem Fixpunkt, von dem aus sie arbeitet, gespannt. Die Weberin setzt sich auf ihre Fersen oder streckt die Beine aus, so dass sie mit der kleinsten Vorwärts- oder Rückwärtsbewegung des Oberkörpers die Kettspannung regulieren kann. Als erstes muss sie die Kettfäden am Waren- und am Kettbaum gruppenweise ordnen, damit sie parallel nebeneinander in der richtigen Stoffbreite zu liegen kommen. Der Warenbaum, der in diesem

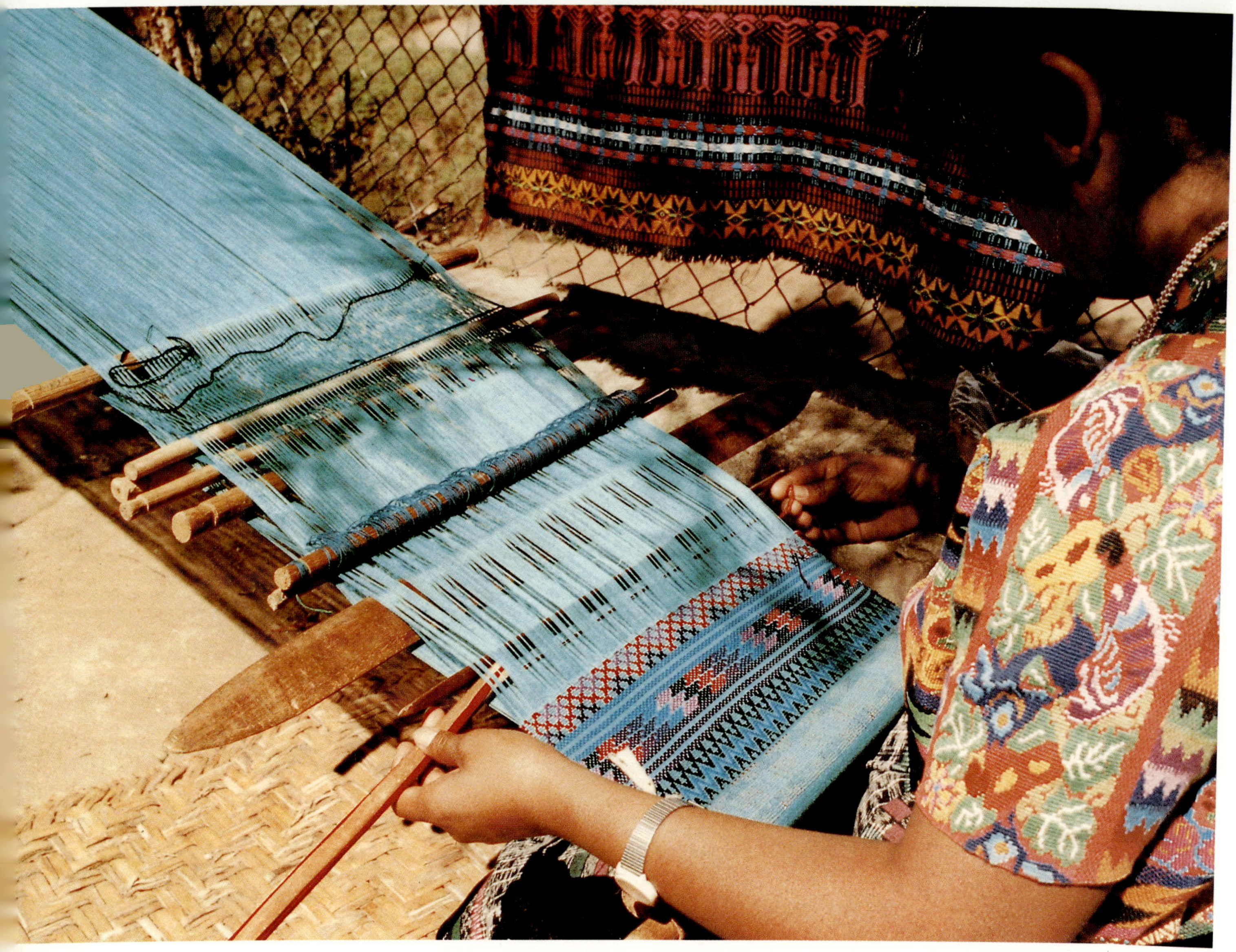

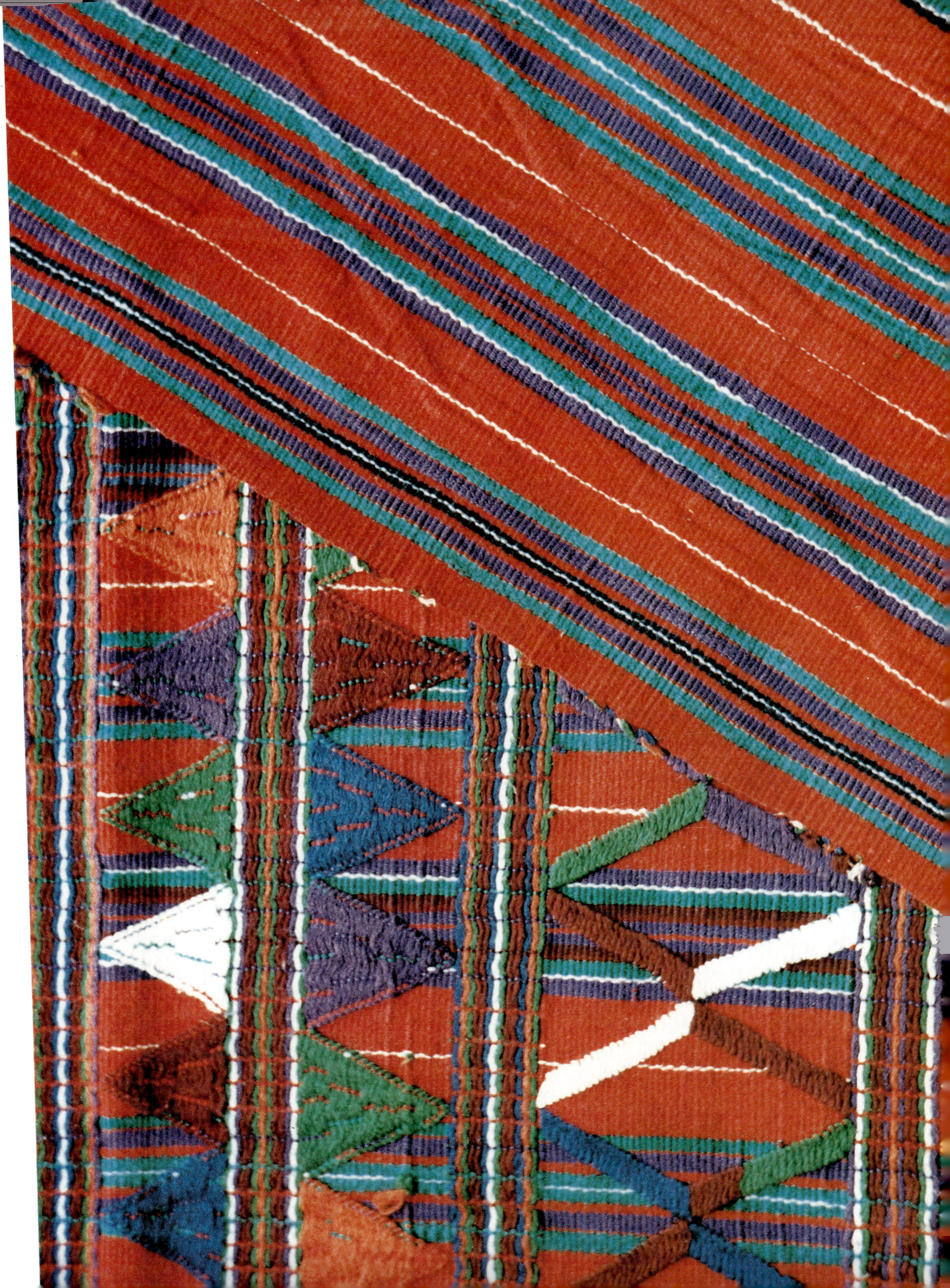

Stadium eingelesen ist, ist nur ein Hilfsstock. Ihre nächste Aufgabe besteht also darin, die Kette an den eigentlichen Warenbaum zu knüpfen. (Die Stäbe werden aus diesem Grund gewöhnlich nicht paarweise, sondern zu drei Stück verkauft.) Den endgültigen Warenbaum legt sie auf die Kettfäden vor ihr, knotet eine Schnur in die Kerbe auf der einen Seite und führt das andere Ende der Schnur durch die Lücke in der Kette, die durch den Hilfsstock entstanden ist. Nachdem sie sie am anderen Ende in der Kerbe angeknüpft hat, bindet sie Stock und Schnur zwischen den Kettfadengruppen zusammen, ein Verfahren, das dem der Navajo sehr ähnlich ist, deren Teppiche ja auch vier Webkanten und keine abgeschnittenen Kettfäden aufweisen. Danach kann der Hilfsstock herausgezogen und der Warenbaum an die richtige Stelle geschoben werden; dann wird die Kette umgedreht und das andere Ende der Kette hinten an den Stock gebunden. Solange der Webstuhl noch in dieser Position ist, wird die fortlaufende Litzenschnur eingelesen, die die geraden Kettfäden anheben soll, und ein Anfangsstück gewebt. Das Anfangsstück ist wichtig, um auf beiden Seiten die richtige Webbreite zu erreichen, bevor man mit dem eigentlichen Gewebe beginnt. Danach wird das Webgerät wieder in seine Ausgangslage gebracht, und Schwert und Fachrolle werden ausgetauscht, so dass die Fachrolle hinter und das Schwert vor dem eben fertiggestellten Litzenstab liegen. Nun kann gewebt werden.

Das ist der Rückenbandwebstuhl in seiner einfachsten Ausführung, mitunter hat er auch noch mehr Teile aufzuweisen. Weitere Stäbe können über und unter die ungeraden Kettfäden 144
gelegt werden, die über den Fachstab laufen, so dass die Weberin beim Einlesen des Musters, wenn sie beispielsweise jeden zweiten ungeraden Kettfaden anheben will, also 3, 7, 11 usw., diesen Stab nach vorne zieht, das Schwert einliest und hochkant stellt und so ein Musterfach erhält. Genauso könnte sie einen oder mehrere zusätzliche Litzenstäbe einarbeiten, so dass sie mit der daraufliegenden Litzenschnur beispielsweise jeden zweiten geraden Kettfaden anheben kann, oder irgendwelche andere Fadenkombinationen, die sie zum Broschieren braucht.

Auf diesem Webstuhl werden die meisten broschierten Stoffe gewebt, aber wir sollten auch noch einige andere Webstühle erwähnen, auf denen teils nur Männer und teils Männer und Frauen weben. Mit dem europäischen Trittwebstuhl, der durch die Spanier ins Land kam, werden Wolldecken und die Meterware für den Baumwollrockstoff gewebt. Gelegentlich werden Stoffe mit kleinen, auf dem Gewebegrund weit gestreuten, broschierten Musterelementen auf dem Trittwebstuhl gewebt, da das Grundgewebe damit viel schneller als auf dem Rückenbandwebstuhl gewebt werden kann, selbst wenn die von Hand eingelesenen Motive den Prozess verlangsamen.

Kompliziertere broschierte Motive können auf einem Zugwebstuhl gewebt sein, einem Trittwebstuhl, der ausser den zwei Schäften, die für das Grundgewebe in Leinenbindung nötig sind, zwischen 30 und 100 Musterschäfte hat, die nacheinander von Jungen oder Mädchen hochgezogen werden, die neben dem Webstuhl stehen, wo die Zugschnüre hängen. Jede Schnur, an der man zieht, hebt einen Musterschaft, der die Kettfäden hebt, die dem Muster entsprechend in dieser Reihe gehoben werden sollen.

Auf die Bedeutung von Gürteln und Bändern in der guatemaltekischen Tracht wurde bereits hingewiesen. Sie werden auf den verschiedenartigsten Webstühlen gewebt. Der einfachste gleicht in jeder Hinsicht dem Rückenbandwebstuhl, nur sind alle Teile nur 8 bis 15 cm breit. Gürtel werden von Männern wie von Frauen gewebt, aber möglicherweise auf unterschiedliche Weise. O'Neale (1945, S. 35) beschreibt, wie ein Mann, den sie beobachtete, einen Gürtel auf solch einer Menge von Stöcken webte, indem die Kette zwischen zwei Stöcken gespannt war, die hinten an einem Baum und vorn an zwei in den Boden getriebenen Pfählen befestigt waren. Der Weber sass auf einem niedrigen Stuhl, und als er beim Weben an den Punkt kam, wo er nicht mehr hinreichen konnte, rutschte er den Stuhl so nach vorn, dass er mit dem Querbalken des Stuhls die Kette herunterdrückte und festhielt und die Kette dadurch ungewöhnlich straff wurde.

Der Webstuhl, den die professionellen Bandweber von Totonicapan benutzen, verbindet die Funktionen eines fussbedienten Schaftwebstuhls mit der Körperspannung des Rückenbandwebstuhls. Er besteht aus einem kleinen, festen Tischgestell mit einem Oberbau, der die vier Schäfte trägt. Diese sind mit den Tritten verbunden, die durch Schlitze in der Mitte des Gestells gehoben und gesenkt werden. Vorn ist ein Breithalter fest installiert, aber es gibt keinen Waren- oder Kettbaum und keine Blattlade, denn in allem übrigen gleicht der Webstuhl dem Rückenbandwebstuhl. Die lange Kette läuft – von vorn aus gesehen – durch den Breithalter, die Litzen, um einen Haken, der sich in einiger Entfernung in einem im Boden geschraubten Pfosten befindet. Von dort wird die Kette, von einem gebogenen Nagel geleitet, dem Tischgestell entlang zum Weber zurückgeführt, der sie um einen kleinen Stab wickelt, der in seinem Gürtel steckt, und dann hinter sich legt. Die Tapisseriebänder und andere interessant gemusterte Gürtel sind auf einem solchen Webstuhl gewebt.

Die Gewebe

Selbst wenn wir uns nur auf diejenigen Stoffe beschränken, die die Frauen auf dem Rückenbandwebstuhl weben und somit die Wolldecken, Rockstoffe und die meisten Bänder und Gürtel schon ausgeschlossen sind, ist es ein fast hoffnungsloses Unterfangen, die Vielfalt der textilen Techniken in Guatemala, vor allem der Broschiertechniken, beschreiben zu wollen. Bevor wir auf die letzteren eingehen, müssen wir uns die Gewebe ansehen, die broschiert werden, denn dieser Stoff hat mit seiner Grundbindung insofern eine eigenständige Existenz, als er auch ohne jedes Muster ein vollständiges Gewebe darstellt.

Der einfachste Stoff, welcher manchmal zum *Huipil* verarbeitet wird, ist ein Musselingewebe, ein dünner Baumwollstoff mit mehr oder weniger ausgewogener Bindung und 12 bis 16 Fäden pro Zentimenter. Allerdings sind die meisten auf dem Rückenbandwebstuhl gewebten Stoffe schwerer und als Kettrips gewebt. Die Kettripstücher sind widerstandsfähiger als die leichten, transparenten Musselingewebe.

Das Garn wird selten einfach verwendet, denn selbst bei appretiertem Garn ist es unwahrscheinlich, dass es kräftig genug ist, die Spannung auszuhalten, der die Kette im Rückenbandwebstuhl ausgesetzt ist. Der Kettrips wirkt deswegen gern wie eine Art Panamabindung, d.h. die Kett- und Schussfäden erscheinen zwei- oder dreifädig, oder es kommen zwei Kettfäden auf drei Schussfäden oder ähnliche Varianten. Man spricht hier von einer abgeleiteten Leinenbindung, da die Fäden wie bei der Leinenbindung über- und untereinander durchlaufen, nur eben nicht als einzelne Fäden, sondern als Fadengruppen.

Einfache Möglichkeiten gibt es viele, ein Gewebe zu verschönern. Am naheliegendsten ist sicher, Farbstreifen einzuweben. In einem Kettrips müssen die Streifen schon beim Schären eingeplant werden. Viele Gewebe haben eine farbige Kette mit kontrastierenden Streifen. Andere sind weiss und haben genau ausgeklügelte bunte Streifen an den Webkanten, die auch ziemlich breit werden können. Diese stellen ein wichtiges Gestaltungselement im Gesamtentwurf dar, denn in einem zweiteiligen *Huipil* beispielsweise kommen die beiden Webkanten auf dem Vorderteil des Gewandes zusammen und entsprechend zur Geltung.

Abgesehen von der farblichen Gestaltung kann ein einfaches Gewebe dadurch interessanter werden, dass man in gewissen Abständen mehrere Schussfäden auf einmal einträgt, die im Gewebe als Wulste oder Grate erscheinen, oder indem man mit einem zusätzlichen Musterfaden, der in dasselbe Fach wie der Grundschuss eingelegt wird, Motive oder Figuren einarbeitet. Selbst wenn der eingelegte Faden eine andere Farbe hat als der Grundschuss, ist

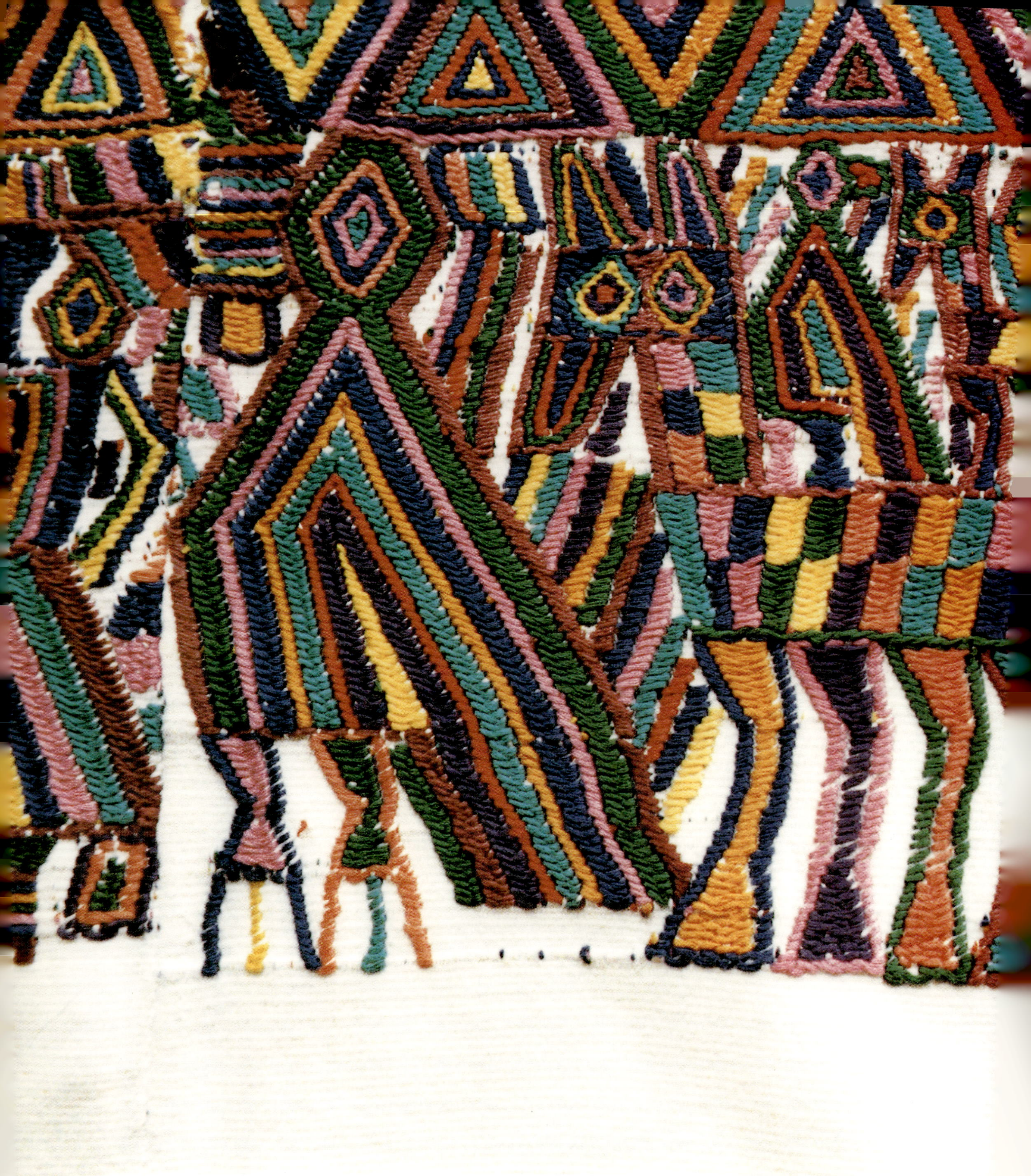

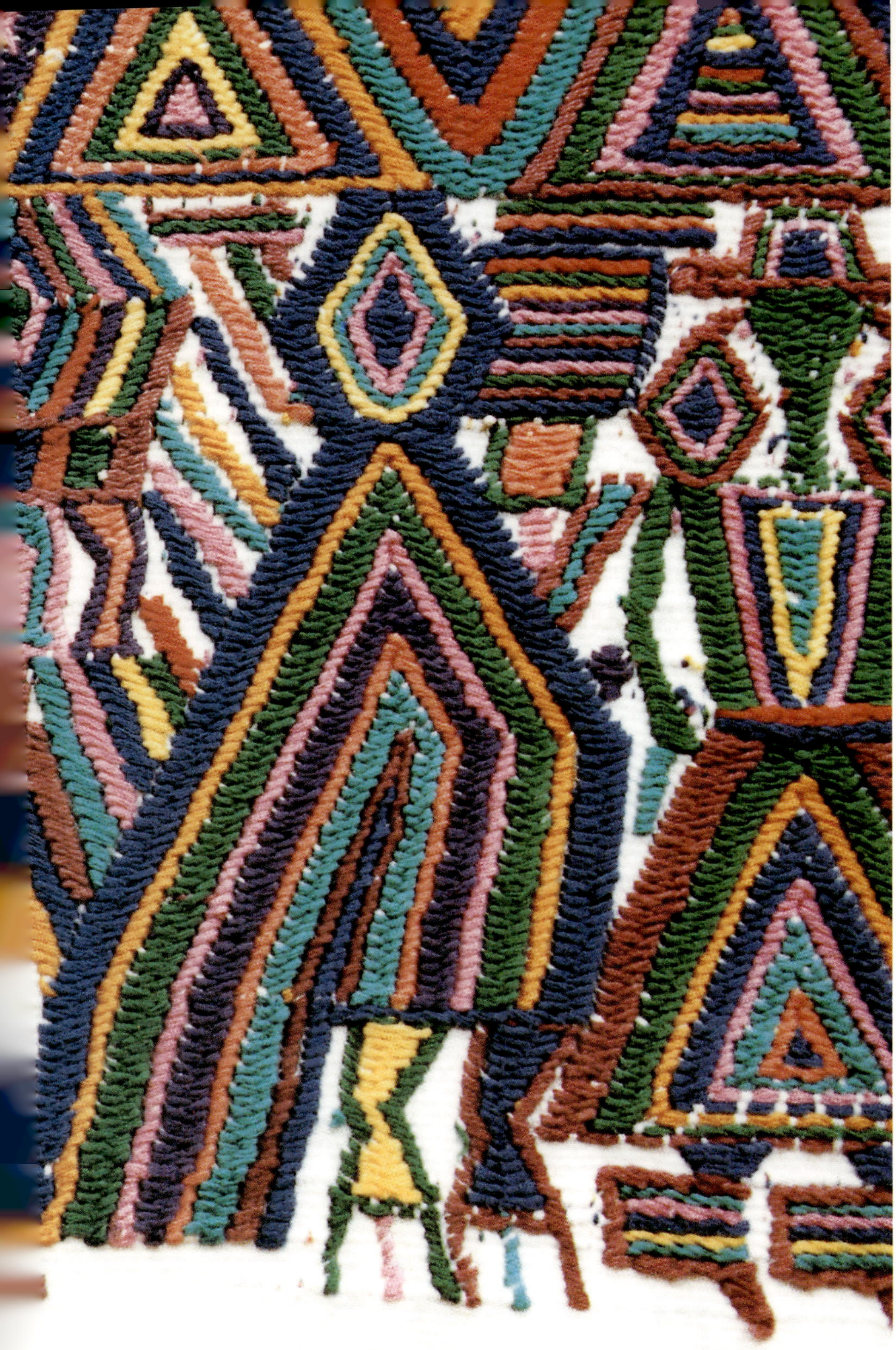

146 Huipil *aus Nebaj (Vergrösserung). In der typischen verschlungenen Technik werden Vögel, Tiere und menschliche Figuren in leuchtend buntem Broschiergarn dargestellt. Sammlung Krystyna Deuss.*

die Wirkung im Vergleich zu den broschierten Mustern dezent, da der Musterfaden von jedem zweiten Kettfaden verdeckt und die Farbe dadurch gedämpft wird. Aber es entsteht eine charakteristische Kontur, wo der Musterschuss aufgenommen und in die nächste Reihe gelegt wird und dabei eine kleine Schlinge in ungebrochener Farbe bildet.

Die kühnen, farbenfrohen Muster, die für die guatemaltekischen Textilien typisch sind, sind broschiert. Die Technik wird oft mit Stickerei verwechselt, da mit beiden Techniken grossflächige, bunte Muster auf einem einfarbigen Gewebegrund erzielt werden. Beim Sticken wird ein fertiges Gewebe nach dem Weben mit Nadel und Faden verziert, während beim Broschieren der Faden direkt beim Weben Reihe für Reihe mit eingelegt wird.

Einseitiges Broschieren

Bei einseitig broschierten Geweben, d.h. bei fast allen broschierten Geweben, erscheint der 145
Musterschuss nur auf der Vorderseite des Gewebes. Wenn das Muster nur auf der Vorderseite erscheint und auf der Rückseite nichts davon zu sehen ist, ist anzunehmen, dass auf geöffnetem Fach broschiert wurde, d.h. auf den Fäden, die zum Durchschiessen des Schussfadens mit dem Litzenstab oder Fachstab angehoben wurden. Der Broschierfaden wird mit den Fingern oder mit Hilfe eines Einlesestabs in die ausgewählten Kettfäden eingelegt und zusammen mit dem Grundschuss angeschlagen. Da wir es mit einem Kettrips zu tun haben und nur auf geöffnetem Fach, d.h. der Hälfte der Kettfäden broschiert wird, schieben sich die Flottierungen beim Fachwechsel zwischen geraden und ungeraden Kettfäden so zusammen, dass auf der Rückseite nichts davon zu sehen ist.

Wenn das eingewebte Muster fast ausschliesslich auf der Vorderseite erscheint, auf der Rückseite aber immerhin Farbflecken durchschimmern, handelt es sich um eine andere Technik. Das broschierte Muster wurde dann auf dem geschlossenen Fach gearbeitet, und die Flottierungen, die auf der Vorderseite des Gewebes das Muster bilden, werden am Anfang und am Ende durch einen Kettfaden (manchmal auch ein Kettfadenpaar) eingebunden. Der Bindepunkt kann dabei von Reihe zu Reihe versetzt sein, beispielsweise immer um einen 147
Faden weiter nach rechts oder links, so dass sich eine schräge Linie bildet. Die Bindepunkte können aber auch in jeder Reihe an der gleichen Stelle liegen und als senkrechte Linien erscheinen. Oder sie wechseln in jeder Reihe, so dass sie in der zweiten Reihe genau zwischen den Bindepunkten der Vorreihe liegen, was an gemauerte Ziegel erinnert. In jedem dieser Fälle sieht man auf der Rückseite nur soviel vom Broschierfaden, wie vom Bindepunkt eingebunden wird.

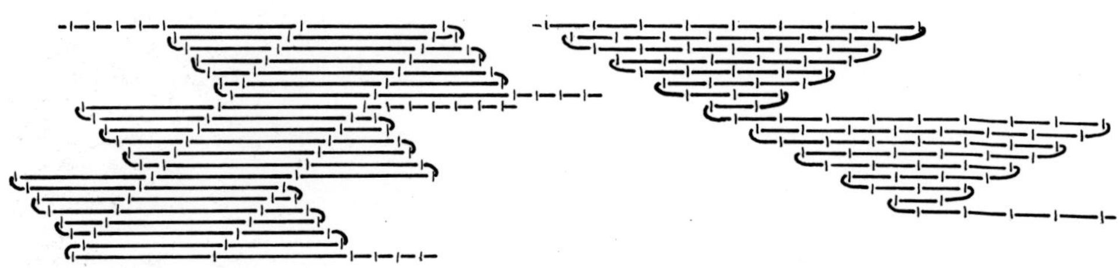

147 *Zwei Beispiele für das Abbinden der Schussflottierungen.*

Wieder andere einseitig broschierte Gewebe weisen unregelmässig eingebundene Muster auf und lange Flottierungen, die in der Mitte so abgebunden sind, dass sie sogenannte sekundäre Kettmuster erzeugen.

Die Gewebe von Nebaj sind sowohl vom Muster wie auch von der Technik her sehr speziell. 148
Die grossen, kühnen Zeichnungen stellen in stilisierter Form Figuren, Tiere und Vögel dar, 149
welche mit dicht nebeneinandergesetzten farbigen Linien umrahmt werden. Bei diesen einseitig broschierten Geweben wird der Broschierfaden in Form einer 8 über eine Gruppe von Kettfäden eingeknüpft. In jeder Reihe wird die für das Motiv benötigte Farbe beispielsweise über 5, unter 3, zurück über 3 und unter 5 Kettfäden geführt, so dass sie zum Ausgangspunkt

zurückkehrt. In der nächsten Reihe mit dem Gegenfach wiederholt der Broschierfaden diesen Bewegungsablauf, geht aber dabei einen Kettfaden weiter nach links oder rechts, je nachdem, wie es das Muster erfordert.

Doppelseitig broschierte Gewebe

Bei beidseitig broschierten Geweben läuft der Faden über und unter Gruppen von Kettfäden, so dass er auf der Vorder- und Rückseite des Gewebes zu sehen ist. In manchen Fällen, wie
148 beim Blumenband auf den *Huipil* von San Antonio Aguas Calientes, sind die beiden Gewebeseiten identisch, da die bunten Schussfäden über Gruppen von vier Kettfäden gearbeitet werden, eher wie bei den Tapisserietechniken. In anderen Fällen, wenn ein geometrisches Muster von Webkante zu Webkante auf der ganzen Gewebebreite eingearbeitet wird, kann man den Stoff insofern wenden, als das Muster auf der Rückseite des Gewebes im Negativ, also in umgekehrter Farbigkeit, erscheint, was ebenso interessant sein kann.

Wenn das Gewebe hingegen mit einer Reihe von Tieren oder Vögeln geschmückt ist, ist das Negativ der Flottierungen auf der Rückseite uninteressant, ja, es können auf der Rückseite bei jedem einzelnen Motiv viele lose Fäden zu sehen sein, wo eine neue Farbe beginnt oder endet. Aus diesem Grund sollte man diese Stoffe eher als zweiseitig und nicht als beidseitig oder doppelseitig bezeichnen. Irene Emery arbeitet sich in ihrem klassischen Buch *The Primary Structures of Fabrics* (1960, S. 164–166 und 171 ff.) durch Berge von Definitionen zur Beschreibung von Textilien, wobei die obengenannte Problematik auf den genannten Seiten besprochen ist.

Bei allen broschierten Geweben ist die Reihenfolge der Schritte ähnlich. Das erste Fach wird geöffnet, indem man den Fachstab nach vorne zieht und das Schwert waagrecht in das so entstandene Fach einführt. Die Weberin nimmt dann die Kettfäden hoch, unter die der Broschierfaden zu liegen kommen soll – entweder von den ungeraden Fäden, die auf dem Schwert liegen, wie beim einseitigen Broschieren, oder von den Kettfäden, die vor dem Schwert liegen, wie beim zweiseitigen Broschieren. Dann legt sie ihren Broschierfaden ein, der aus einem oder vielen einzelnen Schussfäden für die verschiedenen Farbflächen in der Reihe besteht, und der immer dicker ist als der Schussfaden des Grundgewebes. Dann wird das Schwert hochkant gestellt, der Grundschuss ins Fach gelegt und Grund- und Musterschuss zusammen angeschlagen. Danach kann das Gegenfach mit den geraden Kettfäden geöffnet und der ganze Vorgang wiederholt werden.

Im Abschnitt über die Webstühle wurden die zusätzlichen Stäbe und Litzen zum Einlesen des Musters erwähnt, die eben hier beim Broschieren verwendet werden. Man kann die Muster zwar auch ohne die Stäbe weben, mit ihnen spart man aber die Zeit, die man sonst zum Zählen der Fäden braucht, und beschleunigt somit das Verfahren erheblich, zum Beispiel da, wo in jeder Reihe eine gleich lange Flottierung zu machen ist, also über 9 Fäden und unter einem, würde der Musterstab hinter dem Fachstab unter den Kettfäden 1, 11, 21, 31 usw. bereitliegen. Genauso wäre der Litzenstab für das Muster so vorbereitet, dass er die Kettfäden 6, 16, 26, 36 usw. anheben könnte (d.h. die Kettfäden in der Mitte der vorherigen Flottierungen), und Musterstab und Musterlitzenstab würden immer dann ins Spiel gebracht und abwechselnd benutzt, wenn das Broschiergarn einzulegen ist. Zwischen oder mit jeder broschierten Reihe wird ja ein Schuss Leinenbindung gewebt. Drei Litzenstäbe und die Fachrolle können auch so angeordnet sein, dass man Köper- und Rautenmuster weben kann, wie mit den vier Schäften eines Tritt- oder Tischwebstuhls.

Es ist zwar grundsätzlich möglich, mit zusätzlichen Stäben weitere Fächer zu bilden, aber für die meisten Muster brächte das keinen Vorteil; Geduld und Geschick der Frauen, die mit den Fingern, einer Nadel oder einem kleinen Stab mühselig ein paar Fäden auflesen, um ihren bunten Faden einzulegen, sind unendlich zu bewundern, denn die Fertigstellung eines *Huipil* dauert bis zu sechs Monaten.

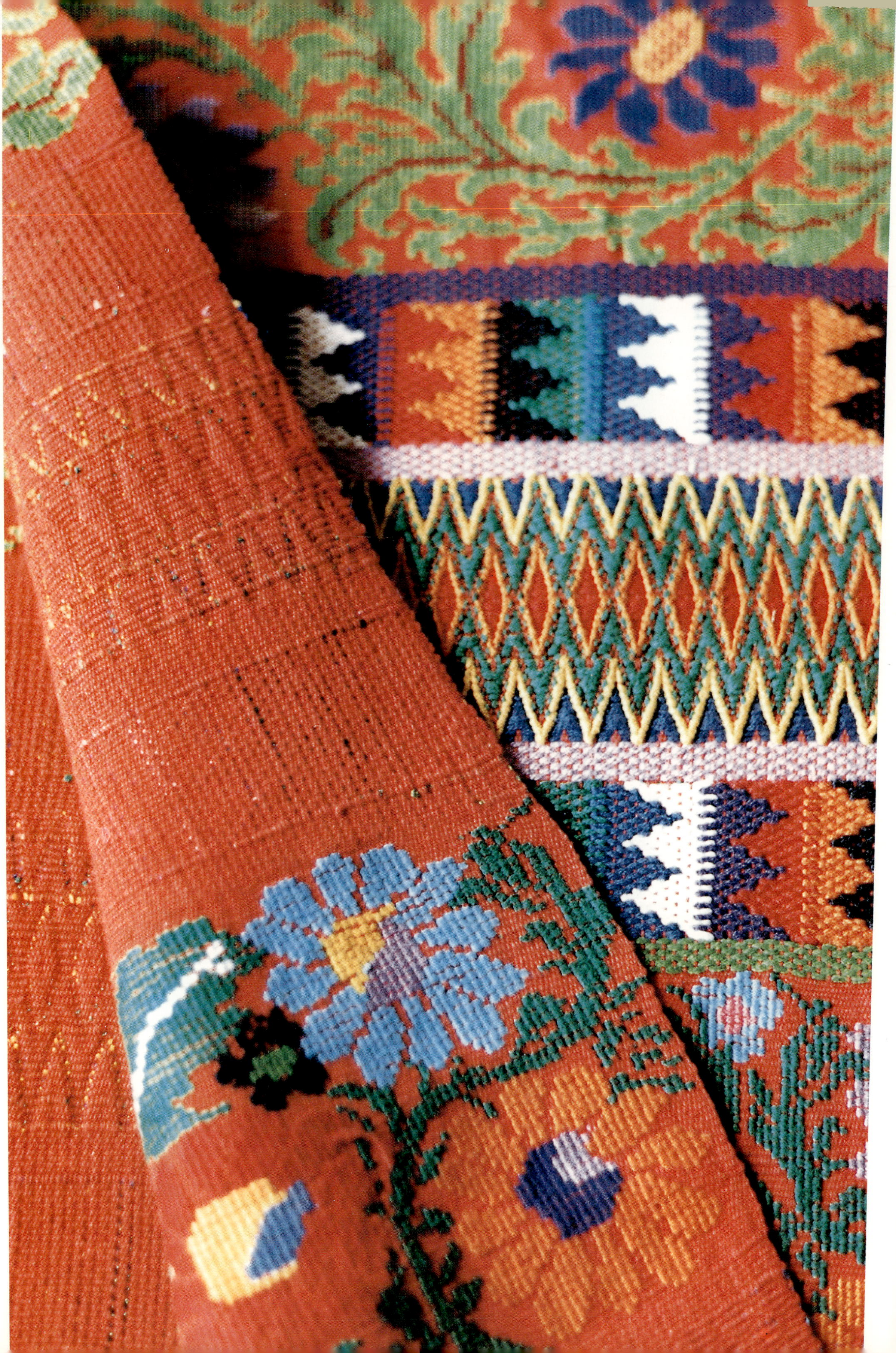

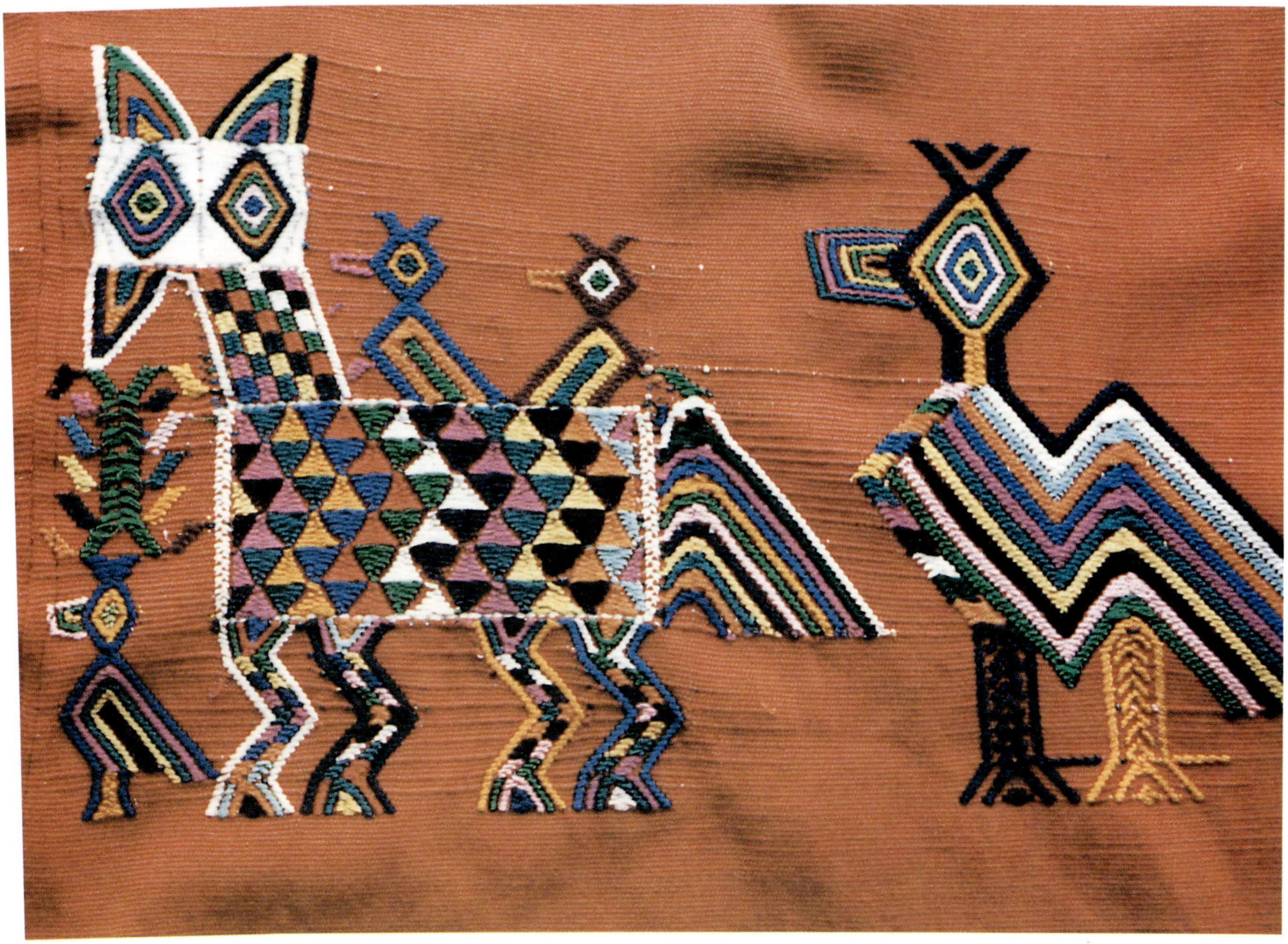

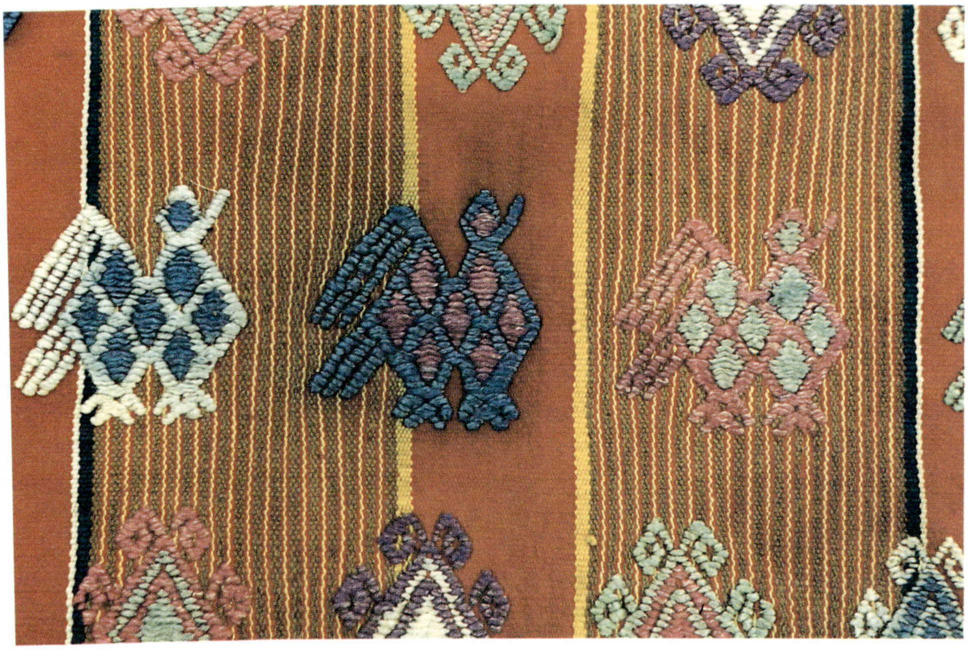

148 (gegenüberliegende Seite) Huipil *(vergrössert) aus San Antonio Aguas Calientes mit einseitigen und zweiseitigen Broschierungen im selben Gewebe. Sammlung Krystyna Deuss.*

149 (oben) Huipil *aus Chajul, dem Nachbardorf von Nebaj (siehe Abb. 146). Die Vergrösserung zeigt dieselbe verschlungene Technik. Sammlung Krystyna Deuss.*

150 Huipil *aus Tecpan. Der Ausschnitt zeigt die broschierten Motive auf einem gestreiften, baumwollenen Grund. London, British Museum.*

8 SÜDAMERIKA

Peruanische Tapisserien

Textilien spielten einige tausend Jahre lang eine wichtige Rolle in der Andenkultur. Zu unserem Glück konnten sie durch das Zusammenspiel zweier Faktoren der Nachwelt überliefert werden, die, jeder für sich genommen, möglicherweise andere Folgen gezeitigt hätten. Erstens hatten Textilien in dieser Kultur einen hohen Stellenwert, weshalb die Toten in Tücher gehüllt wurden, und zwar wurde der Körper nicht einfach angezogen oder eingewickelt, sondern in speziell für das Begräbnis gewebte herrliche Stoffe gehüllt, die Schicht um Schicht übereinander gezogen wurden, bis das ganze dicke Stoffbündel schliesslich in ein grosses, grobes Tuch gewickelt und sicher in ein Grab unter der Erde gelegt wurde. Der zweite Grund, warum uns die Textilien erhalten blieben, ist der hohe Salpetergehalt des trockenen Wüstensandbodens, in dem die Gräber lagen (Anton, 1987, S. 9). Ohne diese Umstände wären alle Textilien wahrscheinlich spurlos verschwunden.

Peru wird dominiert von den Zentralanden, der Gebirgskette, die sich auf dem südamerikanischen Kontinent der Pazifikküste entlang erstreckt. Zwischen Küste und Hochland liegt ein schmaler Streifen Wüste, durch den sich die Flüsse aus dem Gebirge ihren Weg ins Meer bahnen. Die Leute siedelten an Stellen, wo etwas Ackerbau möglich war, waren aber von anderen Siedlungen durch die trockenen Wüsten abgeschnitten. Im Osten der Berge, im Landesinneren, gibt es heisse, feuchte Hänge und tropische Regenwälder. Aber die für die Textilien massgeblichen Gebiete, mit denen wir uns befassen wollen, liegen im Hochland und an der Küste.

Das Land hat sechs verschiedene Regionen; Hochland und Küste sind jeweils in eine nördliche, mittlere und südliche Zone unterteilt. Die immense Zeitspanne, die die peruanische Kulturgeschichte umfasst, ist von den Archäologen genauso in willkürliche Perioden eingeteilt worden, die präkeramische Periode (bis mindestens 2500 v. Chr.), der Frühe, Mittlere und Späte Horizont, zwischen denen jeweils die Anfangsperiode, die Frühe und die Späte Zwischenperiode liegen. Allerdings ist die Zuordnung spezifischer Daten zu all diesen Perioden Gegenstand weitreichender Meinungsverschiedenheiten.

Die Kultur der Inka, wie sie zur Zeit der spanischen Eroberung 1532 existierte und historisch gut belegt ist, ist die letzte einer langen Folge von Kulturen. Nur durch die mühselige Arbeit unermüdlicher Archäologen, die sich durch die Funde der Grabkammern arbeiteten, konnte man Schicht für Schicht die verschiedenen vor den Inka aufeinanderfolgenden Kulturen zurückverfolgen.

Die frühesten Textilien, die wir kennen, gehören zur präkeramischen Periode und sind in einem Tal abseits der nördlichen Pazifikküste gefunden worden: Sie bestehen aus Agavenfasern und Baumwolle; viele der Textilien sind gezwirnt, einige geschlungen und geknüpft und nur ein verschwindend kleiner Teil sind gewebte Stoffe aus grobem, einfarbigem Garn. Abgesehen von Spuren von Blau, die darauf schliessen lassen, dass man bereits zu diesem frühen Zeitpunkt Indigo kannte, waren die Textilien ungefärbt.

Die Kultur des Hochlands des Frühen Horizonts hatte ihr kultisches Zentrum im Norden bei Chavin de Huantar (etwa 1000 v.Chr.), einer Tempelstätte, die auch Ziel religiöser Wallfahrten war. Stilisierte Raubkatzengötter, Schlangen und Vögel sind auf den bemalten Textilien, Schnitzereien und der Keramik dieser Zeit zu sehen.

Während der Frühen Zwischenperiode, einer Zeit der technischen Weiterentwicklung, wurden die Textilien hergestellt, die man in den Grabstätten von Paracas auf einer schmalen

Halbinsel an der Südküste gefunden hat. Die Haare der südamerikanischen Kamelarten aus dem Hochland, der Einfachheit halber durchwegs als Wolle bezeichnet, waren an der Küste schon bekannt und ihre guten Färbeeigenschaften mit natürlichen Farbstoffen wurden
151 weidlich genutzt. Einfarbige Stoffe wurden nun mit feinen, fantasievollen Mustern, die menschliche und tierische Figuren darstellten, in leuchtenden Farben bestickt. Mit überkreuztem Schlingstich dekorativ eingefasste Ränder, zusätzliche Ketten und Doppelgewebe (zwei separate, verschiedenfarbige Lagen leinenbindigen Gewebes sind ineinandergearbeitet) sind nur drei Beispiele für die zahllosen Neuerungen dieser Periode.

Der bei den Textilien im Paracas-Stil festgestellte Trend spiegelt sich in der Kultur von Nazca weiter im Süden. Wir zitieren Junius Bird, der in *Andean Culture History* über diese beiden Kulturen schreibt:

> *In ihrer Gesamtheit zeigen die Textilien der Kulturen von Nazca und Necropolis fast alle zu jener Zeit in den Zentralanden bekannten Webtechniken... In der Tat stellen die Textilien der Südküste eine der reifsten künstlerischen Leistungen der Zentral-Anden dar. Spinn-, Färbe- und Webtechniken verraten ein solches Geschick, dass diese Textilien zweifelsohne zu den grossen Kunstschätzen der Welt zählen. Die Menge gewebter Stoffe, die wir bisher kennen, ist kaum zu fassen* (Bennett und Bird, 1949, S. 172–173).

151 *Stielstichstickerei auf leinenbindigem Grund. Paracas (Südküste von Peru), etwa 200 v.Chr. bis 100 n.Chr.*

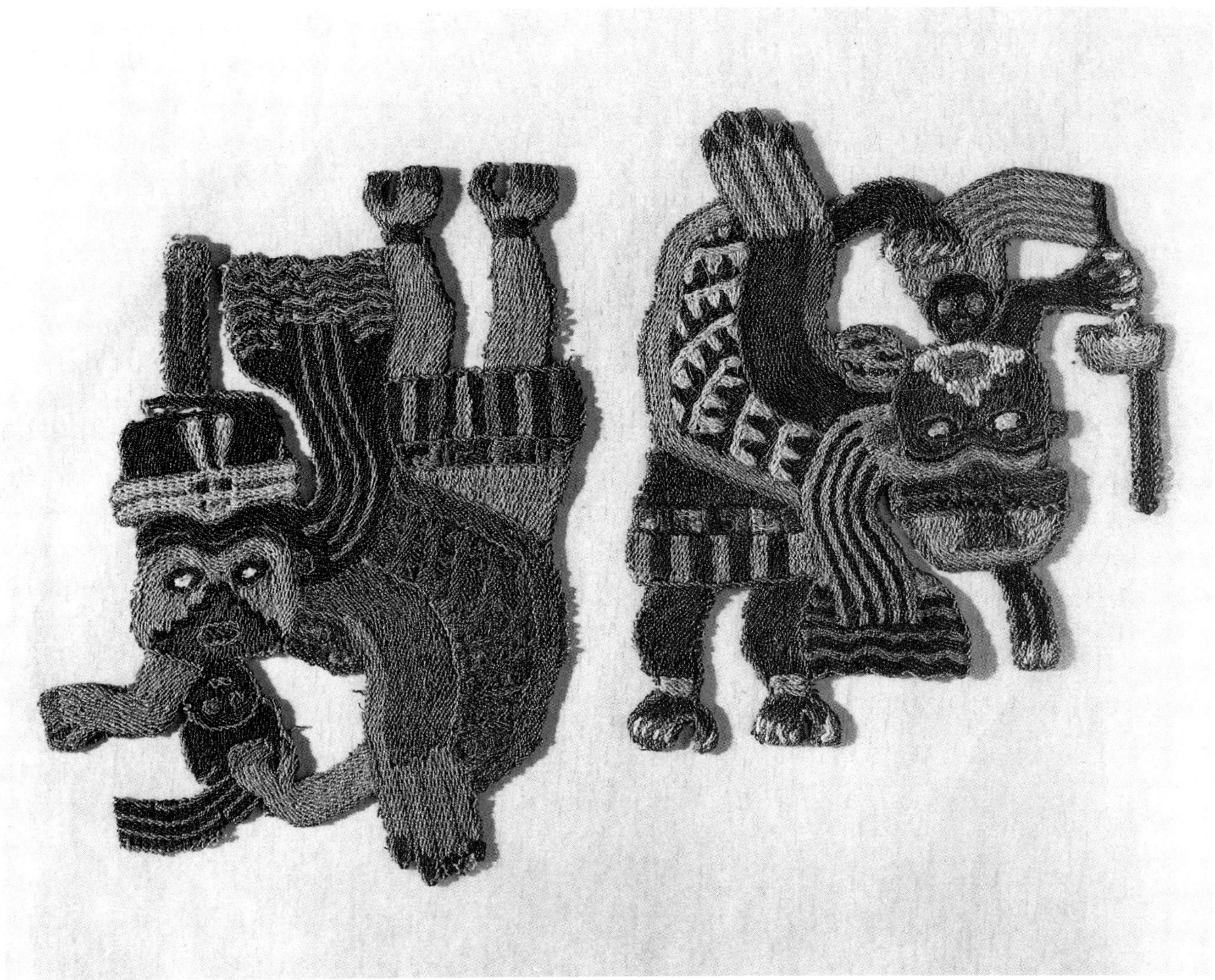

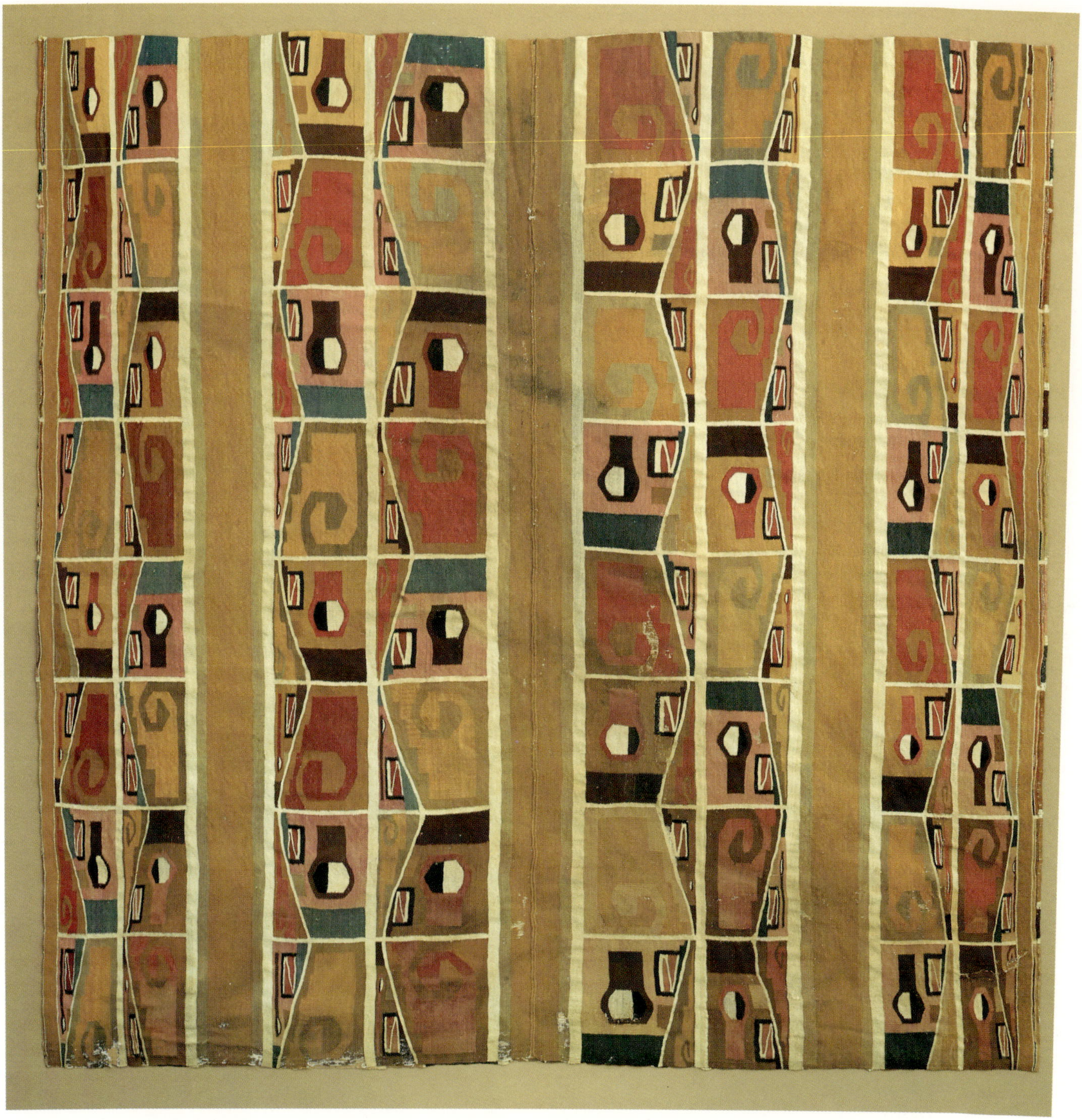

152 *Hemd aus Huari, Südküste, etwa 700–1000 n.Chr.: Einhängetechnik (Tapisserietechnik) mit baumwollener Kette und einem Schuss aus Alpaka. Die Bänder zeigen die typischen Huari-Symbole: das geteilte Auge mit Tränenspur, das komponierte N-Symbol und das Doppelmotiv des Stufenmäanders. Sammlung James W. Reid.*

Auf diese Zeit folgt der Mittlere Horizont, den weitgehend die religiösen und kulturellen Zentren von Tiahuanaco und Huari prägten. Viele typische Merkmale, die wir von Tiahuanaco am Südufer des Titicaca-Sees kennen, wurden auch in Huari und anderen Regionen im Süden Perus und an der Küste gefunden, wo in den Grabkammern viele Tapisseriehemden und andere Textilien erhalten blieben. Sie sind aus ausserordentlich feiner Wolle gewebt und mit Motiven verziert, die sich grob in drei Gruppen unterteilen lassen.

Die erste Gruppe umfasst die sogenannten *paired elements:* diagonale Doppelmotive, bei
152 denen sich die Einzelsymbole diagonal spiegelbildlich gegenüberstehen, das geteilte Auge mit Tränenspur und die Stufenmäander, die zusammen in einem diagonal unterteilten, rechteckigen Feld erscheinen. Zur zweiten Gruppe gehören die sogenannten komponierten Motive *(composite motives)*, die verschiedene symbolische Elemente miteinander verbinden. Die dritte Gruppe stellt die Stabträger *(staff bearing figurines)* dar, ein Motiv, das kaum noch zu erkennen ist, nachdem der Prozess der Abstraktion eine zeitlang weit vom Original weggeführt hatte (Sawyer, 1963).

Die Inka-Kultur, die letzte der grossen Hochlandkulturen vor der Ankunft der Spanier, breiteten sich vom Tal von Cuzco über das ganze Land aus, von Chile im Süden bis Ecuador im Norden. Man weiss über diese Kultur mehr als über alle anderen, da uns Berichte der Inka und ihrer spanischen Eroberer in schriftlicher Form erhalten blieben. Die Gesellschaft war pyramidenförmig strukturiert mit dem Inka an der Spitze und den arbeitenden Bauern am Sockel. Strenge Gesetze wurden erlassen, die das Alltagsleben in jeglicher Hinsicht regulierten, bis zu solchen Fragen, welche Kleider getragen und von wem sie gewebt werden sollten. Die Inka hatten beispielsweise vier Standardmuster von tapisseriegewebten Hemden, von
153 denen das eindrucksvollste das Schachbrettmuster war. Der Betrachter war sicher geblendet von dem auf die Spitze gestellten weinroten Dreieck der Brust- und Schulterpartie, die von schwarz-weissen Karos eingerahmt war; die Seiten waren mit mehrfarbig gestreiften Bändern zusammengenäht, die an die *Randa* auf den guatemaltekischen Röcken erinnern. Ausführlich dargestellt sind die verschiedenen Arten von Tuniken in *The Standardisation in Inca Tapestry Tunics* von John Howland Rowe (1979, S. 239–264).

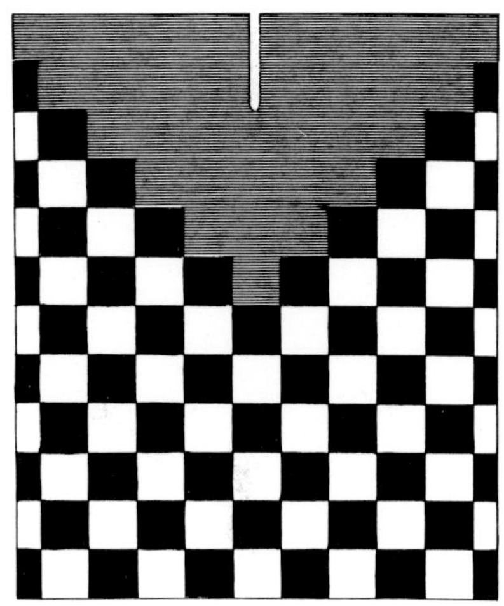

153 *Inka-Hemd in Standardmuster, Tapisserietechnik, mit den typischen schwarz-weissen Karos und dem scharlachroten Halsdreieck.*

Da wir uns in diesem Kapitel mit der Tapisserietechnik befassen, lohnt es sich, die Hemden und Tuniken aus der Tiahuanaco-, Huari- und Inka-Zeit näher zu betrachten. Es handelt sich um grosse Rechtecktücher mit Webkanten auf allen vier Seiten, entweder bestehend aus einer breiten Stoffbahn oder zwei schmalen, die in der Mitte zusammengenäht sind. In jedem Fall blieb ein Schlitz für den Kopf offen; an den Schultern war das Tuch auf die Hälfte gelegt und die Seiten bis auf die Armlöcher zusammengenäht. War das Hemd aus einem Stück gefertigt, musste in der Mitte der Schlitz für den Halsausschnitt berücksichtigt werden. Da viele Hemden der Breite nach gewebt sind (d.h. am Körper verläuft die Kette quer über die Brust), musste für den Schlitz mit endlichen Kettfäden gearbeitet werden, die man über eine dünne Behelfsschnur legte. Diese Schnur wurde nach dem Weben herausgezogen.

Die kurze, mit der Präzision eines Uhrwerks sich abspulende Herrschaft der Inka fand ein unvermitteltes Ende. Die spanischen Eroberer betraten das Land zu einem Zeitpunkt, als es durch den Bürgerkrieg geschwächt war. Der oberste Inka, Huayna Capac, war kurz vorher gestorben und hatte zwei Rivalen hinterlassen, die um seine Position kämpften. Die Spanier nutzten die Gunst der Stunde und verursachten den Zusammenbruch des Inka-Reichs.

Unser kurzer Überblick über die peruanischen Textilien kann nicht mehr als eine Ahnung vermitteln von der langen und komplexen Geschichte der vielen Kulturen, die sie geschaffen haben, und die jede für sich Gegenstand lebenslänglicher Studien sein könnte. Selbst wenn man ein Zentrum ausmachen kann, von dem ein bestimmter Stil ausging, sind die Einflüsse oder, wenn man so will, Moden, noch weitab von diesen Zentren zu erkennen. Zwischen der Küste und dem Hochland fand ebenso wie zwischen Norden und Süden ein reger kultureller Austausch statt.

Die Garne

Die ältesten Stoffe, die man in Peru gefunden hat, bestehen aus Pflanzenfasern wie der Agavenfaser und aus Baumwolle. In den Textilien der Wüstenregionen überwiegt die langfaserige Baumwolle *Gossypium barbadense*, die dort seit dem dritten Jahrtausend v.Chr. angebaut wird. Neben der weissen Baumwolle sollen die Peruaner Baumwolle in mindestens sechs verschiedenen natürlichen Farbtönen, vom hellen Gelbbraun über Rostbraun bis Grau gekannt haben (Bennet und Bird, 1949, S. 259). Da sich die Baumwolle abgesehen von Indigo nicht gut mit natürlichen Farbstoffen färben lässt, setzten die Weber in Kett- und Schussstreifen, Karos und Mustern dieses natürliche Farbspektrum in Kontrast zu Weiss.

Statt die Baumwolle mechanisch zu entkörnen, entfernten die Spinner die Samen lieber mit den Fingern, um die Anordnung der Fasern intakt zu erhalten. Das war nicht so ermüdend, wie man meinen sollte, denn diese spezielle Baumwolle hat keine sehr fusselige Samenkapsel. Wenn die Baumwolle gefärbt oder zur späteren Verwendung gelagert werden sollte, wurde das vor dem Entkörnen gemacht. Waren die Samen herausgeklaubt, wurden die Fasern entweder auf eine Astgabel gesteckt (ein einfacher Spinnrocken) oder zu einem Vorgarn ausgezogen, das man sich um das Handgelenk wickeln konnte.

Nach einem anderen praktizierten Verfahren wurde die Baumwolle ähnlich wie in Guatemala geschlagen. Die Peruaner schlagen die Fasern jedoch zu einer pfannkuchenähnlichen Form. Diese wird in der Mitte zusammengelegt und zu einer festen, 30 cm langen und unten etwa 9 cm breiten Kone eingerollt und spiralförmig mit einem Faden zusammengebunden. Zum Spinnen wird die Kone zwischen zwei Hölzer im Boden geklemmt oder an einen Pfosten gebunden (Bird, 1979, S. 14).

Die ältesten Spindeln, die wir kennen, haben längst schon ihren Schaft verloren, nur der Wirtel blieb erhalten. Doch in den Grabkammern des Frühen Horizonts und der Zwischenperiode wurden Hunderte kompletter Spindeln gefunden; bei vielen lag noch die Baumwoll- 154
kone im Arbeitskorb, den die Weber mit ins Grab bekommen hatten. Die Spindel bestand aus einem etwa 30 cm langen Hartholzstock oder Stachel, der beidseits spitz zulief und auf dem ein kleiner, bemalter Tonwirtel sass. Heutzutage werden sowohl sauber gedrechselte Holzwirtel als auch beliebige Fundstücke wie Flaschendeckel oder kleine Kartoffeln als Gewicht für den Schaft verwendet.

Die Spinnerin sass auf dem Boden und drehte die Spindel, die sie in einer Schale aufsetzte, so dass sie die Hände frei hatte, um die Fasern auszuziehen. Die Feinheit der handgesponnenen Baumwolle ist mit 250 Zähleinheiten durchaus bemerkenswert. (Die Garnnummer für Baumwolle bemisst sich danach, wieviel Stränge von 840 yards auf ein englisches Pfund gehen. Die Zahl 250 bezeichnet demnach eine Lauflänge von 250 x 840 yards, also 210 000 yards oder 192 024 m, was in der Tat ausgesprochen dünn ist.) Dieser feine Faden wurde entweder durch eine feste Drehung beim Spinnen gestärkt, dass er sich kräuselte, oder er wurde verzwirnt.

Die Garne werden immer in umgekehrter Richtung gezwirnt, als sie gesponnen wurden. Das macht man gewöhnlich so, dass man die Spindel beim Zwirnen in die entgegengesetzte Richtung als beim Spinnen dreht. An der Nordküste Perus bewerkstelligt man diesen Richtungswechsel anders, indem man nämlich die Spindel nicht mehr senkrecht, sondern waagrecht hält (quer über den Schoss), und den Schaft ausserdem am andern Ende in die Hand nimmt. Die Spindel dreht sich weiter in die gleiche Richtung, in diesem Fall gegen den Uhrzeigersinn, aber gezwirnt wird effektiv in die entgegengesetzte Richtung (Vreeland, 1986, S. 370).

Es gibt regionale Unterschiede, in welche Richtung gesponnen wird und wie häufig einfache bzw. gezwirnte Garne verwendet werden. Solche Unterschiede können hilfreich sein, wenn

154 *Spindel/Gobelinnadel, Garn und zwei verschiedenfarbige, bunte Baumwollkonen sowie ein Tapisseriefragment stammen aus einem Arbeitskorb, der als Grabbeigabe diente. London, British Museum.*

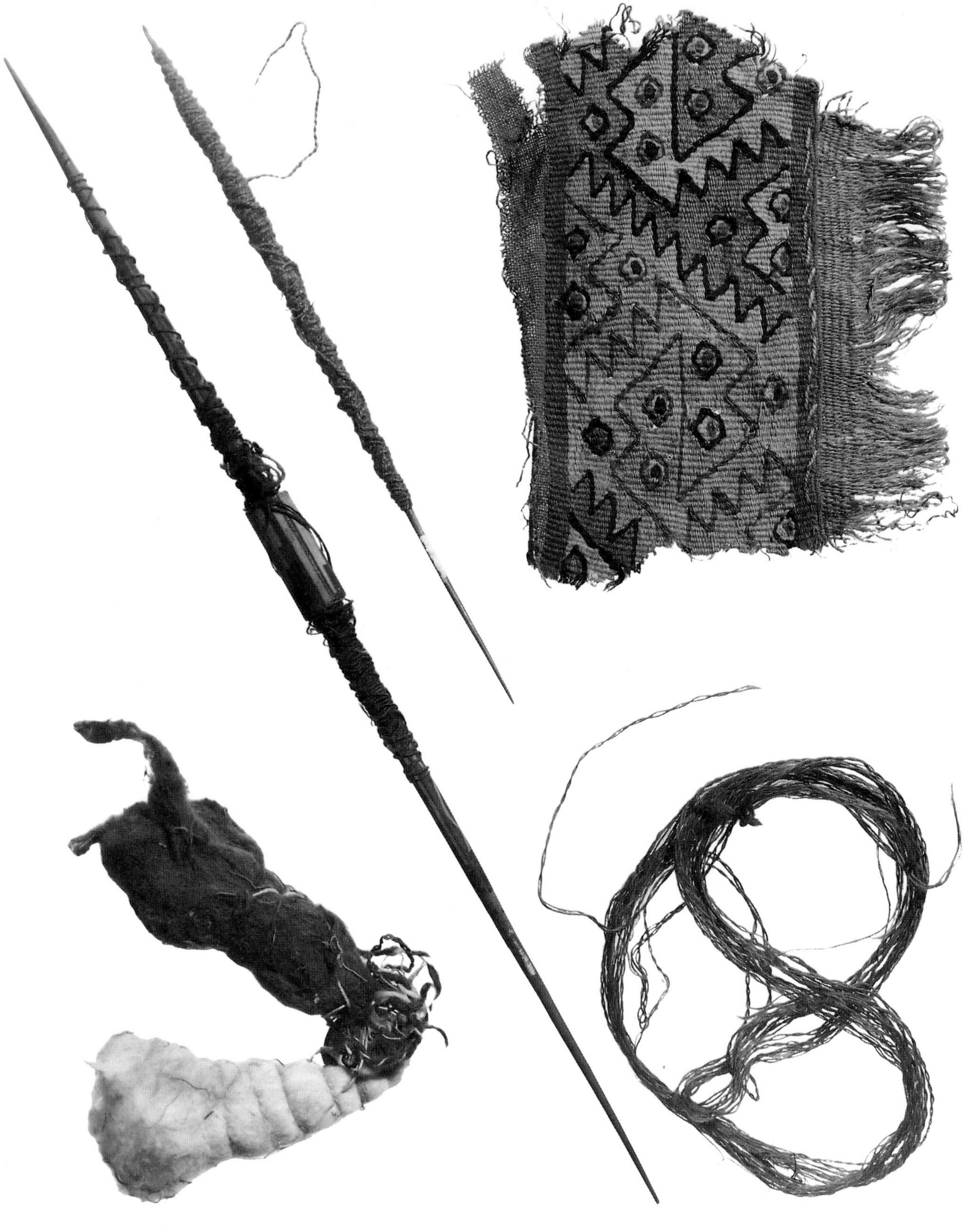

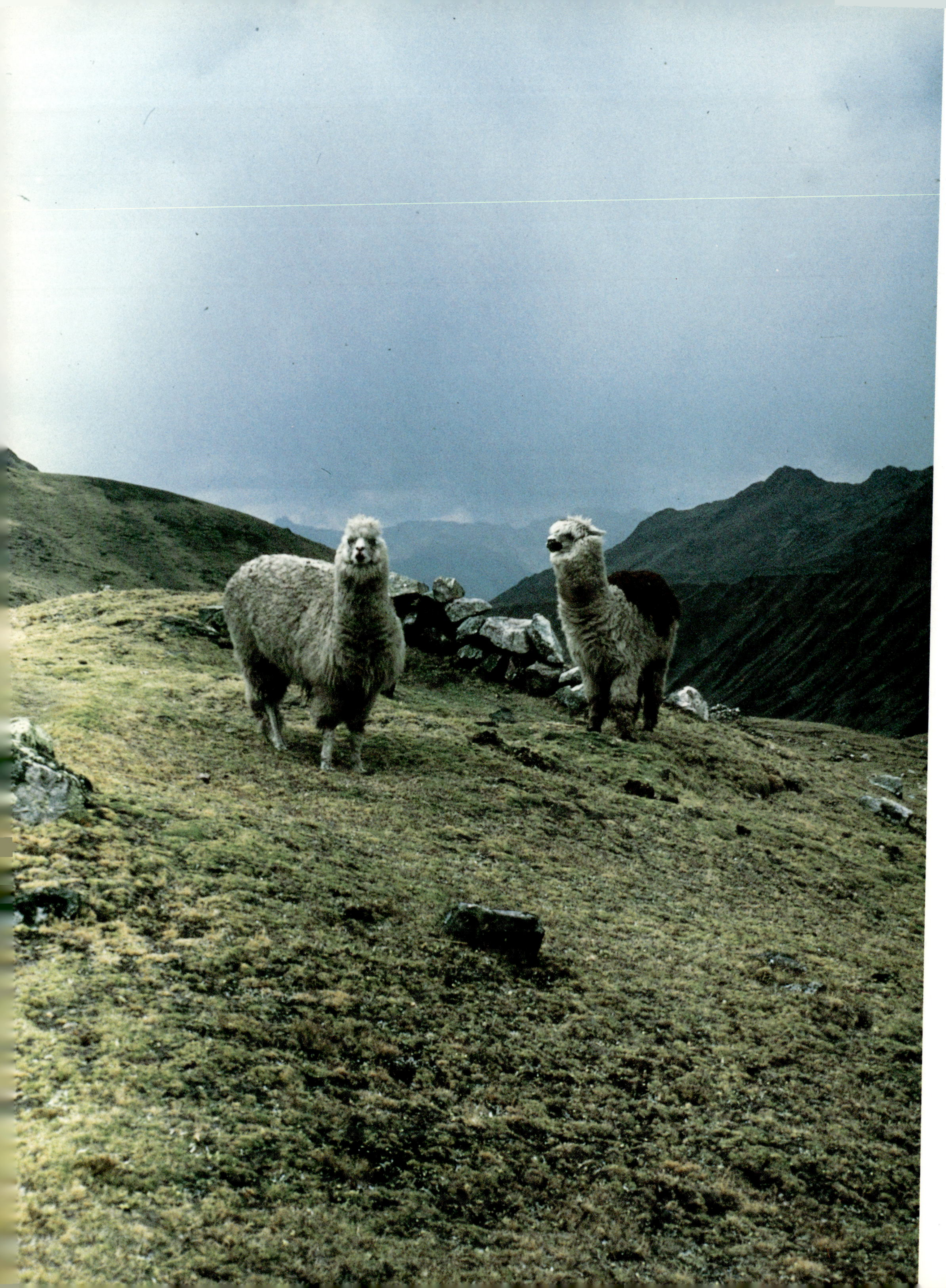

155 *Alpakas in der Nähe von Huacahuasi, in den südlichen Anden.*

man feststellen will, aus welcher geografischen Region bestimmte Textilien stammen. S-Drehung und Einfachgarn scheinen häufiger an der mittleren und nördlichen Küste vorzukommen, während die Z-Drehung und Zweifachgarne in der Kette am ehesten an der südlichen Küste anzutreffen sind. Die Schussfäden, die in der Anfangsperiode an der Südküste verwendet wurden, waren noch Einfachgarne, aber schon gegen Ende des Frühen Horizonts wurde für den Schuss ein Zweifachgarn verwendet (Wallace, 1979, S. 45).

Während die Baumwolle auf bewässertem Land in der Ebene wächst, kommt die Wolle aus den Bergen. Die peruanische Wolle stammt von den vier südamerikanischen Kamelarten: Lama, Alpaka, Guanako und Vikuña. Das Lama ist nicht so sehr geschätzt wegen seiner Wolle, die als die minderwertigste der vier Arten gilt, sondern weil es, wie das Kamel, Lasttier, Nahrungsquelle und Brennstofflieferant ist. Es kann wochenlang ohne Wasser auskommen und ist in der Wüste ebenso zuhause wie in den Bergen.

Prescott schildert in seinem Klassiker *The Conquest of Peru* welches Szenario die Eroberer antrafen:

Die Herden der Lamas oder peruanischen Schafe gehörten ausschliesslich dem Sonnengott und dem Inka. Es waren unendlich viele Tiere. Sie waren verstreut über die verschiedenen Provinzen und hielten sich hauptsächlich in den kälteren Regionen des Landes auf, so sie der Sorge erfahrener Schafhirten (sic) anvertraut waren, die sie je nach Saison zu den verschiedenen Weidegründen führten... In einer bestimmten Jahreszeit wurden alle geschoren und die Wolle in öffentliche Lagerhäuser gebracht. Dann bekam jede Familie, soviel sie brauchte. Die Wolle wurde den Frauen des Hauses übergeben, die im Spinnen und Weben wohl geübt waren. Nach getaner Arbeit, wenn die Familie mit einer groben, aber warmen Kleidung versorgt war, die dem kalten Gebirgsklima gerecht wurde – denn in den Ebenen gab es teilweise Baumwolle statt Wolle, die auf ähnliche Weise vom Herrscher zur Verfügung gestellt wurde –, mussten die Leute für den Inka arbeiten (Prescott [1847] 1963, S. 31).

55 Dem Staat gehörten auch grosse Herden von Alpakas, deren glänzendes Haar bis zu 1 m lang werden kann, wenngleich der gewöhnliche Schnitt eine Faserlänge von 23 bis 25 cm ergibt. Die Farbskala reicht von Weiss, Schwarz und Grau bis Braun und Rost, so dass die Faser zum Weben und Stricken sehr vielseitig ist. Sir Titus Salt of Bradford war der erste Engländer, der sich von der guten Qualität der Alpaka-Wolle überzeugte, als er in Liverpool einen Sack davon «auf ihre Eigenschaften untersuchte... Der Erfolg seiner Experimente führte zum Bau seiner grossen Fabrik in Saltaire, wo er 3000 Hände mit der Verarbeitung von Alpaka beschäftigte». Der Import von jährlich 560 800 Pfund im Jahre 1840 stieg im Jahre 1872 auf 3 878 739 Pfund. (*Encyclopaedia Britannica*, 1882, Bd. I, S. 596.)

Im Unterschied zu den Lamas und Alpakas sind die Guanakos und Vikuñas ungezähmte Tiere, die hoch in den Bergen frei herumstreifen. Unter den Inka wurden sie von 50 000 bis 60 000 Männern in regelmässigen Abständen zusammengetrieben, einige Tiere um ihrer Felle und des Fleisches willen geschlachtet, die meisten aber geschoren und wieder freigelassen (Prescott, 1882, S. 89). Das Haar beider Kamelarten ist rostbraun und kann bis zu gelbbraun vergilben, aber die Haare der Vikuñas sind ausserdem extrem dünn und hochglänzend, so dass sie manchmal in einem Atemzug mit Seide genannt werden; in der Vergangenheit war ihre Schur ausschliesslich dem Inka und seinem Hofstaat vorbehalten.

Diese vier Kamelarten wurden auch untereinander gekreuzt. Die Namen und eine kurze Beschreibung der verschiedenen Kreuzungen sind in einem Artikel über Haarfasern im *Journal for Weavers, Spinners & Dyers*, Nr. 132 (Seagroatt, 1984, S. 18–19) nachzulesen.

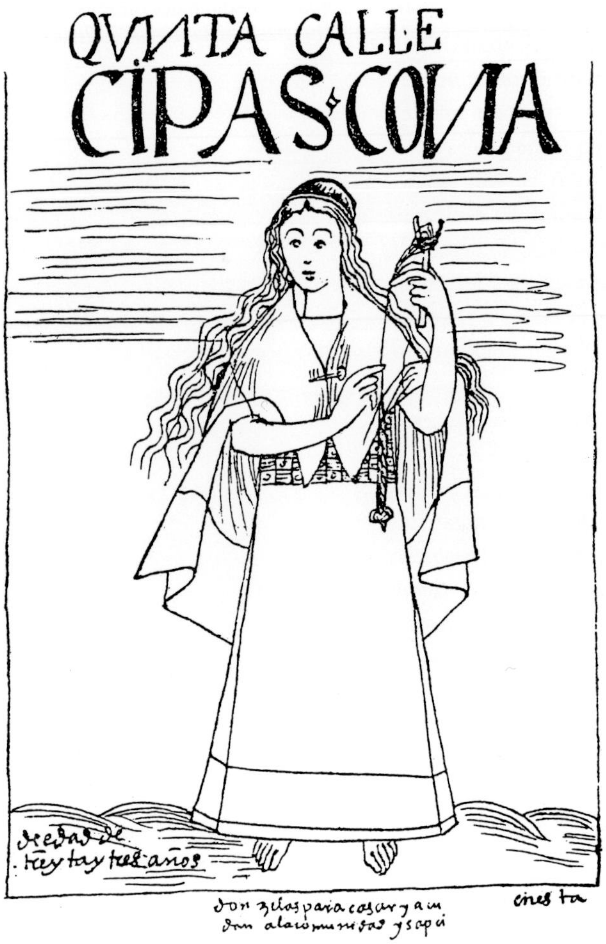

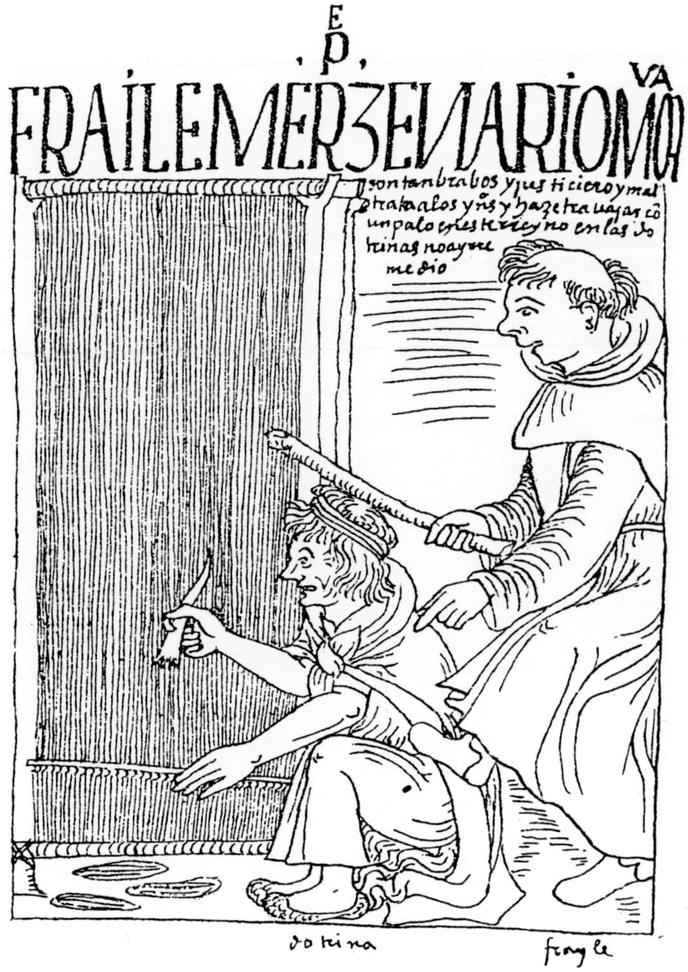

156 (links) *Spinnerin mit einer Fallspindel und einer Astgabel für die Fasern. Aus der Chronik von Guaman Poma de Ayala.*

157 (rechts) *Hochwebstuhl aus der Chronik von Guaman Poma de Ayala.*

Ebenso wie das Baumwollgarn war auch die Wolle ausserordentlich fein gesponnen und hatte oft nicht mehr als 0,5 mm Durchmesser. Als Schussfaden wurde sie selten gezwirnt. Gesponnen wurde sie mit der Fallspindel, die für das Spinnen von Wolle typisch ist. In der Stadt und auf dem Land ist der Anblick von Frauen, die im Gehen spinnen, während sie ihren anderen Beschäftigungen nachgehen, heute noch so vertraut wie er es schon vor Tausenden 16
von Jahren gewesen sein muss.

Dass es diese beiden Fasern – die Baumwolle von der Küste und die Wolle (die Haargarne) vom Hochland – seit fast 1000 Jahren vor Christi Geburt gibt, hat sicher dazu beigetragen, dass sich die Tapisserietechnik, für die man einen festen, reissfesten Baumwollkettfaden und einen weichen, elastischen Wollschuss braucht, so früh schon entwickelte.

Die Webstühle

Am häufigsten wird in Peru der Rückenbandwebstuhl verwendet, der bereits ausführlich im 15
Abschnitt über Guatemala beschrieben wurde. Er ist heute noch üblich, und es gibt zahllose Belege dafür, dass er schon seit mehr als tausend Jahren existiert. Er ist auf dem Rand der abgebildeten Tonschale von Mochica zu sehen, die auf 600 bis 1000 n.Chr. datiert ist, und in 15
den Gräbern jener Zeit wurden viele solcher Webstühle mit aufgespannter Kette gefunden. Jahrhunderte später sind bei Guaman Poma de Ayala, der viele Szenen aus dem Leben der

Inka zur Zeit der spanischen Eroberung illustrierte, Frauen zu sehen, die spinnen und am
156 Rückenbandwebstuhl weben, sowie ein Mann am Hochwebstuhl.

Aber Rückenband- und Hochwebstuhl waren keineswegs die einzigen Webstühle, denn die Indianer Perus bedienten sich ganz verschiedener Gerätschaften, um die Kettfäden zu spannen. Beispielsweise verweist Adele Cahlander (1985, S. 171) auf viele einfache Geräte, die aussahen wie Buchstaben aus dem Alphabet: A, V, X und U zeigen die Grundstrukturen der Geräte – aus Ästen in dieser Form gemacht – und an die zwei Stangen gebunden waren, zwischen denen die Kette gespannt wurde.

Auch mit dem Körper selbst kann man arbeiten, wie auf dem Umschlagbild zu sehen ist: Das Ende der Kette hängt an einer Schnurschlinge am Fuss der Weberin, und der Gürtel, soweit sie ihn schon gewebt hat, ist um ihre Taille geschlungen, so dass sie mit Fuss und Körper die Kette straffen kann. Sehr schmale Ketten werden manchmal zwischen dem linken Zeigefinger und dem grossen Zeh gespannt, oder die Schlingen vorn und hinten in der Kette werden auf zwei Stöcke gezogen, die durch zwei Pfosten im Boden vorn und zwei Pfosten hinten aufgespannt werden. Man darf nicht vergessen, dass manche Ketten, besonders aus westlicher Sicht, sehr schmal waren, denn jedes Stück wurde für sich gearbeitet, auch wenn es nur ein Säckchen für Kokablätter oder ein Gürtel war.

Wie breit der Stoff auf dem Rückenbandwebstuhl werden kann, hängt von der Reichweite der Weberin ab, wenn sie die Webnadel hält und in das Fach zwischen den Kettfäden einführt, also etwa 75 cm. Archäologische Befunde darüber fehlen, wie einige sehr breite Tücher gewebt wurden, aber eine Möglichkeit wäre der heute noch verbreitete Flachwebstuhl (auch Vier-
160 Pflöcke-Webstuhl genannt). Eine breite, über den Boden gespannte Kette könnte von mehreren Weberinnen Seite an Seite bearbeitet werden.

157 Die nach Aussage der spanischen Eroberer etwa 2 m breiten Tuniken wurden wahrscheinlich auf einem Rahmen aus vier Balken gewebt, der zum Weben an die Wand gelehnt wurde. Guaman Poma de Ayala stellt einen Mann dar, der an einem Hochwebstuhl arbeitet. Zwei Längsbalken, die sich oben gabeln, tragen einen Querbalken, an den die Kette geknüpft ist. Das andere Ende der Kette wird von einem andern Balken gespannt, der unten an den beiden Längsbalken befestigt ist. Man sieht die Litzenschnur zwar deutlich, aber von einem Fachstab ist nichts zu sehen, obwohl das nicht heissen muss, dass auch keiner benutzt wurde.

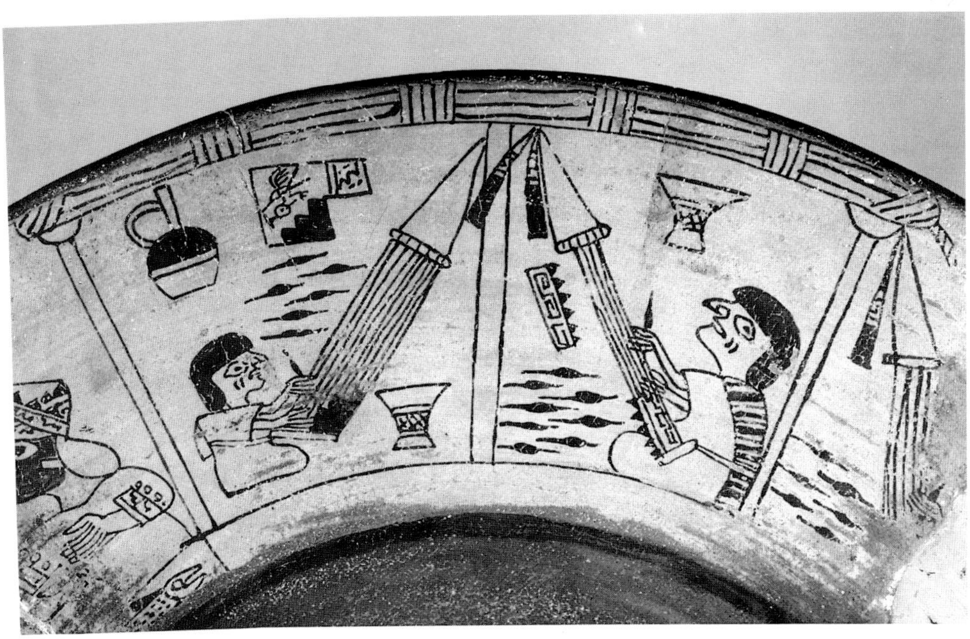

158 *Rückenbandwebstühle, die am Rand der Schale von Mochica, etwa 600–1000 n.Chr., abgebildet sind. London, British Museum.*

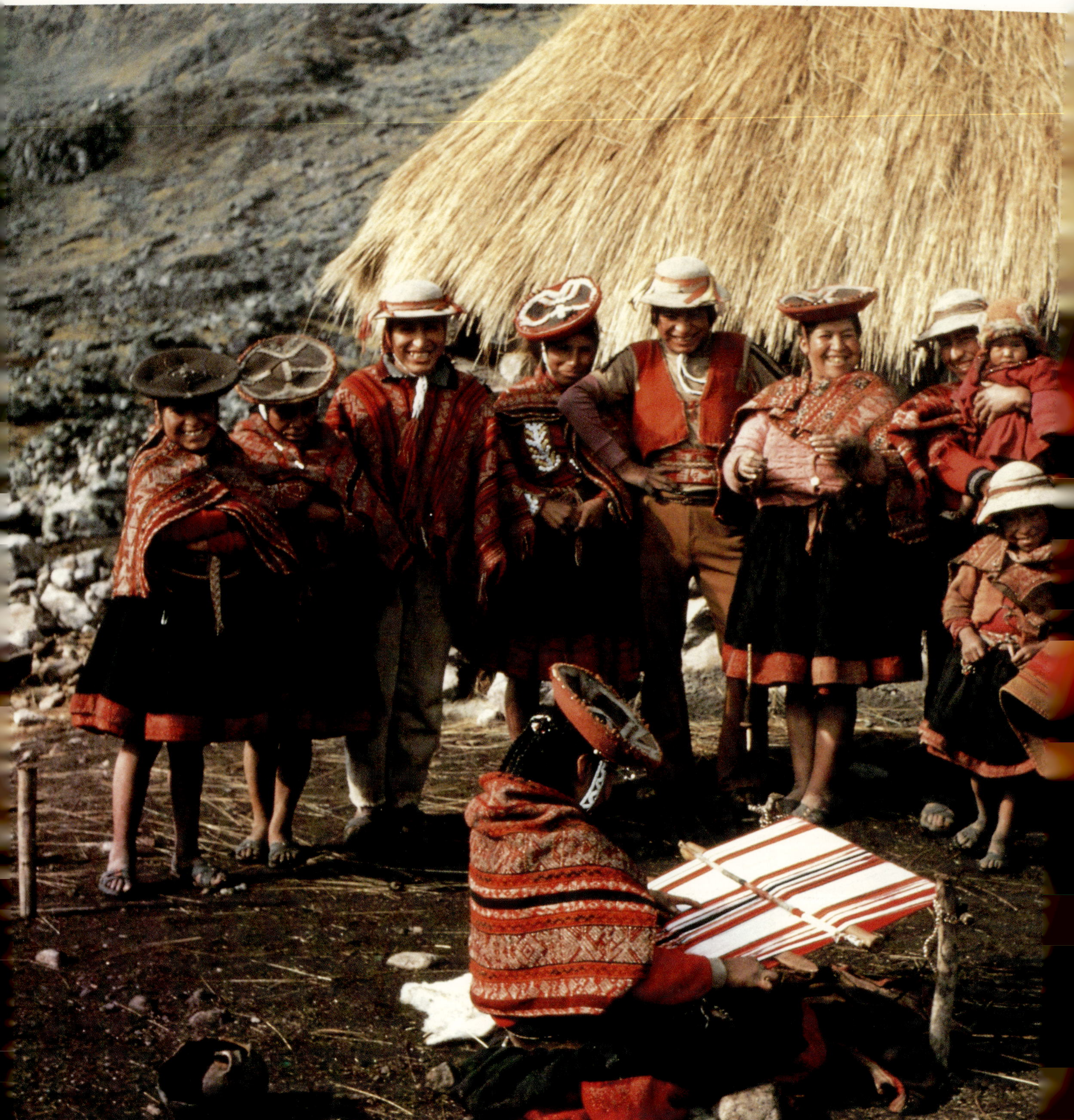

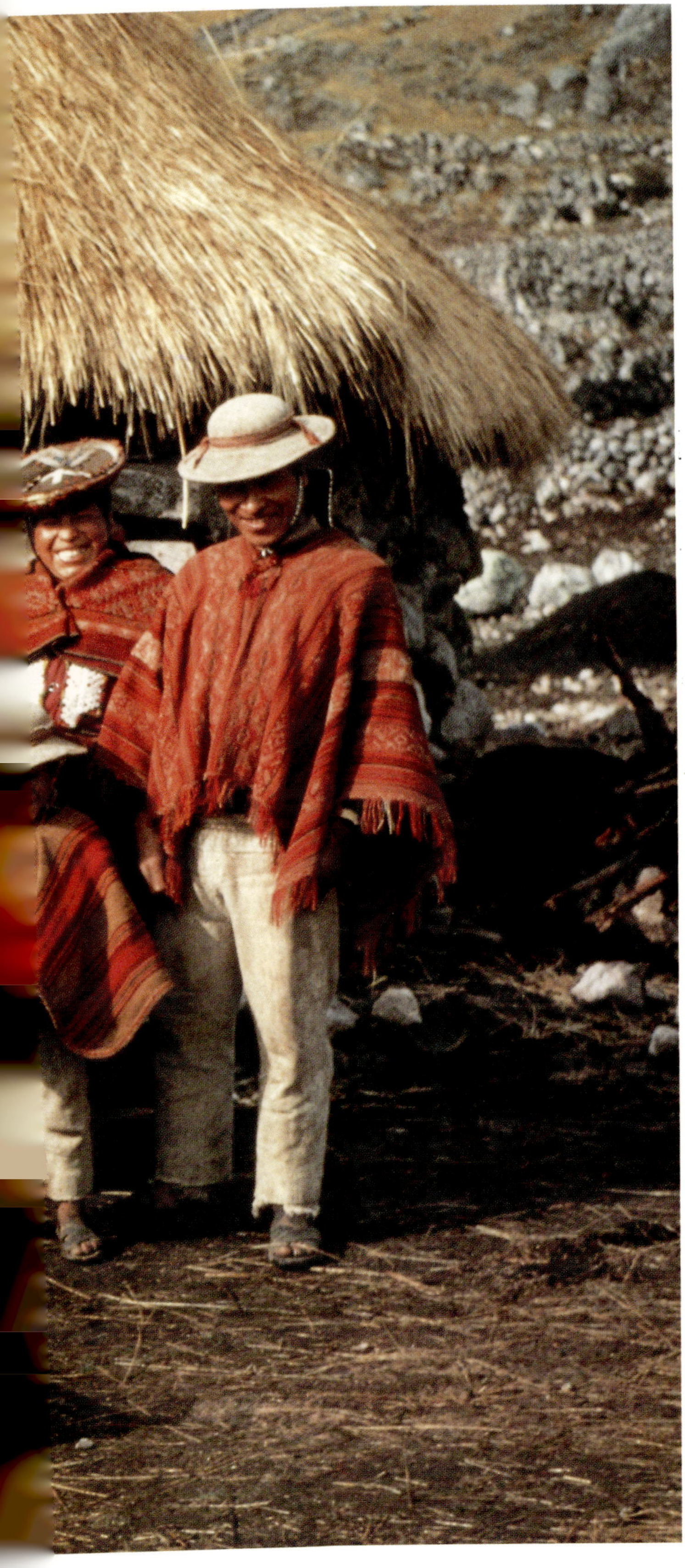

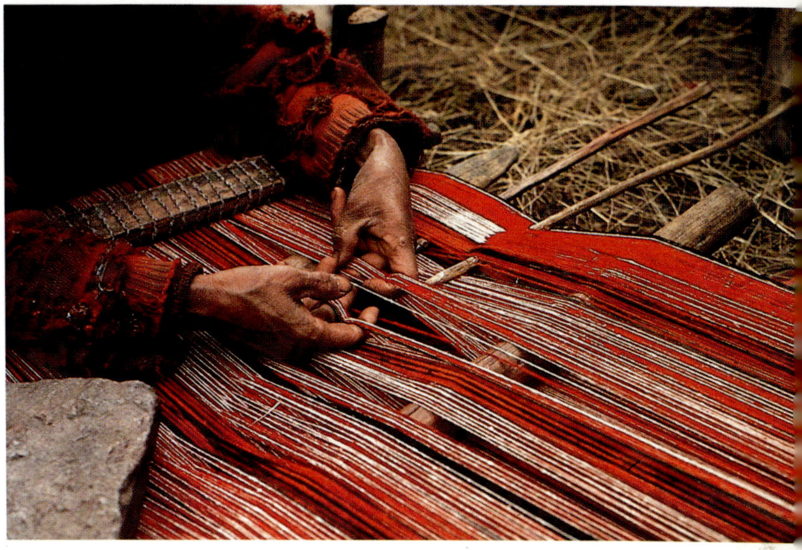

159 (links) *Die Familie posiert vor einer Frau, die den Rückenbandwebstuhl demonstriert. Huacahuasi.*

160 (oben) *Die Kette auf dem Flachwebstuhl wird vorbereitet: Die Kettfäden werden am Fadenkreuz neu geordnet. Die roten und weissen Fäden wurden zusammen geschärt, müssen aber getrennt werden, bevor mit dem Weben begonnen wird (siehe die Kette rechts im Bild). Huacahuasi.*

Ein anderer Hochwebstuhl ist in einer dreidimensionalen Szene auf einem Krug modelliert, der in Pachamac gefunden wurde und in einem der Papiere der *Junius B. Bird Pre-Columbian Textile Conference* (Vanstan, 1979, S. 233–238) beschrieben ist. Es handelt sich um einen Webstuhl mit zwei dicken Längsbalken, die oben zum Einlegen des Kettbaums tief eingekerbt sind, und an dem auf jeder Seite eine Kette befestigt ist. Die beiden Weber werden von einer stehenden Figur überwacht; leider ist das kleine Tableau auf Taillenhöhe abgeschnitten, so dass man nicht weiss, wie die Kette unten befestigt ist, und ob die Weber in einer Art Grube sitzen.

Die wahrscheinlich interessanteste Hypothese, wie die überbreiten Stoffe entstanden – und wir sprechen dabei über im Extremfall bis zu 3,50 m breiten Stoffen –, ist, dass sie auf einem Rückenbandwebstuhl für drei Personen gewebt wurden. Truman Bailey konstruierte einen solchen Webstuhl nach Anleitung einer Weberin, die einen solchen Webstuhl bei ihrer Mutter gesehen oder von ihr davon gehört hatte. Er ist abgebildet in *The Book of Looms* (Broudy, S. 80); der Autor allerdings meint, dass er sich mehr für Tapisseriegewebe eigne (wo jede Weberin an begrenzten Farbblöcken arbeiten kann) als für ein Tuch, für das der Schussfaden von Webkante zu Webkante eingetragen wird.

Vielleicht ist die Antwort auf die Frage, wie diese überbreiten Stoffe gewebt wurden, nicht darin zu suchen, auf welchem Webstuhl sie hergestellt wurden, sondern in welcher textilen Technik sie gemacht sind. Es wäre ohne weiteres möglich, ein Dreifachgewebe auf einer Kette zu weben, die nur ein Drittel so breit ist wie das fertige Gewebe. Nimmt man das Gewebe vom Webstuhl und faltet es auseinander, wird es dreimal so breit.

Die Farbstoffe

Selbst die ältesten Textilien Perus, die Textilien aus der Paracas- und Nazca-Kultur, sind erstaunlich vielfarbig. O'Neale suchte die Farben der Garne aus der Paracas-Necropolis-Zeit auf einer Farbkarte heraus und konnte 190 verschiedene Farbtöne ausmachen (Bird, 1949, S. 21), wobei diese Zahl nicht zu verwechseln ist mit der Zahl der bekannten Farbstoffe, sondern Ergebnis geschickter Mischungen oder Überfärbungen ist.

Die drei Grundfarben waren Blau, Rot und Gelb. Der blaue Farbstoff, Indigo, wurde aus den Blättern der *Indigofera suffruticosa* gewonnen und in allen Tönen von zartem Himmelblau bis zu dunklem Marineblau verwendet. Rot wurde entweder aus der Koschenilleschildlaus gewonnen, die auf ihrer Wirtspflanze, den Kakteen *Opuntia* oder *Nopal* gedieh, oder aus *Relbunium*, das auf Quechua *Chchapi* heisst (Donkin, 1977, S. 7). Es war nicht möglich, die genaue Herkunft der Gelbtöne auf diesen alten Stoffen nachzuweisen, aber da viele Wurzeln, Rinden, Blätter und ganze Pflanzen gelben Farbstoff enthalten, kann man sich an den Pflanzen orientieren, die heute noch dort verwendet werden. Man hat allerdings Spuren des Beizmittels Alaun gefunden und konnte damit bestätigen, dass die Indianer sehr früh schon diese wichtige Substanz kannten, mit der sich die Farbe auf dem Garn fixieren lässt.
Die drei Grundfarben wurden in den verschiedensten Kombinationen zum Überfärben benutzt. Beispielsweise wurde eine bestimmte Menge Wolle erst mittelblau gefärbt und anschliessend mit Gelb zu Grün oder mit Rot zu Violett überfärbt.

Wir dürfen nicht vergessen, dass nur zu einem kleinen Prozentsatz auf weisse Wolle gefärbt wurde, und dass sich die gewonnenen Farbstoffe durch das Pigment der Wollfasern selbst wesentlich veränderten. Gelb auf grauem Alpaka-Garn oder Blau auf dem hellen Braun der Vikuña-Faser lieferte oliv- oder khakifarbene Töne. Dunkle Rot- oder Blautöne auf dunkelgrauer oder schwarzer Wolle machten die Farben noch dunkler. Sie liessen sich weiter abdunkeln oder verändern, indem die gefärbten Stränge in eisenhaltigen Schlamm oder abgestandenen Urin getaucht wurden.

Trotz der ausserordentlichen Vielfalt an Farben, die die Textilien der Paracas- und Nazca-Kultur aufweisen, zeigen die Textilien späterer Perioden, zum Beispiel der von Chancay, Tiahuanaco oder der Inka, eine eingeschränktere Farbpalette. Ob diese Einschränkung bewusst oder den Umständen der Zeit entsprechend geschah, lässt sich kaum sagen.

Mit einem grossen Sprung kommen wir im späten 19. und 20. Jahrhundert an den unvermeidlichen Punkt, an dem die chemischen Pulverfarbstoffe die natürlichen Farbstoffe verdrängten. Kathleen McConnell, die bei einer Quechua-Indianerin das Pflanzenfärben lernte, schreibt (1987, S. 16/17): «Die heutigen Pflanzenfärbetechniken in Peru scheinen alle einen zusätzlichen Schritt einzubeziehen: die Pflanzen sammeln und zum Färben aufbereiten, sie in einen Topf mit soviel Wasser geben, dass sie bedeckt sind, und dann *Aumentate de polvo* oder Farbstoff zugeben.» Bei ihrer Lehrerin war dies natürlich nicht üblich, sie versuchte, so zu färben, wie es die Inka in der Vergangenheit getan hatten und wie es ihr von ihrer Mutter überliefert war.

Fünfzehn Jahre früher hatte sich Barbara Mullins mit Hilfe von Anthropologen daran gemacht, herauszufinden, womit die alten peruanischen Textilien gefärbt worden waren (1974, S. 1825–1827). Gestützt auf diese beiden Quellen kann man einige Lücken füllen, vorausgesetzt, es gab dieselben Pflanzen schon vor Tausenden von Jahren.

Mullins fand heraus, dass die am häufigsten verwendete Färbepflanze die Walnuss war, ein substantiver Farbstoff, der ohne Beizmittel färbt. Man kann die grünen Schalen und die Blätter verwenden, die beide braun färben. Gelb, dessen Herkunft sich im Labor nicht bestimmen lässt, könnte von den Wurzeln oder der Rinde einer Berberitzenart stammen, von den Blättern des tropischen Strauchs namens *Tiri*, vom *Rumiongo*, einem auf Bäumen wachsenden Moos, oder den bekannten Zwiebelschalen, warme Rottöne von der *Coreopsis* oder der Frucht des Feigenkaktus (auf dem die *Dactylopius coccus*, die Koschenillenschildlaus gedeiht).

Mit all diesen Pflanzen hat man neben Indigo, Koschenille und *Relbunium*, den drei wichtigsten und bereits erwähnten Farbstoffen, ein umfassendes Farbspektrum zur Verfügung.

Die Tapisserien

Tapisserien sind Schussripsgewebe, die gewöhnlich ein Muster oder Bild darstellen, das gleichzeitig mit vielen verschiedenen Schussfäden (ein Schussfaden für jede Farbfläche) gewebt wird, die zusammen die Kette vollständig verdecken. Auch die Kelims oder die Navajo-Teppiche sind in Tapisserietechnik gewebt, aber mit Tapisserie bezeichnen wir normalerweise nur Wandbehänge, die vom Gewicht her leichter sind, oder alte peruanische Kleidungsstoffe, die noch feiner waren.

In einem ausgewogenen leinenbindigen Gewebe ist der Abstand zwischen den einzelnen Kettfäden ebenso gross wie der Durchmesser des Kettfadens selbst. In einer Tapisserie müssen die Kettfäden dagegen etwas weiter auseinander liegen, und zwar etwa zweimal den Durchmesser des Schussfadens, damit die Schussfäden die Kettfäden wirklich verdecken können.

Die Peruaner, denen sowohl Baumwolle als auch Wolle zur Verfügung standen, verwendeten feste, stark gedrehte Baumwolle, doppelt oder gezwirnt für die Kette, und die gut zu färbende, elastische Wolle für den Schuss. Der Schussfaden ist das aktive Element, das sich

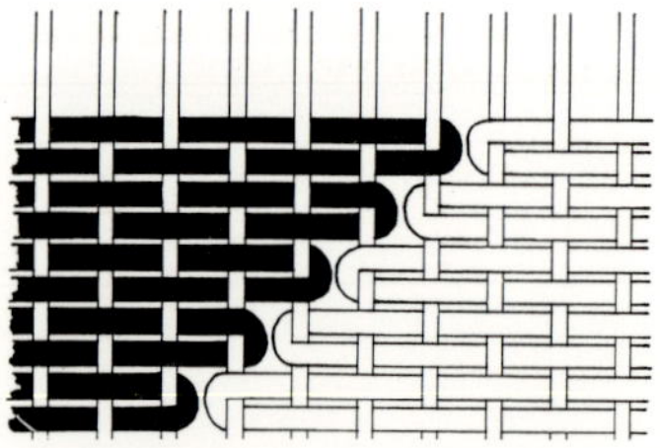

161 *Der dunkle Schuss liegt in jeder Reihe einen Kettfaden weiter rechts. Wenn der Schuss fest zusammengeschlagen wird (der Grafik nicht zu entnehmen), verläuft der Winkel nahezu flach.*

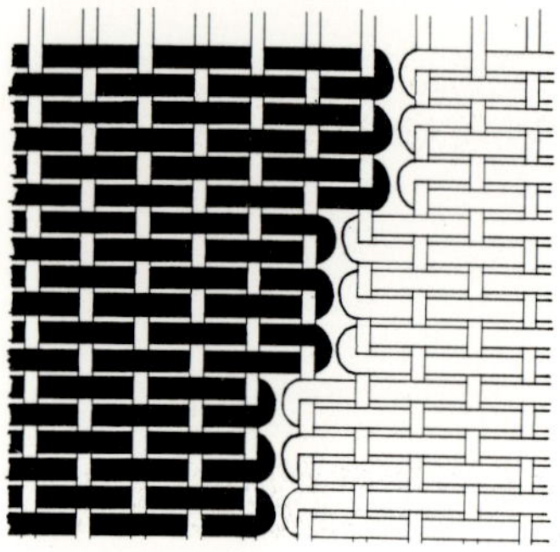

162 *Ein Winkel wird mit einer Reihe kleiner Stufen aufgebaut.*

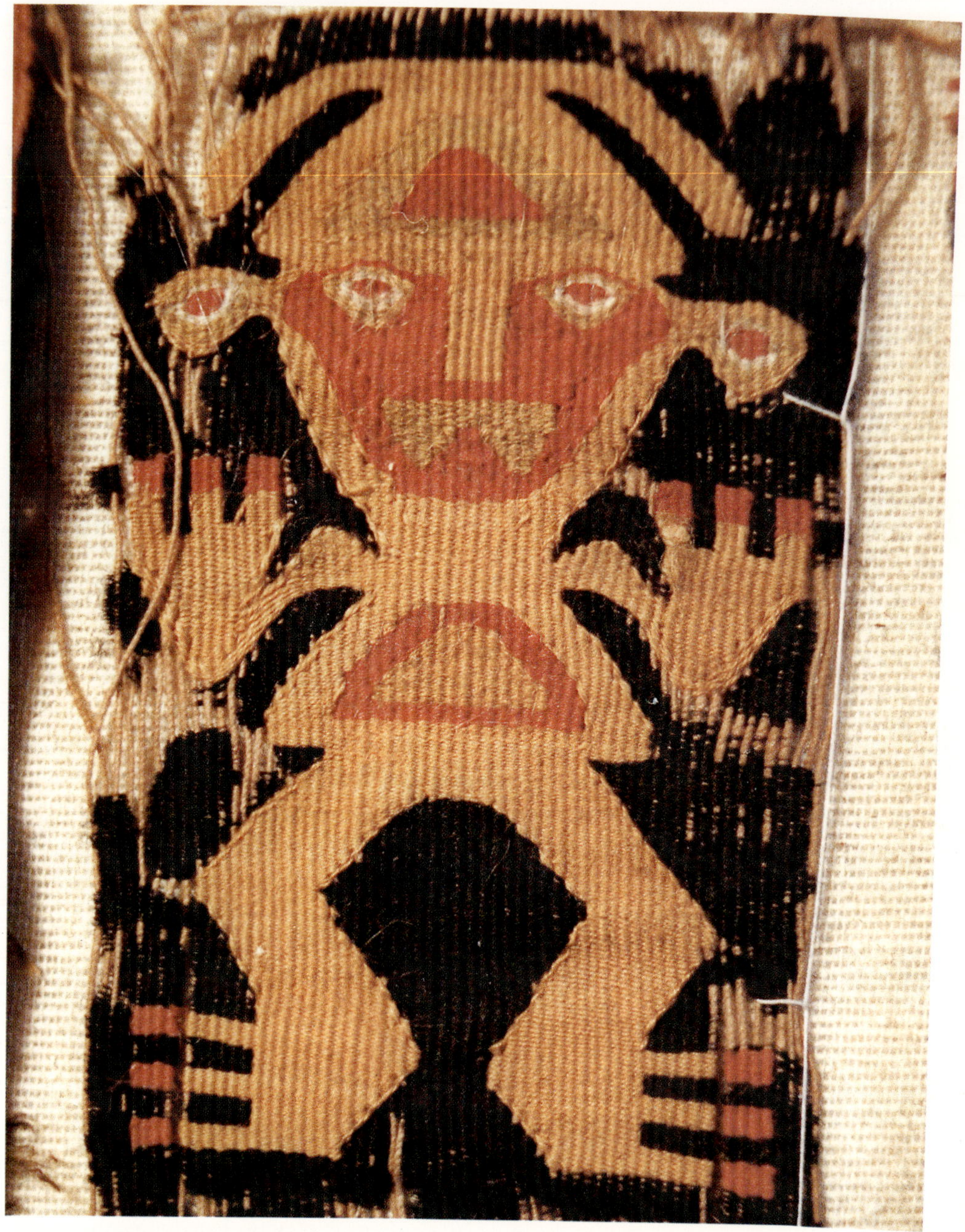

163 *Tapisseriefragment aus der vorspanischen Zeit. Man sieht die Konturen der Figur. London, British Museum.*

über und unter die straff gespannten, passiven Kettfäden legt. Die Feinheit sowohl des Schuss- als auch des Kettgarns ist erstaunlich im Vergleich zu unseren Gobelins und anderen grossen Tapisserien, die bei uns als Raumschmuck und zur Isolierung von Gebäuden gewebt worden waren.

D'Harcourt (1974, S. 23) zitiert Crawford, die ein Gewebe mit 16 Kettfäden und etwa 108 Schussfäden pro Zentimeter analysiert hatte, aber häufiger wiesen die Gewebe 8 bis 12 Kettfäden und 30 bis 50 Schussfäden pro Zentimeter auf.

Die Tapisserietechnik erlaubt im Gegensatz zu anderen Techniken zwar totale gestalterische Freiheit, bringt aber trotzdem einige technische Probleme mit sich, die gelöst werden müssen. In Tapisserien, die Reihe für Reihe mit vielen verschiedenfarbigen Schussfäden 161
gleichzeitig gewebt werden, können Bogenformen nur durch Treppen mit verschieden hohen

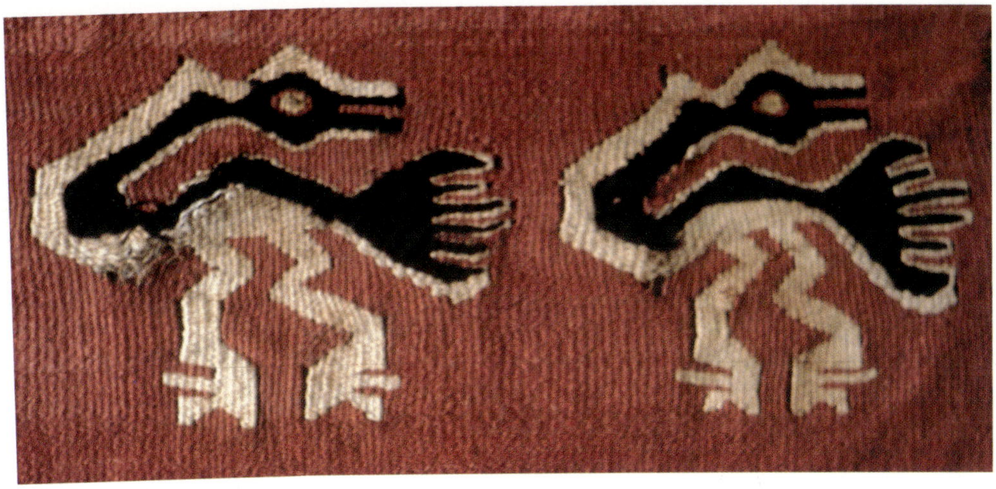

164 *Fragment einer Tapisserie aus der Zeit vor der spanischen Eroberung, wo der Schussfaden bogenförmig eingelegt ist. Manchester, Kunstgalerie Whitworth.*

Stufen gewebt werden. Wenn man nämlich die Farbblöcke in jeder Reihe nur um einen Kettfaden weiter nach links oder rechts verlegen würde, wird der Bogen so flach, dass er kaum als Bogen oder Rundung zu bezeichnen ist. Eine Reihe kleiner Stufen sieht indes aus der Entfernung wie eine Rundung aus. Wenn man grössere Stufen für einen steileren Bogen
162 macht, bildet sich zwischen den beiden Farbblöcken ein Schlitz, ein Effekt, den man auch von den Kelims her kennt, die ja auch in der sogenannten Schlitztechnik gewebt sind.

Kleine Schlitze bis zu 1,25 cm Höhe sind vertretbar und schwächen das Gewebe nicht. Aber wenn die senkrechten Farbblöcke zu hoch werden, wie beispielsweise in den 7,5 cm hohen Karos auf den Tuniken der Inka, ist der Schlitz nicht mehr zu vertreten.

Wenn Farbwechsel in der Vertikalen integraler Bestandteil des Musters sind, gibt es
165 verschiedene Möglichkeiten, die Schlitze dazwischen zu schliessen:

1. *Der unsichtbare Bindeschuss*
   Ein sehr dünner Schussfaden wird in regelmässigen Abständen von Webkante zu Webkante eingewebt, der die Ränder der Schlitze zusammenhält. Dies ist nur möglich, wenn das Gewebe Reihe für Reihe gewebt wird, was nicht immer der Fall ist. Manche Tapisserien lassen sich besser Motiv für Motiv weben. Offensichtlich arbeiten auch die auf der Tonschale von Mochica dargestellten Weber (Abb. 158) auf diese Weise.
2. *Einfaches Einhängen zwischen zwei Kettfäden*
   Zwei verschiedenfarbige Schussfäden werden aus entgegengesetzter Richtung in dasselbe Fach eingelegt, zwischen zwei Kettfäden verschlungen und im nächsten Fach wieder an die jeweilige Webkante zurückgeführt. Die Linie zwischen den beiden Farbblöcken wirkt etwas ausgefranst.
3. *Doppeltes Einhängen*
   Zwei verschiedenfarbige Schussfäden werden zweimal verschlungen, einmal auf dem Hinweg und noch einmal auf dem Rückweg. Dabei entsteht auf der Seite, auf der man arbeitet, eine aufstehende Naht; aber auf der Rückseite sind die beiden angrenzenden Farbblöcke sauber voneinander abgegrenzt.
4. *Abkehren um den gleichen Kettfaden*
   Zwei verschiedenfarbige Schussfäden kehren im Wechsel um denselben Kettfaden ab. Das eignet sich für kurze Farbwechsel in der Vertikalen, bei längeren Farbblöcken kann die Materialfülle an dieser Stelle aber dazu führen, dass die Schussreihen nicht mehr sauber waagrecht verlaufen.

165 *Verschiedene Techniken, um bei Farbwechseln in der Vertikalen Schlitze zu vermeiden.*

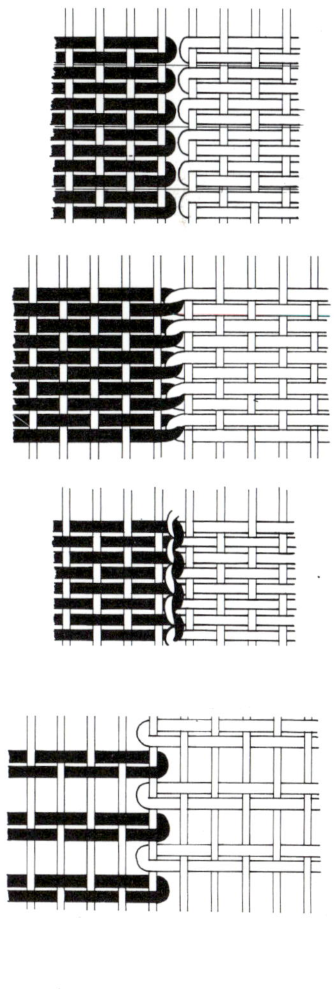

1

2

3

4

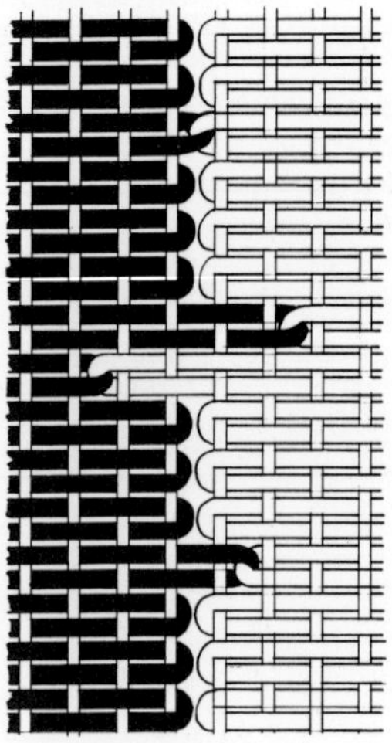

6

5. *Gelegentliches Abkehren*
   Günstiger ist es, die Schussfäden nur alle zwei, drei oder vier Reihen um einen gemeinsamen Kettfaden abzukehren, wobei die jeweiligen Fadengruppen dazu neigen, sich ineinander zu verkeilen.
6. *Gelegentliches Einhängen*
   Es gibt viele Beispiele, wie man einen relativ langen Schlitz an verschiedenen Stellen schliessen kann.
7. *Nähen*
   Die Schlitze können während des Webens oder danach zugenäht werden. Dazu eignet sich der Matratzenstich, der die beiden äusseren Kettfäden erfasst. Des weiteren könnte man die beiden Schlitzkanten schliessen, nachdem das Gewebe vom Webstuhl genommen ist, indem man die beim Wenden des Schussfadens entstandenen Schlingen abwechselnd von beiden Rändern aufnimmt und fest zusammenzieht. Das wirkt wie ein weiterer Kettfaden, der die beiden Farbflächen zusammenhält.

Bei der Darstellung der vorangegangenen Techniken sind wir von der Voraussetzung ausgegangen, dass die Schussfäden im rechten Winkel zur Kette liegen und dass scheinbar runde Formen tatsächlich aus verschieden langen Farbwechseln in der Waagrechten und in der Senkrechten gemacht sind. Aber der Schussfaden kann sich natürlich auch selbst krümmen,
ein Stilelement, das die frühen ägyptischen Kopten perfekt beherrschten, die Peruaner indes 164
seltener anwandten. Eine konkave Form kann, wie schon beschrieben, durch eine Reihe kleiner Stufen in der Grundfarbe aufgebaut und anschliessend in der anderen Farbe aufgefüllt werden, wobei der Schussfaden dann der Form des Bogens folgt. Umgekehrt kann man aber auch die konkave Form aus einer Reihe von Schussfäden im rechten Winkel zur Kette aufbauen und sie anschliessend mit Schussfäden umweben, die der Kontur der Form folgen.

Genauso wird konturiert, ebenfalls eine beliebte Technik. Geometrische Motive werden 163
ebenso wie runde Formen gerne umwoben, oft wird Schwarz dafür verwendet. Mit dem
Konturschussfaden werden zwei, drei oder vier Reihen in Leinenbindung gewebt; senkrechte 166
Konturen werden entweder über zwei Kettfäden gewebt (die kleinste mögliche Einheit) oder ein einzelner Kettfaden wird umwickelt. In beiden Fällen geschieht das mit gelegentlichem Einhängen nach der einen oder anderen Seite.

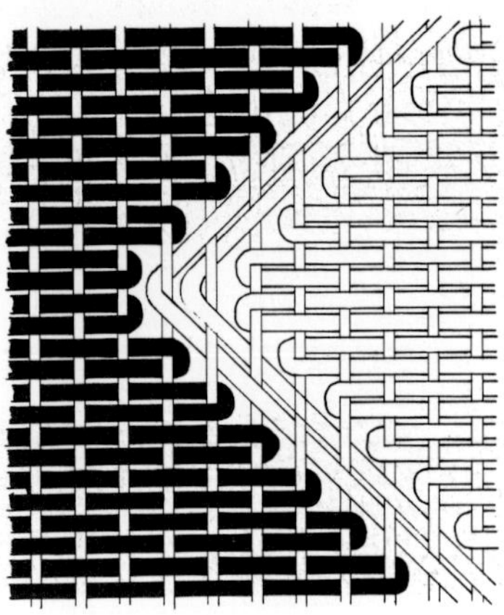

166 *Konturieren zwischen zwei Farbflächen.*

Von einigen Ausnahmen abgesehen, gibt es bei den peruanischen Geweben keine Vorder- oder Rückseite. Die Fadenenden liegen verborgen im Gewebe. Die erstaunlichen Fertigkeiten der Tapisserieweber blieben von den spanischen Eroberern nicht ungewürdigt. In den folgenden drei Jahrhunderten wurden weiterhin Tapisserien gewebt, wobei europäische Figuren, Tiere und christliche Symbole Einlass fanden. Man kann die heutige Weberei nicht mit der früheren vergleichen. Die Kunstfertigkeit der Weber in diesem Jahrhundert ist eher den Techniken der Kettmusterung gewidmet.

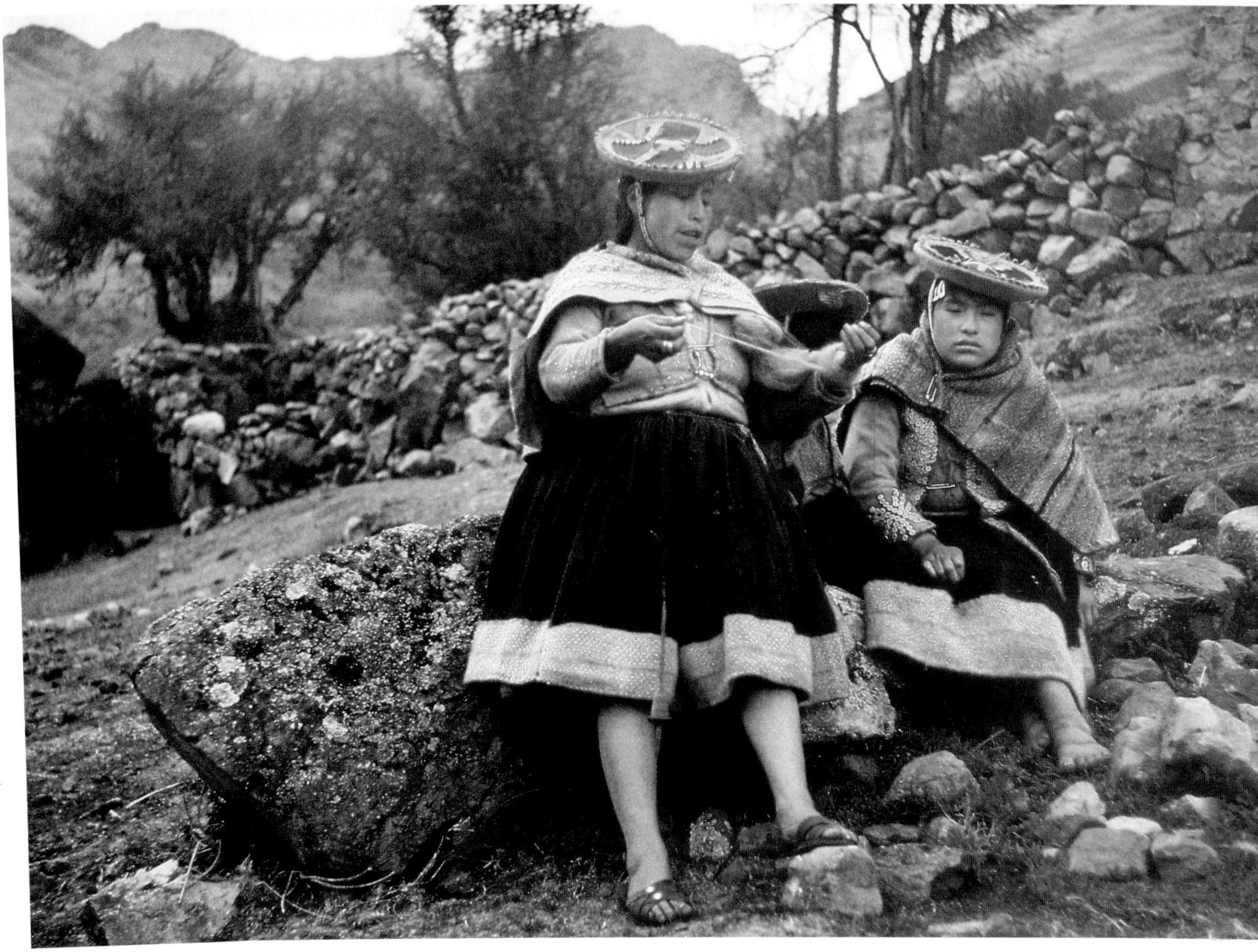

167 *Frauen aus dem Dorf Huacahuasi. Eine der beiden verspinnt die vorbereiteten Fasern, die sie wie ein Armband um das linke Handgelenk geschlungen trägt.*

BIBLIOGRAFIE UND WEITERFÜHRENDE LITERATUR

Hinweis

Es gibt viele Verweise auf die Schweizer Zeitschrift Ciba-Rundschau, *eine ausgezeichnete Informationsquelle für alle textilrelevanten Themenbereiche. Wenn wir einen bestimmten Artikel zitiert haben, sind die Seitenangaben genannt. In allen anderen Fällen sind alle Artikel dieses Hefts interessant und die Seitenangabe entfällt.*

The Quarterly Journal of the Guilds of Weavers, Spinners and Dyers, The Weavers Journal *und* The Journal for Weavers, Spinners and Dyers *sind nur die verschiedenen Namen, die die offizielle Vierteljahresschrift der Association of Guilds of Weavers, Spinners and Dyers Grossbritanniens über die Jahre getragen hat.*

EINLEITUNG

Webstühle und Weben

Albers, Anni, 1966, On Weaving.
London: Studio Vista.

Baizerman, Suzanne und Karen Searle, 1978, Finishes in the Ethnic Tradition.
St. Paul, Minnesota: Dos Tejedoras.

Beutlich, Tadek, [1967] 1982, The Technique of Woven Tapestry.
London: B. T. Batsford.

Bird, Junius B., 1952, 'Before heddles were invented'.
Handweaver and Craftsman *3(3).*

Birrell, Verla, 1959, The Textile Arts.
New York: Harper & Brothers.

Bridgewater, Alan und Gill, 1986, Guide to Weaving.
London: Argus Books.

Broudy, Eric, 1979, The Book of Looms: a History of the Handloom from Ancient Times to the Present.
London: Studio Vista.

Bühler, Alfred, 1938, 'Die Entwicklung des Webens bei den Naturvölkern'.
In: Handwerk und Weben bei den Naturvölkern.
Ciba-Rundschau *25/1938.*

Bühler, Kristin, 1947, 'Primäre textile Techniken'. Ciba-Rundschau *73/1947.*

Burnham, K. Dorothy, [1980] 1983, A Textile Technology: Warp and Weft.
London: Routledge & Kegan Paul.

Collingwood, Peter, 1988, Textile Strukturen. Eine Systematik der Techniken aus aller Welt.
Bern und Stuttgart: Paul Haupt.

Crowfoot, G. M., 1941, 'The vertical loom in Palestine and Syria'.
Palestine Exploration Quarterly *(Oct.): 141–151.*

Emery, Irene, 1980, The Primary Structures of Fabrics.
Washington DC: Textile Museum.

———— *und P. Fiske (Hrsg.), 1979,* Irene Emery Roundtable on Museum Textiles, 1977 Proceedings: Looms and their Products.
Washington DC: Textile Museum.

Forbes R. J., [1956] 1964, 'Fibres, fabrics, washing, bleaching, fulling, felting, dyes and dyeing, spinning, sewing, basketry, weaving'. Studies in Ancient Technology, *Vol. 4,*
Leiden: E. J. Brill.

Held, Shirley E., [1973] 1978, Weaving: a Handbook of the Fiber Arts.
New York; London: Holt, Rinehart and Winston.

Horn, P., 1968, 'Textilien in biblischer Zeit'. Ciba-Rundschau *2/1968.*

Innes, R. A., [1959] 1977, Non-European Looms: in the Collections at the Bankfield Museum Halifax. *Halifax: Calderdale Museums.*

Roth, H. Ling, [1955] 1977, Studies in Primitive Looms.
Nachdruck, Bedford: Ruth Bean.

————, *[1951] 1978,* Ancient Egyptian and Greek Looms.
Nachdruck, Bedford: Ruth Bean.

Schaefer, G., 1937, 'Der Webstuhl'. Ciba-Rundschau *16/1937.*

Seiler-Baldinger, Annemarie, 1979, Classification of Textile Techniques.
Ahmedabad: Calico Museum of Textiles.

Sutton, Ann, Peter Collingwood und Geraldine St Aubyn Hubbard, 1982, The Craft of the Weaver: a Practical Guide to Spinning, Dyeing and Weaving.
London: British Broadcasting Corporation.

Taber, Barbara und Marilyn Anderson, 1975, Backstrap weaving.
New York: Watson-Guptill.

Thurstan, Violetta, 1934, A Short History of Decorative Textiles and Tapestries.
Ditchling ud *London: Pepler and Sewell.*

Fasern und Spinnen

Baines, Patricia, 1977, Spinning Wheels: Spinners and Spinning.
London: B. T. Batsford.

Bally, W., 1951, 'Baumwolle'. Ciba-Rundschau *100/1951.*

Born, Wolfgang, 1938, 'Das Spinnrad'. Ciba-Rundschau *30/1938.*

Crowfoot, Grace M. und H. Ling Roth [1931] 1974, Hand spinning and wool combing.
Nachdruck, Bedford: Ruth Bean.

Gaddum, P. W., [1948] 1979, Silk.
Macclesfield: H. T. Gaddum.

Hochberg, Bette, [1977] 1980, Handspindles.
Santa Cruz: B. Hochberg.

Hooper, Luther, 1919, Silk: Its Production and Manufacture.
London: Pitman.

Kehren, M., 1955, 'Das Wollhaar'. Ciba-Rundschau *119/1955.*

Matthews, J. Merritt, [1904] 1924, The Textile Fibers.
New York: John Wiley & Sons; London: Chapman & Hall.

Morton, W. E., [1937] 1952, Introduction to the Study of Spinning.
London: Longmans, Green.

Ross, Mabel, 1980, The Essentials of Handspinning.
Malvern: M. Ross.

————, *1983,* The Essentials of Yarn Design.
Kinross: M. Ross.

———, *1988,* Encyclopedia of Handspinning.
London: B. T. Batsford.
Ryder, Michael L., 1968, 'The origin of spinning'.
Textile History *1(1): 73–82.*
———, *1978,* Sheep and Wool for Handicraft Workers.
Edinburg: M. L. Ryder.
———, *1983,* Sheep and Man.
London: Duckworth.
Schwarz, A., 1945. 'Der Haspel'. Ciba-Rundschau *64/1945.*
Seagroatt, Margaret, 1984–1986, 'Fibres'. Weavers Journal *130: 6–7;* Journal for Weavers, Spinners and Dyers *131: 11; 132: 18–20; 134: 7; 135: 20–21; 136: 18–19; 137: 13.*
Varron, A., 1937, 'Aus der Frühzeit der Seide'. Ciba-Rundschau *11/1937.*

Farbstoffe und Färben

Adrosko, Rita J., [1968] 1971, Natural Dyes in the United States.
New York: Dover Publications.
Bolton, Eileen M., 1960, Lichens for Vegetable Dyeing.
London: Studio Books.
Born, Wolfgang, 1936, 'Purpur'. Ciba-Rundschau *3/1936.*
———, *1936, 'Der Scharlach'.* Ciba-Rundschau *7/1936.*
Brooklyn Botanic Garden, [1964] 1982, Dye Plants and Dyeing: a Handbook.
New York: Brooklyn Botanic Garden. Ein Nachdruck von Plants and Gardens *20(3).*
———, *[1973] 1978,* Natural Plant Dyeing: a Handbook.
New York: Brooklyn Botanic Garden. Ein Nachdruck von Plants and Gardens *29(2).*
Bühler, Alfred A., 1948, 'Färberei der Naturvölker'.
Ciba-Rundschau *75/1948.*
Faber, G. A., 1937, 'Färberei und Gerberei im klassischen Altertum'. Ciba-Rundschau *20/1937.*
Gerber, Frederick H., 1978, Cochineal and the Insect Dyes.
Ormond Beach, Florida: F. H. Gerber.
———, *1978,* The Investigative Method of Natural Dyeing.
Nachdrucke aus verschiedenen amerikanischen Zeitschriften 1968–1975.
Ormond Beach, Florida: F. H. Gerber.
Goodwin, Jill, 1982, A Dyer's Manual.
London: Pelham Books.
Grierson, Su, 1986, The Colour Cauldron: the History and Use of Natural Dyes in Scotland.
Perth: S. Grierson.
Larsen, Jack Lenor, 1976, The Dyer's Art: Ikat, Batik, Plangi.
London und New York: Van Nostrand Reinhold.
Mairet, Ethel, [1916] 1946, Vegetable Dyes.
London: Faber & Faber.
Pellew, Charles E., 1928, Dyes and Dyeing.
New York: Robert M. McBride.
Ponting, K. G., 1978, 'Kermes and cochineal'. Weavers Journal *108: 12–17.*
———, *1980,* A Dictionary of Dyes and Dyeing.
London: Mills & Boon.
Robinson, Stuart, 1969, A History of Dyed Textiles.
London: Studio Vista.
Singer, C., 1948, The Earliest Chemical Industry: the Alum Trade.
London: Folio Society.
Thurstan, Violetta, 1957, The Use of Vegetable Dyes for Beginners.
Leicester: Dryad Press.
Wickens, Hetty, 1983, Natural Dyes for Spinners and Weavers.
London: B. T. Batsford.

DIE NAVAJOS

Amsden, Charles Avery, 1934, Navaho Weaving; its Technic and History.
Santa Ana, California: Fine Arts Press.
Bennet, Ian (Hrsg.), 1978, Rugs and Carpets of the World.
London: Ferndale Editions.
Bennet, Noel und Tiana Bighorse, [1971] 1977, Working with the Wool – How to Weave a Navaho Rug.
Flagstaff: Northland Press.
Brough, S. G., 1988, 'Navajo lichen dyes'. Lichenologist *20(3): 279–290.*
Bryan, N. G. und S. Young, [1940] 1978, Navajo Native Dyes: Their Preparation and Use.
Washington DC: Bureau of Indian Affairs.
Curtis, Edward Sherriff, 1907–1930, The North American Indian: being a series of volumes picturing and describing the Indians of the United States and Alaska. *20 vols.*
Seattle, Washington: E. S. Curtis; Cambridge, Mass.: The University Press.
Dockstader, Frederick J., 1978, Weaving Arts of the North American Indian.
London und New York: James J. Kerry Ltd.
———, *1987,* The Song of the Loom: New Traditions in Navajo Weaving.
New York: Hudson Hills Press und Montclair Art Museum.
James, George Wharton, [1914] 1974, Indian Blankets and Their Makers.
Nachdruck, New York: Dover Publications.
Kent, Kate Peck, 1961, The Story of Navaho Weaving.
Phoenix, Arizona: Heard Museum of Anthropology and Primitive Art.
———, *[1981] 1985a, 'From blanket to rug: the evolution of Navajo weaving after 1880'.* Plateau *52(4): 10–21.*
———, *1985b,* Navajo Weaving: Three Centuries of Change.
Santa Fe, New Mexico: School of American Research Press.
Latour, A., 1949, 'Textilkunst der Indianer Nordamerikas'. Ciba-Rundschau *87/1949.*
Pendleton, Mary, 1974, Navajo and Hopi Weaving Techniques.
London: Studio Vista.
Reichard, Gladys, 1936, Navajo Shepherd and Weaver.
New York: J. J. Augustin.
———, *[1936] 1974,* Weaving a Navajo Blanket.
Nachdruck, New York: Dover Publications.
Shuffrey, Margaret, 1988, 'The Navajo Indians and their rugs'.
Journal for Weavers, Spinners and Dyers *148: 12–13.*

DIE BEDUINEN

Balfour-Paul, Jenny, 1986, 'Indigo and south Arabia'.
Journal for Weavers, Spinners and Dyers *139: 12–19.*
Bell, Gertrude, 1953, Selected Letters of Gertrude Bell.
Harmondsworth: Penguin Books.
Burkett, M. E., 1983, The Last of the Bedouin in Jordan.
Ausstellungskatalog. Kendal, Cumbria: Abbot Hall Art Gallery.
Collingwood, Peter, 1956, 'An unusual method of handspinning'.
Quarterly Journal of the Guilds of Weavers, Spinners and Dyers *18: 608–609.*
———, *1968,* The Technique of Rug Weaving.
London: Faber.

————, *1988*, Textile Strukturen. Eine Systematik der Techniken aus aller Welt.
Bern und Stuttgart: Paul Haupt.
Crocker, Gigi, 1982, 'The traditional and current state of weaving in the country at large and in the pastoral community in particular'. The Sultanate of Oman: Part of UN project no. *OMA/80/WOI.*
————, *1983, 'Omani weaving since the production of oil'.* The Weavers Journal *126: 17–20.*
————, *1986, 'Omani weaving in the 1980s'.* Journal for Weavers, Spinners and Dyers *140: 13–16.*
———— *und Bonnie Glover, 1979, 'An Omani braiding technique for camel reins'.* Journal for Oman Studies 5.
Crowfoot, Grace M., [1931] 1974, Methods of Hand Spinning in Egypt and the Sudan.
Nachdruck, zusammen mit H. Ling Roth, 'Hand wool-combing', Bedford: Ruth Bean.
————, *1941, 'The vertical loom in Palestine and Syria'.* Palestine Exploration Quarterly *(Okt.): 141–151.*
————, *1943, 'Handicrafts in Palestine: primitive weaving. Plaiting and finger weaving'.* Palestine Exploration Quarterly *(Okt.): 75–89.*
————, *1944, 'Handicrafts in Palestine. Jerusalem hammock cradles and Hebron rugs'.* Palestine Exploration Quarterly *(Apr.): 121–130.*
————, *1945, 'The tent beautiful: a study of pattern weaving in Transjordan'.* Palestine Exploration Quarterly *(Apr.): 34–47.*
———— *und Louise Baldensperger, 1932*, From Cedar to Hyssop: a Study in the Folklore of Plants in Palestine.
London: Sheldon Press.
Dalman, Gustaf Hermann, [1928–1942] 1964, Arbeit und Sitte in Palästina. *7 vols (siehe vol. 5 für Weben und Spinnen).*
Hildesheim: G. Olms.
Dickson, H. R. P., 1949, The Arab of the Desert: a Glimpse into the Bedawin Life in Kuwait and Saudi Arabia.
London: Allen and Unwin.
Faegre, Torvalid, 1979, Tents: Architecture of the Nomads.
London: John Murray.
Gidal, Sonia, 1980, Beduinen in Negev: Eine Ausstellung der Sammlung Sonia Gidal.
Mainz am Rhein: Philipp von Zabern.
Kay, Shirley, 1978, The Bedouin.
Newton Abbot: David & Charles.
Roth, H. Ling, [1951] 1978, Ancient Egyptian and Greek Looms.
Nachdruck 1978, Bedford: Ruth Bean.
Stanley, Martha, 1983, 'The bedouin saha weave and its double cloth cousin'. In: In Celebration of the Curious Mind. A Festschrift to Honour Anne Blinks on her 80th Birthday.
Colorado: Interweave Press.
Thurstan, Violetta, 1934, A Short History of Decorative Textiles and Tapestries.
Ditchling und London: Pepler and Sewell.
————, *1959, 'Bedouin life in the Libyan desert'.* Quarterly Journal of the Guilds of Weavers, Spinners and Dyers *29: 6–10.*
Weir, Shelagh, 1970, Spinning and Weaving in Palestine.
London: British Museum.
————, *1976*, The Bedouin.
London: World of Islam Festival Publishing Co.

WESTAFRIKANISCHE SCHMALBANDWEBEREI

Austin, G., 1987, 'Nigerian handwoven cloth'. Journal for Weavers, Spinners and Dyers *142: 15–17.*
Boser-Sarivaxevanis, Renée, 1969, Aperçus sur la teinture à l'indigo en Afrique Occidentale.
Basel: Museum für Völkerkunde.
————, *1972*, Textilhandwerk in West-Afrika.
Basel: Museum für Völkerkunde.
————, *1972, 'Les tissus de l'Afrique Occidentale'.* Basler Beiträge zur Ethnologie. *Band 13.*
————, *1975*, Recherche sur l'histoire des textiles traditionnels tissus et teints de l'Afrique occidentale.
Basel: Sonderdruck aus den Verhandlungen der Naturforschenden Gesellschaft in Basel, Band 86.
————, *1983, 'African Textiles'.*
Zürich: Swissair Gazette *11.*
Bowdich, Thomas Edward, 1819, Mission from Cape Coast Castle to Ashantee.
London: Griffith & Farren.
Dupuis, Joseph, 1824, Journal of a Residence in Ashantee.
London: H. Colburn.
Eicher, Joanne Bubolz, 1976, Nigerian Handcrafted Textiles.
Nigeria: University of Ife Press.
Gilfoy, Peggy Stolz, 1987, Patterns of Life: West African Strip-weaving Traditions.
Washington DC und London: Smithsonian Institution Press.
Johnson, Marion, 1980, 'Cloth as money: the cloth strip currencies of Africa'. Textile History *11: 193–202.*
Kent, Kate Peck, 1971, Introducing West African Cloth.
Denver: Denver Museum of Natural History.
Lamb, Venice, 1975, West African Weaving.
London: Duckworth.
———— *und Judy Holmes, 1980*, Nigerian Weaving. *Hertingfordbury, England: Roxford Books.*
———— *und Alastair Lamb, 1973*, The Lamb Collection of West African Narrow Strip Weaving.
Halifax: Bankfield Museum; Washington DC: Textile Museum (1975).
McLeod, M. D., 1981, The Asante.
London: British Museum Publications.
Menzle, Brigitte, 1972, Textilien aus Westafrika.
Berlin: Museum für Völkerkunde.
Picton, John und John Mack, 1979, African Textiles: Looms, Weaving and Design.
London: British Museum Publications. Überarb. Auflage 1989.
Polakoff, Claire, 1982, African Textiles and Dyeing Techniques.
London: Routledge & Kegan Paul.
Rattray, R. S., 1923, Ashanti.
Oxford: Clarendon Press.
————, *1927*, Religion and Art in Ashanti.
Oxford: Clarendon Press.
Seiber, Roy, 1972, African Textiles and Decorative Arts.
New York: Museum of Modern Art.
Stanfield, N. F., 1969, 'Indigo dyeing in Western Nigeria'. Quarterly Journal of the Guilds of Weavers, Spinners and Dyers *72: 1251–1255.*
————, *1970, 'Spinning and weaving in Western Nigeria'.* Quarterly Journal of the Guilds of Weavers, Spinners and Dyers *73. 1288–1292.*
Teye, Alfred A., 1960, The Traditional Kente Cloth.
Unveröffentlichte Dissertation. Kumasi: College of Technology.

INDONESISCHE TEXTILIEN

Adams, Marie Jeanne, 1969, System and Meaning in East Sumba Textile Design: a Study in Traditional Indonesian Art. *Southeast Asia Studies Cultural Report Series, no. 16. New Haven: Yale University Press.*

————, *1972, 'Classic and eccentric elements in East Sumba textiles'.* Bulletin of the Needle and Bobbin Club *55: 3–40.*

Bolland, Rita, 1956, 'Weaving a Sumba woman's skirt'. In: Galestin, Th. P., L. Langewis und R. Bolland, Lamak and Malat in Bali and a Sumba Loom: *49–56. Amsterdam: Royal Tropical Institute.*

————, *1971, 'A comparison between the looms used in Bali and Lombok for weaving sacred cloths'.* Tropical Man *4, 171–182.*

————, *1977, 'Weaving the pinatikan, a warp-patterned kain bentenan from North Celebes'. In: Gerves, V. (Hrsg.),* Studies in Textiles History, *1–17. Toronto: Royal Ontario Museum.*

————, *1979, 'Demonstration of three looms'. In:* Irene Emery Roundtable on Museum Textiles, 1977 Proceedings: Looms and their Products: *69–75. Washington DC: Textile Museum.*

Bühler, Alfred, 1941, 'Ikatten'. Ciba-Rundschau *51/1941.*

————, *1943, 'Materialien zur Kenntnis der Ikattechnik'.* Internationales Archiv für Ethnographie, *Supplement 43.*

———— *und Gustav Schäfer, 1940, 'Krapp und Türkischrot'.* Ciba-Rundschau *47/1940.*

————, *1975/76, 'Patola'. In: Bühler, Alfred, Urs Ramseyer und Nicole Ramseyer-Gypi,* Patola und Geringsing. *Basel: Museum für Völkerkunde und Schweizerisches Museum für Volkskunde.*

Fischer, Joseph, et al., 1979, Threads of Tradition: Textiles of Indonesia and Sarawak. *Exhibition held at the Lowe Museum of Anthropology, 1978–1979. Oakland, California: University of California.*

Fraser-Lu, Sylvia, 1988, Handwoven Textiles of South East Asia. *Singapore und New York: Oxford University Press.*

Gittinger, Mattiebelle, 1974, 'South Sumatran ship cloths'. Bulletin of the Needle and Bobbin Club *57.*

————, *1979a, 'An introduction to the body-tension looms and simple frame looms of Southeast Asia'. In:* Irene Emery Roundtable on Museum Textiles, 1977 Proceedings: Looms and their Products: *54–68. Washington DC: Textile Museum.*

————, *1979b,* Splendid Symbols: Textiles and Tradition in Indonesia. *Washington DC: Textile Museum.*

Haddon, Alfred C. und Laura E. Start, [1936] 1982, Iban or Sea Dayak Fabrics. *Bedford: Ruth Bean.*

Heinze (nachfolgend Dunsmore), Susi, 1969, Art Teaching for Secondary Schools: a handbook of suggestions for teachers and students and all who are interested in the crafts. *Kuching: Borneo Literature Bureau.*

Hitchcock, Michael, 1985, Indonesian Textile Techniques. *Aylesbury: Shire Publications.*

Hose, Charles und William McDougall, 1912, The Pagan Tribes of Borneo. *2 vols, London: Macmillan.*

Jasper, J. E. und Mas Pirngadie, 1912, De Weefkunst: De inlandsche kunstnijverheid in Nederlandsch Indie, *vol. 2. Den Haag: Mouton & Co.*

Langewis, Laurens und Frits A. Wagner, 1964, Decorative Art in Indonesian Textiles. *Leigh-on-Sea: F. Lewis.*

Morrison, Hedda, 1962, Life in a Longhouse. *Kuching: Borneo Literature Bureau.*

Raffles, Thomas Stamford, 1817, The History of Java. *London: Black, Parbury and Allen.*

Ramseyer, Urs, 1975/76, 'Geringsing'. In: Bühler, Alfred, Urs Ramseyer und Nicole Ramseyer-Gypi, Patola und Geringsing. *Basel: Museum für Völkerkunde und Schweizerisches Museum für Volkskunde.*

————, *1984,* Clothing, Ritual and Society in Tenganan Pegĕringsingan (Bali). *Basel: Sonderdruck aus den Verhandlungen der Naturforschenden Gesellschaft in Basel, Band 95.*

Ross, Mabel, 1988, Encyclopedia of Handspinning. *London: B. T. Batsford.*

Roth, H. Ling, 1896, The Natives of Sarawak and British North Borneo, *2 vols. London: Truslove & Hanson.*

————, *[1955] 1977,* Studies in Primitive Looms. *Nachdruck, Bedford: Ruth Bean.*

Solyom, Bronwen und Garrett Solyom, 1973, Textiles of the Indonesian Archipelago. *Honolulu: University Press of Hawaii.*

Steinmann, Alfred, 1941, 'Die Ornamentik der Ikat-Gewebe'. In: 'Ikatten'. Ciba-Rundschau *51/1941.*

————, *1945, 'Das Seelenschiff in der Textilkunst'.* Ciba-Rundschau *65/1945.*

Wagner, A. R., [1959] 1962, Indonesia: the Art of an Island Group. *London: Methuen.*

Warming, Wanda und Michael Gaworski, 1981, The World of Indonesian Textiles. *London: Serindia Publications.*

KASURI – EINE RESERVETECHNIK

Bird, Isabella L., [1880] 1984, Unbeaten Tracks in Japan: an account of travels in the interior including visits to the aborigines of Yezo and the shrine of Nikko. *London: Virago.*

Born, W., 1937, 'Webereidarstellungen in der japanischen Kunst'. In: 'Der Webstuhl'. Ciba-Rundschau *16/1937.*

Brett, K. B. und H. B. Burnham, 1965, Japanese Country Textiles. *Ausstellungskatalog Royal Ontario Museum. Toronto: University of Toronto Press.*

Brooklyn Botanic Garden, [1964] 1982, Dye Plants and Dyeing: a Handbook. *New York: Brooklyn Botanic Garden. Ein Nachdruck von* Plants and Gardens *20(3).*

Goodwin, Jill, 1982, A Dyer's Manual. *London: Pelham Books.*

Gaddum, P. W., [1948] 1979, Silk. *Macclesfield: H. T. Gaddum.*

Hecht, Ann, 1982, 'Japanese textiles: with special reference to kasuri *weaving'.* Weavers Journal *122: 11–15.*

Langervis, Jaap, 1960, 'Geometric patterns on Japanese ikats. "Kultuurpatronen"'.
Delft: Bulletin of the Ethnographical Museum 2.
———, *1963, 'Japanese ikat weefsels. "Kultuurpatronen"'.*
Delft: Bulletin of the Ethnographical Museum 5 and 6.
———, *1967, 'Kasuri-Muster als Sinnbild'.*
In: 'Reserveverfahren in Japan'. Ciba-Rundschau *4/1967.*
Matthews, J. Merritt, [1904] 1924, The Textile Fibers.
New York: John Wiley & Sons; London: Chapman & Hall.
Miller, Dorothy, 1979, 'The jibata, a Japenese loom'.
In: Irene Emery Roundtable on Museum Textiles, 1977 Proceedings: Looms and their Products: *90–99.*
Washington DC: Textile Museum.
Mitchell, Alison, 1984, 'Kumejima kasuri: weavers and dyers in Kumejima'. Weavers Journal *130: 15–18.*
———, *1985, 'Making silk in Kumejima'.* Weavers Journal *135: 16–19.*
Okamura, Kichiemon und Kageo Muraoka, 1973, Folk Art and Crafts of Japan.
New York: Weatherhill; Tokyo: Heibonsha.
Pang, Hilda Dagodo, 1979, 'Loom representations in certain Ukiyo-E woodblock prints'. In: Irene Emery Roundtable on Museum Textiles, 1977 Proceedings; Looms and their Products: *100–111.*
Washington DC: Textile Museum.
Pellew, Charles E., 1928, Dyes and Dyeing.
New York: Robert M. McBride & Co.
Roth, H. Long, [1955] 1977, Studies in Primitive Looms.
Nachdruck, Bedford: Ruth Bean.
Sugimura, Tsune und Hisao Suzuki, 1973, Living Crafts of Okinawa.
New York: Weatherhill.
Textile Designs of Japan, *1964, 3 vols.*
Osaka: Japan Colour Textile Design Centre.
Tomita, Jun und Noriko Tomita, 1981, 'Picture kasuri: E-Gasuri – a Japanese ikat technique'. Weavers Journal *119: 15–19.*
———, *1982,* Japanese Ikat Weaving.
London: Routledge & Kegan Paul.

EINLEGEGEWEBE AUS NEPAL

Campbell, A., 1836, 'Notes on the state of the arts of cotton, spinning, printing and dyeing in Nepal'. Journal of the Asiatic Society of Bengal *5: 219–227.*
———, *1840, 'Notes on the Limboos and other hill tribes hitherto undescribed'.* Journal of the Asiatic Society of Bengal 9.
Chattopadhyay, K. P., 1923, 'An essay on the history of the Newar culture'. Journal and Proceedings, Asiatic Society of Bengal *19 (10): 465–560.*
Collingwood, Peter, 1988, Textile Strukturen. Eine Systematik der Techniken aus aller Welt. *82, 86–87.*
Bern und Stuttgart: Paul Haupt.
Denwood, P., 1974, The Tibetan Carpet.
Warminster: Aris & Phillips.
Dunsmore, Susi, 1983, Weaving in Nepal: Dhaka-topi Cloth.
London: British Museum Publications.
———, *1985,* The Nettle in Nepal: a Cottage Industry.
Surbiton: Land Resources Development Centre.
———, *1988, 'Growing nettles in Nepal'.* Journal for Weavers, Spinners and Dyers *145: 9–10; 146: 17–18.*
Fürer-Haimendorf, Christoph von, 1975, Himalayan Traders: Life in Highland Nepal.
London: John Murray.
Karan, Pradyumna P., 1960, Nepal: a Cultural and Physical Geography.
Lexington: University of Kentucky Press.
Schmidt-Thome, M., und T. Tsering, 1975, Materielle Kultur und Kunst der Sherpa.
Innsbruck und München: Universitätsverlag Wagner.

BROSCHIERTE MOTIVE AUS GUATEMALA

Anderson, Marilyn, 1978, Guatemalan Textiles Today.
New York: Watson Guptill.
Atwater, Mary Meigs, 1954, Byways in Handweaving.
New York: Macmillan.
———, *[1946] 1965,* Guatemala Visited.
Freeland, Washington: Shuttle Craft Guild Monograph 15.
Baizerman, Suzanne und Karen Searle, [1976] 1980, Latin American Brocaders: Explorations in Supplementary Weft Techniques.
St Paul, Minnesota: Dos Tejedoras.
Bird, Junius, 1953, 'Two Guatemalan wedding huipils'.
Bulletin of the Needle and Bobbin Club *37.*
———, *1979, 'New World fabric production and the distribution of the backstrap loom'. In:* Irene Emery Roundtable on Museum Textiles, 1977 Proceedings: Looms and their Products: *115–126.*
Washington DC: Textile Museum.
Bushnell, G. H. S., 1965, Ancient Arts of the Americas.
London: Thames and Hudson.
Coe, Michael D., [1966] 1980, The Maya.
London: Thames and Hudson.
Collingwood, Peter, 1988, Textile Strukturen. Eine Systematik der Techniken aus aller Welt.
Bern und Stuttgart: Paul Haupt.
Deuss, Krystyna, 1981, Indian Costumes from Guatemala.
Commonwealth Institute Ausstellungskatalog.
London: K. Deuss.
Dietrich, Mary G., 1979, Guatemalan Costume: the Heard Museum Collection. *Ausstellungskatalog.*
Phoenix, Arizona: Heard Museum of Anthropology and Primitive Art.
Emery, Irene, 1980, The Primary Structures of Fabrics.
Washington DC: Textile Museum.
O'Neale, Lila Morris, 1945, Textiles of Highland Guatemala.
Washington DC: Carnegie Institution of Washington.
Osborne, Lilly de Jongh, 1935, Guatemalan Textiles.
New Orleans: Tulane University.
———, *[1965] 1975,* Indian Crafts of Guatemala and El Salvador.
Norman, Oklahoma: University of Oklahoma Press.
Pang, Hilda Delgado, n.d., Guatemalan Ethnographic Textiles: Background Data and State of the Art.
Bloomington: Indiana State University.
Pettersen, Carmen L., 1976, Maya of Guatemala.
Guatemala City: Ixchel Textile Museum.
Rowe, Ann Pollard, 1981, A Century of Change in Guatemalan Textiles.
New York: Center for Inter-American Relations.
Sperlich, Norbert und Elisabeth Sperlich, 1980, Guatemalan Backstrap Weaving.
Norman, Oklahoma: University of Oklahoma Press.
Start, Laura E., [1948] 1963, The McDougall Collection of Indian Textiles from Guatemala and Mexico.
Pitt Rivers Museum, Occasional Papers on Technology, 2.
Oxford: Oxford University Press.

Stephens, John L., [1841] 1854, Incidents of Travel in Central America, Chiapas and Yucatan.
London: Arthur Hall.

Wood, Josephine und Lilly de Jongh Osborne, 1966, Indian Costumes of Guatemala.
Graz: Akademische Druck- und Verlagsanstalt.

PERUANISCHE TAPISSERIEN

Anton, Ferdinand, 1987, Ancient Peruvian Textiles.
London: Thames and Hudson.

Bennett, Wendell C. und Junius B. Bird, [1949] 1960, Andean Culture History.
New York: American Museum of Natural History.

Bird, Junius B., 1979, 'Fibres and spinning procedures in the Andean area'. In: Junius B. Bird Pre-Columbian Textile Conference: *13–17.*
Washington DC: Textile Museum.

———, *1979, 'New World fabric production and the distribution of the backstrap loom'. In:* Irene Emery Roundtable on Museum Textiles, 1977 Proceedings: Looms and their Products: *115–126.*
Washington DC: Textile Museum.

——— *und Joy Mahler, 1951–1952, 'America's oldest cotton fabrics'.* American fabrics *20: 73–79.*

——— *und Louisa Bellinger, 1954,* Paracas Fabrics and Nazca Needlework: 3rd Century B.C. – 3rd century A.D.
Washington DC: National Publishing Co.

Bühler-Oppenheim, Kristin und Alfred, 1948, Die Textiliensammlung Fritz Ikle-Huber im Museum für Völkerkunde und Schweizerischen Museum für Volkskunde, Basel. *Denkschriften der Schweizerischen Naturforschenden Gesellschaft, Band 78, Abh. 2.*

Bushnell, G. H. S., 1965, Ancient Arts of the Americas.
London: Thames and Hudson.

Cahlander, Adele, mit Suzanne Baizerman, 1985, Double-woven Treasures from Old Peru.
St Paul, Minnesota: Dos Tejedoras.

Crawford, M. D. C., 1915–1916, 'Peruvian fabrics'. Anthropology Papers of the American Museum of Natural History *12 (3 und 4).*

———, *1924,* The Heritage of Cotton: the Fibre of Two Worlds and Many Ages.
New York und London: G. P. Putnam's Sons.

D'Harcourt, Raoul, 1960, 'Peruanische Textiltechnik'.
Ciba-Rundschau *148/1960.*

———, *[1962] 1974,* Textiles of Ancient Peru and their Techniques.
Seattle und London: University of Washington Press.

Donkin, R. A., 1977, Spanish Red: an Ethnogeographical Study of Cochineal and the Opuntia Cactus.
Philadelphia: Transactions of the American Philosophical Society 67(5).

Dwyer, Edward B., 1979, 'Early Horizon tapestry from South Coastal Peru'. In: Junius B. Bird Pre-Columbian Textile Conference: *61–82.*
Washingon DC: Textile Museum.

Fester, G. A., 1954, 'Some dyes of an ancient South American civilization'. Dyestuffs *40(9): 238–244.*

Lothrop, S. K., 1957, Pre-Columbian Art: the Roberts Wood Bliss Collection.
London: Phaidon.

McConnell, Kathleen, 1987, 'Plant dyeing in Peru'. Journal for Weavers, Spinners and Dyers *141: 16 und 18.*

Means, Philip Ainsworth, 1930, Peruvian Textiles: Exambles of the Pre-Incaic Period.
New York: Metropolitan Museum of Art.

———, *1931,* Ancient Civilizations of the Andes.
New York und London: Charles Scribner's Sons.

———, *1932,* A Study of Peruvian Textiles.
Boston, Mass.: Museum of Fine Arts.

Mullins, Barbara, 1974, 'Natural dyes of Peru'. Quarterly Journal of the Guilds of Weavers, Spinners and Dyers *89: 1825–1827.*

O'Neale, Lila M., 1942, 'Textile periods in ancient Peru: II, Paracas Caverns and the Grand Necropolis'. American Archaeology and Ethnology *39 (2): 143–202.*

——— *und A. L. Kroeber, 1930, 'Textiles periods in ancient Peru'.* American Archaeology and Ethnology *28: 23–56 und Tafeln.*

——— *und A. L. Kroeber, 1937, 'Archaeological explorations in Peru. Part III. Textiles of the early Nazca period'.* Anthropology, Memoirs *II (3).*

Poma de Ayala, Felipe Guaman, 1968, Nuevo coronica y buen gobierno (Codex péruvien illustré).
Paris: Institut d'Ethnologie.

Rowe, Ann Pollard, 1977, Warp-Patterned Weavers of the Andes.
Washington DC: Textile Museum.

Rowe, John Howland, 1979, 'Standardization in Inca tapestry tunics'. In: Junius B. Bird Pre-Columbian Textile Conference: *239–264.*
Washington DC: Textile Museum.

Sawyer, A. R., 1963, Tiahuanaco Tapestry Design. *Studies 3.*
New York: Museum of Primitive Art.

Seagroatt, Margaret, 1984, 'The textile fibres: Part 3, Hairs'. Journal for Weavers, Spinners and Dyers *132: 18–20.*

Tidball, Harriet, 1969, Textiles Unlimited: Peru. *Monographs 25 und 26.*
Michigan: Shuttle Craft Guild.

VanStan, Ina, 1979, 'Did Inca weavers use an upright loom?'. In: Junius B. Bird Pre-Columbian Textile Conference: *233–238.*
Washington DC: Textile Museum.

Von Hagen, Victor Wolfgang, 1957, Realm of the Incas.
New York: The New American Library.

———, *1965,* The Desert Kingdoms of Peru.
London: Weidenfeld and Nicholson.

Vreeland, James M. Jr, 1986, 'Cotton spinning and processing on the Peruvian north coast'. In: Junius B. Bird Conference on Andean Textiles: *363–383.*
Washington DC: Textile Museum.

Wallace, Dwight T., 1979, 'The process of weaving development on the Peruvian coast'. In: Junius B. Bird Pre-Columbian Textile Conference: *27–50.*
Washington DC: Textile Museum.

Zorn, Elayne, 1979, 'Warping and weaving on a four-stake ground loom in the Lake Titicaca basin community of Taquile, Peru'. In: Irene Emery Roundtable on Museum Textiles, 1977 Proceedings: Looms and their Products: *115–126.*
Washington DC: Textile Museum.

ABBILDUNGSNACHWEIS

Zusätzliche zu den in den Legenden enthaltenen Angaben

Seite 2	Kate Olver
Seite 6	Alison Mitchell
Abb.	
1	Petrie Museum, University College London, U.C. 9547
2	Klaus-Otto Hundt
3	British Museum Education Service
4	Aus Eva Wilson, *Ancient Egyptian Designs*, London, 1986
5	Peter Stalker, OXFAM
6	Ann Hecht
7	Susi Dunsmore
8	British Museum
9	Alison Mitchell
10	Gigi Crocker
11	Veronica Johnston
12	Gigi Crocker
13	VIDOC, Departement des königlichen Tropeninstituts, Amsterdam
14–17	Margaret Tebbs
18, 19	Jenny Balfour-Paul
20, 21	Ann Hecht
22–24	Margaret Tebbs
25	Foto Ann Hecht
26-28	Ann Hecht
29	British Museum 1974 Am. 7.1. Foto Ann Hecht
30	British Museum 1971 Af. 36. Q
31	British Museum 1900.36. Foto Ann Hecht
32, 33	Ann Hecht
34	Victoria and Albert Museum I.S. 53–1966
35	Victoria and Albert Museum IS 55–1966
36	British Museum 1975 As. 7.2. Foto Ann Hecht
37	Gigi Crocker
38	Ann Hecht
39	British Museum 1974 Am.7.1
40	Ann Hecht
41	American and Commonwealth Arts Section, University of Exeter
42	Reproduziert mit Erlaubnis des American Museum in Britain, Bath. 1880 90.78.31
43	Margaret Tebbs
44	A.L. Shuffrey FRPS
45	British Museum. (a) 1848 Am. 17.28; (b) 1976 Am. 5.1; (c) 1974 Am.3.102; (d) 1976 Am.3.100
46	British Museum 1976 Am.5.1. Foto Ann Hecht
47	British Museum 1948 Am.17.26. Foto Ann Hecht
48	British Museum 1976 Am.3.100. Foto Ann Hecht
49	Ann Hecht
50	British Museum 1974 Am.7.1. Foto Ann Hecht
51	Foto Ann Hecht
52, 53	Gigi Crocker
54	Ann Hecht
55, 56	Klaus-Otto Hundt
57	Aus Eva Wilson, *Ancient Egyptian Designs*, London 1986
58	British Museum 1975 As.3.1. Foto Ann Hecht
59–61	Ann Hecht
62	British Museum 1975 As.7.2. Foto Ann Hecht
63	British Museum 1975 As.3.3. Foto Ann Hecht
64	British Museum 1975 As.7.4. Foto Ann Hecht
65, 66	British Museum 1975 As.7.2.
66	Foto Ann Hecht
67, 68	British Museum 1975 As.7.7. Fotos Ann Hecht
69	Gigi Crocker
70–72	British Museum 1974 As.29.5.
71, 72	Fotos Ann Hecht
73	British Museum 1966 Af.1.19
74–77	Nancy Stanfield
78	Foto Nancy Stanfield, copyright Horniman Museum
79	Nancy Stanfield
80	Foto Nancy Stanfield, copyright Horniman Museum
81, 82	Nancy Stanfield
83	Museum für Völkerkunde, Basel, III 20236
84	British Museum 1971 Af.36.JP
85	British Museum 1934 3–7 127
86	British Museum 1980 Af.17.1
87, 88	Ann Hecht
89	British Museum 1955 Af.5.252
90	Ann Hecht
91	Victoria and Albert Museum I.S.49–1966
92	Ann Hecht
93	British Museum 1905 362
94	Tony Tompson
95, 96	VIDOC, Departement des königlichen Tropeninstituts, Amsterdam
97	Tony Tompson
98	Susi Dunsmore
99	Foto Ann Hecht
100	Victoria and Albert Museum I.S.49–1966
101	Victoria and Albert Museum I.S.53–1966
102	British Museum As.1980.A8
103	Ann Hecht
104	Victoria and Albert Museum I.S.55–1966. Foto Ann Hecht
105	Victoria and Albert Museum I.S.17–1960
106	Alison Mitchell
107	Victoria and Albert Museum T.329-1960
108–111	Alison Mitchell
112	Margaret Tebbs
113	Alison Mitchell
114	British Museum JA 1942-9-18-01
115	British Museum JA 1908-7-18-11
116	Alison Mitchell
117–119	Ann Hecht
120	Victoria and Albert Museum T.325–1960
121	Lawrence Gresswell
122	Ann Hecht
123	Susi Dunsmore
124	British Museum
125	Foto Susi Dunsmore, Crown Copyright, Overseas Development Natural Resources Institute
126	British Museum
127, 128	Susi Dunsmore
129	Mary Wharlow
130	Veronica Johnston
131–134	Susi Dunsmore
135	British Museum
136	Victoria and Albert Museum T.39–1931
137	Marianne Straub
138	British Museum 1977 Am.5.5
139	Marianne Straub
140	Ann Hecht
141	Margaret Tebbs
142	A.C. Gonzales, OXFAM
143	Marianne Straub
144	Margaret Sowden
145, 146	Fotos Ann Hecht
147	Ann Hecht
148, 149	Fotos Ann Hecht
150	British Museum 1973 Am.3.114. Foto Ann Hecht
151	British Museum
152	Foto Jian Chen
153	Ann Hecht
154	British Museum XX.11/I
155	British Museum
156, 157	Aus der Chronik Guaman Poma de Ayalas
158	British Museum 1913.10.21.1
159, 160	British Museum
161, 162	Ann Hecht
163	British Museum 1954 W.Am.5.477
164	Foto Rodrick Owen
165, 166	Ann Hecht
167	British Museum

REGISTER

Gewöhnlich *geschriebene Seitenangaben beziehen sich auf Illustrationen, kursiv geschriebene auf den Text.*

Acryl 164, 165
Ägypten 10
alte gekerbte Spindel, gefunden in 20
Färberzentrum 22
Webstühle aus 10, 11, 64, *65*
Agave sisalana, siehe *Fasern, Maguey*
Agave americana, siehe *Fasern, Ixtle*
Ainu (Aino) 123, 126, 131f.
Färben 130ff.
Webstühle 131f.
Alizarin 67, 76, 111
Alkanna 67
Allo *144, 146,* 147, *148*
Verspinnen von 148, 149
Alnus, *siehe Erle*
Alpaka 17, 186, *187*
Aluminiumkaliumsulfat, siehe *Beiz- und Hilfsmittel, Alaun*
Amsterdam, Tropeninstitut 115
Anaphe panda, siehe *Seidenraupe, wilde*
Anderson, Marilyn 165
Annatto (Bixa orellana) *22, 112*
Asante 82, 88f., 95, *97,* 99
Asanan-Litzen 87
Asantehene 96f.
Asasia-*Königstücher 87, 97*
Asatia-*Litzen 87*
Bonwire 82, 97
Tuch des Lügners 96
Webstühle 84
Atwater, Mary 162, 164
Ausziehen der Fasern 19f.
siehe auch *Spinnen*
Aufgezogenes Garn 34, 48, 82

Badari (Ägypten) 9
Bänder 160, *162, 173*
Bailey, Truman 192
Baldensperger, Louise, siehe *Crowfoot, Grace*
Balfour-Paul, Jenny 68
Bali (Indonesien) 100, 103, 106, 109, 113, 120
Bandwebstuhl 172
Basel, Museum für Völkerkunde 92
Batak, Sumatra 121
Batik 103
Baum 13, 65
Brustbaum 106, 134
Kettbaum 14, 137, 152
Warenbaum 14, 64
Baumwolle 16f., 65, 107
Aufbereitung und Verwendung in
Guatemala 164
Indonesien 21, *89, 107ff.*
Japan 125f.
Nepal 146
Peru 180, 184, 185, *187, 193*
Westafrika 75, *88f.*
Entkörnen 21, 89, 89, *107*
mit Bogen schlagen 89, 107
siehe auch Gossypium
Baumwollgewebe 173
Musselingewebe 173
Bayeta *43, 48*
Beduinen 58–79
Farbarrangement beim Schären 68, 68
Farbstoffe und Färben 27, 67f.
Flachwebstuhl 10, *38,* 60, *61,* 62ff.
Schären 60, *61, 64*
Spinnen 18, 20, *65ff.*
Weben 68–79
Zelt 58, *59, 61,* 62f., *68*
Zwirnen 65
als Webtechnik 38f., 66, 68ff., *71,* 77f.
siehe auch *Bindung,* Saha
Beifuss, nordamerikanischer 50
Beiz- und Hilfsmittel 20, 27, 27
Alaun 30, 49, 68, 192
Ätznatron 146
Chrom 30
Eisen 30, 130f., 131
Essig 30
Holzasche 49, 90, *91, 111*
Kalk 130
Lauge 30, 130
Pottasche 130
Rhabarber 148f.
Salz 30
Tannin 30
Tonerde 112
Urin 24, 30
Wacholder 49, 50
Zinn 30
Zitrusfrüchte 30, 68
Bell, Gertrude 59
Berberis vulgaris, *siehe Berberitze*
Berberitze (Berberis vulgaris) *23, 193*
Bhote 142
Webstühle 14, *150, 152*
Bindepunkte, sekundäre Kettmuster 36, 176, 176
Bindung (Gewebstruktur)
Broschieren siehe eigene Eintragung
Fischgrat 35, 144
Grundbindung 97, 100, *115,* 118, *157*
Kettrips 32, *59,* 62, *64, 68,* 77, *93, 112, 121*
Köper 35, *97, 118, 144, 146,* 146, *156, 177*
Leinenbindung, siehe eigene Eintragung
Panama 35, *173*
Saha, *69,* 69, *71,* 71ff.
Schussrips 32ff., *96, 112,* siehe auch *Tapisserie*
Zwirnen, siehe eigene Eintragung

Bird, Isabella 131f.
Bird, Junius 181
Bixa orellana, siehe *Annatto*
Blauholz (Haematoxylon campechianum) *31, 167*
Bogen, zum Schlagen der Baumwollfasern 89, 107
Bolland, Rita 106, 120
Bolton, Eileen 23
Bombyx mori, siehe *Seidenraupe*
Bonwire, siehe *Asante*
Borneo, siehe *Kalimantan*
Brasilien 31
Brasilholz (Caesalpinia echinata) 30, *31, 167*
Breithalter 132, 137, 169, 173
Broschieren 169, 172, 176f.
Zweiseitige Broschierung in Guatemala 177, 178
Einknüpfen 174f., *176,* 179
Einseitige Broschierung 171, *176,* 178
Einseitige und zweiseitige Broschierung in einem Gewebe 174f.
Westafrikanische 97, 97ff.
Broschierte Motive 98f., 179
aus Guatemala 159–179
Bryan, Nonabah G. 49
Bühler, Alfred 112

Caesalpinia echinata, siehe *Brasilholz*
Cahlander, Adele 189
Camelidae (Kamelarten) *187*
Carthamus tinctorius, siehe *Färberdistel*
Castanea crenata, siehe *Japanische Kastanie*
Celebes, siehe *Sulawesi*
Chajul (Guatemala), Textilien aus 171, 179
Chancay (Peru) 181, 193
Chavin de Huantar (Peru) 180
Chlorophora tinctoria, siehe *Fustic*
Chungen *149*
Collingwood, Peter 79, 162
Coreopsis *193*
Crawford, M. D. C. 194
Crocker, Gigi 67f.
Crowfoot, Grace und Louise Baldensperger 67
Cudbear (Ochrolechia tartarea) *23*

Dactylopius coccus, siehe *Koschenilleschildlaus*
Dhaka-*Tuch 142,* 143f., *148,* 154ff., *155f.*
Drehergewebe 144, 145
Drehgerät zum Zwirnen 165

*Eiche (*Quercus *sp.) 23, 48*

Einlegetechnik 154, *155ff.*, 155, 156
Einlesestäbe (Kreuzstäbe, Geleseleisten) 13, *105f.*, *153*, *156*, 168, *169*
  Ainu 132
  Guatemala 168, 170, *177*
  Indonesien 106, *112*, 113, *115*, *118*, *121*
Eisensulfat, siehe *Beiz- und Hilfsmittel*
Elfenbeinküste 92, *96*
Emery, Irene 177
Erle (Alnus) *167*
Ewe 82, *84*, *96f.*, 98

Fach 13, 60, *68*, 69, *76*, *103f.*, *132*
  Gegenfach 13, 60, *61*, *68*, 69, *76*, *132*
Fachstab/Fachrolle 13, 60, 62, *64*, *106*, *132*, *168*, 169, 170, *172*
Fadenkreuz (beim Schären) 12, *45*, *64*, *111*
Farbstoffe
  Anilin 32, *43*, *49*, *67*
  Beizmittel 20, 27, *27–31*, *49*
  chemische 31, *67f.*, *109*
  Handel mit 22, *28ff.*, 28f.
  Küpenfarbstoffe 48
  natürliche 49
  pflanzliche 48
  substantive 22f., *49*, *193*
  synthetische 22, *48*
  siehe auch *Alizarin; Farbstoffe (natürliche); Beiz- und Hilfsmittel*
Fasern
  Allo, siehe eigene Eintragung
  Ananas 109
  Asa *126*
  Banane 126
  Bast 16, *109*, *125*
  Baumwolle, siehe eigene Eintragung
  Coir 16
  Flachs 16ff.
  Haare 16, *146*
  Hanf 16, *123*, 124, *126*
  Ixtle *165*
  Jute 16
  Maguey 16, *162*, *164f.*, *180*, *184*
  Maulbeerbaumpapier 126
  Nessel 16, *123*, 124, *126*, siehe *auch* Allo
  Pashmina *146*
  Pfeilwurz 126
  pflanzliche 125
  Ramie 16, *123*, *126*
  Rinde 123, *125f.*
  Seide, siehe eigene Eintragung
  Sisalhanf 165
  tierische 125
  Wolle, siehe eigene Eintragung
Färbemittel, natürliche
  Alkanna 67
  Annatto 22, *112*
  Berberitze 23, *193*
  Brasilholz 30, *31*
  Coreopsis *(Mädchenauge) 193*
  Cudbear (Ochrolechia tartarea) *23*
  Eiche 23, *48*
  Erlenrinde 167
  Färberdistel 22, *67*, *130*
  Färberwaid 26
  Färberwau (Gelbe Reseda) 27, 30
  Flechten 23, *48f.*
  Fustic 31
  Gelbwurz 22, *111*
  Ginster 67
  Granatapfelbaumrinde 67
  Indigo, siehe eigene Eintragung
  Kaktusfrucht 48, 49, *193*
  Kermes 67
  Kiefernzapfen 27
  Koschenille 27, *30*, *43*, *49*, *165ff.*, *192f.*
  Krapp 24, *27*, 30, *67f.*, *111*
  Lackschildlaus 112
  Mengkudu *111*
  Munjeet 148
  Orseille 23
  Pinon 48
  Purpurschnecke 26
  Querzitron 31
  Sumach 48, *67*
  Walnuss 23, *130*, *150*, *193*
  Zwiebelschalen 27, *150*, *193*
Färben 22–31
  bei den Beduinen 27, *48ff.*
  bei den Navajos 27, *48ff.*, 50f.
  in Guatemala 26, *165ff.*
  in Indonesien 31, *109ff.*
  in Japan 130f.
  in Nepal 148ff.
  in Peru 26, *32*, *192f.*
  in Westafrika 90ff., 91
Färberdistel (Carthamus tinctorius) 22, *67*, *130*
Färberknöterich (Polygonum tinctorium) *130*
Färberwaid (Isatis tinctoria) *26*
Färberwau (Reseda luteola) *27*, 30, *30*
Feigenkaktusfrucht 48, 49, *193*
Flachwebstuhl, horizontaler 9f., *14*
  der Beduinen 9f., *12*, *38*, *61*, 62ff., *65*, *68*
  in Ägypten 9, 64
  in Nepal 150, 150
  in Peru 189, 191
Flechten (Technik) 53, 54
Flechten (Pflanzen) 23, *48f.*
Flores (Indonesien) 112
Fukugi *130*, 136
Fustic (Chlorophora tinctoria) *31*

Garne
  Acryl 144, *164f.*
  aufgezogene 43, *87*, *88*
  der Beduinen 59, *65*, *67f.*
  der Navajos 43, *46ff.*
    Germantown 43, 47, *48*
    Sächsische 48
  in Guatemala 164f.
  in Nepal 146ff., *155f.*
  in Peru 184, 185, *188*, *193f.*
  in Westafrika 87, 88, *89*, *93*
  kommerzielle 48
  Rayon 88, *165*
Gaworski, Michael siehe *Warming, Wanda*
Gelbwurz (Curcuma-Wurzel) *22*, *111*
Germantown-Garne 43, 47, *48*
Gewichtwebgerät 10, 10
Ghana 82
  siehe auch *Asante, Ewe*
Ginster 67
Girardinia diversifolia, *siehe* Allo
Goodwin, Jill 130
Gossypium *16*
  G. arboreum *107*
  G. barbadense *184*
  G. hirsutum *164*
  G. mexicanum *164*
Granatapfelbaumrinde 67
Griechenland
  Färbezentrum 22
  Webstühle in 10
Guanako 187
Guatemala 16, 31, *159–179*
Gürtel, Schärpen und Bänder 162

Haddon, Alfred C. und Laura E. Start 115
Haematoxylon campechianum, siehe *Blauholz*
Harcourt, Raoul d' 194
Huacahuasi (Peru) 186, 190f., 197
Huari (Peru) 183
Huari-Hemd 182
Huipil *(Bluse) 159*, 160, *162*, *170*, *173ff.*, *177*, 178f.
Huizinga, Professor 80

Iban von Sarawak 106, *109*, *115*
  Ikat-*gefärbter Mantel* 104
Ikat *123*, *125*
  Indonesischer 102, *103*, 104, *109ff.*, 120, *121*
  Westafrikanischer 92
  siehe auch Jaspe, Kasuri
Inka, Kultur der 180, *183*, *187*, *193*
  Hemd im Standardmuster 183
Indican 24, *149*
  siehe auch *Indigo*
Indigo 24ff., *26*, *41*, *43*, *48f.*, *88*, *90ff.*, 91f., *111*, *125*, *130*, *165f.*, *193*
  synthetisches 25, *68*, *130*
  siehe auch *Indican*
Indigohaltige Pflanzen
  Indigofera suffruticosa *165*, *192*
  Indigofera tinctoria 24, *26*, *68*, *90*
  Isatis tinctoria *(Färberwaid) 26*
  Polygonum tinctorium *(Färberknöterich)* 130
  Strobilantes flaccidifolius *130*
  dazugenommene Pflanzen
  Jacobinia spicifera *(sacatinta) 165*
  Lonchocarpus cyanescens *90f.*
  Morinda lucida *91*
  Rhabarber 148f.

Indigofera tinctoria, siehe *indigohaltige Pflanzen*
Indonesien 25, *100–121*
Industrielle Revolution 21
Isatis tinctoria, siehe *Indigohaltige Pflanzen*

Jacobinia spicifera, siehe *Indigohaltige Pflanzen, dazugenommene Pflanzen*
Japan 24, 39, 123ff.
Japanische Kastanie (Castanea crenata) *130*
Jaspe *160*, 161, *165*
Java (Indonesien) 100
Juglans, siehe *Walnuss*

Kalimaluminiumsulfat, siehe *Beiz- und Hilfsmittel, Alaun*
Kalimantan (Indonesien) 100
Kamelarten, südamerikanische 187
Kamelhaarfasern 17, 61, 65
Kamm (für Gobelinweberei) 52f., *57*
Kano (Nigeria) 91
Kardieren 19, *46, 48, 164*
Kaschmir 17
Kasuri *(Reservemustertechnik)* 6, *39, 123–140*, 122, 124
  Bilder-Kasuri 138ff., 138f.
  Kett-Kasuri 134ff., 136
  Kett- und Schuss-Kasuri 139, *140*, 140
  Schuss-Kasuri 137f., 136
Kente-Tücher 82, 87, 94f., *96*, 96, 99
Kermeslaus 67
Kettbaum 13, 106, 132, 134, 192
Kette 9–14, 32, 43, 45f., 64, 97, 105f., 121, 132ff., 137, 140, 153, 155f., 160, 168ff., 172f., 183, 188f., 192, 194ff.
  Abbinden der Kette 134, 136, *137*
    siehe auch Ikat, Jaspe, Kasuri
  endliche Kette, offenes Gewebe 183
  zusätzliche Kette, Lancierkette, Musterkette 37, 37, *106, 118ff.*, 118f., *121*
Kettfäden 70, 194
Kettverschiebkasten 137
Kiefernzapfen
  Stränge gefärbt mit 27
Kimono *123*, 124, *125*
Kopten (im alten Ägypten) 196
Koschenille 30, *43, 49, 166f., 192f.*
Koschenilleschildlaus (Dactylopius coccus) *166, 193*
Koshi (Nepal) 142, 144, 146, 148, 153
  Spinnen im Hügelland von 19, 149
  Trittwebstuhl aus 152f., *157*
  Weben im Hügelland von 142, 154f., *155ff.*
Koshi Hill Rural Development Scheme (KHARDEP) 144
Krapp (Rubia tinctoria) *24, 27*, 30, *67, 68, 111*
  wilder (R. peregrina) *148*
Kreuzstäbe, siehe *Einleseleisten*
Küpe 22, 24ff.
Kurkumawurzel, siehe *Gelbwurz*

Lackschildlaus 112
Lama 17, 187
Lamak *120f.*
Lamb, Alastair und Venice 82
Lamb, Venice 96f.
Lauge, siehe *Beiz- und Hilfsmittel*
lazy lines *54*, 55
Leinenbindung (Leinwandbindung) 13, 32, 32, 35, *36, 112, 121, 134, 146, 156, 180, 181*
Lidi, siehe *Einlesestäbe*
Litzen 153
  Asanan-*Litzen 87*
  Asatia-*Litzen 87*
  fortlaufende Litzenschnur 61, 64, 106, 113, *156, 169, 172*
  ineinanderhängende Schlingen 87
  siehe auch *Webkamm*
Litzenstab 13, 152
  bei den Beduinen 55f., *61*, 62
  bei den Navajos 52
  in Guatemala 168, *169*, 170
  in Indonesien 106, 118
Lombak (Indonesien) 106
Lonchocarpus cyanescens, siehe *Indigohaltige Pflanzen, dazugenommene Pflanzen*

Majito *148*
Mali (Westafrika) 82, 96
Mawata *(Seide)* 128, *129*, 129
Maya-Kultur 159
Mazatenango (Guatemala) 164
McConnell, Kathleen 193
Mengkudu (Morinda citrifolia) *111*
Mexiko
  Färbezentrum 22
  Färben mit Purpura *in 26*
  Farbstoffe importiert von 43
Mitchell, Alison 129
Mochica, Tonschale von 188, 189
Momostenango (Guatemala) 164
Monument Valley (Utah und Arizona) 50
Morinda citrifolia, *siehe* Mengkudu
Morinda lucida, *siehe Indigohaltige Pflanzen, dazugenommene Pflanzen*
Mullins, Barbara 193
Munjeet (Rubia cordifolia) 30, *130, 148*
Musselin 173
Musterstäbe (Lidi)
  Ainu 132
  Guatemala 168, *170, 177*
  Indonesien 106, 112, 113, *115, 118, 121*

Navajos 10, 41–57, 172, 193
Navajo-Decken 40, *41, 43, 47, 54*
Navajo-Teppiche 41, 43, 52ff.
Nazca-Kultur 181, 192f.
Nebaj (Guatemala) 163
  Huipil *aus* 145f.
Nepal 142, 144
  Einlegegewebe aus 142–157
Nerium oleander *130*
  N. tinctorium *130*

New Mexico, Schwefelquellen 49
Niger (Westafrika)
  Schussripsgewebe aus 34, *80*
Nigeria 80f., *81f.*, 83, 86, 87ff., 88ff., *91ff.*
Nopal (Nopalea coccinellifera) *166*, 167, *192*

Obervolta (Westafrika) 82, 96
Ochrolechia tartarea, *siehe Cudbear*
Oleander 130
Oman 58, 65ff.
O'Neale, Lila 162, 164ff., 172, 192
Opuntia 49, *166, 192*
Orseille (Rocella tinctoria) *23*
Otsuka, Taizo 138

Pachamac (Peru), Krug gefunden in 192
Palepai 100, 114f.
Parcas-Textilien 180f., 181, *192f.*
Pashmina-*Ziege 146*
Peru 32, 180ff., 187
  Färbzentrum 22
Pilih 114, *115*
Pina-Gewebe 109
Pinatikan *121*
Pinon 48
Pirsa *157*
Polygonum tinctorium, siehe *Indigohaltige Pflanzen*
Poma de Ayala, Felipe Guaman
  Chronik von 188, *188f.*
Ponting, K. G. 26
Prescott, W. H. 187
Pundok *149*
Purpurschnecke 26

Quercus *sp.*, siehe *Eiche*
  Q. velutina, siehe *Querzitron*
Querzitron (Quercus velutina) *31*

Raffiabast 16
Raffles, Thomas Stamford 107
Ragidup 120, *121*
Randa *162, 165, 183*
Rari 146, *151*
Rayon 164f.
Relbunium *192f.*
Reseda luteola, siehe *Farbstoffe, natürliche, Färberwau*
Reservemustertechniken 92, 92, *103, 123, 125, 134, 165*
  siehe auch Ikat, Jaspe, Kasuri
Rhabarber 148f.
Riet 13, 15, 106, 134, 153, 156
Rocella tinctoria, siehe *Orseille*
Rote (Indonesien) 112
Roth, H. Ling 10, 65, *132*
Rowe, Ann P. 163
Rowe, John Howland 183
Rubia cordifolia, siehe *Munjeet*
  R. peregrina, siehe *Krapp, wilder*
  R. tinctoria, siehe *Krapp*
Rückenbandwebstuhl, Gurtwebstuhl 10

Ainu 131f.
guatemaltekischer 11, *159, 162, 165,* 168f., *172f.*
indonesischer 103ff., 105, 107, 118
Jibata *131ff.,* 133
nepalesischer 144, 149, *150,* 150f.
peruanischer 188ff., 189ff.
Ryukyu-Inseln 123, 125
Kume 125, 129, 131
Okinawa 125, 129
Seidenstoffe von 6, 122

Salcaja (Guatemala) 160
Salt, Sir Titus 187
San Antonio Aguas Calientes (Guatemala) 177
Textilien aus 170, *178*
San Juan Sacatepeques (Guatemala) 163
Sanyan *87*
Sarawak 103, 109
Schaf 17, 58, 61, 65, 87, 164
Baruwal- 146, 148
Navajo- 41
Schäfte
gegenläufige 134
Schärbrett 12, 169, *170*
Schären 12, 12, *44ff., 61ff.,* 74, *105, 155*
Schärrahmen 44f., 105
Schiffstücher 36, *100,* 101, 116
siehe auch Palepai, Tampan
Schmidt-Thome, M. 149
Schuss 9, 13, 15, 32, 35, 38, 52ff., 61, 70, 76, 93, 96, 106, 129, 134, 137, 140, 160, 188, 193ff.
abbinden 137f., siehe auch Kasuri
bogenförmig eingelegter 195, *196*
Broschierschuss 36
Grundschuss 157
zusätzlicher Schuss, Musterschuss, Lancierschuss 36, 37
in Guatemala 173
in Indonesien 36f., *112ff., 103, 106*
in Nepal 154, 155ff., 156
in Westafrika 97, 99
Schusseintrag 15
Schwert (Anschlagholz) 15, 57, 60ff., 76, *106, 134,* 168, *172, 177*
Schwungrad 21
Seide 16ff., 87, 109, 125ff., 127ff., *165*
siehe auch Mawata, *Seidenraupenzucht*
Seidengras 109
Seidenraupe (Bombyx mori) *17, 109, 126*
wilde (Anaphe panda) *82, 87*
siehe auch *Seidenraupenzucht*
Seidenraupenzucht 17, 109, 123, 126ff., 127
siehe auch Mawata, *Seide*
Seidentücher von den Ryukyu-Inseln 6, 122, *123*
Servilleta 158, *159, 170*
Sherpa 142, 146, 148f., 152, *157*
Sierra Leone 87ff, 96
Songket *113*
Spindel 19f.
altägyptische 20
der Beduinen 65, 67
der Navajos 19, 43, 46ff.
in Guatemala 164
in Nepal 146
in Peru 184, 185
in Westafrika 88, *89*
Spindelschaft 20, 46, 65
Spinnen 16, 18
bei den Beduinen 18, 20, *65ff.*
in Guatemala 163, *164f.*
in Indonesien 21, *107ff.,* 108
in Nepal 19, 146ff.
in Peru 184ff., 188, 197
in Westafrika 83, 87f.
mit der Fallspindel 19f., 65, 89, *188*
siehe auch *Ausziehen, Zwirnen*
Spinnflügel 21
Spinnrad 20, 21, *165*
Fusspedal 23, 146
Speichenrad 21, *107f.,* 108, *146*
Spinnwirtel 19f., 48, 65, 184
Stanley, Martha 79
Start, Laura E., siehe *Haddon, Alfred C.*
Stephens, John Lloyd 166
Stickerei 181, 181
vom Weben unterscheiden 115
Strobilanthes flaccidifolius, siehe *Indigohaltige Pflanzen*
Sulawesi (Indonesien) 109, 121
*Sumach (*Rhus *sp.) 48, 67*
Sumatra (Indonesien) 100, 103, 121
Sumba (Indonesien)
Hinggi *(Schultertuch)* 102
weben von 105
kettlancierte Webkanten 37, *103,* 118f., *120*
Sumbawa (Indonesien) 103

Tampan 36f., 101, *103, 115,* 116f.
Tapisserie 32, 52, 54ff., 56f., *97, 173, 183,* 184, *188, 192ff.,* 194, 196
Tecpan (Guatemala), Huipil *aus* 179
Tellem, Höhlen von 73, 92
Tenganan Pegringsingan, Bali (Indonesien) 106, 110
Thurstan, Violetta 64
Tiahuanihca (Peru) 183, 193
Tomita, Jun und Norika 130
Topi 142, 144, *155*
Totonicapan (Guatemala) 162, 173
Tsapola *150*
Tso *(wilder Krapp) 148*
Tutze *159,* 160

Vikuña 17, 187
Vlies 9, 146
Aufbereitung zum Spinnen 46, 65
Mischen von Vliesen 48, 52f.
natürliche Vliesfarben 48, 146, 192f.
Vorgarn 65, 164

Walnuss (Juglans *sp.) 23, 130, 150, 193*
Warming, Wanda und Michael Gaworski 109, 112f.
Webgitter 13, 14
Webkamm 13f.
Weben 32–39
bei den Beduinen 68–79
bei den Navajos 41ff., 52ff.
in Guatemala 173–179
in Indonesien 112–121
in Nepal 155ff.
in Peru 193ff.
Westafrikanische Bandweberei 80ff., 93ff.
Webstuhl
ägyptischer 10, 11, 64, *65*
der Navajos 10, 12, 44, 45, *46*
dreibeiniger 84, 87
Flachwebstuhl siehe eigene Eintragung
griechischer 10
guatemaltekischer 11, *160,* 168, *168ff.*
Hochwebstuhl 11, 188, *189, 192,* siehe auch *Navajos*
nepalesischer 14, *150ff.,* 150ff., *156f.*
Rückenband-/Gurtwebstuhl siehe eigene Eintragung
Takahata *131, 133f.,* 135
Trittwebstuhl 14, 15, *16, 150ff.,* 152f., *159*
westafrikanischer 84ff., 85f.
Zugwebstuhl 126, 134, 172
Weir, Shelagh 67
Wirtel, siehe *Spinnwirtel*
Wolle 16f., 41, 43, 46, 48f., 59, 61, 64f., 82, 87, 146, 164, 187f., 192
siehe auch *Alpaka, Guanako, Kaschmir, Lama, Vikuña*

Yanagi, Yoshita 132
Yeibichai-*Teppiche 57, 57*
Yoruba, Nigeria 81, 86, *93*
Young, Stella 49
Yucca 49, 50

Ziege 17, 61
Haar 59, 65
Zinnchlorid, siehe *Beiz- und Hilfsmittel, Zinn*
Zwiebelschalen 27, 150, 193
Zwirnen (Spinntechnik)
Beduinen 65ff.
Indonesien 108
Navajos 48, 54
Peru 187
Zwirnen (Webtechnik)
bei den Beduinen 38f., *66,* 68ff., *71, 77f.*
bei den Navajos 44f., 54
in Indonesien 120, *121*
Peru 180